Sergio Felleti

CANCRO?
GUARISCE MA SOLO COSI'

**CON I NUOVI FARMACI CHEMIOTERAPICI OSPEDALIERI SOFT
CON I PIU' POTENTI E MICIDIALI KILLER
DI CELLULE TUMORALI DEL MONDO
E CON LA MODERNA TERAPIA ONCOLOGICA MEDICA
E PISCO-FISICA INTEGRATA**

Titolo | CANCRO? GUARISCE MA SOLO COSI'

Autore | Sergio Felleti
sergiofelleti@gmail.com

ISBN | 9781521180280
Ag. ISBN: Intern. Standard Book Number - AIE-Ass. Italiana Ed. - Ediser srl –
Mi.
© Tutti i diritti riservati all'Autore ® - © Copyright – Worldwide ®

Independently published

INDICE

Come è consuetudine, per motivi legali, scrivere in ogni libro che parla di cure e di medicine, anche l'Autore di quest'opera ritiene giusto e opportuno indicare la seguente avvertenza: "Pur garantendo circostanze che condizionano e limitano l'esattezza e il rigore scientifico delle informazioni qui di seguito esposte, tutti i ragguagli presenti nei seguenti articoli non sostituiscono in nessun modo il parere del medico e oncologo. Le notizie descritte in questo libro devono servire solo ad informare ed eventualmente a migliorare, e quindi non a rimpiazzare il rapporto medico-paziente. In nessun caso e mai, i testi qui descritti, sostituiscono la priorità e l'importanza primaria e decisiva che ha la consulenza e il parere del medico e specialista. L'Autore, l'Editore e chi per loro, declinano ogni responsabilità con riferimento alle indicazioni fornite sui trattamenti e cure, su ogni tipo di farmaci e integratori, ricordando a chiunque, a tutti i pazienti e lettori, che in caso, pur se minimo, di disturbi, sintomi, malattie, stati patologici per alterazione delle funzioni di un organo o di tutto l'organismo dell'individuo e soluzioni di ogni genere, è sempre necessario, comunque e in ogni evenienza, rivolgersi subito e direttamente al proprio medico curante".

PREFAZIONE

I risultati della ricerca scientifica medica di oggi non esisterebbero senza i grandi medici, scienziati e specialisti oncologi del passato. E questo è particolarmente vero nell'ambito degli studi e cure dei tumori. La ricerca oncologica è conosciuta fin dai tempi degli antichi Egizi, ciò evidenzia che da sempre l'uomo ha cercato di conoscere il cancro e i vari metodi per curarlo. Dal 1600 a.C. a oggi, ecco una breve storia e le tappe della ricerca oncologica: **Dal 1970 al 1981**

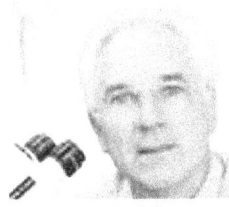

Peter Duesberg

Il 1970 furono anni di grande fervore scientifico, si va dalla scoperta del primo oncogene (un gene capace di scatenare il cancro), ai primi esperimenti d'ingegneria genetica, alla produzione dei primi anticorpi monoclonali (sostanze capaci di agire sulle cellule tumorali senza toccare quelle sane), fino alla messa a punto di tecnologie per sequenziare (cioè leggere) il Dna. Peter Duesberg e Hidesaburo Hanafusa scoprono il primo oncogene. È il gene SRC, che è in grado di innescare la crescita cellulare incontrollata (cioè il cancro) nei gallinacei.

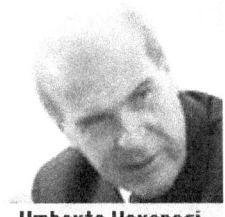

Umberto Veronesi

Nel 1973 viene avviata la prima sperimentazione clinica della quadrantectomia per il cancro al seno, una nuova metodologia chirurgica messa a punto dall'oncologo Professor Umberto Veronesi. Si tratta di un intervento conservativo, che asporta solo la parte malata della mammella riducendo al minimo la mutilazione della paziente. La sperimentazione si concluderà con successo nel 1981. Nel 2002 la tecnica riceverà il pieno riconoscimento della comunità scientifica internazionale.

Nel 1974 Frederick Sanger, Allan Maxam e Walter Gilbert mettono a punto due tecniche per sequenziare il DNA, cioè per determinare l'ordine preciso delle basi sul DNA.

Dal 1982 al 1985

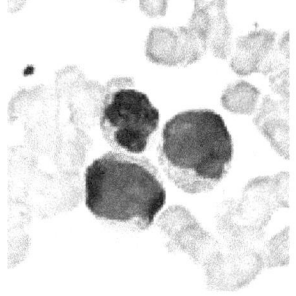

Grazie al progresso dell'informatica, vengono messi a punto nuovi mezzi per la diagnosi dei tumori. La diagnostica per immagini permette di visualizzare in dettaglio organi e tessuti. Da questo momento è possibile "vedere" il tumore - anche nelle sue primissime fasi - in aree del corpo non accessibili con l'esame fisico o con la sola radiologia.

Si cercano terapie farmacologiche sempre più efficaci, più selettive e sempre meno invasive, nasce così il concetto di "bersagli terapeutici". Le proteine e i geni "sbagliati" che danno origine alle malattie potrebbero essere colpiti da farmaci su misura, in grado di distinguere tra tessuti sani e tessuti malati.

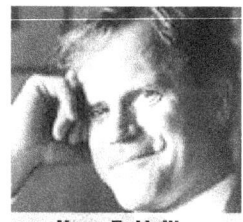

Kary B. Mullis

Nel 1985 Kary B. Mullis inventa la reazione a catena della polimerasi (PCR), una tecnologia capace di generare - con poca spesa e in tempi brevissimi - tantissime copie di frammenti di DNA.

La PCR faciliterà enormemente il cammino della ricerca genetica. «A partire da una singola molecola di materiale genetico - scrive lo stesso Miller sulla rivista "Scientific American" -, la PCR è in grado di generare 100 miliardi di molecole simili in un solo pomeriggio».

Dal 1986 al 1999

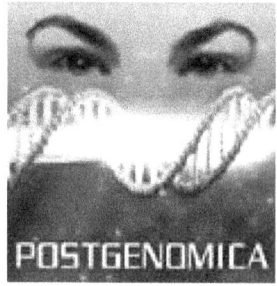

POSTGENOMICA

È ormai stabilito il legame tra geni e cancro. La malattia insorge quando un numero critico di "errori genetici" si accumula nel DNA. Si comincia a parlare di "terapia genica": i geni "rotti" possono essere sostituiti con geni funzionanti.

Le ricerche biologiche ed epidemiologiche hanno ormai dimostrato che il cancro è legato alle condizioni ambientali. I raggi del sole, il fumo di sigaretta, molte sostanze chimiche danneggiano i geni e facilitano l'insorgenza del tumore.

La prevenzione è quindi un'arma efficace: l'attenzione si concentra sull'alimentazione, sullo stile di vita, sulle condizioni lavorative e sulle abitudini. Nel frattempo vengono ampliate le campagne di diagnosi precoce. Con il

"Progetto Genoma Umano" inizia la grande avventura della scienza alla scoperta dell'universo dei geni.

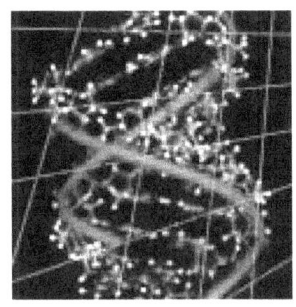

Nel 1986 Thaddeus Dryja, Stephen Friend e Robert Weinberg isolano il primo gene oncosoppressore umano: è un gene il cui compito naturale è limitare la proliferazione cellulare. Se un gene oncosoppressore si "guasta", il cancro può insorgere.

Nel 1990 Il "Progetto Genoma Umano" intende completare entro il 2005 l'inventario del genoma, cioè la lettura della sequenza completa di basi azotate (A, C, T e G) che compongono il nostro codice genetico. Grazie allo straordinario progresso delle tecnologie informatiche, il Progetto Genoma Umano sarà completato nel 2000.

Nel 1992 Ira Pastan, lega un anticorpo monoclonale, capace di distinguere le cellule sane da quelle tumorali, a una tossina. Ne risulta una specie di "proiettile" guidato che distrugge il tessuto malato risparmiando quello normale tutto intorno.

Dal 2000 a oggi

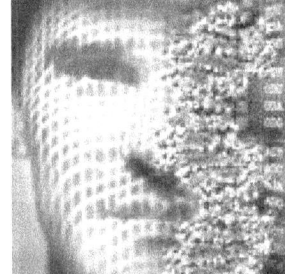

Il 26 giugno 2000 si conclude il "Progetto Genoma Umano", la pubblicazione della mappa completa del genoma umano che ha costituito, per l'oncologia, un vero e proprio momento di svolta.

Questo decennio vede moltiplicarsi i farmaci cosiddetti intelligenti, disegnati sulla base delle conoscenze dell'oncologia molecolare per colpire target cellulari precisi, presenti solo nelle cellule malate.

La "rivoluzione genetica" contribuisce anche a una migliore determinazione della prognosi dei singoli tumori, attraverso la caratterizzazione genetica della malattia nel singolo individuo e nell'ottica di una medicina sempre più personalizzata.
Infine si lavora sulla ricerca di marcatori molecolari in grado di facilitare anche le diagnosi precoci.

Oggi i ricercatori spostano lo sguardo dalla dimensione macroscopica della malattia a quella molecolare, raggiungendo il cuore dei meccanismi che la provocano. Possiamo quindi sperare che il prossimo decennio raccolga globalmente i risultati concreti ed efficaci di questo immenso sforzo di ricerca intercontinentale.

Non è quindi da escludere che al tempo stesso, mentre leggete in questo libro tutte le ultimissime novità ora esistenti e aggiornate, attinenti al campo medico scientifico dell'oncologia e dei risultati qualitativamente universitari fino ad oggi ottenuti per la sua guarigione, che da uno o più delle migliaia di laboratori di ricerca, arrivi la tanto attesa notizia di aver finalmente trovato quella complicatissima formula che sconfigge, una volta e per sempre, questa malattia che per molti è risultata essere mortale.

La parola a Sergio Felleti

Dopo oltre un decennio di ricerche svolte in Olanda in laboratori medici universitari e accademici propensi a debellare il cancro, nonché studi su medicine allopatiche, alternative, complementari, omeopatiche e naturopatiche contro i tumori, oltre ai propri rami dello scibile, il parere di Sergio Felleti, qual autore di quest'opera, o meglio dire: di colui che ha assemblato le migliori risorse intellettuali di centinaia di medici e oncologi in questo unico volume, è il seguente:

«Per qualsiasi tipo di cancro e di tumore, e per qualsiasi proprietà questo possa avere, è sempre convenevole rivolgersi ad uno o più oncologi specializzati e seguire attentamente le loro linee di trattamento e di cura. Solo i medici che operano nelle strutture ospedaliere oncologiche sono in grado di diagnosticare il concetto celato in questa patologia che può essere anche terminale; e, dopo averne definito il tipo, la proprietà e la gravità, anche attraverso i sintomi e le reazioni del paziente e tramite numerose accurate analisi, e dopo averne considerato con altri colleghi ogni aspetto, costoro potranno prognosticare un giudizio clinico su un particolare metodo di cura da eseguire e sulla sua evoluzione.

E' pure da ritenere che i migliori e superlativi trattamenti oncologici tradizionali, di cui in questo libro ho dato ampio spazio, pur se eseguiti in un'ottima e ben attrezzata struttura ospedaliera e con l'assistenza di medici e oncologhi altamente qualificati e laureati, non garantiscono mai al 100% che la guarigione avverrà veramente.

Ma ciò non è tutto. Ricordiamo che, siccome alcune delle formule risolutive oncologiche ospedaliere potrebbero essere alquanto aggressive, poiché si basano spesso su tre procedure molto rischiose e assai invasive, cioè: la chirurgia, la chemioterapia e la radioterapia, fin troppo spesso accade che i vari effetti collaterali provenienti dai potenti farmaci ospedalieri somministrati, provochino al paziente dei disagi fisici e mentali alquanto dolorosi. Tra questi, siccome anche il sistema immunitario del paziente si indebolisce, ciò potrebbe provocare, come accade alquanto spesso, ulteriori patologie e il risorgere e proseguimento del cancro.

Un trattamento oncologico efficace e completo non dovrebbe togliere solo i sintomi che provoca un tumore, ma eliminarne pure la causa. Quindi, mentre si tolgono i sintomi necessita rimuovere anche l'origine della fonte che ha provocato il cancro.

Nei vari tessuti di un qualsiasi paziente affetto di cancro, vi sono formazioni fungine muffose, tossiche e distruttrici, inoltre, scorie e residui inquinanti e contaminanti di ogni genere, germi, vermi, parassiti, virus e batteri patogeni, microbi infettivi, bacilli fermentosi e pericolosi, questi e tante altre sostanze nocive sono i responsabili dei cambiamenti del DNA avvenuto nei geni, nelle cellule tumorali e quindi dello squilibrio ormonale.

Nell'iniziare a disintossicare efficacemente il corpo e quindi ad eliminare tutte le sostanze tossiche e i vari miliardi di microrganismi patogeni che si trovano all'interno dell'organismo del paziente, una delle prime consistenti entità di vitale importanza e che va presa in seria considerazione, è la regolazione del pH alcalino di tutti i suoi tessuti pluricellulari, che sono il fondamento principale su cui si basa la nostra salute (il valore della concentrazione degli ioni idrogeno, o protoni presenti), cioè l'indice dell'acidità o alcalinità dell'intero corpo umano. La scala pH varia tra 0 e 14. Un valore di pH uguale a 7 indica che la sostanza in questione è neutra. Se il pH fosse superiore a 7 sarebbe basica o alcalina, mentre con un valore inferiore a 7 la sostanza sarebbe acida. E' noto che uno sbalzo del valore pH crea caotiche mutazioni negative negli organi del corpo. Riguardo al cancro, le cellule sane del corpo umano prosperano in fluidi con pH alcalino leggero, moderato e più elevato (da pH 7,3 a 11). Queste, non tollerano nemmeno un lieve stato acido. Le cellule cancerose, invece, prosperano e si moltiplicano in un ambiente con un pH acido basso di 5,5. Mentre, diventano inattive dove il pH è già lievemente superiore a 7,365 e si trasformano in microenzima inerte, dopodiché muoiono a un pH 8,5 (mentre le cellule sane rimangono vive e in piena salute).

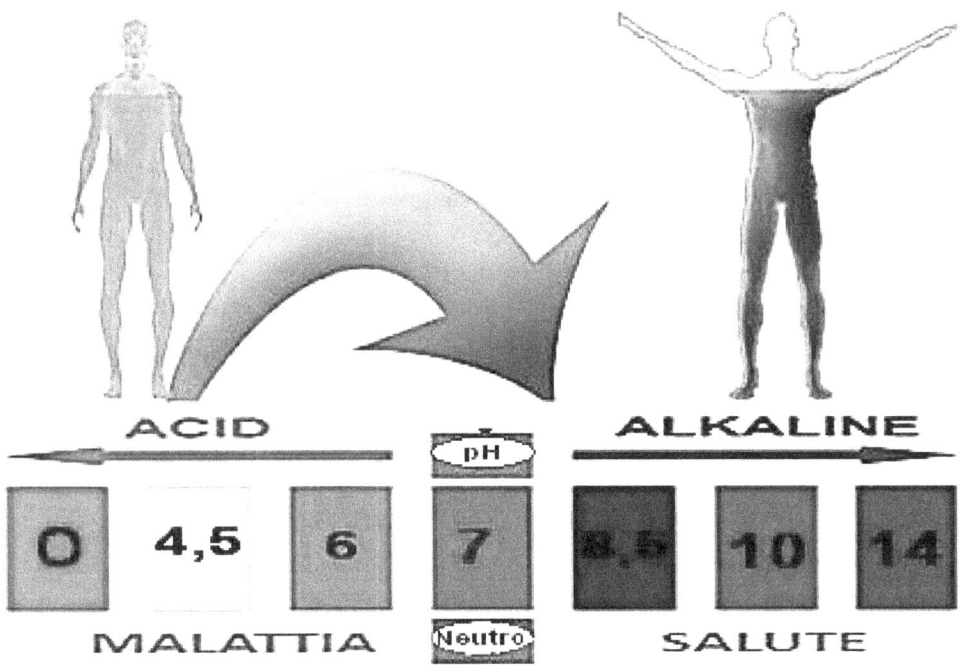

Nessuno può negare che la maggior parte dei protocolli sanitari eseguiti alla lettera negli ospedali di oncologia sono basati essenzialmente sull'eliminazione dei sintomi e su ogni manifestazione che accompagna la malattia che viene avvertita dal e nel paziente. Il risultato è che dopo il trattamento chemioterapico, in troppi dei casi, la vera causa che ha provocato il tumore è ancora presente nel corpo del malato.

Secondo i calcoli di molti esperti, è necessario che, specie nei casi di un tumore estremo (anche se è senza metastasi), oltre a curare il paziente con i giusti farmaci ospedalieri chemioterapici che, statisticamente, garantiscono la probabilità di guarigione solo con una percentuale inferiore al 40%, sia somministrata anche una cura composta, tra l'altro, da particolari bio-farmaci che sono i più potenti killer di cellule tumorali, di agenti patogeni e disintossicatori del mondo; questo secondo trattamento integrativo (che non ha effetti collaterali rilevanti) aggiunge un ulteriore 40% di garanzia al ristabilimento delle condizioni di salute. A sua volta, a ciò si addiziona un terzo trattamento che riguarda la giusta alimentazione e altri fattori emotivi dando la restante garanzia del 20% ai valori percentuali appena menzionati.

Considerando che, come spesso avviene, la sola somministrazione di dosi chemioterapici potrebbero anche uccidere il paziente, è quindi d'obbligo assisterlo, fornendogli quell'ulteriore garanzia composta da giusti elementi supplementari e complementari necessari a salvarlo da un successivo pericolo che potrebbe provenire da una conseguenza secondaria e da un effetto letale.

Naturalmente, nel caso che un paziente sia affetto da un cancro maligno, parecchio aggressivo, e che il tumore si trovi in uno stato di metastasi avanzata, con l'aggravante che uno o più dei tessuti o organi vitali ne siano stati colpiti e invasi, e che abbia iniziato a fare ricorso di cure in uno stadio alquanto ritardato, non può sperare e aspettarsi che esista un elisir, una formula magica o un rimedio toccasana pronto e sicuro al 100% che possa essere considerato prodigioso alla sua guarigione.

Per questi e per tanti altri fattori, necessita che, se si vuole aumentare già da subito, la percentuale di guarigione, sia somministrato al paziente tutto ciò che gli manca e ciò che gli necessita per debellare la sua patologia e per completare la cura consigliata dall'oncologo e da altri medici specialisti.

Purtroppo, spesso queste e tante altre informazioni essenziali e importanti modalità supplementari non vengono né somministrate e neppure suggerite ai pazienti dai medici e oncologhi ospedalieri.

Non pretendo che questo libro sia visto e ritenuto come una panacea risolutiva, comunque, troverete tutte le notizie indispensabili che completano e danno una marea di risposte esaurienti al seguente titolo, in parte pure esposto in copertina:

"CANCRO? GUARISCE, MA SOLO COSI'
40% CON I GIUSTI FARMACI OSPEDALIERI SOFT
40% CON I PIU' POTENTI E MICIDIALI KILLER
DI CELLULE TUMORALI E DISINTOSSICATORI DEL MONDO
10% CON LA GIUSTA ALIMENTAZIONE
5% CON POSITIVITA' & AMORE
5% NO: STRESS, ANSIA, PAURA, PANICO E DEPRESSIONE".

Questo libro si è proposto di salire per un attimo su un gradino superiore a tutta l'attuale scienza medica internazionale che studia la patologia: Cancro e Tumori. Tramite una più ampia vista panoramica si è potuto esaminare accuratamente l'efficacia di guarigione che hanno i migliori trattamenti medici oggi esistenti e attuati, sia quelli riconosciuti come ufficiali dal Ministero della Sanità, sia alcuni che non sono brevettabili ma inquadrati come integratori alimentari, e sia altri singoli metodi di cure che vengono severamente criticati da alcuni del mondo medico oncologico.

L'obiettivo principale è di coniugare e assemblare il più vantaggioso sistema e tecnica di cura attuato oggi negli ospedali di oncologia e renderlo compatibile con quello che ha una maggiore virtuosità pur se è chiamato alternativo o supplementare.

Quindi, l'intento finale, è di collegare e unire in sinergia l'effetto terapeutico prodotto dall'aggruppamento e dall'azione unita, combinata e simultanea dei migliori protocolli medici oggi esistenti. Questo sano concetto di ottenerne una cura di trattamento sanitario unica nel suo genere e che favorisca una percentuale di guarigione maggiore, più completa, più rapida e con più efficacia e potenzialità, ha avuto un esito, a mio parere, più che soddisfacente.

Infine, vorrei rammentare ai lettori l'esistenza di tantissime pubblicazioni e articoli medici alquanto fasulli, presenti anche in internet. Questi, con la pretesa di essere stati scritti da medici, pur se laureati, giustificano le loro opinioni dietro il nobile scopo di dare al pubblico sane informazioni gratuite riguardo alla patologia: Cancro e Tumore. Ebbene, state all'erta perché molte di simili informazioni libere sono false e non esatte e possono essere piuttosto pericolose per un paziente.

Questi scrittori si prendono la libertà teorica e quindi non scientificamente medica, includendo nei loro testi le terapie che a loro parere sono le più adatte, i metodi di trattamento per la guarigione, i prodotti farmaceutici e non e alimenti che, secondo loro sono pro e/o contro la malattia. Ebbene, molti di questi articoli informativi, non solo potrebbero essere nocivi per la salute del malato, ma sono anche in contrasto con ciò che è la verità che riguarda la miglior cura adatta al paziente oncologico. Questo vale non solo per farmaci allopatici, ma anche per tutti i prodotti farmaceutici, preparati e per i cosiddetti integratori usati nella medicina alternativa, supplementare e complementare. Fate attenzione quindi, a quegli articoli che si presentano con interessanti, lusinghieri e attrattivi titoli, come ad esempio: "Cancro e false informazioni" e "Sfatiamo alcuni falsi miti che aleggiano attorno al cancro, riportando i fatti reali e le notizie concrete".

Per non creare confusione e ulteriore danno al paziente affetto da cancro, prima di procedere e mettere in pratica un qualsiasi suggerimento citato tramite internet o in altri libri e pubblicazioni mediche di ogni genere, scritti da chissà quale medico o ciarlatano, è opportuno sottolineare che in ogni evenienza, necessita rivolgersi subito e direttamente solo al proprio medico curante o ad uno specialista oncologo ospedaliero. Tuttavia, nel caso che, dopo accurate analisi specialistiche ospedaliere, l'oncologo proponesse una cura chemioterapica, radioterapica o quant'altro, la decisione finale se sottoporsi o no a simili cure, spetta sempre al paziente stesso o a chi per lui.

L'Autore vi augura una piacevole lettura».

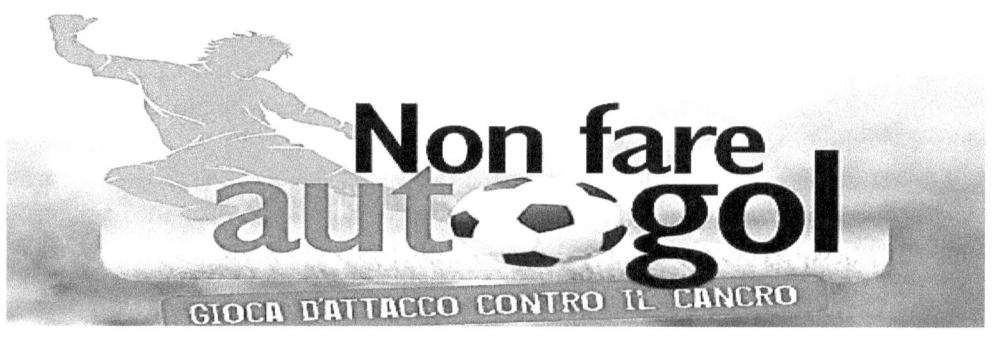

Alcune delle Associazioni che sostengono la lotta contro il cancro, e di cui,
parte dei testi, hanno contribuito alla stesura di quest'opera letteraria:

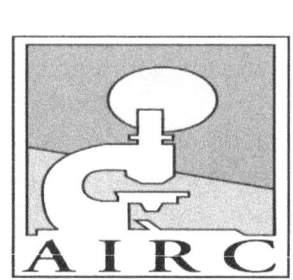
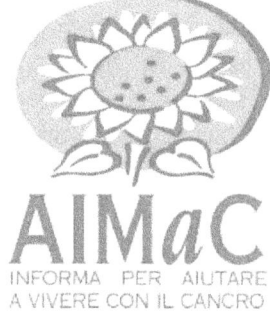
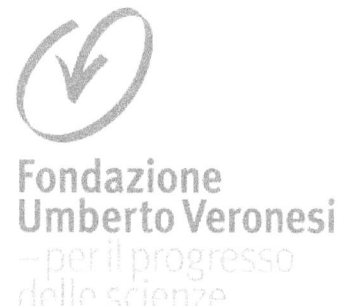

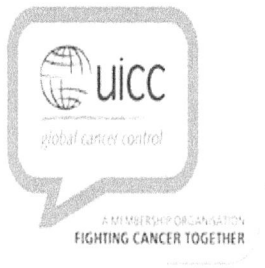
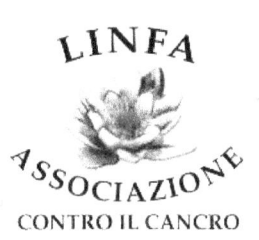
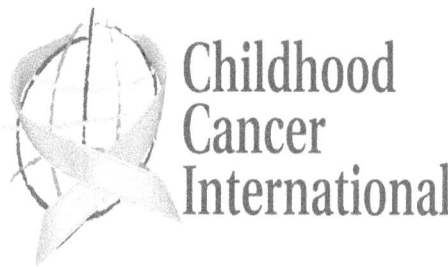

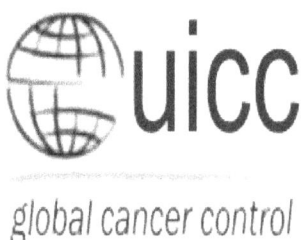
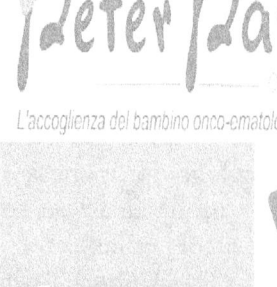
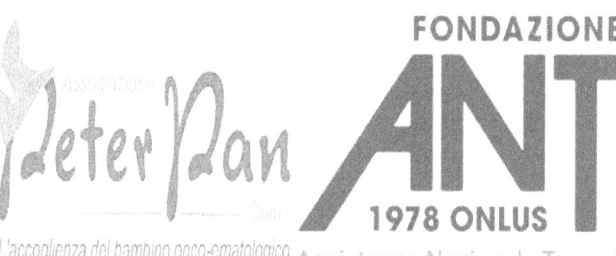

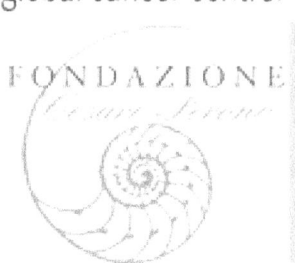
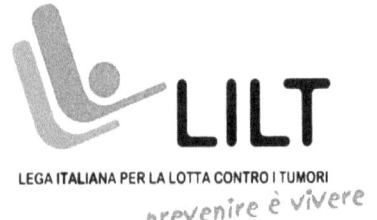

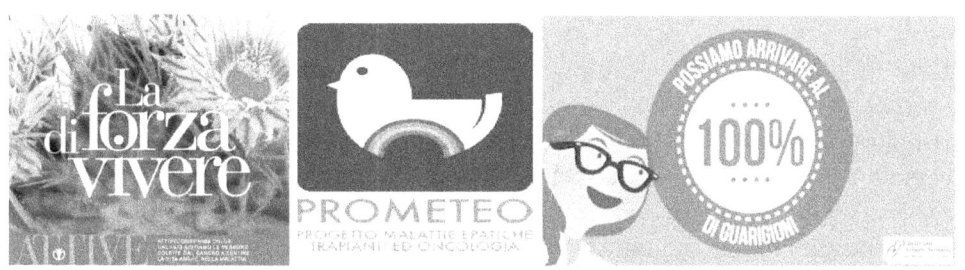

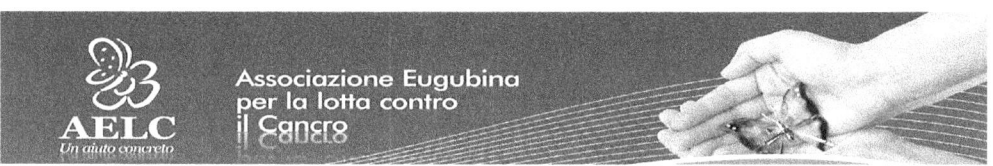

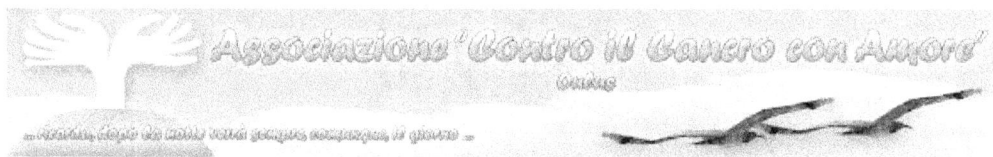

INTRODUZIONE

Nella sola parola spesso denominata: "Cancro" sono racchiusi un insieme di oltre 200 forme di malattie diverse, e ogni tipo di tumore è caratterizzato da almeno 10 differenti proprietà biologiche ma che comunque sono in comune fra loro. Le 10 caratteristiche sono i cosiddetti "Hallmarks del cancro", ed è su queste proprietà che i nostri ricercatori stanno lavorando per trovare nuove opportunità di cura. La buona notizia è che contro ognuna di queste proprietà disponiamo già di terapie sperimentali piuttosto promettenti. Già in queste prime righe abbiamo usato due parole diverse che a molti potrebbero creare confusione: Cancro e Tumore. Le differenze tra queste due parole sono:

Cancro: In medicina, con questo termine generico sono definite tutte le patologie caratterizzate dalla neoformazione (neoplasia) di tessuto, ovvero dall'anomalo sviluppo di una o più masse di cellule che si accrescono in modo incontrollato. Questa proliferazione di cellule anormali e irregolari, potrebbe risultare letale se non viene curata correttamente e adeguatamente.

Tale termine viene talvolta usato anche come sinonimo di "Tumore". Più correttamente, la dizione "cancro" si riferisce alla presenza nell'organismo di un tumore maligno, che è dotato di una capacità d'invasività e di una struttura del tessuto diverse da quelle di un tumore benigno.

Tumore: In medicina, questo termine generico è usato per indicare un aumento anomalo delle dimensioni di un tessuto o di un organo. I tumori si dividono in forme benigne e maligne: generalmente un tumore benigno si sviluppa in modo limitato e non rappresenta una grave minaccia per la salute dell'organismo. Un tumore maligno invece, è alla base di tutte le forme di cancro e si distingue dal tumore benigno per la capacità di dare luogo a metastasi, cioè di invadere altre regioni del corpo. Spesso i tumori maligni hanno origine dalla degenerazione di tumori benigni.

In altre parole, un tumore si addice ad ogni massa anormale che deriva da una eccessiva proliferazione cellulare. Si chiama: "Tumore benigno" quando rimane localizzato e fermo nella zona d'origine. Mentre si chiama: "Tumore maligno" quando invade i tessuti e quindi le cellule circostanti e produce metastasi.

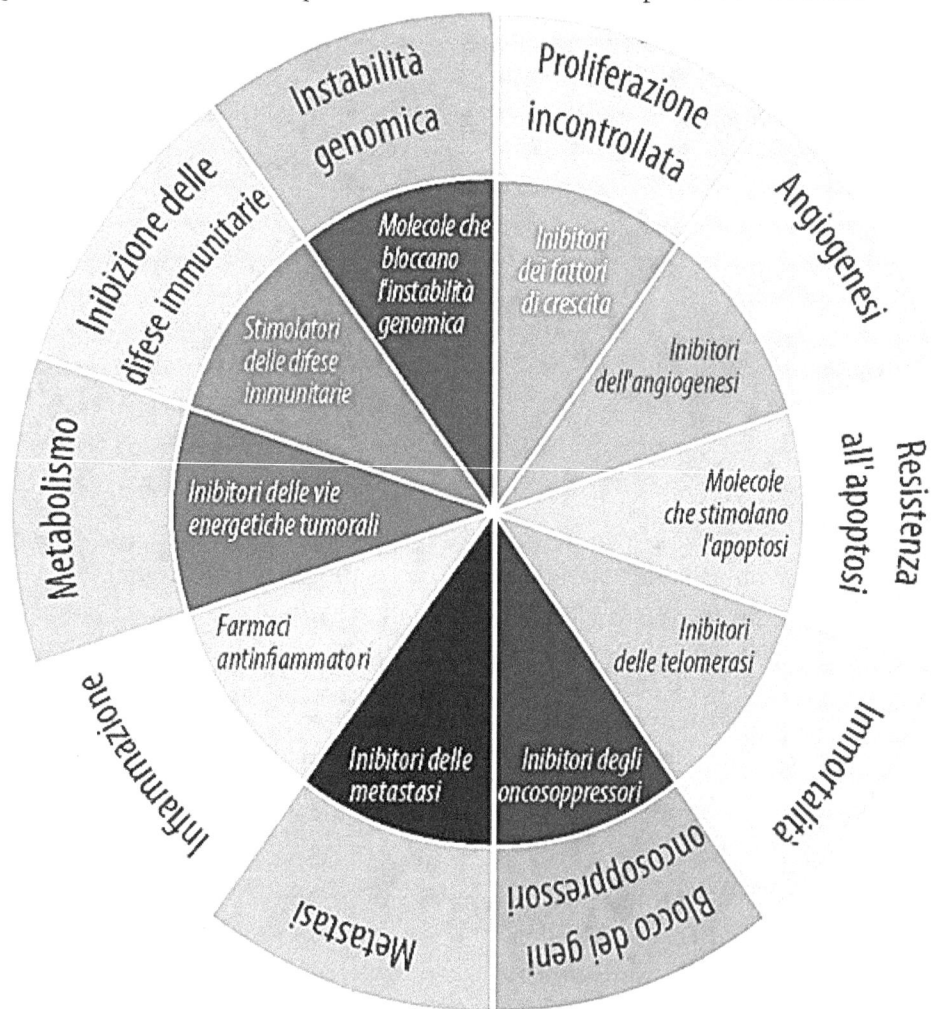

10 proprietà: la sfida dei ricercatori

Lo sviluppo di un tumore può durare anche molti decenni, nel corso dei quali le cellule potrebbero acquisire via via una o più delle 10 proprietà tipiche del cancro (vedi tabella). L'ordine e i modi in cui avvengono questi processi sono però diversi e in base al tipo di tumore, allo stadio-tempo in cui è stato individuato e all'individuo.

Descrivere le terapie contro il cancro limitandosi a indicare l'esatto organo colpito, cioè il giusto farmaco per il cancro del seno, del polmone e di altri tessuti e zone del corpo, rende solo in piccola parte la grande complessità nascosta dietro ogni protocollo di cura.

Ormai, nell'attuale secondo decennio del terzo millennio, l'intera gamma di farmaci che è a disposizione nei reparti di oncologia degli ospedali specializzati, sono quasi tutti farmaci intelligenti. La combinazione di farmaci che il medico sceglie per ogni paziente è, infatti, il risultato di una serie di considerazioni che riguardano anche le proprietà biologiche del tumore, proprio quelle su cui la ricerca sta insistendo, nella certezza di arrivare a trattamenti risolutivi per la maggior parte delle malattie oncologiche.

Per ogni tipo e proprietà di tumore gli oncologi odierni rispondono con una strategia terapeutica mirata e ben precisa. Su ciascuna proprietà i ricercatori e medici oncologi di tutto il mondo stanno lavorando e sperimentando all'unisono scambiandosi reciprocamente le loro ultime scoperte, ciò con l'obiettivo di trovare sempre più nuove e migliori soluzioni e opportunità di cura che abbiano una maggiore efficacia e una sempre più rapidità di guarigione.

LA RISPOSTA ALLA DOMANDA PIU' IMPORTANTE DEL PAZIENTE

Un'importante e giustificata domanda che tutti i pazienti affetti da un tumore rivolgono ai medici è: GUARIRO'?

Naturalmente, una risposta esatta ed assoluta non esiste o almeno non immediata. Comunque, un parziale responso a questa domanda può essere dato solo dopo che al paziente sia stata diagnosticata la patologia nella sua completezza e dopo averne considerato e definito ogni suo aspetto clinico. Una risposta alquanto esatta può anche non esserci dopo la fase operatoria nel caso che un organo o parte d'esso sia stato asportato chirurgicamente. Molto dipende anche dal tipo di organo coinvolto, dallo stato di precocità, avanzamento, ritardo o se vi è una metastasi in corso e in quale stadio si trova questa riproduzione del processo tumorale a distanza dal luogo di insorgenza.

Nel dare al paziente una risposta ad una simile cruciale domanda, il medico dovrebbe stare attento a non innescare nel malato uno stato psicologico di negatività, di ansia, stress e panico che possa farlo cadere in uno stato di depressione.

Pur se è imbarazzante per un qualsiasi medico, chirurgo e in particolare per un medico specialista in oncologia, assiduamente la prima risposta che viene data al paziente è la seguente: "Remissione". Naturalmente al malato questa parola non dice niente, egli vorrebbe sentire la frase: "Certo che guarirà!" E quindi, al medico non resta che approfondire e spiegare bene al suo paziente il vero significato di quell'inaspettata parola.

Che differenza c'è tra Remissione e Guarigione?

Quando il cancro risponde al trattamento ma c'è ancora un residuo di malattia, per quanto inferiore rispetto alla situazione iniziale, si parla di una remissione parziale. Il trattamento produce invece la remissione completa della malattia se non ci sono più tracce di tumore o leucemia rilevabili con i mezzi diagnostici a disposizione, dagli esami del sangue alle indagini per immagini (TAC, Risonanza Magnetica, Ecografia, e altri).

Ancora non si può parlare di guarigione, condizione a cui si giunge se la remissione totale si mantiene per diversi anni, ma questa probabilità aumenta quanto più ci si allontana nel tempo dal momento della diagnosi.

La Remissione

Attenuazione o scomparsa dei segni e dei sintomi provocati da un tumore; in particolare, con il termine <u>remissione parziale</u> si indica che solo alcuni, ma non tutti i segnali della presenza della malattia sono scomparsi, mentre si parla di <u>remissione completa</u> se con i mezzi diagnostici attualmente a disposizione non se ne trova più traccia, nonostante non vi sia la certezza che il tumore sia stato eliminato completamente. Per questo i medici preferiscono usare questo termine rispetto a quello di guarigione. Più a lungo dura la fase di remissione e maggiori sono le probabilità che la malattia sia stata definitivamente sconfitta.

La Guarigione

Nonostante oggi la guarigione totale e permanente sia divenuta ormai una realtà, in campo oncologico è difficile parlare di una vera e propria guarigione, perché talvolta la malattia può ricomparire anche a distanza di anni. Per le diverse forme di cancro, tuttavia, i medici esperti di oncologia hanno stabilito il periodo di tempo (a seconda del tipo di tumore di due, cinque o 10 anni) dopo il quale una persona si può considerare ragionevolmente guarita se, nonostante periodici accurati controlli, la malattia non dà segni di sé.

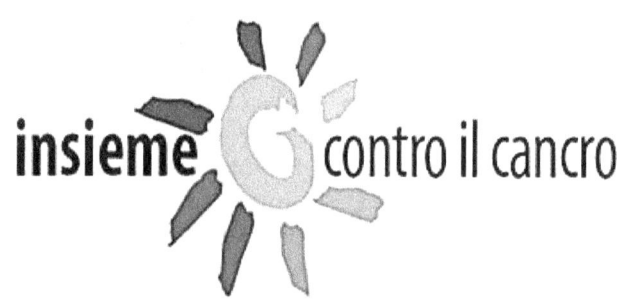

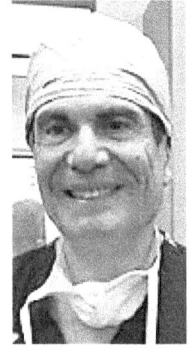

Virgilio Sacchini (oncologo e chirurgo).

La Precision Medicine oncologica è vista come una rivoluzione nel campo della scienza medica. Si basa essenzialmente sulla sequenza del DNA, con l'identificazione delle mutazioni geniche. Le moderne tecnologie bioingenieristiche computerizzate utilizzate per l'elaborazione dei dati nello studio della sequenza del DNA permettono di studiare il genoma di ogni individuo e dei singoli tumori per poter meglio individuare predisposizione alle malattie e mettere a punto farmaci più specifici per prevenirle e combatterle. Con gli importanti progressi avuti nelle cure durante gli ultimi 45 anni è probabile che tra breve possa avvenire la mazzata finale a questa terribile malattia. Gli studi sulla "Precision Medicine" in oncologia consentono di definire terapie più mirate, trovare farmaci con minori effetti collaterali e maggiori probabilità di successo.

I tumori, anche di uno stesso organo, sono genomicamente diversi, cioè provocati da geni mutati differenti. Ogni mutazione richiede trattamenti specifici.
Il trattamento mirato con farmaci biologici dipendente dalle mutazioni del tumore è già una realtà, nello specifico per alcuni tumori come quello della mammella, la leucemia mieloide, alcuni tumori del colon e del polmone.

Quello che si vuole fare è trovare sempre più mutazioni nel DNA tumorale responsabili di processi metabolici specifici che possono essere interrotti da farmaci specifici. Così facendo si ridurrebbe molto l'empiricità con cui vengono fatti attualmente i trattamenti.

Ormai sappiamo che le cellule tumorali possono creare nel loro DNA altre mutazioni, con nuove catene metaboliche che possono bypassare il blocco metabolico attuato dal farmaco. La genomica ci da la possibilità di verificare continuamente le nuove mutazioni che il tumore può formare, e quindi di cambiare farmaco in funzione delle stesse.

Il Memorial Sloan Kettering è scientificamente impegnato nel progetto della Precision Medicine con la possibilità di studiare 516 geni correlati ai tumori, con tentativi di personalizzazione dei trattamenti. L'ambizione è poter determinare queste mutazioni tumorali nel DNA che circola liberamente nel sangue. Le cellule tumorali mettono in circolo DNA che è possibile isolare e sequenziare con tecniche molto complesse, ma già disponibili. Basterà un prelievo di sangue per poter verificare se il tumore è stato completamente debellato o se è ricomparso con nuove caratteristiche che richiedono nuovi farmaci specifici.

Ma si vuole fare di più: il tumore, quando nasce, potrebbe già immettere DNA tumorale nel sangue, che un semplice esame del sangue potrebbe evidenziare, consentendo una diagnosi estremamente precoce ed aumentando incredibilmente le possibilità di cura. Sembra un'idea fantascientifica, ma in realtà stiamo già studiando le correlazioni tra DNA mutato e piccoli tumori mammari, in modo da avvalorare questa ipotesi. Naturalmente, il numero sempre più in aumento di guarigioni, la minor tossicità dei trattamenti, la migliore qualità della vita in generale. non hanno prezzo.

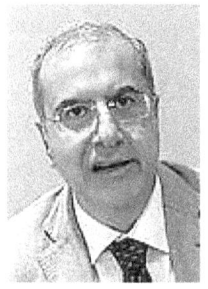

Cesare Gridelli (oncologo e primario presso l'ospedale "Moscati" di Avellino).

Al momento ci stiamo concentrando in particolare sui farmaci biomolecolari. Abbiamo rilevato con ormai solide certezze, che riusciamo ad elevare dei livelli prima inimmaginabili, tra questi vi sono: la qualità della vita dei pazienti oncologici e ad aumentare considerevolmente le aspettative di vita. Questo tra altre 20 ricerche e forse più. La cima di questa classifica è solo il primo gradino di una scala che porterà la ricerca italiana sempre più in alto. Anticipo che succederanno un bel po' di cose interessanti nella ricerca. L'importante è lavorare sodo».

(Dall'indagine effettuata dall'americana Expertscape, il dottor Gridelli è risultato essere il miglior oncologo del mondo per la cura del cancro al polmone).

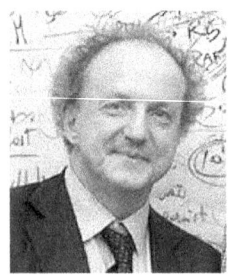

Professor Pier Paolo Pandolfi (oncologo e direttore del Cancer Center del Bidmc della Harvard University Americana).

Con le sue ricerche ha sconfitto la leucemia promielocitica acuta, un tumore del sangue che oggi si considera eradicato. Il Dr. Pandolfi, è stato considerato uno degli oncologi tra i migliori al mondo. Egli è a capo del gruppo di ricerca e coordina il lavoro di circa 5 mila medici, ricercatori, scienziati e oncologi. Ha dato vita a sofisticati strumenti diagnostici e chirurgici per osservare l'efficacia degli antitumorali in tempi più rapidi rispetto a quanto si otterrebbe. Il suo gruppo di ricerca ha recentemente scoperto una forma inusuale di RNA in grado di promuovere la crescita e la progressione dei tumori. Gli studiosi stanno studiando terapie in grado di bloccarne l'azione maligna. Secondo Pandolfi gli studi italiani hanno dato un vasto contributo alla lotta contro il cancro.

Un importante passo avanti nella ricerca, effettuata dal Cancer Center del Bidmc di Harvard, ha scoperto il lato oscuro dell'RNA che promuove il tumore. Quando si presenta nella forma fuso-circolare, l'Acido RiboNucleico spinge le cellule malate a moltiplicarsi e fa loro da scudo contro le terapie. Pier Paolo Pandolfi: «Una volta identificato il suo ruolo si potranno studiare farmaci che inibiscano direttamente l'azione di questo tipo di RNA. Il nostro lavoro apre la strada a ulteriori scoperte che potranno permettere di individuare questi tipi inusuali di RNA il altri tumori, e di capire come contribuiscano allo sviluppo del cancro - spiega Pandolfi.. Conosciuti i meccanismi e il loro ruolo nella progressione dei tumori, questi potranno diventare sempre più bersaglio di molecole che ne blocchino l'azione maligna. Così si potranno mettere a punto farmaci che agiscano direttamente su questi tipi di RNA onde sviluppare una nuova strategia per la cura dei tumori».

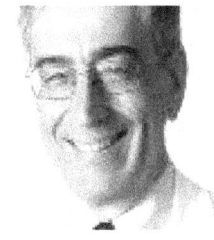

Professor Luca Gianni (oncologo dell'ospedale San Raffaele di Milano).

È stato il primo italiano a ricevere il prestigioso riconoscimento: "Gianni Bonadonna Breast cancer award and lecture 2011" per la ricerca e la cura del cancro alla mammella. Il premio arriva dalla Società americana di oncologia clinica (ASCO), la più importante società internazionale di oncologia. Il riconoscimento è stato istituito nel 2007 in onore dell'italiano Gianni Bonadonna a cui si deve il merito di aver ridotto in maniera significativa la mortalità nelle donne colpite da cancro al seno. Questo premio viene assegnato tutti gli anni allo scienziato che, su scala mondiale, si è maggiormente distinto per le scoperte nell'ambito della ricerca sul cancro al seno.

Il riconoscimento dato al Dr. Gianni, riguarda le terapie divenute efficaci contro il tumore al seno di tipo Her2, la scoperta dei cosiddetti "anticorpi armati" capaci di indirizzarsi alle cellule bersaglio. Il carcinoma mammario positivo alla proteina Her2 è uno dei più aggressivi e colpisce ogni anno 8mila donne sulle 40mila totali.

Sempre derivante dalle scoperte sui tumori del Dr. Gianni, una bella notizia arriva da Washington e si deve ai ricercatori americani del Dana-Farber Cancer Institute: "Per il tumore al seno detto "triplo negativo" il più maligno di tutti, è stata trovata una base genetica". Questo tumore non rispondeva del tutto alle terapie impiegate per il carcinoma ormono-sensibile e neppure per quello che esprime la proteina Her2, ed è uno dei più letali".

Lo studio pubblicato dal "Journal of Clinical Investigation", ha trovato 15 geni associati, responsabili di una cascata di segnali cellulari necessari al tumore per crescere. «Siamo molto eccitati dalla scoperta – ha spiegato la ricercatrice oncologa Kornelia Polyak – perché' tra questi segnali sono coinvolti anche alcuni tipi di tumori del sangue, e ci sono già dei farmaci in sperimentazione". L'istituto sta ora organizzando un primo trial con uno di questi farmaci, nella certezza che possa funzionare anche per il tumore al seno.

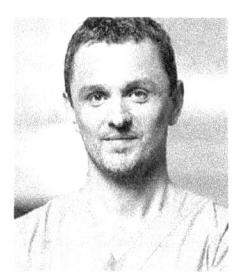

Dottor Filippo Ongaro (medico e divulgatore scientifico).

«Le cure integrate sono il futuro dell'oncologia. L'oncologia è un settore della medicina dove il confronto tra metodi tradizionali di cura e interventi alternativi o complementari è particolarmente accesso. Ci si chiede se questo confronto invece di sfociare in rissa, come spesso accade, non possa essere meglio diretto a definire delle cure integrate più efficaci in grado di offrire una migliore qualità di vita ai pazienti. Un bell'esempio di un luogo dove cure oncologiche classiche e terapie complementari si incontrano è l'MD Anderson di Houston, uno dei più importanti ospedali oncologici americani e del mondo affiliato alla University of Texas.

Da anni all'MD Anderson c'è un centro di medicina integrata che assiste malati e familiari nelle scelte che riguardano le terapie non convenzionali. All'MD Anderson ci si può confrontare con i medici per comprendere come associare al meglio le terapie previste dall'oncologia classica con i protocolli finalizzati al mantenimento di una migliore qualità della vita e al contenimento degli effetti collaterali. Lo staff di medici, esperti sia in terapie classiche che in terapie naturali e nutraceutiche, consiglia le associazioni terapeutiche migliori sulla base dei bisogni del paziente e delle evidenze scientifiche esistenti. Così i pazienti ricevono una proposta di cura completa che include nutrizione, gestione dello stress e degli aspetti emotivi e attività fisica finalizzata a rafforzare l'organismo. Allo stesso tempo questo tiene i pazienti lontani da false promesse o da scelte terapeutiche pericolose e dannose. In ultima analisi, l'MD Anderson fonde il meglio delle conoscenze scientifiche, senza diffidenze ideologiche, per dare ai propri pazienti chance più elevate di guarigione e benessere da un punto di vista fisico, psichico e sociale.

Iniziative simili esistono anche in Italia. All'Istituto Nazionale dei Tumori, per esempio, da anni esiste un gruppo di studio sulle terapie complementari. Poco tempo fa – aggiunge il Dr. Ongaro - ho avuto il piacere di conoscere il Dr. Sandro Barni, figura di spicco dell'oncologia italiana, che mi confermava come sia necessario affrontare il tema delle terapie complementari in modo più serio e nel contesto della medicina ufficiale invece che al di fuori di esso.

La parola chiave è: l'integrazione tra forme di cura diverse perché solo così la medicina potrà offrire soluzioni più in linea con le aspettative dei pazienti senza correre il rischio che essi finiscano nelle mani sbagliate».

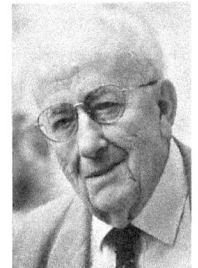 **Dottor Gianfrancesco Valsé Pantellini**, laureato in Chimica Pura ad indirizzo organico biologico all'Università di Firenze. Lavorò fin dal 1946 con il prof. Giocondo Protti al Centro Autonomo Tumori di Ancona, seguendo indagini di ricerca enzimatica dei lieviti e dell'azione Piroerte dei medesimi nei confronti della cellula neoplastica.

Appartiene ad un gruppo internazionale di ricerca sul cancro con metodiche non convenzionali, per questo è stato eletto Membro dell'Accademia delle Scienze di New York, USA e della Società Internazionale di Criochirurgia.

Pantellini: «Questo metodo è il più forte antiossidante che abbiamo fino ad oggi a disposizione. Non è dannoso, viene assorbito rapidamente e agisce bene per debellare il cancro. Si ha il 100% di regressione del tumore se è in fase iniziale. E' incredibile come un metodo semplice che ha curato tantissime persone a partire dagli anni '50 ad oggi sia praticamente ancora sconosciuto, eppure tratta con successo il cancro e le malattie degenerative. Probabilmente questo farmaco non è un business per le case farmaceutiche dato che il trattamento costa solo pochi euro».

Prima ancora che scoppiasse il caso del Dott. Di Bella, il metodo del Dott. Pantellini era sicuramente la terapia contro il cancro più usata e più conosciuta in Italia nel campo della medicina alternativa. Come la maggior parte delle scoperte scientifiche più importanti, anche questa trae origine da un caso fortuito e da una coincidenza alquanto curiosa.

Nel 1947, il Dott. Pantellini consigliò ad un malato di cancro inoperabile allo stomaco, con prognosi di pochi mesi di vita, di bere succo di limone con Bicarbonato di sodio al fine di calmare i suoi forti dolori. Immaginatevi la sorpresa quando dopo sei mesi il suo problema oncologico regredì al punto di non essere più visibile all'indagine radiografica. Cos'era successo? Il paziente, per errore, non aveva usato il Bicarbonato di Sodio, ma il Bicarbonato di Potassio.

La cosa sorprese il Dott. Pantellini, ma gli dette anche l'intuizione per uno studio che avrebbe cambiato la sua vita, tanto che anni dopo annotò: «È come se avessi ricevuto una botta in testa».

Pantellini proseguì le sue ricerche per i seguenti 40 anni, scoprendo che è la combinazione tra l'acido ascorbico (vitamina C) e il Bicarbonato di Potassio che produce l'Ascorbato di Potassio, all'ora era più potente antiossidante, che non solo trattava efficacemente il cancro ma trovava applicazione anche in alcune malattie degenerative ed autoimmuni.

Pantellini continuò a tenere conferenze mediche, partecipò a vari congressi di oncologia, pubblicò le sue scoperte su riviste mediche e curò con successo migliaia di persone affette da tumore. Il risultato? Alcune denunce da parte dell'Ordine dei Medici (assolto), ma problemi e diffamazioni a non finire; ma l'aspetto più grave è che in tutti questi anni, Pantellini non è mai stato preso in seria considerazione dalla classe medica. Non fu confutato ma semplicemente totalmente ignorato.

Chi volete che abbia interesse a prescrivere l'Ascorbato di potassio, un prodotto che costa pochi euro per un mese di terapia e che, oltre a tutto, non è brevettabile?

A questa domanda fattagli in un'intervista svolta da Giuseppe Cosco, il Dott. Pantellini rispose: «Nel mondo medico vi sono degli interessi economici enormi, per non interferire in questi interessi bisogna stare attenti a non colpirli altrimenti potrebbero degradare nel tempo. Tutto il mondo oggi vive sul denaro, chissà quanti migliaia di miliardi ci sono in giro in questo momento che guadagnano sulla sua testa di ogni paziente. Se la medicina tradizionale si è instradata su un'unica strada questa non è colpa mia. Ne subirà il destino dell'umanità. Se non prenderemo provvedimenti seri, saremo uno contro uno col cancro».

Pantellini ha sperimentato che la somministrazione di Ascorbato di potassio non provoca effetti collaterali indesiderati, vi è in dosaggi diversi e provoca un'azione preventiva e curativa nei riguardi del cancro.

Lo scienziato ha trattato con successo, tra l'altro, malattie autoimmuni affette da virus dipendenti e, tra queste patologie, la sclerosi multipla. Sul probabile meccanismo d'azione dell'Ascorbato di potassio, Pantellini ha scritto: "Ritengo… che il Potassio, per la sua affinità verso i gruppi idrogeno degli amminoacidi presenti all'interno delle membrane cellulari, presiede attivamente ai fenomeni degli interscambi ossido-riduttivi dei medesimi, mantenendo costante la quota proteica necessaria ad un'ordinata strutturazione del complesso edificio cellulare".

Professore che cosa è il cancro?

«Il cancro è una malattia degenerativa che in parte ha anche un'origine genetica. Fino a poco tempo fa io non avevo un'idea lucida di quale fosse l'origine di questa patologia, ma oggi ho la certezza che a provocare questa manifestazione siano i radicali liberi che vengono messi in libertà nella cellula dai mitocondri. I mitocondri, con questi radicali liberi, colpiscono il nucleo della cellula diecimila volte al giorno, cercando di sovvertirlo. A questa azione dei mitocondri si antepone un enzima connaturato alla stessa cellula che, per natura propria, elimina questi radicali liberi. La produzione di questo enzima viene regolata da un gene. Quest'enzima è la superossido-dismutasi, fortemente riducente e contrastante l'azione dei radicali liberi. Se i radicali liberi, per condizioni particolari fisiologiche e anche per stress endogeni e stress ossidativo interno, riescono ad eliminare dalle cellule o da una cellula quest'enzima è certo che si scatena il tumore. Il cancro è una manifestazione di questo difetto cellulare».

Cosa ne pensa della chemioterapia?

«Non dico nulla della chemioterapia, perché si sa già tutto. Essa ha un'azione deleteria e devastante sull'intero organismo. La chemioterapia si regge su un assioma, anzi su un paradosso: "Ciò che fa venire il cancro, lo guarisce", guardi a che assurdità si è arrivati. Nella chemioterapia, la Ciclofosfammide non è altro che un iprite chelata che viene introdotta nell'organismo, questo causa sui tessuti delle reazioni di Feulgen liberando quattro molecole di acido cloridrico. Quindi come si può pensare di curare il cancro iniettando nel paziente l'acido cloridrico?»

Come è arrivato a capire l'importanza dell'Ascorbato di potassio per la prevenzione e la cura del cancro?

«Fu un malato che mi mise sulla strada dell'ascorbato di potassio. Scambiò il bicarbonato di sodio con il bicarbonato di potassio, e da lì è partita la mia ricerca».

E questo sale dell'Ascorbato di potassio?

«E' il più forte antiossidante che abbiamo a disposizione oggi. Non è dannoso, viene assorbito rapidamente e agisce sul cancro. Difatti i tumori trattati con Ascorbato di potassio o regrediscono o si fermano, comunque vanno più lentamente avanti. La casistica è molto, molto vasta e positiva».

Quali sono i dosaggi?

«Per la prevenzione si possono somministrare due o tre dosi la settimana, la mattina a digiuno, per 4 o 5 mesi consecutivi, poi interrompere un mese e ricominciare. Di dosi per la cura, invece, bisogna assumerne 3 dosi al giorno. Cioè occorre prendere la dose preventiva di gr. 0.15 di Acido ascorbico e gr. 0.30 di Bicarbonato di potassio, 3 volte al giorno».

Posso scrivere che in caso di tumori definiti iniziali, con l'Ascorbato, si ottiene la guarigione completa?

«Certamente, si ha il 100% di regressione del tumore».

Ci sono altre malattie che rispondono bene a questo trattamento?

«L'assunzione dell'Ascorbato di potassio nei malati di AIDS mantiene l'individuo sieropositivo, però non lo fa passare nella fase successiva. Stiamo portando avanti un protocollo di terapia sperimentale al riguardo e i risultati sono molto interessanti».

Le persone in cura preventiva dal 1970 hanno…

«Nessuna di loro, e sono molte centinaia, è stata colpita da cancro o da malattie virali».

Professore lei è solo in questo lavoro?

«Sono affiancato da molti altri ricercatori, italiani e stranieri e poi in America anche da diversi scienziati (tra cui Irwin Stone, Cameron e Pauling, portano avanti protocolli sperimentali simili (fondati sull'ascorbato di sodio)».

Se l'Ascorbato di potassio fosse somministrato su larga scala avremmo risultati incredibili?

«Si, ma non sono cose che posso fare io, io posso dare delle indicazioni. Si deve mobilitare chi è preposto alla salute pubblica, cominciando dal Ministro della sanità».

Il cancro è anche un affare e gli interessi economici che vi ruotano intorno sono davvero tanti, e da tutto ciò che è emerso, le disonestà della "malasanità" di Stato…

«Era una cosa logica. Non è una scoperta che ci sia la malasanità. Era meglio se i politici italiani avessero visto più a fondo l'interesse e la salute della gente, ossia pochi farmaci ma buoni e ben sperimentati, inclusi i moltissimi farmaci che, anche se hanno prezzi altissimi non servono a nulla, ma anzi, fanno pure male».

Sperimentano molto sugli animali…

«E' difficile riportare l'esperienza fatta su animali all'uomo. L'uomo ha riflessi farmacologici molto diversi da quelli degli animali usati come cavie. Per esempio un coniglio mangia anche l'atropina senza avere nessun disturbo, l'uomo, invece, muore.

Secondo lei la cecità dei cattedratici è frutto di ignoranza o di malafede?

«Io non so cosa nasconda, ma sono morti anche molti di loro di cancro, che io ho tentato di salvare».

Visto il bassissimo costo dell'Ascorbato di potassio, le industrie farmaceutiche hanno tentato di metterle i bastoni tra le ruote?

«Hanno provato, tramite anche i loro emissari appartenenti ad un certo tipo di classe medica, ma è difficile fermare la marcia sanabile dell'Ascorbato di potassio».

Ci sono dei medici in Italia che usano l'Ascorbato?

«Ci sono dei bravissimi medici in Italia, dei bravissimi chirurghi, anche dei bravissimi oncologi che utilizzano regolarmente l'Ascorbato di potassio».

Dove si può trovare l'Ascorbato di potassio?

«Molte farmacie lo preparano bene, io non posso dire i nomi, però, ci sono farmacie a Firenze, Treviso, Verona, Milano e Bologna che hanno l'Ascorbato di potassio perfettamente dosato e chiuso in bustine ermetiche.

Professore un'ultima domanda. L'ansia e lo stress hanno importanza nella genesi di un cancro?

«Certamente. La mente e i suoi complessi legami col corpo, rivestono una grande importanza. Io sono certo che l'insorgenza tumorale sia dovuta al riemergere di una struttura evolutiva della materia vivente e che ciò si ripeta regolarmente. I geni autoregolatori della chimica cellulare vengono inattivati nel loro chimismo enzimatico per uno stress di qualsiasi natura».

Il Dott. Gianfrancesco Valsé Pantellini è morto nel 1999. Dai tempi di questa intervista ci sono stati diversi sviluppi nello studio dell'Ascorbato e delle modalità di utilizzo del medesimo; in particolare, la formulazione dell'Ascorbato con l'aggiunta di Ribosio sembra potenziare l'efficacia dell'Ascorbato di potassio, così come l'associazione con la vitamina B12. La Fondazione Pantellini porta avanti gli studi condotti dal dottore e segue i pazienti che vogliono seguire questa cura. [1*)]

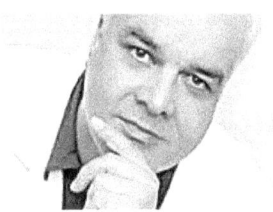 **Dottor Matthias Rath** è nato a Stoccarda, in Germania. Dopo la laurea in medicina ha lavorato come medico e ricercatore presso la Clinica Universitaria di Amburgo e presso il Centro cardiologico di Berlino. La sua ricerca primaria si concentrava sulle cause dell'arteriosclerosi e delle malattie cardiovascolari.

Nel 1987, il Dr. Rath ha scoperto il nesso tra la carenza di vitamina C e un nuovo fattore di rischio per le cardiopatie, la lipoproteina(a). Dopo la pubblicazione dei risultati di questa ricerca nella rivista dell'American Heart Association "Arteriosclerosis", il Dr. Rath ha accettato l'invito a collaborare con il due volte Premio Nobel Linus Pauling. Nel 1990 si è recato negli Stati Uniti dove è diventato il primo Direttore della ricerca cardiovascolare presso il Linus Pauling

Institute di Palo Alto, California. Il Dr. Rath ha lavorato con il Premio Nobel (Pauling) in diverse aree della ricerca nutrizionale. I due scienziati divennero grandi amici, condividendo valori umanitari come la pace e la giustizia. Nel 1994, poco prima della sua morte, Linus Pauling dichiarò: «Non ho alcun dubbio sul fatto che il Dr. Rath sia il mio successore».

Attualmente, il Dr. Rath dirige un istituto di ricerca e sviluppo per la medicina nutrizionale e cellulare. Il suo istituto conduce ricerche di base e studi clinici che documentano scientificamente i benefici dei micronutrienti nella lotta a moltissime malattie. Il Dr. Rath è l'ideatore del concetto scientifico di Medicina cellulare, l'introduzione sistematica nella medicina clinica delle nozioni biochimiche in merito al ruolo dei micronutrienti come biocatalizzatori in un'ampia gamma di reazioni metaboliche a livello cellulare. Applicando queste conoscenze scientifiche nella lotta alle malattie, il Dr. Rath e il suo team di ricerca sono giunti alla conclusione che le seguenti patologie comuni sono principalmente provocate da carenze croniche di micronutrienti:

Il cancro è la seconda causa di mortalità nel mondo. L'agenzia Internazionale per la Ricerca sul Cancro(parte dell'Organizzazione Mondiale della Sanità), prevede che con l'aumento delle aspettative di vita, le diagnosi di cancro aumenteranno del 75%-90% entro l'anno 2030. Nonostante si stiano spendendo molti soldi nella ricerca sul cancro, ancora non è stata trovata una cura efficace. Questo perché l'establishment della ricerca sul cancro utilizza principalmente gli approcci convenzionali già esistenti ed è diventata riluttante nell'abbracciare nuovi concetti e posizioni innovative.

L'Istituto di Ricerca del Dr. Rath ha sviluppato delle idee pionieristiche per capire e combattere il cancro. «La nostra ricerca si focalizza su come frenare la diffusione del tumore (metastasi). – ha dichiarato il Dr. Rath - Infatti sono le metastasi del cancro, non il tumore primario, ad essere responsabili di oltre il 90% dei morti a causa del cancro. Il nostro approccio si basa sull'importanza di un tessuto connettivo forte e in salute per frenare l'aggressività del cancro, formando una barriera naturale che impedisca alle cellule maligne di diffondersi (metastatizzarsi). Il nostro approccio consiste nell'utilizzare composti naturali e non tossici per ottimizzare e migliorare la funzione del tessuto connettivo.

Abbiamo dimostrato come una combinazione sinergica di micronutrienti specifici (vitamina C, Lisina, Prolina, Estratto di tè verde, ed altri) possa controllare efficacemente il processo di metastasi con un'inibizione simultanea di altri meccanismi critici del tumore. L'efficacia di questa combinazione di micronutrienti è stata confermata in oltre 60 tipi di cellule tumorali.

Dr Andreas Ludwig Kalcker Dottore in Biofisica, ricercatore e scienziato. Ha lavorato negli anni '90, presso il "Centro per le Nuove Tecnologie" a Barcelona (Cerdanyola), e successivamente è stato membro del "Esobiologia Research Institute" di Barcellona. Ha tenuto conferenze per i chirurghi plastici a Catalogna e presso l'Università Erasmus di Medicina a Bruxelles.

Attualmente sta lavorando in collaborazione con l'Università della Florida e dell'Università di Mosca riguardo alla scoperta di un nuovo parassita chiamato Ascaris, che vive nell'intestino degli esseri umani, ma la cui genetica non corrisponde al tipo di genetica finora conosciuta. E 'una sorpresa a livello scientifico e si sospetta che questo nuovo parassita potrebbe essere stato creato dalla manipolazione genetica di colture transgeniche.

Da diversi anni Kalcker presenta al mondo una nuova scoperta medica circa l'uso del Biossido di cloro ($NaClO_2$). La possibilità che questo preparato da ai pazienti circa la guarigione da numerose malattie, tra cui molti tipi di cancro, supera ogni immaginazione rispetto ai metodi convenzionali usati per debellare i tumori. I suoi effetti benefici sono stati scoperti per caso e sono ora in fase di studio da parte di medici e scienziati. Il clorito di sodio è la base di questo semplice ed economico ritrovato denominato MMS (Mineral Master Supplement) chiamato anche "Ossigeno stabilizzato". Quando un lieve acido (limone, aceto, succo di lime o acido citrico) si congiunge all'MMS ed assunto dal paziente viene originato biossido di cloro, che rappresenta un notevole aiuto per il sistema immunitario, un'arma per ossidare e uccidere istantaneamente quasi tutti gli agenti patogeni noti, tra i quali: batteri, virus, bacilli, muffe, funghi (fra cui la Candida), lieviti, metalli pesanti e tossine varie. Mentre la flora batterica non viene per nulla intaccata, questo preparato svolge la funzione di sovralimentare il sistema immunitario, sino al punto di sconfiggere numerose patologie spesso in meno di 24 ore. Spesso i malati di AIDS si liberano della malattia nell'arco di tre giorni.

L'American Society of anaytical Chemists ha dichiarato che questo tipo di Biossido di cloro ($NaClO_2$) è il più potente Killer di agenti patogeni fin qui noto.

Mr Jim Humble, un ingegnere minerario con esperienze lavorative nel settore aerospaziale americano, è lo scopritore di questo ritrovato.
2*)

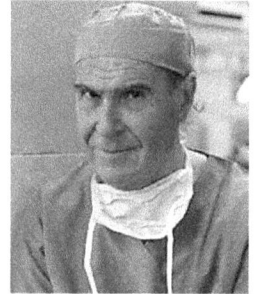

Prof. Umberto Veronesi, oncologo, direttore scientifico dell'Istituto europeo di oncologia. È stato direttore scientifico dell'Istituto Nazionale dei Tumori di Milano; Ministro della sanità della Repubblica Italiana; Presidente dell'Agenzia per la sicurezza nucleare e Senatore della Repubblica Italiana.

La sua attività clinica e di ricerca è stata incentrata per decenni sulla prevenzione e sulla cura del cancro. In particolare si è occupato del carcinoma mammario, prima causa di morte per tumore nella donna; in tale ambito è stato il primo teorizzatore e strenuo propositore della quadrantectomia, dimostrando come nella maggioranza dei casi le curve di sopravvivenza di questa tecnica, purché abbinata alla radioterapia, sono le medesime di quelle della mastectomia, ma a impatto estetico e soprattutto psicosessuale migliore.

Riguardo alla sua intera vita dedicata alla lotta contro i tumori, egli disse:

«Sconfiggeremo il cancro. Non vedrò quel giorno ma troveremo il modo. La genetica è fondamentale, ma ha tempi lunghi. I nuovi farmaci sonno troppo cari, dobbiamo salvare il nostro SSN, che è fra i migliori al mondo».

Secondo l'oncologo, seguendo il modello per poter guarire una maggior parte dei pazienti dal tumore al seno, e questo vale anche per altri tipi di tumori che si trovano in altre zone del corpo:

<u>la prima chiave</u> del successo è la diagnosi precoce.

<u>La seconda chiave</u> è l'obiettivo di attuare una chirurgia meno invasiva possibile.

<u>La terza chiave</u> è, fin quanto possibile, la rimozione di uno o più linfonodi sentinella (L.S.) che si trovano nelle vicinanze del tumore. La tecnica più giusta che prevede l'asportazione del cancro, è che la rimozione dei linfonodi sentinella avvenga prima dell'asportazione del cancro stesso e non dopo. Ciò per il motivo che quando si preleva la massa tumorale (sia essa benigna o maligna) il primo linfonodo ad essere raggiunto darà il via alla partenza di una eventuale metastasi e che inseguito si diffonde per la via linfatica.

Le metastasi, avanzando lungo la catena linfatica, invadono il resto dei linfonodi incominciando da quello che incontrano per primo (il linfonodo sentinella), e proseguendo via via con tutti gli altri fino a coinvolgere l'intero linfocentro. Per questo motivo in chirurgia oncologica è importante conoscere l'esatta topografia delle vie di drenaggio dei visceri e distretti anatomici. Ciò consente al chirurgo di prelevare un linfonodo, di regola il linfonodo sentinella, o più linfonodi in sequenza.

Quindi, l'asportazione chirurgica di un tumore, specie se è maligno, per essere veramente completa, deve comprendere in blocco prima le catene linfatiche locali, poi il tessuto principale malato e i tessuti secondari circostanti.

L'intervento, anche se destruente e mutilante, come nel caso della mastectomia radicale, si rende necessario per impedire che una exeresi limitata lasci in loco strutture che, anche se apparentemente indenni, potrebbero invece essere state già invase dalla neoplasia e diventare successivamente focolaio di disseminazione metastatica. Questa decrescente metodica operativa è considerata indispensabile per bloccare il rischio di future disseminazioni metastatiche.

Certo, l'asportazione dei linfonodi già invasi dalle cellule tumorali è opportuna e necessaria, ma quella dei linfonodi sentinella ancora liberi da malattia è utile e preventiva.

Se la rimozione dei linfonodi sentinella avvenisse dopo l'asportazione della massa tumorale, siccome le complicanze della rimozione del linfonodo comprendono sanguinamento, rischio di infezioni del sito operatorio, lesioni delle strutture intorno al nodo come i vasi sanguigni e nervi confinanti, ciò provocherebbe una più probabile diffusione delle cellule tumorali nell'area vicina e diffusione dell'infezione ai linfonodi circostanti. L'obiettivo principale nell'evitare che avvenga una metastasi post-operatoria è di non far sottoporre il paziente al trattamento chemioterapico che in molti casi potrebbe tramutarsi in un approccio ad egli fatale.

<u>La quarta chiave</u> è di sottoporre il paziente ad una dieta salutare e vegetariana.

La Radioterapia più precisa è la medicina personalizzata in base alla genetica e ai progressi nella nuova immunoterapia e la dieta. Sono tanti i filoni di ricerca aperti nella lotta ai tumori. Alcune promesse, che lasciavano ben sperare già negli anni scorsi, stanno già dando i primi (tanto attesi) frutti. Altre restano una sfida aperta nell'immediato futuro. Umberto Veronesi, presidente della Fondazione Umberto Veronesi e direttore emerito dell'Istituto Europeo di Oncologia, ha dedicato tutta la sua vita all'attività clinica, alla ricerca, alla prevenzione e alla cura dei tumori. Nonostante una vita trascorsa nelle corsie d'ospedale in mezzo a tanta sofferenza, il suo ottimismo è sempre rimasto intatto, in una delle sue tante interviste egli disse: «Riusciremo a sconfiggere il cancro» ha ripetuto più volte. Ma quel giorno non è ancora arrivato.

Professore, crede ancora davvero che lo si possa sbaragliare?

«Sì, ci credo fermamente. La ricerca ha fatto progressi straordinari e molti tipi di tumore sono effettivamente stati sconfitti. Abbiamo fatto enormi passi avanti nella diagnosi precoce, nella prevenzione e nelle cure e raggiunto risultati che solo 30 anni fa sembravano obiettivi irrealizzabili. Pensiamo al tumore dell'utero, per esempio: oggi abbiamo un vaccino da somministrare alle ragazzine 12enni e sappiamo che così possiamo praticamente evitare che si ammalino. E con il Pap test e il nuovo test HPV, anche se svilupperanno un carcinoma, lo possiamo scoprire in tempo, in modo che la vita di migliaia di donne non sia messa in pericolo».

In effetti, numeri e statistiche alla mano, non è più un male incurabile, anzi il numero di guarigioni è in costante crescita sempre più guaribile, ma non è ancora del tutto sconfitto. Il cancro, per Umberto Veronesi, è stato l'avversario di una vita: il suo ottimismo, talvolta giudicato eccessivo, dunque resta?

«Sì, resta. Sono convinto che ce la faremo. Ci vorranno 20, 30, 40 anni o forse più, certo io non vedrò quel giorno, ma troveremo il modo. Già oggi molti tipi di tumore sono curabili e moltissimi pazienti guariscono o convivono con la malattia per moltissimi anni, giungendo alla fine della vita per cause diverse dal tumore. Pensiamo ad esempio alle neoplasie del seno, della prostata o della tiroide. Certo purtroppo resta un altro gruppo di tumori, quelli difficili da curare (come pancreas o cervello): non riusciamo a coglierli all'inizio e abbiamo poche terapie efficaci. E' su questo secondo gruppo che urge concentrarsi, per capire meglio come si sviluppano, le cause e trovare strumenti di diagnosi precoce che ci aiutino a individuarli prima che la situazione sia troppo compromessa».

Secondo lei, come raggiungeremo il traguardo? Nuovi farmaci, genetica, nuovi macchinari... cosa conta di più?

«Sono convinto che si debba puntare di più sulla diagnosi precoce. Credo che il modello da seguire sia quello del cancro al seno, per il quale grazie alla mammografia e ad altri esami riusciamo a scoprire i noduli in fase talmente iniziale che le guarigioni sfiorano il 98 per cento dei casi. Bisogna replicare questo esempio con gli altri tumori. L'idea, a cui stiamo già pensando, è quella di mettere a punto una sorta di risonanza magnetica avanzata e molto sofisticata che riesca a scovare tutte le forme di cancro. Poi certo la genetica è la chiave del successo: ci permetterà di scoprire perché nasce il cancro, capire quali mutazioni del DNA sono responsabili dello sviluppo della malattia e mettere a punto terapie in grado di «riparare» il genoma. Ma serviranno molti anni. I tempi, in questo settore, sono inevitabilmente lunghi».

E per quanto riguarda le nuove terapie?

«Farmaci o radiazioni hanno certo un loro ruolo. Ma per i medicinali c'è un grande problema da affrontare, il loro costo elevato. Il nostro Sistema Sanitario Nazionale, lo dicono in molti e io sono fra i suoi sostenitori, è fra i migliori al mondo. E' però messo a dura prova dai prezzi esorbitanti delle nuove terapie, oncologiche e non solo. Quanto alla radioterapia, in questi anni ha fatto enormi progressi ed è certo importante, ma non da sola: la sua utilità è in crescita, sempre comunque abbinata ad altri trattamenti».

A proposito del nostro Sistema sanitario... Sempre più spesso si teme che non riuscirà a garantire le costosissime cure innovative a tutti i pazienti: lei che ne pensa? C'è una strada per evitare il tracollo?

«Stiamo vivendo tempi di grande «imbarazzo sociale», perché già ora è difficile garantire tutto gratuitamente a tutti i cittadini: i nuovi farmaci sono efficaci, importanti, ma troppo cari. Urge trovare una soluzione vera, oppure il Sistema non reggerà. La via del ticket è giusta, anche per evitare abusi da parte di chi vorrebbe esami o cure non necessari, d'altro canto tutela i meno abbienti. Credo una soluzione possibile sarebbe quella di continuare in questo senso, suddividendo la popolazione in base al reddito, chiedendo a chi guadagna di più di integrare il SSN pagando determinate cure. Inoltre moltissimo si può fare tagliando i molti sprechi che comunque esistono e distribuendo meglio le risorse sul territorio nazionale».

Veniamo invece al capitolo «prevenzione»...

«La prevenzione, come la diagnosi precoce, è un passo fondamentale. Prendiamo ad esempio il tumore all'ovaio, ancora molto letale e difficile da scoprire per tempo, perché non dà sintomi fino alle fasi più avanzate. Si potrebbe ridurre del 90 per cento il numero di casi se le donne prendessero con continuità per anni la pillola anticoncezionale: perché questo messaggio non passa chiaramente? Perché pochi lo dicono?»

Ormai lo sappiamo con certezza: almeno 4 tumori su 10 si potrebbero evitare facendo prevenzione. Oncologi, Istituzioni, associazioni come la Fondazione che porta il suo nome e giornalisti ripetono da anni

l'importanza di non fumare, fare attenzione all'alimentazione e al consumo di alcolici, evitare sovrappeso e sedentarietà... ma ancora troppo pochi ascoltano. Come si fa a far passare il messaggio?

«Credo che i media me parlino ancora troppo poco. Giornali, radio, tv non amano parlare di cancro e quando lo fanno è in contesti circoscritti. Bisogna invece parlare di prevenzione in contesti ampi, dove sono in ascolto molte persone, magari non interessate in quel momento a sentir parlare di salute... ad esempio le trasmissioni tv più popolari potrebbero dedicare degli spazi, brevi ma chiari, a messaggi di prevenzione. E poi di certo c'è internet e tutto quel mondo online che va sfruttato meglio, per le sue grandi potenzialità e il pubblico che può raggiungere».

Professore, se fosse un giovane ricercatore oggi, a cosa dedicherebbe la sua vita? Cosa le appare più promettente? E, da chirurgo, non trova che la chirurgia sia un po' messa in secondo piano oggi?

«Sono un chirurgo e sceglierei di nuovo questa strada. Ancora oggi la prima domanda che ci si fa davanti alla diagnosi di cancro è se è operabile o no. Per programmare le cure si parte sempre da qui: se è possibile, o meno, asportare la lesione cancerosa. Quando poi si procede con l'intervento si può vedere subito il risultato: eliminare chirurgicamente il cancro è una grande soddisfazione. Per il mio temperamento la chirurgia è la scelta migliore: rapida, essenziale, con esiti immediati e permette di migliorare la vita delle persone. Oggi sempre di più la chirurgia deve puntare a questo: rendere migliore la qualità di vita dei pazienti, preservando una vita piena, facendo attenzione a salvaguardare il più possibile l'integrità corporea, la funzionalità, la sfera sessuale, l'estetica, per un ritorno a un'esistenza piena e soddisfacente. [3*)]

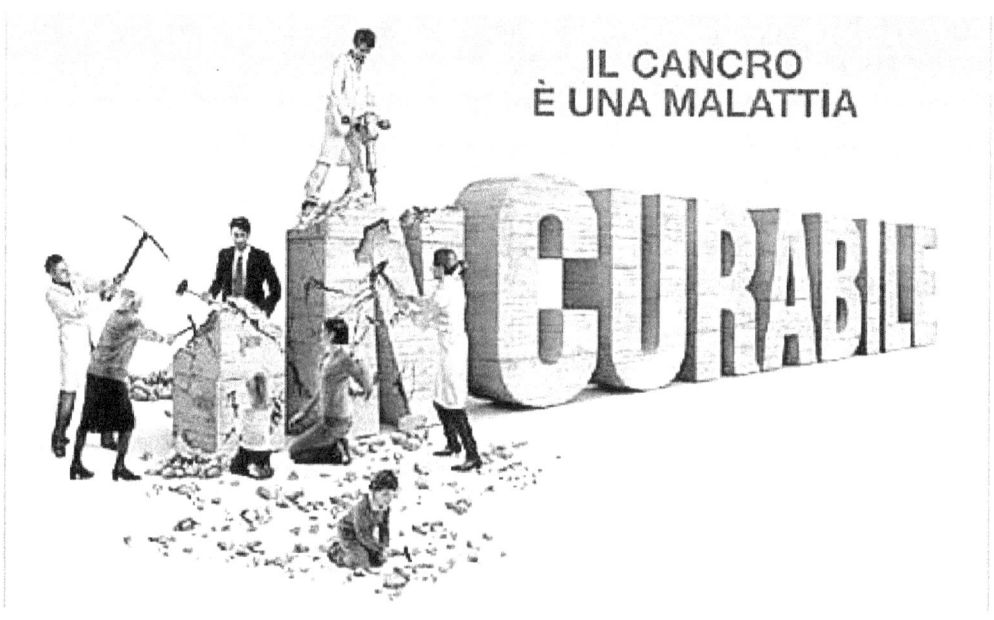

IL CANCRO
È UNA MALATTIA

Ma perché le cellule diventano tumorali? Che cosa sono le metastasi? Mi devo preoccupare per un linfonodo ingrossato? Come nasce un tumore? E che cos'è il cancro? A domande del genere gli studiosi fanno ancora fatica a dare risposte ben precise e convincenti. E replicano che le domande sono mal poste, e che, ad esempio, non bisogna parlare di cancro, ma di cancri.

La cellula "impazzisce"

In effetti non si può parlare di un'unica malattia chiamata cancro, ma di diversi tipi di malattie, che hanno cause diverse e distinte, che colpiscono organi e tessuti differenti, che richiedono quindi esami diagnostici e soluzioni terapeutiche particolari e specifici. Esistono però alcune proprietà e caratteristiche che accomunano tutti i tipi di tumori, e che consentono di tentare una risposta valida - almeno in linea generale - per tutte le forme della malattia. Per usare una metafora, si può dire che ad un certo punto, una cellula dell'organismo "impazzisce" - perde alcune sue proprietà, ne acquisisce altre - e comincia a moltiplicarsi al di fuori di ogni regola.

Metastatizzazione

All'interno di ogni cellula esistono in realtà dei "geni controllori" destinati a impedire che una cellula "sbagliata" possa sopravvivere dando magari origine a un tumore. Perché il processo tumorale si inneschi bisogna che anche questi geni di controllo siano fuori uso. A causa di questo "guasto" nel meccanismo che ne controlla la replicazione, le cellule si dividono quando non dovrebbero e generano un numero enorme di altre cellule con lo stesso difetto di regolazione. Le cellule sane finiscono quindi per essere soppiantate dalle più esuberanti cellule neoplastiche.

Sia le cellule di un tumore benigno sia quelle di un tumore maligno tendono a proliferare in maniera abnorme ma, e questa è la differenza fondamentale, solo le cellule di un tumore maligno - in seguito ad ulteriori modificazioni a carico dei geni - tendono a staccarsi, e a invadere i tessuti vicini, a migrare dall'organo originale di appartenenza per andare a colonizzare altre zone dell'organismo.

Il tumore benigno rimane comunque limitato all'organo in cui si è sviluppato, mentre il tumore maligno - nel corso di un processo che può avere una lunghezza di tempo estremamente variabile e che dura in genere anni - estende la malattia ad altri organi, fino a colpire e compromettere organi vitali quali il polmone, il fegato, il cervello, e altri. Questo processo prende il nome di metastatizzazione e le metastasi rappresentano la fase più avanzata della progressione tumorale, oltre che la causa reale dei decessi per cancro.

Le mutazioni genetiche

Sappiamo ormai con buona certezza che il cancro origina da un accumulo di mutazioni, cioè di alterazioni dei geni che regolano la proliferazione e la sopravvivenza delle cellule, la loro adesione e la loro mobilità. Le mutazioni possono svilupparsi in tempi molto differenti, anche sotto l'influenza di stimoli esterni. Il tumore benigno può essere considerato la prima tappa di queste alterazioni. Tuttavia, molto di frequente, questa tappa viene saltata e si arriva alla malignità senza evidenti segni precursori. Quali sono, però, le cause della mutazione genetica? Oggi gli scienziati oncologi sanno che solo in rari casi le cause necessarie e sufficienti per lo sviluppo del tumore sono già "scritte" all'origine nei geni, cioè sono ereditarie.

Altre cause

Nella stragrande maggioranza dei tumori, invece, le alterazioni dei geni che sono responsabili della malattia sono determinati da cause ambientali. Sono provocate dall'esposizione prolungata ad agenti cancerogeni, di origine chimica, fisica o virale. Tuttavia, gli alimenti e l'acqua contaminata, una dieta squilibrata, il fumo di sigaretta e quindi di qualsiasi tipo di tabacco e droghe, l'amianto, alcune sostanze sviluppate dalla combustione del petrolio o del carbone, l'alcol, i raggi ultravioletti del sole, le sostanze chimiche a cui possono essere sottoposti i lavoratori in certi processi industriali o in agricoltura, e tanti diversi altri fattori, possono sommarsi ad una "fragilità" genetica predeterminata, e arrivare a provocare delle mutazioni che - alle stesse dosi e durate di esposizioni - non si riscontrano in altri individui. In alcuni casi poi, le mutazioni si generano per errori nel meccanismo di replicazione delle cellule, indipendentemente dall'ambiente esterno.

La risposta della scienza

Per affrontare questi tipi di problematiche si è sviluppata un'enorme quantità di lavoro di laboratorio per studiare il DNA e le componenti genetiche che condizionano l'aumentata suscettibilità allo sviluppo tumorale.

Ma c'è anche una scienza specifica - l'epidemiologia - il cui obiettivo è identificare le cause dei tumori e i fattori di rischio associati. Grazie agli studi epidemiologici è stato possibile, per esempio, dimostrare con certezza che il fumo di sigaretta aumenta il rischio di tumore del polmone o che l'alimentazione scorretta contribuisce ad aumentare il rischio di molte neoplasie come quelle dell'apparato digerente e del seno. Attraverso la loro identificazione è possibile mettere in pratica quella prevenzione che rappresenta uno degli obiettivi più importanti per arrivare alla sconfitta definitiva di ogni tipo di cancro. O, meglio, della maggioranza dei diversi tipi di cancro.

LE CAUSE DEL CANCRO

Perché in un organismo si sviluppa un tumore? La proliferazione incontrollata delle cellule dipende da alterazioni dei geni, dette mutazioni. Alcune di queste mutazioni sono ereditarie, ma la maggior parte sono provocate da fattori esterni, indotti dai nostri comportamenti e vizi malsani, dal cibo e bevande contaminate o dall'ambiente inquinato in cui viviamo.

I meccanismi di base

Tutti i tumori hanno origine da una sola ed unica cellula. Nei tessuti normali le cellule si riproducono dividendosi, in modo da sopperire alle varie necessità dell'organismo: far crescere l'organismo intero o una sua parte, oppure rimpiazzare le cellule morte o danneggiate.

Nei tumori questo delicato equilibrio, governato dai messaggi chimici inviati da una cellula all'altra e dai geni che si trovano nel loro DNA, è compromesso. La cellula continua a riprodursi senza freni e vengono meno anche i processi con cui le cellule danneggiate vanno incontro a una morte programmata, detta apoptosi.

All'origine di tutti questi fenomeni ci sono le alterazioni geniche, dette mutazioni, che, sommandosi l'una all'altra, fanno saltare i meccanismi di controllo. Non basta, infatti, che sia difettoso un solo meccanismo, ma occorre che gli errori si accumulino su diversi fronti affinché il tumore possa cominciare a svilupparsi. Alcune di queste mutazioni sono ereditarie, mentre altre sono provocate da fattori esterni.

Il ruolo dei geni

Ci sono 4 tipi di geni che, se alterati, possono essere alla base del cancro:
- Oncogéni (o geni oncògeni).
- Geni oncosoppressori.
- Geni coinvolti nel cosiddetto "suicidio cellulare" (o apoptosi).
- Geni implicati nei meccanismi di riparazione del DNA.
- Altri geni.

Studi degli ultimi anni, hanno inoltre messo in rilievo l'importanza per la genesi del cancro di piccole molecole regolatorie dette: microRNA (miRNA), sono frammenti di acidi nucleici che modulano l'espressione di diversi geni.

Gli alleati del cancro

Per svilupparsi il tumore ha bisogno di ossigeno e sostanze nutritive. Per questo produce sostanze capaci di stimolare la formazione di nuovi vasi sanguigni (angiogenesi) che vadano a irrorare il nuovo tessuto in crescita.

Oltre alla complicità dei vasi sanguigni, il tumore in crescita riesce a ottenere l'aiuto di altre componenti del cosiddetto microambiente del tumore, cioè del contesto in cui si sviluppa. Una condizione di infiammazione cronica, per esempio, induce la produzione di sostanze che lo favoriscono e ormoni come l'insulina, prodotta oltre il dovuto in seguito a eccessi alimentari, ne stimolano la crescita. Entrambe queste circostanze sono favorite dai propri stili di vita.

L'infiammazione, in particolare, è ormai considerata dagli esperti il più importante filo conduttore che unisce tra di loro gli stili di vita nocivi (alimentazione scorretta, sedentarietà, fumo, ecc.), e le più importanti malattie croniche tipiche della nostra epoca, e quindi non solo il cancro, ma anche il diabete, le malattie del cuore e dei vasi sanguigni, dei vasi linfatici, dei vasi vegetali e probabilmente anche di alcune forme di demenza come l'Alzheimer, patologie tutte favorite dalle stesse cattive abitudini.

Un ruolo fondamentale è poi svolto dal sistema immunitario, che in questi casi viene meno al suo dovere di proteggere l'organismo, ma spesso viene in un certo senso "reclutato" come complice dalle cellule tumorali per proteggere la massa tumorale in crescita. Talvolta invece può essere proprio un calo delle difese immunitarie a facilitare la comparsa della malattia.

I fattori di rischio

Riguardo al cancro non esistono quasi mai, tranne in alcune rare forme ereditarie, un'unica causa che possa spiegare l'insorgenza di un tumore. Al suo sviluppo concorrono diversi fattori, alcuni dei quali non sono modificabili, come i geni ereditati dai propri genitori o l'età, mentre su altri tipi di tumore si puo' intervenire per ridurre il rischio di andare incontro alla malattia.

Età

L'età è il principale determinante dell'incidenza e mortalità per tumori, anche se riflette, più che l'invecchiamento di per sé, l'accumulo di esposizione a elementi cancerogeni. La maggior parte dei tumori, infatti, si sviluppa in tarda età. È anche per l'aumento dell'età media della popolazione, quindi, che nell'ultimo secolo il numero di persone che hanno sviluppato questa malattia è andato aumentando. Ad ogni modo, diverse forme di cancro si possono presentare, con frequenza variabile, a qualunque età, in particolare i tumori linfatici (leucemie, linfomi) e alle cellule germinali del testicolo e dell'ovaio.

Fattori ereditari

Nella maggior parte dei casi, quando si tratta di tumori, non si parla di "ereditarietà" ma di "familiarità", ciò significa che con i geni non si trasmette la malattia, ma solo una maggiore predisposizione a svilupparla. Se quindi ci sono stati diversi casi di cancro in famiglia, non significa che tutti i membri, prima o poi, si ammaleranno, ma solo che occorre prestare maggiore attenzione a seguire stili di vita sani e sottoporsi con regolarità ai controlli suggeriti dal proprio medico.

È possibile infatti, ereditare un gene mutato che rende la cellula più suscettibile alla malattia; ma perché il tumore possa cominciare a svilupparsi e crescere è necessario che si sommino altri errori.

Ed è per questo che attualmente, gli esperti sconsigliano di sottoporsi, senza una particolare indicazione medica, ai quei test genetici che possano rivelare una maggiore probabilità statistica di andare incontro al cancro.

Questi esami infatti, non escludono, se negativi, la possibilità di ammalarsi. Chi riceve un verdetto rassicurante può tuttavia essere invogliato a prestare meno attenzione a una vita sana o ai controlli prescritti. Viceversa, sapere di avere una maggiore probabilità di ammalarsi può produrre ansia, stress, panico e depressione inutile, che non necessariamente si traducono in un beneficio per la salute.

Esistono tuttavia casi particolari da discutere con il proprio medico; se per esempio nella stessa famiglia si sono registrati diversi casi di tumore all'ovaio o al seno, soprattutto in età giovanile, si può valutare l'opportunità di sottoporsi al test per verificare la presenza di mutazioni del gene BRCA, che predispongono a queste forme e, negli uomini, al tumore della prostata. Un risultato positivo al test può suggerire, in accordo con il medico, di anticipare l'età a cui cominciare i controlli di screening per il tumore del seno, ed effettuare i percorsi terapeutici più appropriati al caso.

Allo stesso modo, devono sottoporsi a controlli più frequenti i portatori di poliposi adenomatosi familiare, che più facilmente vanno incontro a tumori dell'intestino.

Stili di vita

Così come la familiarità, anche le abitudini della vita quotidiana non causano direttamente il cancro, ma aumentano solo le probabilità di svilupparlo, per questo sono detti anche "fattori di rischio". Gli stili di vita che più influiscono sul rischio di sviluppare un tumore sono:
▪ Fumo e Alcol.
▪ Sole e raggi ultravioletti.
▪ Tipo di alimentazione.
▪ Sovrappeso e obesità.
▪ Sedentarietà.

Fattori ambientali

Ci sono diversi elementi che possono favorire la comparsa della malattia anche nell'ambiente che ci circonda. Alcuni sono presenti in natura, come certi minerali o agenti infettivi, altri sono prodotti chimici cui possono essere maggiormente esposte alcune categorie di lavoratori, senza contare l'effetto delle radiazioni. Ecco i più importanti:
▪ Inquinamento atmosferico.
▪ Agenti chimici.
▪ Sostanze presenti in natura.
▪ Agenti fisici.
▪ Agenti infettivi.

Conclusioni

È vero che l'insorgenza del cancro ha molte cause, e che in ogni persona concorrono un insieme di altrettanti fattori nocivi o protettivi, molti dei quali determinano il rischio individuale di ammalarsi. È anche vero, tuttavia, che la maggior parte di questi fattori sono modificabili. Ad esempio: più della metà della manifestazione improvvisa della malattia e quasi un terzo dei morti per cancro si potrebbero evitare e molte altre vite potrebbero essere salvate solo abolendo l'uso di tutti quei prodotti a base di tabacco, e con una dieta sana, accompagnata da una regolare attività fisica.

METASTASI: LE DOMANDE PIÙ FREQUENTI

Cosa sono le metastasi?

Le metastasi sono cellule maligne che si staccano dal tumore originario e si diffondono in altri organi dove possono riprodursi e generare nuovi tumori. Rispetto alle cellule normali, quelle tumorali che poi danno origine a metastasi, non sono attaccate le une alle altre, ma sono anche in grado di dare origine a sostanze e a cambiamenti nella propria struttura che le rendono più adatte al proprio movimento. Nella maggior parte dei casi, le metastasi sono tipiche delle fasi più avanzate della progressione del tumore che inizialmente è localizzato, cioè limitato all'organo dove si è formato, e solo in seguito cresce e colonizza altri distretti dell'organismo.

Tutti i tumori possono dare metastasi?

In genere la capacità di dare metastasi è la caratteristica che contraddistingue un tumore maligno rispetto a uno benigno. Lo sviluppo di metastasi dipende però da molte variabili che vanno dalle caratteristiche genetiche della malattia, al tipo di organo coinvolto, fino alla disponibilità o vicinanza di vie per la disseminazione. Di conseguenza, la capacità di colonizzare altri organi varia notevolmente da tumore a tumore.

Come fanno le cellule del tumore a raggiungere organi distanti?

Il tumore può raggiungere organi lontani utilizzando diverse vie, ma le più comuni sono sicuramente il circolo linfatico e quello sanguigno. Le cellule del tumore in un primo tempo si moltiplicano nell'organo di origine e in seguito cominciano a farsi largo attraverso il tessuto fino ad arrivare ai linfonodi più vicini, che fungono da vere e proprie "stazioni di controllo" con il compito di bloccare il passaggio di molecole estranee o pericolose. Se le cellule maligne riescono a superare il filtro dei linfonodi si immettono nel circolo linfatico e possono arrivare anche in aree molto distanti dal loro organo di origine.

Dal circolo linfatico, inoltre, queste cellule possono anche passare in quello sanguigno grazie alle numerose vie di comunicazione tra i due sistemi. A volte le cellule tumorali possono entrare direttamente nei vasi sanguigni attraversandone le pareti. Sopravvivere all'attacco del sistema immunitario attivo nei vasi sanguigni è un'impresa difficile ma non impossibile e, di conseguenza, alcune cellule riescono a raggiungere la loro sede definitiva di colonizzazione dove cominciano a riprodursi e danno origine a un nuovo tumore.

In altri casi le metastasi raggiungono l'organo bersaglio "per sgocciolamento". Ciò si verifica in cavità come l'addome: il peritoneo, per esempio, la sottile membrana che riveste la cavità addominale e i visceri, è sede frequente di metastasi che provengono dall'ovaio.

È possibile prevenire le metastasi?

In linea di massima non esistono sistemi di prevenzione attiva o particolari comportamenti che il paziente affetto da tumore può attuare per evitare che le metastasi si diffondano nell'organismo. Restano validi tutti i suggerimenti per un corretto stile di vita consigliati per la prevenzione del tumore ed è inoltre importante sottoporsi periodicamente a esami di controllo per cogliere subito i segnali di una ripresa della malattia. La colonizzazione di altri organi da parte delle cellule malate dipende da fattori genetici e molecolari e su questo fronte si stanno muovendo i ricercatori oncologi nel tentativo di individuare, per esempio, molecole responsabili della metastatizzazione, bloccare tali molecole significa infatti bloccare il processo di diffusione.

Quali sono le terapie contro le metastasi?

Le terapie scelte per curare un tumore metastatico dipendono dal tipo di tumore di origine, ma anche dalla sede e dal tipo di metastasi, oltre che dalle condizioni generali del paziente. In genere il trattamento del tumore metastatico ha lo scopo di mantenere sotto controllo la malattia o di ridurne i sintomi. Secondo i casi, è possibile dunque ricorrere a terapie sistemiche come la chemioterapia classica, l'immunoterapia, la terapia ormonale o gli anticorpi monoclonali. Anche la radioterapia e la chirurgia possono essere impiegate nel trattamento delle metastasi. In particolare, la radioterapia è utile al fine di bloccare la malattia che si diffonde in sedi critiche quali il cervello, il polmone o le ossa, oppure di controllare i sintomi che influiscono sulla qualità della vita del paziente, come, per esempio, il dolore derivato da metastasi ossee.

La chirurgia può essere attuata solo nei casi di metastasi localizzate in un'unica sede circoscritta, anche nel caso in cui generano dolore o problemi per compressione di particolari organi.

Le metastasi rispondono alle stesse cure usate contro il tumore originale?

Purtroppo non sempre. In alcuni casi le cellule sopravvissute al primo trattamento chemioterapico o radioterapico subiscono ulteriori mutazioni genetiche che conferiscono loro una resistenza nei confronti del trattamento stesso.

In generale si considera che se la ripresa metastatica avviene più di un anno dopo il trattamento della malattia nella sua prima fase (trattamento adiuvante) il tumore può essere ritrattato con gli stessi farmaci; mentre se la ripresa è più precoce, è bene combinarli con altri farmaci in quanto il tumore potrebbe essere resistente ai soli primi farmaci utilizzati.

È sempre possibile, però, utilizzare nuove strategie e nuove combinazioni di sostanze mediche.

Quali organi sono interessati dalle metastasi?

Sono molti gli organi che possono diventare sede di metastasi. Fegato e polmone sono sedi molto comuni, soprattutto a causa del fatto che sono molto vascolarizzate (cioè che hanno un gran numero di vasi sanguigni in entrata e in uscita) e che hanno una funzione di "filtro". Dal momento che una delle vie per la diffusione delle metastasi passa proprio dal circolo sanguigno, è ovvio che organi attraversati da un gran numero di vasi hanno maggiori possibilità di essere raggiunti dalle cellule tumorali circolanti. Anche nel caso di fegato e polmoni, come per tutti gli altri organi sede di metastasi, l'attecchimento della cellula tumorale dipende da una grande varietà di fattori (caratteristiche specifiche delle cellule stesse, presenza ed efficacia di meccanismi di difesa immunitaria, ecc.).

Perché è difficile eliminare le metastasi?

Uno dei principali ostacoli all'eliminazione delle metastasi è la loro resistenza ai farmaci o ai trattamenti radioterapici. Inoltre, spesso le metastasi non sono accessibili e non sono localizzate in unico punto, ma disseminate in diversi focolai e quindi non possono essere asportate chirurgicamente. Infine, quando la metastasi è presente nelle fasi avanzate o terminali della malattia l'utilizzo dei trattamenti di chemio e radioterapia è limitato dalle cattive condizioni generali del paziente.

È possibile stabilire a priori se un tumore darà metastasi?

Non è possibile avere la certezza matematica che un tumore darà metastasi. La diagnosi precoce del tumore originale è una delle principali armi per impedire al tumore di diffondersi, spesso infatti la malattia che viene individuata nelle sue fasi iniziali può essere asportata completamente in modo da non lasciare nemmeno una cellula malata in grado di riprodursi e dare origine a nuove masse.

In presenza di un tumore, comunque, l'esame istologico permette di avere una prima indicazione sull'aggressività della malattia, una volta identificato con precisione il tipo di cancro che si ha di fronte, è possibile stabilirne il grado di aggressività, soprattutto in base alle osservazioni cliniche accumulate negli anni. Inoltre anche le caratteristiche molecolari (cioè genetiche) della malattia sono importanti nel determinare la capacità della stessa di diffondersi e dare origine a metastasi.

Sono noti i geni coinvolti nelle metastasi?

Nonostante gli sforzi di esperti ricercatori, attualmente non è ancora del tutto chiaro quali siano i geni responsabili della formazione di metastasi. I meccanismi molecolari che determinano la capacità di metastatizzazione sono molto complessi e, di conseguenza, non è semplice individuare i geni coinvolti e le interazioni che determinano il comportamento aggressivo di un tumore.

I ricercatori oncologi stanno focalizzando la loro attenzione su particolari classi di geni per riuscire a comprendere e a bloccare il fenomeno della metastasi. Un esempio è rappresentato dai geni coinvolti nell'angiogenesi, ovvero nella formazione di nuovi vasi sanguigni necessari al tumore per crescere e diffondersi nell'organismo, primo tra tutti il gene VEGF (fattore di crescita vascolare endoteliale).

Un'altra classe coinvolta nel processo di metastatizzazione è quella delle "molecole di adesione", cioè quelle molecole che consentono alle cellule di rimanere unite nel tessuto sano. La cellula tumorale perde questo legame con le cellule vicine e può muoversi verso altre sedi. Spesso presenta alterazioni nell'espressione delle molecole di adesione, tra le quali le più note sono le "caderine" e le "integrine".

Infine, per crearsi dei varchi attraverso i quali passare, il tumore utilizza diverse strategie, una delle quali utilizza molecole chiamate "Metallo proteasi", capaci di degradare la matrice extracellulare che riempie gli spazi tra cellule e tessuti.

Queste sono solo alcune delle classi di geni e di sostanze che i ricercatori che si occupano di metastasi studiano, con lo scopo di capire il fenomeno ma anche di mettere a punto farmaci intelligenti capaci di interferire con la loro funzione.

Quali esami permettono di diagnosticare la presenza di metastasi?

In linea di massima, gli esami utilizzati per diagnosticare le metastasi sono gli stessi impiegati anche per la diagnosi dei tumori primitivi e, anche in questo caso, variano a seconda dell'organo che si sta valutando e delle dimensioni della metastasi. Ecografia e radiografia, per esempio, possono essere utilizzate per individuare metastasi rispettivamente al fegato e al polmone, ma la TC (tomografia computerizzata) e la PET (tomografia a emissione di positroni) costituiscono strumenti diagnostici più precisi, in grado di esplorare anche ampie aree corporee o addirittura l'intero organismo. In particolare la PET valuta l'attività metabolica delle cellule e riesce a individuare anche metastasi molto piccole, non visibili con l'uso delle tradizionali tecniche di diagnostica per immagini. Valutare l'attività metabolica significa determinare quanto una cellula è attiva, le cellule tumorali hanno in genere un'attività superiore, cioè un metabolismo più rapido, rispetto a quelle normali dalle quali possono dunque essere distinte. In alcuni casi però le metastasi sono talmente piccole da non essere visibili a occhio nudo o mediante i classici esami diagnostici a causa di limiti tecnici dello strumento o dell'esame, ma è possibile individuarne la presenza andando a cercare determinate sostanze prodotte dal tumore stesso e magari presenti nel circolo sanguigno.

È possibile bloccare la disseminazione delle cellule tumorali?

Le prime barriere contro la diffusione delle cellule tumorali sono quelle poste dall'organismo stesso, queste sono le pareti degli organi e le capsule che a volte li ricoprono, e rappresentano già degli ostacoli che bloccano la strada alla diffusione delle metastasi. Anche il sistema immunitario, che riconosce le cellule metastatiche come "estranee" si attiva e contribuisce alla loro eliminazione. Nonostante questi e altri accorgimenti attuati dal nostro stesso corpo, alcune cellule riescono a sfuggire ai blocchi e cominciano il loro viaggio verso la nuova sede, a volte anche molto distante dal luogo d'origine.

I ricercatori stanno mettendo a punto nuove strategie per bloccare la diffusione delle metastasi, come per esempio vaccini e terapie che "guidano" il sistema immunitario contro le cellule tumorali. Le metastasi, siccome sono delle cellule diverse da quelle sane, dovrebbero essere facilmente riconosciute dal sistema immunitario, ma in realtà, queste sono in grado di ingannare le nostre difese grazie a particolari trucchi che le rendono irriconoscibili.

Altri studi sono infine orientati verso strategie che bloccano la formazione di nuovi vasi e canali, indispensabili per la crescita del tumore, che costituiscono all'interno del tumore una fitta rete di capillari attraverso la quale le cellule tumorali possono passare nel circolo sanguigno.

Perché ogni tumore sceglie un organo specifico in cui dare metastasi?

Fino a pochi anni fa, prima dell'oncologia molecolare, il fatto che tumori diversi dessero metastasi in organi diversi, veniva spiegato solo con la vicinanza di due organi, oppure con la presenza di collegamenti sanguigni o linfatici attraverso i quali le cellule del tumore possono raggiungere altre sedi. Tutto queste teorie rimangono valide, ma oggi è evidente che esiste anche una ragione genetica che determina la scelta della sede di metastasi. In pratica, le cellule metastatiche esprimono sulla loro superficie (membrana) delle proteine che stabiliscono delle particolari affinità "molecolari" con quelle espresse sulla superficie di un determinato organo.

Importantissimo è poi il microambiente che una cellula tumorale trova quando raggiunge una nuova sede. È l'ipotesi "seme e terreno" (*seed and soil*, per gli anglosassoni) secondo la quale c'è un dialogo fitto e continuo tra la cellula tumorale (il seme) e il microambiente che la circonda (il terreno), e senza tale dialogo il nuovo seme non potrà dare origine a una pianta.

In altre parole - e semplificando molto - se si ferma in un ambiente "ostile" la cellula tumorale è destinata a morire senza poter dare origine a un nuovo tumore. La speranza per il futuro è di imparare a identificare precocemente queste affinità e proteggere in qualche modo l'organo bersaglio.

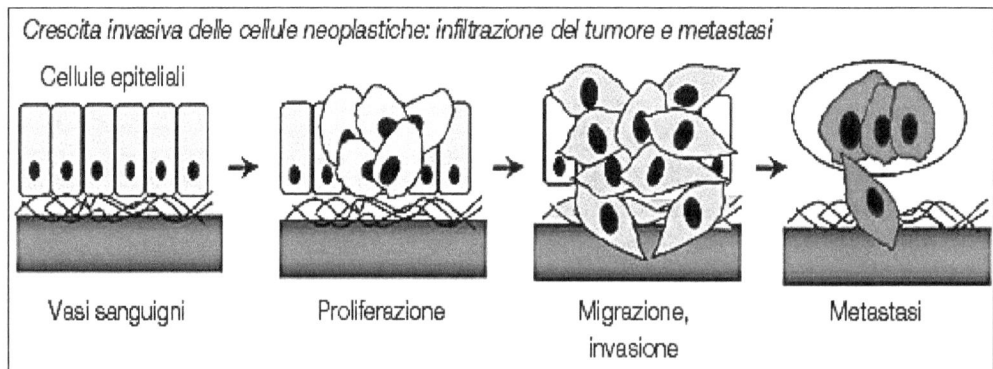

Crescita invasiva delle cellule neoplastiche: infiltrazione del tumore e metastasi

Cellule epiteliali

Vasi sanguigni — Proliferazione — Migrazione, invasione — Metastasi

METASTASI SOTTO ASSEDIO

Se non ci fossero le metastasi, la maggior parte dei tumori sarebbe già guaribile. È sul fronte di questi "tumori a distanza" che si gioca la partita più importante per cambiare la sorte di chi si ammala di cancro.

Dopo che si è formato, per sua natura il tumore tende a crescere, e in questo modo può danneggiare l'organismo comprimendo o invadendo non solo l'organo inizialmente ammalatosi ma anche i tessuti circostanti. Ma 9 volte su 10 la sua aggressività dipende dal fatto che rilascia nella circolazione cellule tumorali che riproducono la malattia in altre parti del corpo, formando altri tumori a distanza che denominiamo appunto metastasi. Non tutti i tumori però sono uguali da questo punto di vista. Alcuni, pur essendo costituiti da cellule con un aspetto che, all'analisi microscopica-istologica, è quello di un tumore maligno, molto raramente producono metastasi. È il caso, per esempio, dei carcinomi della pelle, che nella stragrande maggioranza dei casi guariscono completamente con un'accurata asportazione chirurgica.

La formazione delle metastasi, spesso denominate: "localizzazioni secondarie", in genere si associa alle fasi avanzate della malattia oncologica, ma non sono infrequenti i casi in cui è proprio una metastasi a svelare la presenza del cancro. Talvolta può anche essere impossibile risalire alla sede del corpo in cui il tumore iniziale o primario da cui si sono staccate le cellule. Si parla in questo caso di "cancro di origine ignota" (CUP, Cancer of Unknown Primary origin).

Le metastasi talora non regrediscono, oppure si ripresentano dopo le cure che contrastano il tumore primario. Solo la sempre più approfondita conoscenza delle basi cellulari e molecolari del fenomeno della formazione di metastasi potrà consentire di contrastarlo. In questo campo, anche nei laboratori e centri clinici oncologici italiani finanziati, come ad esempio da AIRC, si stanno facendo progressi sorprendenti, e anche farmaci specifici rivolti al trattamento di queste fasi avanzate della malattia sono già allo studio e in sperimentazione sui pazienti. Prospettive per il futuro spaziano dal tentativo di utilizzare il sistema immunitario modificando geneticamente le sue cellule, in modo da armarle specificamente contro il tumore, fino allo sfruttamento di nanotecnologie per veicolare le cure in maniera più efficiente e mirata.

In quali organi si sviluppano le metastasi?

Fegato e polmone sono le sedi più frequenti delle metastasi. Ciò si verifica perché sono organi costruiti come filtri in cui circola continuamente una grande quantità di sangue. È più facile quindi che le cellule tumorali rilasciate nella circolazione restino intrappolate tra le maglie di questi tessuti.

Il fegato, in particolare, si trova immediatamente a valle dell'intestino, per cui le cellule provenienti da tenue e colon devono necessariamente attraversarlo prima di andare oltre. In altri casi sono le vie linfatiche a trasportare le cellule tumorali e a determinarne la destinazione finale. Ci sono però tumori che hanno preferenze indipendenti dalle posizioni anatomiche: quelli della mammella e della prostata, per esempio, danno spesso metastasi alle ossa. Entrano quindi in gioco altri fattori, che i ricercatori stanno cercando di capire studiando le molecole che le cellule espongono sulla loro superficie e che, come calamite, le rendono più o meno affini all'uno o all'altro tessuto.

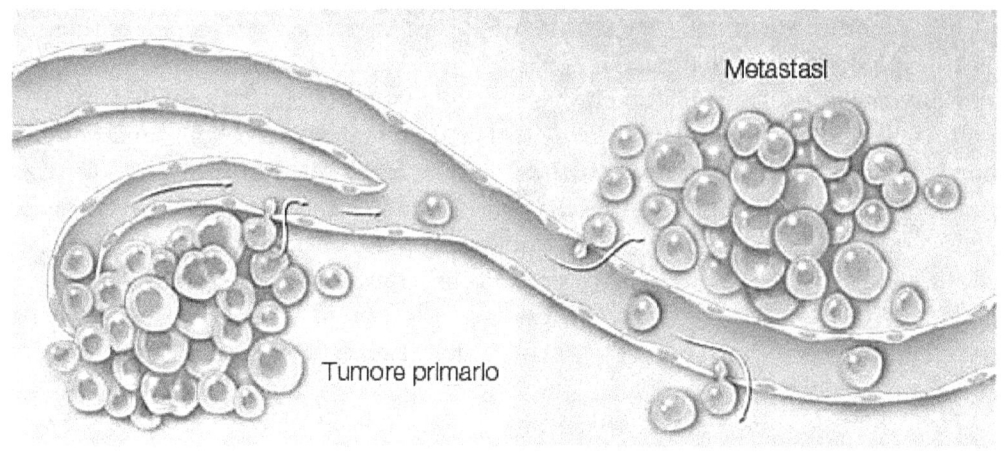

Metastasi

Tumore primario

Come si forma una metastasi

La pericolosità dei tumori risiede nella capacità che le loro cellule acquisiscono, con il passare del tempo, di staccarsi le une dalle altre e di muoversi, migrando nei tessuti circostanti in un processo che prende il nome di "invasione".

Letizia Lanzetti, beneficiaria di un programma Start-up di AIRC che le ha permesso di aprire il suo laboratorio presso l'Istituto di Candiolo, in stretta collaborazione con Giorgio Scita all'IFOM di Milano, ha recentemente identificato una molecola che, rafforzando l'adesione delle cellule, ne impedisce la migrazione funzionando come un vero e proprio "freno" cellulare.

Ma non è solo questione di aderire ai tessuti. La formazione delle metastasi è un fenomeno complesso che ha origine nel DNA, esattamente come accade per la nascita del tumore primitivo. L'accumulo di mutazioni genetiche nella cellula tumorale, infatti, oltre a farla crescere in maniera incontrollata e a sopprimere i meccanismi di morte programmata detti di "apoptosi", le permette di staccarsi dalla massa iniziale, penetrare nei vasi sanguigni o linfatici e stabilirsi in altri organi e tessuti, anche molto lontani da quelli di origine.

L'instabilità del genoma della cellula tumorale, cioè la facilità con cui avvengono mutazioni al suo interno, la rende più adattabile all'ambiente circostante. Ciò vale per il tumore primario, ma anche per quello metastatico, che così trova il modo di svilupparsi in sedi diverse da quelle di origine e confondere i meccanismi di controllo dell'organismo che dovrebbero impedirgli di svilupparsi.

Cellule staminali, il serbatoio del tumore

Tutti questi meccanismi hanno certamente un ruolo importante nella formazione delle metastasi, ma ad alimentare la crescita del tumore primitivo e la sua diffusione è il continuo rifornimento di cellule provenienti dalle cellule staminali contenute nel tumore.

La capacità di staccarsi dal tessuto di origine, di penetrare in altri, di far crescere intorno a sé una rete di nuovi vasi sanguigni, non basterebbero a far nascere una metastasi se non ci fossero cellule staminali capaci di crescere illimitatamente e di resistere alle aggressioni esterne. Comprese, come ad esempio: molte forme di chemio e di radioterapia.

D'altra parte, le cellule staminali non fanno che rispondere al loro compito naturale, per costituire una riserva in grado di sostituire altre cellule danneggiate devono essere per forza più resistenti e mobili. Una dote che si rivolta contro l'organismo quando, invece di contribuire alla crescita dell'embrione o alla riparazione dei tessuti, le cellule staminali sono coinvolte nel creare il cancro.

Nel tumore del seno la conferma viene da un lavoro di ricercatori dell'IEO, dell'IFOM e dell'Università degli studi di Milano, pubblicato su *Cell*. Gli studiosi milanesi coordinati da Pier Paolo Di Fiore e Pier Giuseppe Pelicci hanno identificato un marcatore specifico per le cellule staminali nel tumore del seno, e dimostrato che dal loro numero dipende l'aggressività della malattia.

Come fanno le cellule del tumore a raggiungere organi distanti?

Il tumore può raggiungere organi lontani utilizzando diverse vie, ma le più comuni sono sicuramente il circolo linfatico e quello sanguigno. Le cellule del tumore in un primo tempo si moltiplicano nell'organo di origine e in seguito cominciano a farsi largo attraverso il tessuto fino ad arrivare ai linfonodi più vicini, che fungono da vere e proprie "stazioni di controllo" con il compito di bloccare il passaggio di molecole estranee o pericolose.

Se le cellule maligne riescono a superare il filtro dei linfonodi si immettono nel circolo linfatico e possono arrivare anche in aree molto distanti dal loro organo di origine.

Dal circolo linfatico, inoltre, queste cellule possono anche passare in quello sanguigno grazie alle numerose vie di comunicazione tra i due sistemi. A volte le cellule tumorali possono entrare direttamente nei vasi sanguigni attraversandone le pareti. Sopravvivere all'attacco del sistema immunitario attivo nei vasi sanguigni è un'impresa difficile ma non impossibile e, di conseguenza, alcune cellule riescono a raggiungere la loro sede definitiva di colonizzazione, dove cominciano a riprodursi e danno origine a un nuovo tumore.

In altri casi le metastasi raggiungono l'organo bersaglio "per sgocciolamento". Ciò si verifica in cavità come l'addome: il peritoneo, per esempio, la sottile membrana che riveste la cavità addominale e i visceri, è sede frequente di metastasi che provengono dall'ovaio.

Le metastasi non iniziano sempre e solo con MET

Alcuni dei geni alla base di questo fenomeno sono già stati individuati. Quello che, non a caso, è stato battezzato MET è stato individuato anni fa da un gruppo di ricercatori italiani dell'Istituto per la Ricerca e la Cura del Cancro di Candiolo (Torino), coordinati dal direttore scientifico Paolo Comoglio.

MET è un gene indispensabile per la formazione dell'embrione che, risvegliandosi in età adulta, sembra essere tra i più importanti fattori che governano la cosiddetta crescita invasiva. Farmaci mirati contro questo obiettivo sono già stati messi a punto e si stanno sperimentando in *trial* clinici che coinvolgono pazienti con cancro metastatico in fase avanzata che esprima questo specifico bersaglio.

Alcune di queste molecole, in particolare, rivolte contro il tumore del polmone e il carcinoma midollare della tiroide, sono in fase avanzata di sperimentazione. Collegate al gene MET, sono state poi individuate altre molecole fondamentali per la formazione delle metastasi.

Come MET, altre due molecole sono fondamentali per lo sviluppo degli embrioni, e tornano in gioco nella formazione delle metastasi, la cui attività è collegata, queste si chiamano YAP e TAZ. Un team di scienziati coordinato da Giannino Del Sal, professore ordinario di biologia applicata dell'Università di Trieste e responsabile di un Programma speciale di oncologia molecolare, ha recentemente messo in luce il loro legame con il metabolismo del colesterolo.

Questa scoperta apre la strada a nuovi filoni di studio e a una sperimentazione clinica che mette alla prova nei confronti dei tumori mammari, in particolare quelli più aggressivi, i farmaci anticolesterolo. La possibilità di usare medicinali già molto noti e usati da decenni da milioni di persone in tutto il mondo potrebbe permettere di accelerare i tempi della ricerca.

Come si è detto, tumore e metastasi non rispondono alle stesse cure, e anche le loro caratteristiche molecolari sono differenti. Per esempio, il recettore CD44v6, che agisce come un interruttore per dare il via alla migrazione delle cellule, si trova in piccole quantità nei tumori primitivi, mentre è spesso abbondante nelle metastasi.

Il gruppo di Giorgio Stassi, in collaborazione con Ruggero de Maria, direttore dell'Istituto Nazionale Tumori Regina Elena, ha identificato questo recettore sulle cellule tumorali staminali del colon. E in promettenti studi pre-clinici è già stato provato un farmaco che sembra in grado di bloccarlo.

Tagliare i rifornimenti, ma con cautela

Tra le strategie utilizzate dai ricercatori per aggredire le metastasi, una delle più semplici e promettenti sembrava quella basata sull'idea di "tagliare i viveri" al tumore. Affinché le cellule neoplastiche staccate dal tumore primitivo possano stabilirsi e crescere in altre sedi, è infatti essenziale che formino intorno a sé una rete di vasi sanguigni sufficiente ad apportare il necessario fabbisogno di ossigeno e sostanze nutritive, attraverso il fenomeno dell'angiogenesi. Si è quindi provato a impedirglielo, bloccando l'azione delle sostanze dette "proangiogeniche", cioè fattori che facilitano la crescita di nuovi vasi, come il fattore di crescita vascolare endoteliale, in sigla VEGF.

Negli ultimi anni tuttavia, è emerso il sospetto che a volte questi farmaci, invece di impedire la formazione di metastasi, le possano favorire. Le cellule tumorali, infatti, affamate e prive di ossigeno, potrebbero essere spinte a cercare altrove quel che manca loro nella sede di origine. In un lavoro pubblicato su "Cancer Cell" dai ricercatori di Candiolo è stato dimostrato che la mancanza di ossigeno induce le cellule a esprimere e ad attivare il gene MET, il quale a sua volta, insieme ad altri fattori, innesca il programma di crescita invasiva.

Per "soffocare" le cellule tumorali, i ricercatori hanno provato anche a seguire altre strade, per esempio bloccando una molecola chiamata HIF, (Hypoxia Inducible Factor) una proteina che agisce come un sensore per rilevare la carenza di ossigeno. In risposta al suo segnale, il tumore induce la ricerca e la creazione di nuovi vasi sanguigni (che facilitano la metastasi verso organi lontani), cioè la migrazione e la crescita incontrollata. Il gruppo di Stefano Piccolo, dell'Università di Padova, ha identificato una delle proteine regolatrici di HIF, una molecola chiamata Sharp1, su cui si spera di poter presto agire per contrastare la formazione di metastasi di un tipo particolare di tumore alla mammella molto aggressivo chiamato "triplo negativo", ciò per l'assenza dei recettori per cui sono disponibili finora terapie specifiche.

Smascherare i trucchi del tumore

Un altro meccanismo con cui il tumore, e in particolare quello al colon, invia metastasi sfuggendo alle difese dell'organismo è quello messo in luce dai ricercatori coordinati da Alberto Mantovani, docente di patologia generale all'Università di Milano e direttore scientifico dell'Istituto Clinico Humanitas.

Il gruppo italiano è partito dall'osservazione che, durante la progressione maligna di molti tumori, le cellule epiteliali vanno incontro ad un cambiamento di forma e di comportamento che le rende più simili a quelle del connettivo, dette mesenchimali. Ciò le rende più aggressive e capaci di invadere i tessuti e gli organi circostanti.

Questo fenomeno, detto di "transizione epitelio-mesenchimale", era già noto in modelli sperimentali, ma i ricercatori lo hanno dimostrato anche nel tumore al colon dell'uomo. La ricerca pubblicata su "Gastroenterology" ha mostrato che alcune cellule connettivali, apparentemente sane a un esame istologico tradizionale, nascondono in realtà le stesse anomalie genetiche e cromosomiche tipiche del tumore primario. E questo anche quando le cellule provengono da sedi lontane dall'intestino. Lo studio apre la possibilità di prevedere meglio, rispetto a oggi, il grado di aggressività del tumore e il suo potenziale metastatico, con importanti conseguenze sull'approccio terapeutico. La presenza di un marcatore che si può dosare in circolo, infine, permette di ipotizzare, per il futuro, un metodo per diagnosticare precocemente la malattia attraverso un semplice esame del sangue.

"Biopsie liquide"

Come si è detto, le metastasi spesso non regrediscono con le cure che si erano inizialmente dimostrate efficaci per il tumore primario, ma tendono con il tempo a sviluppare resistenza ai farmaci tradizionali e anche a quelli più mirati.

Esaminando il DNA, liberato continuamente dal tumore e circolante nel sangue, è però possibile oggi individuare le diverse mutazioni responsabili della resistenza alle terapie con il metodo della cosiddetta "biopsia liquida". Nel tumore del colon in fase avanzata, in particolare, un gruppo di ricercatori ha dimostrato che il fenomeno della progressione delle metastasi si può cogliere precocemente anche prima che si manifesti clinicamente, e che si può cercare così di contrastare la ripresa della malattia con una terapia combinata di farmaci mirati. Un trial clinico per mettere alla prova questa strategia in condizioni cliniche ben controllate è già iniziato sotto la guida di Salvatore Siena dell'Ospedale Niguarda Ca' Granda di Milano. Siena ha partecipato con Alberto Bardelli dell'Istituto di Candiolo al lavoro pubblicato su "Science Translational Medicine", che spiega i meccanismi molecolari alla base del fenomeno.

Quando infatti il tumore del colon ha metastasi a distanza, le terapie mirate rivolte contro il bersaglio molecolare EGFR possono ancora bloccare la progressione della malattia. Questo però, solo se alcuni geni delle cellule, come quello chiamato K-RAS, sono ancora funzionanti normalmente. Anche quando è così, però, nel corso delle cure, quasi immancabilmente anche questi geni vanno incontro a mutazioni, che finiscono col rendere inefficaci i trattamenti.

MEK è un segnale che spinge la cellula a proliferare, ciò avviene fondamentale nel processo con cui il tumore sviluppa resistenza alle terapie anti-EGFR. Aggiungendo un secondo medicinale, cioè l'inibitore di MEK, agli anticorpi contro EGFR, si sono ottenuti nei modelli sperimentali risultati promettenti, e attualmente sono in prova di sperimentazione clinica in persone ammalate di carcinoma del colon con metastasi.

Anche le metastasi si possono curare

Se è vero che nella maggioranza dei casi l'aggressività del tumore, dipende dalle metastasi, va anche detto che una localizzazione secondaria del tumore oggi non è più una condanna, come poteva essere considerata 20anni fa. Oltre ai molti trial in corso per lo studio degli approcci farmacologici più efficaci, in alcuni casi singole metastasi possono essere trattate direttamente, con la radioterapia o altri approcci terapeutici.

Per esempio, le metastasi che arrivano al fegato provenienti dall'intestino, hanno alte probabilità di essere guarite. Se alla completa asportazione chirurgica si associano i farmaci adatti, le possibilità di estirparle completamente sono elevate. Un risultato meno facile da perseguire quando la malattia ha origine in organi diversi da quelli intestinali, per cui l'opportunità di un intervento chirurgico in questi casi va soppesata di volta in volta.

Talvolta può essere più opportuno limitarsi all'uso dei farmaci ed eventualmente cercare di eliminare le metastasi con metodi meno invasivi e più tollerati dal malato.

Attraverso un ago si può far giungere in prossimità della lesione una fonte di calore, di freddo, di microonde o di sostanze chimiche come l'alcol che distruggono la metastasi in maniera localizzata, operazioni rese più facili ed efficaci oggi da nuove tecnologie che consentono la cosiddetta "navigazione virtuale", per cui tutte le immagini degli esami precedenti di quel particolare paziente sono memorizzate all'interno dell'ecografo e guidano in maniera più precisa l'operatore.

In questo modo ci si può orientare meglio nell'anatomia specifica di quel determinato individuo, riconoscere anche piccoli cambiamenti che potrebbero indicare una ripresa della malattia in fase iniziale, ridurre il rischio di effetti indesiderati - per esempio di tipo emorragico - perché si sa esattamente dove si trovano i vasi sanguigni del malato, anche nell'eventualità che siano disposti in maniera particolare.

IL CANCRO È SEMPRE PIÙ GUARIBILE

Nella lotta contro il cancro si cominciano a raccogliere i primi frutti. Con le campagne di prevenzione e l'introduzione di nuove cure più efficaci stanno spuntando le armi ai tumori, riducendone la mortalità.

L'incidenza dei tumori, cioè il numero di persone a cui ogni anno viene diagnosticato il cancro nella popolazione italiana (e così in tutti i Paesi più sviluppati) va purtroppo aumentando in valore assoluto.

Questo perché uno dei fattori di rischio più importanti per la maggior parte dei tumori è l'età: aumentando la quota di anziani nella popolazione generale, aumenta anche il numero di persone più a rischio per la malattia. Tenendo conto di questa variabile, però, la frequenza dei nuovi casi di cancro appare stabile, grazie a una diminuzione dei tassi età specifici. Talvolta poi l'aumento del numero di nuovi tumori è apparente, e dipende solo dalla disponibilità di strumenti diagnostici più sofisticati, che permettono di individuare forme neoplastiche così precoci da poter essere curate bene e talvolta anche guarire completamente. Il loro numero fa crescere quindi i tassi di incidenza ma permette di diminuire quelli di mortalità, perché si evita che la malattia compaia in seguito in maniera più aggressiva.

Per alcuni tumori importanti, come quello dei polmoni, il calo di mortalità registrato tra gli uomini dipende invece proprio dalla riduzione della frequenza con cui compare la malattia, attribuita dagli esperti al fatto che gli uomini fumano oggi meno di un tempo. Il contrario purtroppo si sta verificando tra le donne oggi nella mezza età.

Infine, all'aumento del numero dei casi di tumore la medicina risponde con terapie sempre più efficaci e mirate, che per alcune forme di cancro hanno aumentato notevolmente le speranze di sopravvivenza, trasformando il cancro in una malattia cronica con cui convivere, e per altre hanno cambiato radicalmente le aspettative dei malati a cui viene posta la diagnosi, aprendole alla concreta possibilità di una completa guarigione.

Più malati, ma meno vittime

Uno studio sostenuto da AIRC e pubblicato sulla prestigiosa rivista scientifica "Annals of Oncology" dimostra che non si arresta il cammino per rendere sempre più il cancro una malattia curabile.

C'è però ancora molto da fare e il quadro complessivo mostra grandi differenze da tumore a tumore e da Paese a Paese. Per alcuni tumori, come quelli del testicolo o le leucemie e i linfomi, soprattutto quello di Hogkin, il calo di mortalità è significativo e costante nel tempo, soprattutto grazie alle conquiste della medicina, che cura sempre meglio queste malattie; per altri, come il tumore del collo dell'utero, il successo è da attribuire soprattutto alla prevenzione, con una diagnosi sempre più precoce; per altri ancora, l'andamento della mortalità dipende da quanto sono diffusi i comportamenti a rischio.

È il caso, come si è detto, del tumore del polmone, che fa sempre meno vittime tra gli uomini, i quali fumano molto meno di un tempo, e colpisce invece sempre più le donne, tra le quali purtroppo si è diffusa dagli anni Settanta del secolo scorso l'abitudine alla sigaretta, una volta considerata sconveniente. Lo stesso vale per altre forme di cancro associate, oltre che al fumo, anche al consumo di alcol.

Basandosi sui dati ufficiali dell'Organizzazione Mondiale della Sanità e di Eurostat, i ricercatori dell'Istituto Mario Negri di Milano, dell'Università di Milano e dell'Istituto di Medicina Sociale e Preventiva dell'Ospedale Universitario di Losanna in Svizzera, hanno stimato per il 2014 più di 250.000 vite salvate nell'Unione Europea dai progressi della prevenzione e dalla medicina, rispetto al picco che si è avuto nel 1988. Lo studio si basa sulla proiezione delle tendenze rilevate fino al 2009, quindi potrebbe anche sottostimare ulteriori passi avanti ottenuti negli ultimi anni anteriori al 2017.

I tumori non sono tutti uguali (e non sono uguali per tutti)

Lo studio pubblicato sugli "Annals of Oncology" prevede un calo di mortalità più rilevante negli uomini (-26%), soprattutto per il fatto che l'abitudine al fumo tende a diminuire tra i rappresentanti del sesso maschile, mentre purtroppo cresce tra le donne. Si prevede quindi che il tasso di mortalità per tumore al polmone nel sesso femminile aumenti dell'8%, mentre il miglioramento del trend per tutti gli altri tipi di cancro è un po' meno marcato che tra i maschi (-20%).

L'unico tumore per cui, basandosi sui dati registrati fino al 2009, si continua a stimare un aumento della mortalità in entrambi i sessi è quello del pancreas. Anche nei confronti di questa forma di cancro difficile da curare, la ricerca sta però aprendo nuove prospettive. Un gruppo di ricercatori italiani guidati da Luigi Xodo dell'Università di Udine, insieme con colleghi danesi, ha per esempio scoperto come frenare l'espressione di K-RAS, un gene importante per lo sviluppo di questa malattia, sfruttando una breve sequenza genetica detta oligonucleotide decoy 2998. La sua efficacia è stata già verificata in laboratorio, ma si sta già provando a potenziarla con specifici vettori di trasporto, in grado di indirizzarla e introdurla con maggiore efficienza nel tessuto tumorale. Sebbene sia ancora necessario molto lavoro prima di arrivare a una terapia sui pazienti, questi risultati, pubblicati sulla rivista "Nucleic Acids Research", sono molto promettenti e incoraggiano a proseguire il lavoro di ricerca.

Uno dei programmi e quello coordinato da Aldo Scarpa, dell'Università di Verona che ha l'obiettivo di trovare marcatori che permettano di fare una diagnosi precoce della malattia e valutare nuove strategie di screening, da effettuare sulla popolazione a rischio di tumore al pancreas.

È stato più facile salvare i pazienti da infarto e ictus

Il Rapporto alla nazione sullo stato del cancro, che dal 1998 ogni anno fa da bollettino dell'andamento della malattia negli Stati Uniti, conferma che nel periodo che va dal 2001 al 2010, ogni anno in quel Paese la medicina è riuscita a salvare dai tumori più comuni (polmone, colon, seno e prostata) l'1,5% di malati in più rispetto ai precedenti anni. Il dato è quindi senz'altro positivo, ma meno eclatante rispetto al drastico calo di mortalità riportato prima nel campo delle malattie infettive, con l'introduzione di vaccini e antibiotici, e poi in quello delle malattie cardiovascolari, infarti e ictus. La lotta contro i tumori si è rivelata più difficile di altri tipi di malattie, difatti, dall'inizio degli anni Settanta la mortalità per malattie di cuore è scesa del 60-70%, mentre quella causata dai tumori nel loro insieme si è ridotta solo del 15-20%. Un grafico dei "Centers for Disease Control" statunitensi mostra che oltreoceano si è già effettuato il sorpasso, e il cancro è diventato la prima causa di morte, più comune di infarto, ictus e altre malattie del cuore e dei vasi.

Ma non è detto che lo stesso si debba verificare anche in Italia. Sebbene in alcune zone industrializzate, come quelle a nord di Milano, questa inversione di tendenza possa già essere registrata, a livello nazionale siamo lontani e non è detto che con il tempo si verifichi lo stesso fenomeno, considerando da un lato le diverse abitudini della popolazione italiana e dall'altro l'impatto delle campagne di prevenzione e di cure sempre più precoci ed efficaci.

Secondo i dati dell'Istituto nazionale di statistica (ISTAT) nel 2010 (ultimo anno al momento disponibile) in Italia i tumori sono la seconda causa di morte (30% di tutti i decessi), a una distanza significativa dalle malattie cardio-circolatorie responsabili del 38%. Distinguendo tra uomini e donne, però, va detto che nel sesso maschile il peso dei tumori è maggiore, ed è già leggermente superiore a quello provocato dalle malattie di cuore e vasi.

I dati italiani sul cancro

Per quanto riguarda l'Italia, le stime calcolate da AIRTUM sulla base dei dati raccolti nei Registri tumori, distribuiti su gran parte del territorio italiano, furono per il 2013 circa 173.000 decessi per cancro, di cui 98.000 fra gli uomini e 75.000 fra le donne, 2.000 in meno rispetto al dato dell'anno precedente.

Altrettanto positive sono le tendenze registrate in termini di sopravvivenza a 5 anni, un indicatore ampiamente entrato nell'uso comune per valutare l'efficacia dei sistemi di prevenzione e cura. Considerando tutti i tumori, esclusi quelli della pelle diversi dal melanoma (che in genere si possono estirpare completamente con l'intervento chirurgico), la sopravvivenza relativa media a 5 anni dalla diagnosi in Italia dall'inizio degli anni Novanta e il periodo compreso tra il 2005 e il 2007 è aumentata del 18% per gli uomini e del 10% tra le donne (dati AIRTUM). Negli ultimi anni tuttavia si sono ottenuti ulteriori miglioramenti, anche grazie a una diagnosi più precoce e alla disponibilità di nuove cure.

I TUMORI BENIGNI

Un tumore benigno non è esattamente cancro, ma non è da trascurare. Sentirsi dire che un tumore è benigno è senz'altro fonte di sollievo. Ciò nonostante, a volte occorre comunque intervenire perché la massa in crescita potrebbe creare problemi agli organi circostanti.

Nel 2011, per la prima volta, i tumori benigni del cervello e delle altre parti del sistema nervoso sono stati inclusi nel Rapporto annuale sul cancro, prodotto dalle autorità statunitensi. Per definizione un tumore benigno non è cancro, qual è dunque il motivo di questa scelta? «La decisione di inserire anche queste malattie tra quelle di cui tener conto nei registri nazionali - spiega Betsy A. Kohler, direttore esecutivo della North American Association of Central Cancer Registries, - dipende dalla necessità di seguire anche il loro andamento e quantificarne il peso che può essere rilevante per i pazienti, così come per la società».

Se il tumore è benigno, non si parla di cancro. Le cellule che costituiscono un tumore benigno sono considerate tumorali perché si moltiplicano più del dovuto, formando una massa che può assumere anche dimensioni considerevoli. Diversamente da quelle del cancro, però, queste cellule conservano le caratteristiche del tessuto di origine e non hanno la tendenza a invadere gli organi circostanti, né a produrre metastasi in altre parti del corpo diffondendosi attraverso i vasi sanguigni o linfatici.

La massa che si forma a causa di questa crescita eccessiva resta sempre ben delimitata, spesso racchiusa in una sorta di capsula. Perché allora i medici in alcuni casi ritengono di doverla asportare con un intervento chirurgico o con la radioterapia? Perché a volte, pur essendo di natura benigna, la formazione potrebbe col tempo degenerare e assumere le caratteristiche di un cancro. Altre volte perché, solo dopo averla asportata, è possibile esaminarla ed escludere la presenza di cellule maligne.

Nonostante la natura benigna, spesso confermata da analisi istologiche, è possibile che la massa tumorale provochi disturbi. È quel che succede per esempio quando il tumore benigno, che per definizione mantiene le caratteristiche del tessuto di origine, si sviluppa in una ghiandola e produce quindi in quantità eccessiva alcune sostanze, soprattutto ormoni, che alterano il delicato equilibrio all'interno dell'organismo.

Altre volte i sintomi dipendono dalla localizzazione del tumore, che, crescendo, può comprimere i vasi sanguigni o gli organi vicini, provocando dolore o sintomi di natura molto diversa.

Il caso più importante e particolare è quello dei tumori al cervello, che nella loro crescita sono ostacolati dalla rigidità della scatola cranica. La compressione che ne deriva può portare a forti mal di testa, convulsioni, disturbi d'equilibrio, della vista e dell'udito, alterazioni dell'olfatto, difficoltà di memoria, di concentrazione o di linguaggio, di nausea e vomito. Per questo i tumori benigni del cervello possono essere più gravi di quelli di altre sedi e richiedono più spesso, quando possibile, un intervento chirurgico.

Anche i tumori benigni, quindi, in certe situazioni, possono provocare malattie serie e richiedono perciò attenzione da parte del medico e del paziente.

I tumori benigni più comuni e rilevanti, sono:
• Lipomi
Sono tra i tumori benigni più comuni. Originano dal tessuto adiposo in qualunque parte del corpo, ma più spesso sul collo, sulla schiena, sulle braccia. Per lo più non provocano disturbi, ma possono essere dolorosi o fastidiosi se localizzati in posizioni particolari o nel caso vadano a comprimere nervi.

• Angiomi
Questi tumori dei vasi sanguigni, se si trovano sulla cute, soprattutto in aree esposte come quelle del viso, possono creare problemi estetici; negli organi interni possono passare inosservati, essere scoperti per caso, e raramente provocare emorragie.

• Meningiomi
Si formano a partire dalle meningi, le sottili membrane che ricoprono il cervello e il midollo spinale. Talvolta non provocano disturbi, ma in relazione alla loro posizione e alle loro dimensioni possono comprimere gli organi sottostanti e dunque richiedere un intervento.

• Neurinomi del nervo acustico
Crescono per lo più in corrispondenza del canale uditivo interno e possono associarsi a malattie ereditarie come la neurofibromatosi, caratterizzata dalla formazione di altri tumori benigni dei nervi, visibili come rilievi della cute. Spesso determinano una compromissione dell'udito di entità variabile o possono dare disturbi dell'equilibrio.

• Adenomi dell'ipofisi
Sono tumori benigni che si formano a partire dalle cellule della ghiandola pituitaria, l'ipofisi, una piccola struttura posta alla base del cranio che, attraverso la produzione di ormoni, governa gli equilibri di molte funzioni dell'organismo, dalla crescita alla riproduzione, dalla funzione della tiroide a quella del surrene. Quando a causa di un tumore benigno questi ormoni sono liberati in quantità eccessiva, si verificano sintomi dovuti all'iperattività dell'organo interessato (per esempio la tiroide o il surrene); altre volte prevalgono i disturbi legati alla crescita della massa in questa posizione delicata, dove passano anche vie nervose importanti per la vista.

• Craniofaringiomi
Si sviluppano sulla sella turcica, la depressione ossea su cui poggia l'ipofisi, a

partire da formazioni di origine embrionale; per questo sono più frequenti tra i bambini, nei quali possono provocare mal di testa o altri sintomi dovuti alla compressione degli organi vicini, soprattutto l'ipofisi.

▪ Insulinomi

Sono tumori benigni che possono crescere come masse isolate o in maniera diffusa (iperplasia) a partire dalle cellule beta del pancreas, addette alla sintesi di insulina. L'eccessiva quantità di questo ormone può portare a vere e proprie crisi ipoglicemiche o determinare altri disturbi più lievi dovuti alla carenza di zuccheri nel sangue.

▪ Mixomi

Anche nel cuore, per quanto assai raramente, possono formarsi tumori benigni (localizzati più facilmente nell'atrio che nel ventricolo, e più spesso in quello sinistro e non nel destro). La loro presenza spesso, passa inosservata fino a che non ostruiscono il passaggio del sangue, oppure producono emboli che possono raggiungere i polmoni, il cervello o altre parti del corpo oppure, ancora, possono provocare un malessere diffuso con febbre.

▪ Fibromi uterini

In termini medici si chiamano Leiomiomi e derivano dal tessuto muscolare che costituisce l'utero. Forme simili possono sorgere anche a livello del tubo digerente, dove possono ostacolare la digestione. La maggior parte delle donne, con l'età sviluppa uno o più fibromi uterini, che per lo più non danno disturbi, ma a volte possono favorire emorragie od ostacolare il concepimento.

▪ Cisti ovariche

Nell'ovaio si possono formare varie masse di diversa origine ma di natura benigna. Quando crescono di dimensioni possono provocare dolori addominali o mal di schiena, alterare la regolarità del ciclo o rendere dolorosi i rapporti sessuali.

▪ Polipi nasali

Come i polipi intestinali, anche quelli che si formano nel naso, derivano da un'eccessiva proliferazione della mucosa di rivestimento, ma all'origine del fenomeno c'è di solito un'infiammazione. Non c'è il rischio che col tempo la formazione diventi cancerosa; il problema è invece più delle volte l'interferenza con la respirazione.

▪ Noduli tiroidei

Nel tessuto della tiroide si possono facilmente formare noduli. Spesso sono cisti di natura non tumorale. Quando invece dipendono da un'eccessiva proliferazione delle cellule (adenoma) possono, talvolta, determinare un ipertiroidismo.

- **Noduli delle corde vocali**

In molti casi non sono di natura tumorale, ma dipendono da uno scorretto uso della voce, soprattutto in chi la usa molto per ragioni professionali (cantanti, insegnanti, ecc.). Su queste lesioni si possono formare anche polipi benigni: in entrambi i casi l'effetto è un'alterazione della voce.

Tumori benigni del cervello

La maggior parte dei tumori che si sviluppano nel cervello e nel sistema nervoso si possono considerare benigni dal punto di vista istologico, nel senso che le loro cellule, pur proliferando oltre il dovuto, conservano l'aspetto di quelle da cui hanno avuto origine e non tendono a dare metastasi.

Quelli che si sviluppano all'interno della scatola cranica e della colonna vertebrale, però, non potendo espandersi liberamente, tendono a comprimere le strutture vicine, provocando disturbi anche gravi. Per questo vanno curati. Quasi sempre si possono asportare chirurgicamente, e in questo caso, di solito, la guarigione è definitiva, perché i tumori benigni in genere non si riformano; nei rari casi in cui sono situati in una posizione che non è raggiungibile con il bisturi, si cerca di ridurne il volume usando varie tecniche di radioterapia.

La chemioterapia invece, per i tumori benigni, non si usa praticamente mai. Spesso può invece servire una cura a base di cortisone che riduce il gonfiore e quindi la pressione della massa sulle strutture circostanti.

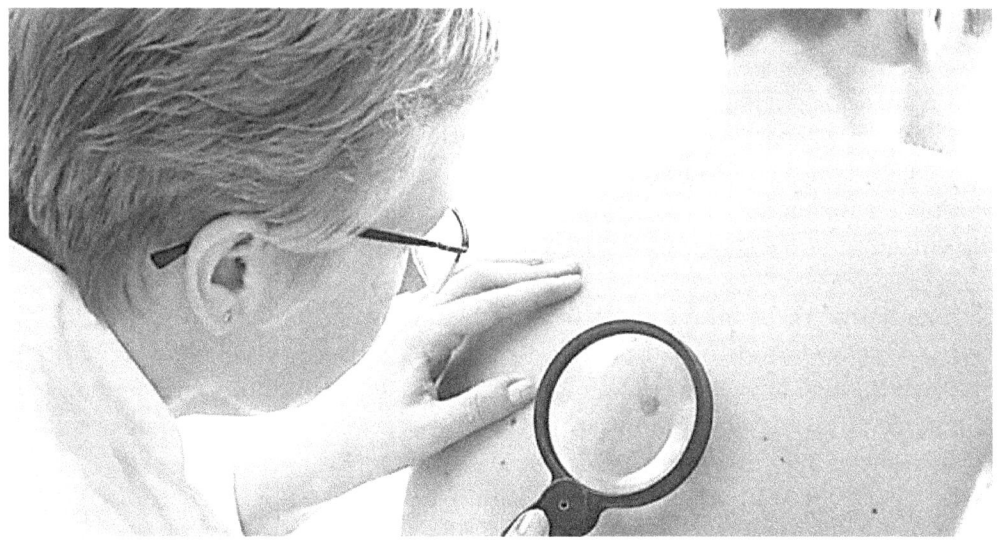

Per i tumori benigni ci vuole sempre il bisturi?

Il trattamento per ciascun tumore benigno è variabile da caso a caso. Tranne le formazioni che col tempo potrebbero degenerare diventando maligne, le altre potrebbero non richiedere alcuna cura. Un piccolo angioma a livello del fegato o del braccio, per esempio, può essere ignorato, ma se la massa è di dimensioni tali da diventare deturpante o pericolosa, è opportuno trattarla.

Lo stesso vale per il più comune dei tumori benigni, il lipoma, che si forma a partire dal tessuto adiposo, più spesso sul collo, sul dorso, nelle ascelle, sulle natiche, sulle cosce e sulle braccia, ma può nascere in qualunque parte del corpo. Spesso la sua presenza non richiede nessun tipo di trattamento, ma può valere la pena di toglierlo per ragioni estetiche oppure se, per la sua posizione, provoca fastidio o dolore. Le indicazioni all'intervento chirurgico per un tumore benigno diventano ovviamente più forti quanto più la massa in sé, o le sostanze che produce, interferiscono con le funzioni essenziali e vitali dell'organismo.

I fibromi uterini vanno sempre operati?

Quattro donne su dieci entro i 40 anni, e più della metà di loro negli anni successivi, sviluppano a livello dell'utero almeno un fibroma, più correttamente detto Leiomioma. Nella maggior parte dei casi queste formazioni, che spesso sono multiple, non provocano disturbi e quindi non richiedono nessun tipo di intervento. Talvolta, però, possono provocare perdite tra un ciclo e l'altro oppure mestruazioni particolarmente abbondanti, che nei casi più gravi possono portare ad anemia. Quando sono di maggiori dimensioni possono comprimere gli organi vicini provocando dolori addominali, stipsi o necessità di urinare spesso. Talvolta possono ostacolare il concepimento.

Il tipo di cura dipende dall'entità di questi disturbi, dall'età e dalle condizioni generali della donna, oltre che dal suo desiderio di avere ancora figli. A volte non occorre alcun trattamento, in altri casi il ginecologo potrà prescrivere farmaci di natura ormonale, per bocca o rilasciati da un dispositivo intrauterino, in altri ancora si potrà decidere di intervenire senza urgenza, soppesando rischi e benefici per l'asportazione della massa. L'intervento, che può limitarsi a togliere il solo fibroma o estendersi a tutto l'utero, può avvenire in maniera mininvasiva, spesso attraverso la vagina. Negli ultimi anni si è diffusa, per le donne che non vogliono o non possono sottoporsi ad intervento, anche l'embolizzazione dell'arteria uterina, una tecnica che blocca il flusso sanguigno e quindi l'apporto di ossigeno ai fibromi.

Conseguenze sulla salute di un tumore benigno

La presenza di un tumore benigno può restare nascosta per anni, così come può manifestarsi attraverso una lunghissima serie di sintomi di svariata natura. A volte i disturbi possono indirizzare facilmente verso la loro causa, altre volte è difficile anche per i medici capire da che cosa dipendono.

Le cellule dei tumori benigni che hanno origine da ghiandole endocrine, di solito conservano la capacità di produrre gli ormoni per cui sono predisposte. Ecco quindi che alcuni noduli della tiroide (detti adenomi tossici di Plummer) possono aumentare la concentrazione di ormoni tiroidei nel sangue provocando tremori, tachicardia, ansia, insonnia o diarrea. In altri casi l'iperattività del nodulo inibisce le cellule del tessuto sano per cui la quantità totale di ormoni prodotti non è tale da provocare sintomi.

Quando a proliferare eccessivamente sono invece le cellule beta del pancreas, quelle che producono insulina, sono i livelli di questo ormone a crescere. Si verifica così una situazione opposta a quella del diabete di tipo 1, in cui queste cellule sono distrutte: invece di aumentare gli zuccheri nel sangue, gli Insulinomi provocano crisi di ipoglicemia.

C'è anche una forma di diabete che può essere provocato da un tumore benigno. È il cosiddetto diabete insipido, provocato da un'inappropriata produzione di ormone antidiuretico da parte delle cellule dell'ipofisi, una ghiandola posta alla base del cranio, proprio dietro al naso. Altri adenomi dell'ipofisi possono restringere il campo visivo per compressione dei nervi ottici oppure indurre l'insorgenza di altre sindromi, come il gigantismo o l'acromegalia per eccessiva sintesi di ormone della crescita o la sindrome di Cushing per eccessiva stimolazione degli ormoni surrenali. Questa condizione si associa a un aumento della pressione arteriosa, fenomeno che nella stragrande maggioranza dei casi avviene spontaneamente con l'età, ma che in un piccolo numero di pazienti, in cui si parla di ipertensione secondaria, può dipendere anche da tumori benigni di diverso tipo.

Infine, perfino le embolie possono essere indotte da tumori benigni, quando nell'atrio destro o sinistro del cuore si forma un tumore benigno chiamato mixoma, da cui si staccano piccoli frammenti che vanno a ostruire i vasi sanguigni. Si tratta di una condizione molto rara, che può dare segno di sé anche in maniera meno drammatica, attraverso altri disturbi poco specifici, come stanchezza o difficoltà a respirare. Anche in questi casi il tumore può essere rimosso con un intervento chirurgico.

LINFONODI: LE DOMANDE PIÙ FREQUENTI

Che cosa sono i linfonodi?

I linfonodi, chiamati anche ghiandole linfatiche, sono piccoli organi tondeggianti o a forma di fagiolo, situati lungo le vie linfatiche.

Come i vasi sanguigni, le vie linfatiche si diramano e raggiungono tutte le parti del corpo, ma invece del sangue trasportano la linfa, un liquido incolore o tenuemente giallastro, limpido od opalescente, contenente molti globuli bianchi incaricati della difesa dell'organismo. Ognuno di noi ha circa 600 linfonodi, spesso aggregati tra loro, soprattutto in punti strategici come il collo, le ascelle, l'inguine o l'addome. In queste stazioni si organizza la risposta difensiva del sistema immunitario nei confronti di agenti estranei potenzialmente pericolosi, provenienti dall'esterno (come virus o batteri) oppure dall'interno (come nel caso di cellule che da normali si trasformano, diventando maligne).

Ogni linfonodo ha una porta d'ingresso e una di uscita: dalla prima entra la linfa proveniente dai tessuti, contenente eventuali sostanze estranee e cellule del sistema immunitario. Queste possono arrivare al linfonodo anche dai piccoli vasi sanguigni che lo irrorano. All'interno del linfonodo, delimitato da compartimenti ben specializzati, le cellule del sistema immunitario, e in particolare i linfociti, incontrano i potenziali aggressori e si attivano per combatterli. I linfociti si riversano poi nel sangue, e da qui passano nuovamente ai tessuti, riprendendo la loro ciclica opera di pattugliamento.

L'incremento del numero delle cellule all'interno del linfonodo può determinarne un aumento di volume, che i medici chiamano linfadenopatia. Nella maggior parte dei casi questo fenomeno è dovuto a processi infiammatori in atto nel territorio drenato dal linfonodo stesso, più raramente può essere la spia di una malattia neoplastica.

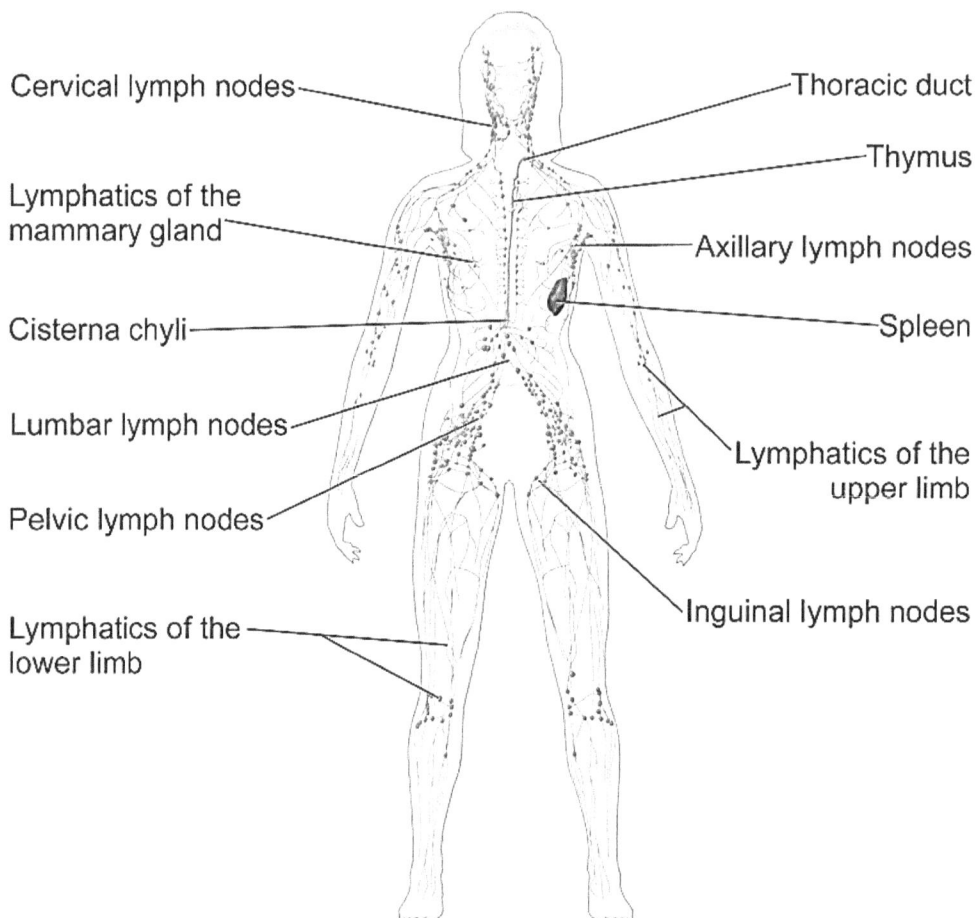

Cervical lymph nodes
Lymphatics of the mammary gland
Cisterna chyli
Lumbar lymph nodes
Pelvic lymph nodes
Lymphatics of the lower limb
Thoracic duct
Thymus
Axillary lymph nodes
Spleen
Lymphatics of the upper limb
Inguinal lymph nodes

Perché i linfonodi sono importanti nella diagnosi di cancro?

L'ingrossamento dei linfonodi è dovuto nella stragrande maggioranza dei casi a cause del tutto benigne. Tra coloro che si rivolgono al medico di famiglia per un ingrossamento dei linfonodi si calcola che due terzi abbiano banali infezioni delle vie aeree superiori (raffreddori e mal di gola) e soltanto una quota inferiore all'1% abbia un tumore.

I linfonodi possono tuttavia essere importanti nella diagnosi di cancro perché il loro ingrossamento può, seppur di rado, essere il primo segno di esordio della malattia oppure il segno che essa si sta diffondendo. In un primo tempo, l'aumento di volume dei linfonodi rispecchia solo la risposta infiammatoria dell'organismo nei confronti delle cellule neoplastiche, che riconosce come potenzialmente pericolose.

In una fase più avanzata della malattia, invece, a determinare il rigonfiamento non è più solo la proliferazione delle cellule del sistema immunitario, ma può essere anche l'invasione del linfonodo stesso da parte delle cellule cancerose, che lo raggiungono passando attraverso i vasi linfatici dopo essersi distaccate dal tumore. Da qui, seguendo di nuovo le vie del sistema linfatico, oppure riversandosi nel circolo sanguigno, le cellule trasformate possono colonizzare anche parti del corpo molto lontane dalla sede originaria del tumore, formando le metastasi. Nel caso specifico dei linfomi del tipo Hodgkin e non Hodgkin, infine, il linfonodo è di regola la sede primaria in cui ha origine la malattia e il suo rigonfiamento dipende dalla proliferazione incontrollata dei linfociti trasformati al suo interno.

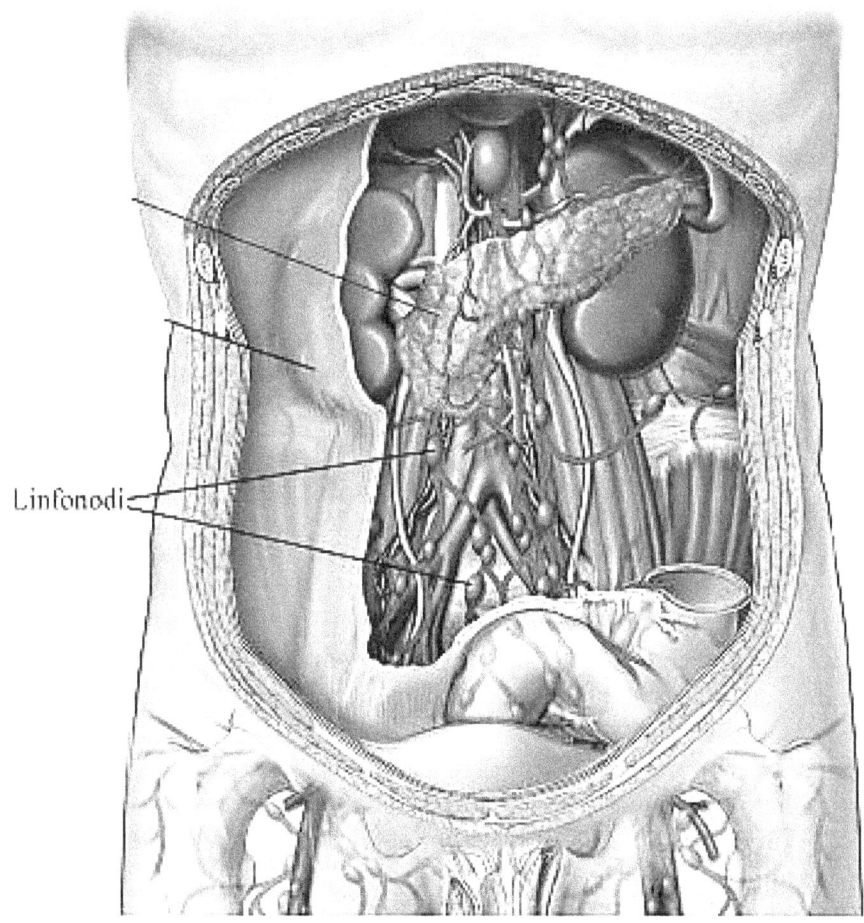

Linfonodi

Quando i linfonodi si ingrossano bisogna farli vedere subito al medico?

Nella maggior parte dei casi i linfonodi, soprattutto quelli ai lati del collo, sotto il mento o la mandibola, si ingrossano per ragioni del tutto benigne, per esempio un raffreddore o un mal di gola, e tornano quindi rapidamente alle loro dimensioni normali. Quelli dell'inguine possono raggiungere un diametro di 1-2 centimetri anche in adulti perfettamente sani, soprattutto se trascorrono molto tempo a piedi nudi all'aperto. Anche i linfonodi che si trovano sotto le ascelle, pur potendo talvolta essere associati ai tumori della mammella, si possono gonfiare in risposta a infezioni o traumi a livello del braccio o della mano.

È meglio però chiedere il parere del medico quando il rigonfiamento persiste per alcune settimane o aumenta col passare del tempo. Meglio rivolgersi subito al medico anche se, oltre all'ingrossamento delle ghiandole, la zona si rivela arrossata, calda e dolente (anche se quest'aspetto indirizza verso diagnosi diverse da quella di tumore), oppure se toccandole si sente una superficie irregolare, sono molto dure, oppure sembrano adese ai piani sotto o sovrastanti.

Occorre poi sottoporsi a un controllo se all'aumento di volume di uno o più linfonodi si associano febbre, sudorazioni notturne o una inspiegata perdita di peso.

Particolarmente sospetto è l'ingrossamento dei linfonodi che si trovano al di sopra della clavicola: un loro aumento di volume è spia di un tumore maligno nel 90% dei casi se il paziente ha più di 40 anni, e in un quarto dei casi nelle persone più giovani.

Il fatto che toccandoli facciano male è un segnale di allarme?

I linfonodi ingrossati che fanno anche male, di per sé o quando vengono palpati, sono tipicamente segno di un processo infiammatorio dovuto a un'infezione. In questi casi la zona può essere anche arrossata e calda al tatto. Ciò richiede senz'altro una visita medica, ma di solito esclude che si tratti di una malattia tumorale, nella quale le caratteristiche dei linfonodi sono diverse.

Come si manifesta il coinvolgimento dei linfonodi nei tumori?

Il coinvolgimento dei linfonodi nelle patologie tumorali si manifesta con un aumento di volume che solo il medico può distinguere da quello che si può verificare in seguito a malattie infettive, infiammatorie o autoimmuni, casi che peraltro, come si è detto, sono molto più frequenti.

Il loro rigonfiamento può essere visibile per quelli posti sotto la superficie della pelle, può invece manifestarsi con disturbi di vario tipo e meno chiaramente identificabili quando a ingrossarsi sono i linfonodi situati in profondità, nell'addome o nel torace.

Per queste ragioni, spesso, per risalire alla diagnosi, occorre effettuare una serie di esami, anche se, quando ad aumentare di volume sono uno o più linfonodi superficiali il medico, visitando il malato, può già capire se c'è il rischio che siano spia di un cancro.

Indizi utili sono:

▪ Le dimensioni.
▪ La sede del rigonfiamento, che riflette la parte del corpo dove si trova il processo infiammatorio o il tumore.
▪ Le caratteristiche al tatto.

Le dimensioni dei linfonodi interessati da un tumore possono essere maggiori di quelli che si ingrossano in risposta a un'infezione, ma quel che fa la differenza è soprattutto il fatto che il loro diametro non torni alla normalità nel giro di qualche settimana o anzi tenda ad aumentare con il tempo. Di solito i linfonodi ingrossati sono in prossimità della parte del corpo interessata dalla malattia, ma a volte non è così. È il caso del linfonodo situato sopra la clavicola sinistra, anche detto linfonodo di Virchow, il quale raccoglie la linfa proveniente dall'addome. Un suo ingrossamento può quindi svelare la presenza di un tumore a livello addominale oppure di testicoli od ovaie.

Quando invece ad aumentare di volume è il linfonodo posto sopra la clavicola destra, è possibile che il cancro sia localizzato a livello del mediastino, dei polmoni e dell'esofago. I tumori che più spesso si manifestano con il rigonfiamento di uno o più linfonodi sono però i linfomi, sia del tipo Hodgkin sia del tipo non-Hodgkin, proprio perché di solito hanno origine nei linfonodi stessi. Anche le leucemie, soprattutto quelle croniche di tipo linfoide, possono esordire in questo modo.

In entrambi i casi, il fenomeno può coinvolgere più stazioni linfonodali, anche in diverse parti del corpo (linfadenopatia generalizzata) e spesso si associa a un aumento di volume del fegato e soprattutto della milza.

Quando invece l'ingrossamento dei linfonodi non è visibile all'esterno, il medico può comunque sospettarlo sulla base di una serie di segni e sintomi dovuti alla compressione di altri organi adiacenti. Ciò accade per esempio nella sindrome mediastinica, una condizione provocata da qualunque massa che ingombri il mediastino, cioè lo spazio della cavità toracica situato tra i due polmoni. I linfonodi che si trovano in questa sede possono ingrossarsi, per esempio perché sede di un linfoma o perché invasi dalle cellule provenienti da un tumore polmonare, in tal caso possono comprimere trachea e bronchi ostacolando il respiro e provocando tosse, in genere secca e stizzosa.

La pressione su altri organi può però dare origine a svariati altri sintomi, da un cambiamento della voce a una difficoltà a deglutire, da un rigonfiamento del viso e del collo a cefalea e vertigini.

Quando occorre esaminare meglio i linfonodi con una biopsia?

Il medico può talvolta decidere di eseguire una biopsia, aspirando con un ago sottile del tessuto linfonodale o asportandolo con un piccolo intervento chirurgico, allo scopo di esaminarlo al microscopio. L'esame è sempre necessario quando il malato ha anche febbre, ha perso peso, soffre di sudorazioni e ha linfonodi non dolenti che aumentano di volume con una distribuzione non simmetrica rispetto al corpo.

In altri casi la scelta può essere meno immediata e dipendere da fattori come l'età del paziente o la presenza di altri sintomi o segni o la sede della linfadenopatia. In particolare, la biopsia linfonodale va sempre eseguita nelle persone anziane in cui l'ingrossamento del linfonodo non si possa spiegare con un'infezione o con un processo infiammatorio e nei più giovani quando coesista un malessere generale, quando i linfonodi hanno più di 2 centimetri di diametro, quando si associno a riscontri patologici nella radiografia del torace, e in mancanza di sintomi a livello di orecchio, naso o gola che potrebbero giustificare il fenomeno con una malattia infettiva.

Nel caso di una mononucleosi (anche nota come la malattia del bacio), per esempio, la biopsia di un linfonodo ingrossato può portare a una diagnosi errata di linfoma, perché l'aspetto delle due condizioni al microscopio può non essere facilmente distinguibile. La localizzazione sopra la clavicola, infine, richiede sempre ulteriori accertamenti.

Che cosa si intende per pacchetto linfonodale?

Si parla di "pacchetti linfonodali" quando un gruppo di linfonodi si aggregano tra di loro e toccandoli sembra che formino un'unica massa. La causa di questo fenomeno può essere infettiva o infiammatoria (tubercolosi, sarcoidosi o linfogranuloma venereo, quando la sede è inguinale), ma può dipendere anche dalla diffusione alla stazione linfonodale di un carcinoma metastatico o dallo sviluppo di un linfoma Hodgkin o non-Hodgkin, in quella sede.

Perché a volte il chirurgo, oltre a un tumore, toglie anche dei linfonodi?

L'intervento di asportazione dei linfonodi, chiamato: linfadenectomia, può essere più o meno radicale e serve soprattutto per sapere se le cellule tumorali hanno invaso il circolo linfatico. Da ciò può dipendere la prognosi e il tipo di trattamento da seguire dopo l'operazione chirurgica. La valutazione del linfonodo sentinella, introdotta in un primo tempo per i melanomi e poi applicata soprattutto alla chirurgia dei tumori del seno, consente di limitare questa procedura ai casi in cui è veramente necessaria.

Quali possono essere le conseguenze di questo intervento?

Poiché il sistema linfatico, oltre a ospitare le difese immunitarie, drena i liquidi che si accumulano nei tessuti, la prima conseguenza dell'asportazione chirurgica dei linfonodi è il rigonfiamento della parte del corpo che si trova più a valle, tipicamente gli arti quando si asportano chirurgicamente o si sottopongono a radioterapia i linfonodi inguinali o ascellari. Il fenomeno, che si chiama linfedema, si verifica con maggior frequenza a livello degli arti superiori, dal lato dell'intervento, nelle donne operate al seno a cui siano stati tolti anche i linfonodi ascellari. Il gonfiore può essere accompagnato da dolore, bruciore, senso di pesantezza e disturbi della sensibilità e può ostacolare il movimento, interferendo con le normali attività quotidiane.

Meno spesso interessa gli arti inferiori, per esempio in seguito a interventi chirurgici per l'asportazione di tumori dell'utero o della prostata, di linfomi o melanomi. Ancora più raramente può essere conseguenza di tumori vulvari o dell'ovaio.

Come si possono prevenire e curare tali conseguenze?

Possono essere presi diversi provvedimenti per prevenire la formazione del linfedema o evitare che peggiori. La cosa più importante è segnalare subito al medico la comparsa dei primi segni di gonfiore o di sensazioni anomale nell'arto a rischio, per poter intervenire tempestivamente. Occorre poi prendere tutte le precauzioni possibili per evitare infezioni in questa sede, prestando particolare attenzione alla pulizia e alla cura della pelle e delle unghie e cercando di evitare punture (comprese quelle per i prelievi), scottature o traumi.

È anche importante cercare di non bloccare la circolazione del sangue, come può capitare sedendo con le gambe accavallate o usando calze autoreggenti nel caso degli arti inferiori, portando borse o misurando la pressione arteriosa dal lato interessato nel caso degli arti superiori. Allo stesso scopo bisogna indossare gioielli e abiti che non stringano. Per far sì che il sangue non ristagni nell'arto colpito, meglio cercare di tenerlo, quando possibile, in posizione più elevata rispetto al cuore; non farlo ciondolare né pendere; non esporlo al calore.

Il trattamento non è in grado di risolvere definitivamente il disturbo, ma lo può tenere sotto controllo attraverso un'attività fisica guidata, appositi indumenti compressivi (che vanno sempre indossati durante i voli aerei) o apparecchi che gonfiandosi svolgono la stessa funzione, bendaggi, massaggi o la laser terapia. Può essere utile un approccio combinato che integri i diversi strumenti a disposizione.

Il disturbo può migliorare nelle persone obese o sovrappeso se queste riescono a dimagrire.

Che cos'è il linfonodo sentinella?
Poiché i linfonodi sono disposti lungo le vie linfatiche come le perle infilate in una collana, in ogni sede c'è un linfonodo che per primo raccoglie la linfa proveniente dai tessuti. Secondo la teoria del linfonodo sentinella, nel caso in cui ci siano cellule che si staccano da un tumore per andare a formare metastasi passando attraverso le vie linfatiche, sarà questo linfonodo della stazione linfonodale immediatamente a valle del tumore il primo a essere colonizzato. Per questo, quando si asporta chirurgicamente una massa tumorale, si va a controllare se qualche cellula neoplastica è sfuggita all'intervento e si è annidata in tale sede.

In caso contrario si può evitare la prassi del passato che prevedeva di asportare sempre e comunque i linfonodi a valle del tumore, senza per questo esporre il paziente a maggiori rischi.

Per individuare il linfonodo sentinella si inietta in genere una piccolissima quantità di una sostanza radioattiva nei pressi del tumore: il linfonodo che verrà raggiunto per primo è quello da asportare ed esaminare in laboratorio per accertare o escludere la presenza di cellule tumorali e decidere di conseguenza il grado di radicalità dell'intervento.

Purtroppo, vi sono chirurghi che non sempre asportano il linfonodo sentinella, e questo provoca nel paziente un'inutile sorgere di metastasi che altrimenti poteva essere benissimo evitato.

Si sente tanto parlare di cellule staminali, come possibile cura di molte malattie. Nel cancro, però, il loro ruolo è molto diverso. Queste alimentano la crescita del tumore, per cui potrebbero diventare in futuro un bersaglio o strumento di nuove terapie.

Fin dalle prime fasi dello sviluppo embrionale lo zigote, derivante dalla fecondazione di una cellula uovo da parte di uno spermatozoo, si divide ripetutamente per mitosi; in tal modo si formano cellule geneticamente identiche e non ancora differenziate, cioè non ancora caratterizzate da una specifica morfologia e funzione. Nel corso dello sviluppo, i diversi gruppi di cellule si organizzano in tessuti e organi distinti e perdono in parte o del tutto la capacità di suddividersi; al contrario, alcune cellule dette staminali, mantengono per tutta la vita carattere embrionale ed elevata attività proliferativa.

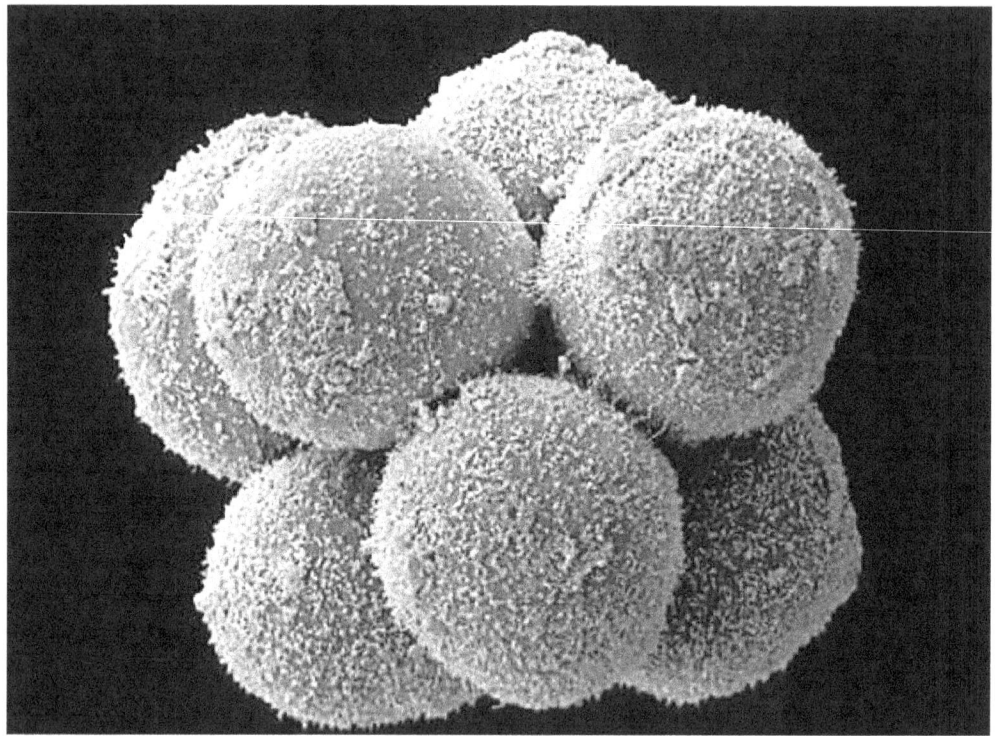

Nella foto, cellule di embrione umano al 3° giorno dalla propria fecondazione

Le cellule staminali sono diverse dalle altre cellule, essenzialmente per due proprietà: da un lato sono in grado di replicarsi infinitamente o quasi, mentre le cellule di tutti i tessuti, dopo un certo numero di divisioni, si esauriscono; dall'altro hanno la capacità di assumere le caratteristiche di altre cellule dell'organismo deputate a funzioni specifiche, attraverso il processo detto di "differenziamento".

Per queste peculiarità le cellule staminali sono state candidate da anni a diventare i "pezzi di ricambio" ideali per riparare gli organi danneggiati dall'una o dall'altra malattia. Tranne poche eccezioni, la maggior parte degli studi a questo riguardo sono però ancora in fase del tutto sperimentale, e occorre guardarsi dalle offerte di cure miracolose veicolate per lo più da siti web e spesso praticate in Paesi asiatici o in via di sviluppo. Negli ultimi anni in Italia il gruppo coordinato da Michele De Luca all'Università di Modena e Reggio Emilia ha però ottenuto risultati all'avanguardia nel mondo per la riparazione della cute e delle cornee danneggiate per le quali non è applicabile il trapianto. È invece già una realtà da diversi anni l'uso del trapianto di cellule staminali per curare linfomi, leucemie o altri tumori.

Le prospettive di ricerca sul ruolo delle cellule staminali nel cancro sono ampie: tra i progetti del Programma di oncologia clinica molecolare tre su 10 vedono protagoniste le staminali del cancro.

In molti tipi di tumore è stato dimostrato che il loro numero determina l'aggressività della malattia, con questa informazione si potranno quindi indirizzare meglio la diagnosi e la terapia. Altri ricercatori le utilizzano per riprodurre in laboratorio il tumore e sperimentare l'efficacia delle diverse cure. Altri ancora sperano di modificarle geneticamente per distruggere il tumore dall'interno. Inoltre sembra ormai chiaro che siano le staminali a dare origine, spesso a distanza di anni, alle recidive che possono colpire un paziente in cui il cancro, in un primo momento, sembrava del tutto estirpato.

Questo fenomeno sembra comune a quasi tutti i tumori. I ricercatori stanno quindi studiando i meccanismi cellulari che distinguono le staminali del cancro da quelle che sostengono il normale ricambio di tessuti dell'organismo per colpirle in maniera mirata. In questo modo si potrebbe in futuro, almeno in teoria, curare tutti i tipi di tumori, indipendentemente dalle loro caratteristiche specifiche. Sulla base di questo principio alcune categorie di farmaci sono già in fase di sperimentazione.

Altre linee di ricerca stanno cercando di rendere le staminali del cancro più suscettibili alle terapie, alle quali di solito esse resistono. Altri studiosi pensano di sfruttare le staminali come testimoni della lunga storia naturale del cancro, che spesso dura anni o decenni prima che la malattia si manifesti, in questo modo intendono ricavare indizi sul ruolo degli stili di vita nella genesi della malattia e trovare il modo di arrivare a una diagnosi più precoce.

Staminali differenti da diverse fonti
Nell'embrione le cellule staminali embrionali, dette totipotenti nelle primissime fasi di sviluppo, in cui danno origine anche alla placenta e agli altri annessi, e multipotenti nelle fasi successive, permettono all'organismo di crescere e formare tutti i diversi organi e tessuti.

Cellule con caratteristiche simili sono state trovate anche negli individui dopo la nascita, di solito sono chiamate cellule staminali adulte, sebbene si trovino anche nei neonati e nei bambini e per questo sarebbe preferibile definirle somatiche, anziché adulte. Queste cellule spesso non hanno le complete potenzialità delle staminali embrionali, capaci di produrre tutti i possibili tessuti dell'organismo, ma sono già indirizzate in una determinata direzione, per esempio a produrre le diverse cellule del sangue.

Inizialmente si pensava che le cellule staminali somatiche si trovassero solo laddove servisse un continuo ricambio di cellule, come nel midollo osseo per la produzione del sangue o a livello della mucosa intestinale, ma i ricercatori ne stanno trovando praticamente in ogni parte dell'organismo. Mentre quelle che rimpiazzano le cellule del sangue o dell'intestino sono in continua attività, quelle localizzate a livello del cuore o dei polmoni sono in uno stato quiescente da cui si risvegliano solo in particolari condizioni.

Da pochi anni è possibile produrre anche in laboratorio cellule staminali dette iPS (Induced Pluripotent Stem Cells - Staminali Pluripotenti Indotte) a partire da cellule provenienti dalla pelle o da altre parti dell'organismo, facendo così "tornare indietro" la cellula dal suo processo di differenziamento. La scoperta scavalca in certa misura le questioni etiche legate all'uso delle staminali embrionali, evita il rischio di rigetto e offre, almeno in teoria, una notevole disponibilità di cellule staminali provenienti dal medesimo paziente che si deve curare. Prima di passare a un'applicazione pratica in medicina, tuttavia, anche di questo metodo occorrerà accertare sicurezza ed efficacia, soprattutto perché queste cellule condividono con le staminali embrionali non solo la versatilità, ma anche la grande capacità di proliferazione che favorisce la tendenza a formare tumori.

Banche di staminali, per sé o per tutti

Un'altra ricca fonte di cellule staminali è il sangue del cordone ombelicale, per questo si invitano le donne, al momento del parto, a metterlo a disposizione delle banche a cui i medici fanno riferimento quando, come spesso accade, non esistono in famiglia donatori compatibili con il paziente cui occorre un trapianto.

La conservazione per uso personale di queste cellule, nel caso in cui in futuro il bambino sviluppasse una di queste malattie, non è invece autorizzata in Italia. Chi lo desidera può ricorrere a banche estere, ma molti esperti hanno dubbi sull'utilità di questa procedura, non solo per il fatto che la probabilità di averne bisogno in futuro è molto remota, ma soprattutto perché non esistono prove che il materiale, conservato per tanti anni, non si possa alterare.

Staminali già utilizzate nella cura dei tumori

L'ematologia è il campo in cui il trapianto di cellule staminali è già largamente utilizzato, per la cura di alcune forme di leucemie e linfomi, ma anche di altre gravi malattie del sangue congenite o acquisite o per consentire trattamenti molto aggressivi che, insieme alle cellule tumorali, distruggono anche le cellule del sangue. In questo caso, le staminali che dovranno ristabilire le popolazioni cellulari vengono prelevate prima del trattamento intensivo, e poi reinfuse nel paziente. Si parla in questo caso di autotrapianto.

All'autotrapianto si può talvolta ricorrere anche per curare leucemie o altri tumori del sangue, sottoponendo il paziente a massicce dosi di chemio e radioterapia tali da distruggere tutte le cellule da cui originano le cellule del sangue, in modo da eliminare anche quelle malate. Per ripristinare le popolazioni di cellule sane al paziente vengono infuse le sue stesse staminali, che in precedenza sono state raccolte, filtrate e adeguatamente conservate (trapianto autologo o autotrapianto) o quelle di un donatore (trapianto eterologo o allogenico).

Le cellule staminali da trapiantare possono essere prelevate dal midollo osseo pungendo in anestesia le ossa del bacino, oppure possono essere ricavate dal sangue periferico: in questo caso occorre aumentarne il numero somministrando al donatore, nei giorni precedenti il prelievo, un farmaco che promuove la crescita di staminali nel midollo osseo e il loro passaggio al sangue circolante.

Staminali non solo del sangue

Un altro settore in cui si è già passati dalla teoria alla pratica è quello che prevede l'uso di cellule staminali di tipo epiteliale per la rigenerazione della cornea in pazienti in cui è stata gravemente danneggiata, per lo più in seguito a gravi ustioni chimiche, e che così possono tornare a vedere. Altre applicazioni riguardano la pelle ustionata o colpita da gravi malattie genetiche.

Le cellule staminali embrionali, quelle adulte e quelle riprogrammate in laboratorio (iPS), sono oggetto di studio in tutto il mondo come potenziale fonte di rigenerazione di tutti i tessuti danneggiati da malattie, come l'infarto o l'Alzheimer, o da incidenti, per esempio per ristabilire le connessioni nervose in pazienti paraplegici. Tutte queste possibili applicazioni sono però ancora solo sperimentali.

Nel midollo osseo, accanto alle cellule staminali emopoietiche, esiste anche un'altra popolazione di cellule dette "stromali" o "mesenchimali". La possibilità di applicare alla cura di varie malattie la loro capacità di modulare i processi infiammatori in laboratorio è ancora da accertare, mentre non esiste alcuna prova che possano trasformarsi in cellule nervose come è stato sostenuto da qualcuno.

Cellule staminali del cancro

Un gruppo di ricercatori ha scoperto negli anni scorsi che l'aggressività del tumore al seno può dipendere dal numero di cellule staminali in esso contenuto. Gli studiosi hanno trovato un metodo per isolarle dalle altre e stanno mettendo a punto dei kit che renderanno la procedura più semplice, così da essere alla portata di tutti i laboratori. Nel giro di pochi anni si spera così di disporre di uno strumento in più per valutare le caratteristiche della malattia, prevedere quale sarà il suo andamento e stabilire di conseguenza l'approccio terapeutico più adeguato. Il progetto, coordinato da Pier Paolo di Fiore dell'IFOM di Milano, fa parte del Programma di oncologia clinica molecolare.

Le staminali del cancro, tuttavia, non sono importanti solo per il tumore al seno. Diversi studi suggeriscono che lo stesso fenomeno si verifica anche quando il cancro si sviluppa in altre parti dell'organismo.

Inoltre, la maggior parte dei ricercatori sono ormai convinti che dipenda dalle staminali anche la ricomparsa della malattia a distanza di molto tempo dalla sua remissione. Le cure, infatti, possono distruggere tutte le cellule tumorali, ma difficilmente riescono a eliminare le staminali del cancro, che possono restare sopite per molto tempo, prima di riprendere il loro processo di replicazione.

Per evitare che ciò accada gli studiosi stanno concentrando la loro attenzione sulle staminali del cancro. Hanno così scoperto che la replicazione asimmetrica che le caratterizza dipende anche dall'inattività di p53, una molecola capace di sopprimere la crescita tumorale. Se p53 resta inattiva la proliferazione delle cellule cancerogene è incontrollata. Con una nuova categoria di farmaci, attualmente in fase di studio: le natline, si potrà bloccare la degradazione di questa preziosa molecola, riprendendo così il controllo del tumore, qualunque sia la sua sede di origine.

Un altro approccio si è concentrato sull'immortalità delle staminali. Da che cosa dipende? Essenzialmente dalla straordinaria capacità di queste cellule di riparare il loro DNA che si va via via danneggiando col passare del tempo. Per questo gli inibitori dei meccanismi della riparazione, i cosiddetti *PARP inhibitors*, già in fase avanzata di sperimentazione contro alcuni tipi di tumore al seno, potrebbero rivelarsi efficaci anche contro altre forme di cancro.

Sfruttare le staminali del cancro per combattere la malattia

In futuro le cellule staminali del cancro potranno essere usate per creare modelli del tumore in laboratorio e sfruttate come cavalli di Troia per colpire il tumore dall'interno.

Uno dei progetti è coordinato da Ruggero De Maria, direttore scientifico dell'Istituto Nazionale Tumori Regina Elena. IL piano sfrutta la possibilità di riprodurre in laboratorio i tumori del polmone e del colon dei singoli pazienti per sperimentare in modo più sicuro e mirato i nuovi farmaci e identificare così in anticipo i pazienti che beneficeranno di più di ciascuna terapia.

Anche un altro di questi progetti punta sulle staminali, questa volta come arma diretta contro il tumore, dopo averle modificate geneticamente, i ricercatori guidati da Alessandro Gianni dell'Istituto tumori di Milano intendono utilizzarle come un cavallo di Troia capace di penetrare nel tumore e distruggerlo.

IL TUMORE DELLA PELLE NON E' SOLO MELANOMA

I tumori della pelle non sono tutti melanomi. Anzi, per fortuna queste forme più gravi sono anche le più rare. Nella maggior parte dei casi le lesioni che si formano sulla pelle, spesso per colpa del troppo sole, si possono togliere e non mettono quasi mai in pericolo la vita.

Quando si parla di tumori della pelle si pensa soprattutto ai melanomi, ma molto più frequenti sono altre forme di cancro che originano dalle cellule basali (carcinomi basocellulari o basaliomi) o dello strato spinoso (carcinomi detti spinocellulari o squamocellulari) dell'epidermide.

Perché allora questi altri tipi di malattia ottengono meno attenzione? Perché per fortuna sono in genere meno gravi e più facilmente curabili. Inoltre, basta seguire le stesse raccomandazioni (non esporsi al sole nelle ore più calde, proteggersi con cappelli e filtri solari, controllarsi o farsi controllare periodicamente tutta la superficie cutanea) fornite dagli esperti per prevenire e diagnosticare precocemente i melanomi, e automaticamente ci si protegge anche dagli altri.

Il ruolo delle radiazioni solari nella comparsa dei melanomi è piuttosto controverso, mentre è certamente all'origine della stragrande maggioranza degli altri carcinomi della pelle. Inoltre, nel corso dello stesso esame della superficie cutanea che si esegue per escludere la presenza di nei sospetti, il medico può scovare altri tipi di lesioni sospette, sotto forma di chiazze o di aree ulcerate. Se si trova sulla pelle una lesione che non ha l'aspetto di un neo, ma di un nodulo o di una piccola ulcera che non passa, è bene rivolgersi al medico o al dermatologo che deciderà se farla togliere e analizzare.

I tumori della pelle sono i tumori più comuni in Italia!

Se si considerano insieme uomini e donne, i tumori della pelle, anche senza tener conto del melanoma, sono i tumori più frequenti in Italia (nel solo sesso maschile il cancro alla prostata è invece il tumore più comune). Si stima che in Italia, nel 2012 (unico dato annuale disponibile), siano stati diagnosticati circa 67.000 carcinomi della pelle, diversi dal melanoma. I dati a disposizione riguardo a questi tumori sono tuttavia molto meno precisi rispetto a quelli relativi ad altre neoplasie, è possibile infatti che, sfuggendo al percorso standard delle altre forme più gravi di cancro, fatto di ricoveri e interventi, una parte di queste lesioni non sia documentata e il loro numero sia in realtà anche superiore a quello stimato.

In genere, il melanoma, per le sue diverse caratteristiche, è sempre considerato in maniera indipendente dagli altri tumori della pelle, i quali, pur essendo maligni in senso stretto, sono tanto comuni e poco pericolosi che in molte classifiche non vengono neppure considerati.

A parte il melanoma, quali sono i tipi di tumori della pelle più comuni e pericolosi?

Pur essendo poco familiari al grande pubblico, i più frequenti tra i tumori della pelle sono i carcinomi basocellulari. Fanno meno scalpore dei melanomi perché hanno una crescita molto lenta localizzata nella sede di origine e molto raramente si estendono in altre sedi. Si riscontrano talvolta alcune varianti di carcinoma basocellulare che sono molto aggressive localmente e specie in alcuni distretti delicati come il volto o il capo possono produrre danni importanti.

I carcinomi baso e squamocellulari possono in alcuni casi invadere i tessuti circostanti, raggiungere i linfonodi e diffondersi ad altre parti del corpo formando metastasi. L'aspetto di queste lesioni, così come il fatto che prudano o facciano male, è irrilevante ai fini della possibile evoluzione.

Sole e altri fattori di rischio per i tumori della pelle diversi dal melanoma

Un'esposizione eccessiva al sole, oltre a essere il più importante fattore di invecchiamento cutaneo, favorisce la comparsa dei tumori. Se il legame tra raggi solari e melanomi è per alcuni aspetti ancora sotto discussione, altrettanto non si può dire per i carcinomi basocellulari, che sono più frequenti tra persone che hanno passato anni e anni sotto il sole come contadini e pescatori. Le prove di colpevolezza per il sole sono quasi altrettanto forti nel caso dei carcinomi squamocellulari. Di solito si tratta comunque di parti esposte al sole, sebbene talvolta siano interessate zone coperte, ma soggette ad altri stimoli infiammatori cronici. I fototipi più chiari rischiano di più, ma anche le popolazioni tipicamente mediterranee, con capelli e pelle scura, che non si scottano al sole, non sono immuni da rischi e devono comunque proteggersi.

Altri fattori che aumentano il rischio di tumori della pelle sono cicatrici o scottature, infiammazioni croniche o ulcerazioni, altri casi di tumori alla pelle in famiglia, altre malattie della pelle come lo xeroderma pigmentosus o condizioni di depressione delle difese immunitarie.

Anche la radioterapia, effettuata per combattere altri tumori, può favorirne lo sviluppo.

LE STATISTICHE SUL CANCRO

Ogni giorno in Italia si scoprono circa 1.000 nuovi casi di cancro. Le cifre presentate dall'Associazione italiana registri tumori (AIRTUM) fotografano una malattia socialmente importante, ma anche i miglioramenti avvenuti nel tempo grazie alla ricerca.

Si stima che nel nostro Paese vi siano nel corso dell'anno circa 363.000 nuove diagnosi di tumore (esclusi i tumori della pelle, per i quali è prevista una classificazione a parte a causa della difficoltà di distinguere appieno le forme più o meno aggressive), circa 194.400 (54%) fra gli uomini e circa 168.900 (46%) fra le donne.

Lo affermano i dati dell'Associazione Italiana Registri Tumori (AIRTum) relativi al 2015. Negli ultimi anni sono complessivamente migliorate le percentuali di guarigione: il 63% delle donne e il 57% degli uomini è vivo a cinque anni dalla diagnosi. Merito soprattutto della maggiore adesione alle campagne di screening, che consentono di individuare la malattia in uno stadio iniziale, e della maggiore efficacia delle terapie. Molti tumori potrebbero, infatti, essere prevenuti o diagnosticati in tempo se tutti adottassero stili di vita corretti e aderissero ai protocolli di screening e diagnosi precoce.

L'incidenza, che cos'è
L'incidenza indica quanti nuovi casi di una certa malattia, per esempio di un determinato tipo di tumore, vengono diagnosticati nell'ambito di una popolazione di riferimento, di solito 100.000 abitanti, in un preciso arco di tempo, di solito un

anno. Ciò viene espressa sotto forma di tasso di incidenza.

L'incidenza dei tumori in Italia

▪ Si stima che in Italia vi siano nel corso dell'anno 363.300 nuove diagnosi di tumore (esclusi i carcinomi della cute), circa 194.400 (54%) fra gli uomini e circa 168.900 (46%) fra le donne.

▪ Nel corso della vita circa un uomo su 2 e una donna su 3 si ammalerà di tumore.

▪ Considerando l'intera popolazione, escludendo i carcinomi della cute, il tumore in assoluto più frequente è quello della mammella (14%), seguito dal tumore del colon retto (13%), della prostata (11% solo nel sesso maschile) e del polmone (11%).

▪ Esclusi i carcinomi della cute, i cinque tumori più frequentemente diagnosticati fra gli uomini sono il tumore della prostata (20%), il tumore del polmone (15%), il tumore del colon-retto (14%), il tumore della vescica (11%) e quello dello stomaco (5%); e tra le donne, il tumore della mammella (29%), il tumore del colon-retto (13%), il tumore del polmone (6%), il tumore della tiroide (5%) e quello del corpo dell'utero (5%).

▪ L'incidenza dei tumori è stabile fra gli uomini e le donne, il contemporaneo invecchiamento della popolazione aumenta consistentemente il numero di nuove diagnosi.

▪ In Italia ci sono ancora differenze in termini di frequenza di tumori, ma i livelli inferiori del meridione stanno gradualmente allineandosi a quelli del Centro-Nord.

▪ L'Italia ha una frequenza di neoplasie sia per gli uomini sia per le donne simile o più elevata rispetto ai Paesi Nord-europei e agli Stati Uniti.

La mortalità, che cos'è

La mortalità indica il numero di persone decedute nell'ambito di una popolazione di riferimento, di solito 100.000 abitanti, in un preciso arco di tempo, di solito un anno, per una particolare causa precisata o per qualunque causa (per esempio, si parla di mortalità per cancro, oppure di mortalità per tumore del polmone o di mortalità totale).

La mortalità per tumori in Italia

▪ I decessi dovuti a tumori maligni sono stati, secondo l'ISTAT, quasi 177.000 nell'anno 2012 (circa: 99.000 fra gli uomini e 77.000 fra le donne). La frequenza dei decessi causati dai tumori è in media ogni anno di circa 3,5 decessi ogni 1000 residenti uomini e circa 2,5 ogni 1000 donne. In media, un uomo ogni 3 e una donna ogni 6 muoiono a causa di un tumore nel corso della loro vita.

▪ La mortalità per tumore è in riduzione in entrambi i sessi, ma l'invecchiamento della popolazione nasconde l'entità di questo fenomeno.

▪ Anche i bambini e i ragazzi tra 0 e 19 anni che muoiono di tumore sono sempre meno, i decessi sono circa un terzo di quelli registrati nei primi anni Settanta.

La sopravvivenza, che cos'è

La sopravvivenza dopo la diagnosi di tumore è uno dei principali indicatori che permette di valutare la gravità della malattia sulla base di studi epidemiologici e l'efficacia del sistema sanitario (si calcola quanto sopravvivono in media le persone che sono affette da un cancro con determinate caratteristiche al momento della diagnosi). La sopravvivenza è fortemente influenzata da due strumenti: la diagnosi precoce e la terapia. Nel primo caso, grazie ai programmi di screening per il tumore della mammella, del colon-retto e della cervice uterina, si ha una maggiore probabilità di essere efficacemente curati.

Una parte rilevante nell'incremento della sopravvivenza è dovuto agli sviluppi delle terapie oncologiche (ad esempio: la recente introduzione di farmaci a bersaglio molecolare). La sopravvivenza "libera da malattia" a cinque anni dalla diagnosi è un indicatore ampiamente entrato nell'uso comune. Per questa ragione, durante i cinque anni successivi alla diagnosi e alla cura gli esami di controllo saranno piuttosto ravvicinati, mentre in genere, passato il primo lustro, si tenderà a distanziarli sempre più.

La sopravvivenza dai tumori in Italia
▪ In Italia, la sopravvivenza media a cinque anni dalla diagnosi di un tumore maligno è del 57% fra gli uomini e del 63% fra le donne.
▪ La sopravvivenza è aumentata nel corso del tempo e cambia, migliorando, man mano che ci si allontana dal momento della diagnosi.
▪ È particolarmente elevata la sopravvivenza dopo un quinquennio in tumori frequenti come quello del seno (87%) e della prostata (91%).
▪ Il cancro è ancora la seconda causa di morte (il 30% di tutti i decessi) dopo le malattie cardiovascolari, ma chi sopravvive cinque anni dalla diagnosi ha, per alcuni tumori (testicolo, corpo dell'utero, ma anche melanoma, linfomi di Hodgkin e in misura minore colon-retto), prospettive di sopravvivenza vicine a quelle della popolazione che non ha mai avuto una neoplasia.
▪ In Italia i valori di sopravvivenza sono sostanzialmente in linea con quelli dei Paesi nordeuropei, degli Stati Uniti e dell'Australia.

La prevalenza, che cos'è
La prevalenza dei pazienti oncologici corrisponde al numero di persone che, nella popolazione generale, hanno precedentemente avuto una diagnosi di tumore (per esempio: il numero di persone viventi nel 2016 che hanno avuto una diagnosi di tumore nel 2015, nel 2014 o in anni ancora precedenti). La prevalenza è condizionata sia dalla frequenza con cui ci si ammala sia dalla durata della malattia (sopravvivenza). I tumori meno frequenti ma a buona prognosi (quindi con lunga sopravvivenza) tendono a essere rappresentati nella popolazione più dei tumori molto frequenti che sono caratterizzati purtroppo da una breve sopravvivenza.

Riguardo alla prevalenza dei tumori, nella popolazione italiana vi sono circa 3.000.000 di persone (il 4,9% della popolazione) che hanno avuto una precedente diagnosi di tumore.

Il rischio, che cos'è

Il rischio è la probabilità che si verifichi un evento. Si parla di "Rischio assoluto" quando si indica la probabilità che un evento si verifichi in un certo lasso di tempo (per esempio: la probabilità teorica individuale di avere una diagnosi di tumore nel corso della vita nell'intervallo di tempo che va dalla nascita agli 84 anni, 0-84), mentre con "Rischio relativo" si intende l'aumento o la riduzione delle probabilità di ammalarsi per chi ha un particolare fattore di rischio, per esempio una predisposizione genetica, rispetto a chi non ce l'ha.

Molto dipende però anche dalla frequenza della malattia in questione, se è molto rara, anche con una mutazione che raddoppia il rischio relativo, le possibilità di ammalarsi restano molto basse. Si tratta di misure ipotetiche, ma immediatamente comprensibili sulla rilevanza di un certo tumore.

I TUMORI PEDIATRICI

La ricerca ha fatto grandi passi avanti nella diagnosi e nella cura delle neoplasie dei bambini e dei ragazzi. La strada è però ancora lunga e non per tutti i tumori si sono raggiunti i risultati registrati ad esempio nelle leucemie e nei linfomi.

I tumori pediatrici in cifre

L'aumento dell'incidenza (cioè del numero di nuovi casi ogni anno) dei tumori infantili registrato in Italia fino alla seconda metà degli anni Novanta si è arrestato. AIRTUM, l'Associazione italiana registri tumori, stima che per il quinquennio 2016-2020, in Italia, saranno diagnosticate 7.000 neoplasie tra i bambini e 4.000 tra gli adolescenti, in linea con il quinquennio precedente.

Si continua a osservare un trend in leggera crescita solo per alcuni casi tra gli adolescenti: nel periodo 1998-2008 sono aumentate del 2% ogni anno le diagnosi di tumori maligni tra le ragazze, mentre in entrambi i sessi si è registrato un incremento di tumori della tiroide (+8% l'anno), malattie, tuttavia, che hanno un'ottima prognosi. L'aumento di diagnosi di tumori della tiroide è attribuibile soprattutto a un incremento della sorveglianza anche in assenza di sintomi.

Ogni anno, tra il 2003 e il 2008, in Italia si sono diagnosticati mediamente 164 casi di tumore maligno per milione di bambini (0-14 anni) e 269 casi per milione di adolescenti (15-19 anni).

Quali sono i tumori pediatrici più comuni?

I tumori pediatrici più comuni sono le leucemie, e, tra queste, la leucemia linfoblastica acuta, che ha tassi di sopravvivenza nell'ordine del 90%. Secondi in ordine di frequenza sono i tumori del sistema nervoso centrale, seguiti dai linfomi. Questi tre gruppi di malattie sono responsabili di oltre due terzi dei casi di cancro nell'infanzia.

Sono molto più rari i sarcomi delle ossa e dei tessuti molli, i tumori a localizzazione addominale (neuroblastoma, tumori del rene, eccetera), i tumori della tiroide e in altre sedi.

Da che cosa sono causati i tumori pediatrici?

Nella maggior parte dei casi i tumori infantili non dipendono dagli stili di vita, sui quali l'individuo può intervenire cambiando abitudini, ma da fattori non del tutto noti, per cui è più difficile pensare a interventi di prevenzione.

Alcuni tumori rari, come il retinoblastoma o il tumore al rene di Wilms, sono provocati da mutazioni ben conosciute e/o appartengono in una significativa percentuale dei casi a condizioni ereditarie ben note, ma nella maggior parte dei casi non si riconosce una chiara causa della malattia.

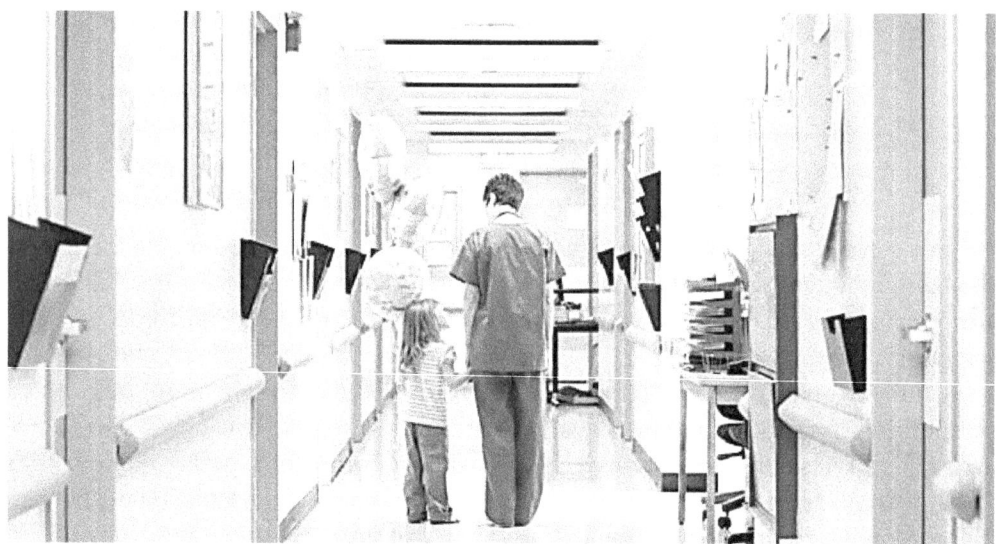

I tumori pediatrici sono sempre più curabili

Quel che è decisamente cambiato, negli ultimi quarant'anni, è il tasso di mortalità, che è in netta diminuzione. I bambini e i ragazzi tra 0 e 19 anni che muoiono di tumore sono sempre meno: nel 2008 i decessi erano circa un terzo di quelli registrati nei primi anni Settanta.

Sono i tumori del sangue (e in particolare le leucemie) a mostrare i successi maggiori con una sopravvivenza che in alcuni casi oggi supera il 90% dei casi. Il merito è largamente attribuibile all'uso della chemioterapia secondo schemi ben definiti, con un approccio messo a punto grazie alla cooperazione internazionale fra oncologi pediatri. Ai successi di questa tecnica si aggiunge il trapianto di midollo, di cui i medici italiani sono stati promotori e pionieri. Anche nel campo dei sarcomi ossei e dei tessuti molli si riscontrano grandi passi avanti, in particolare grazie alla migliore capacità di individuare le caratteristiche molecolari della malattia e di trovare la cura più adatta.

La terapia farmacologica somministrata prima dell'intervento chirurgico (chemioterapia neoadiuvante), con un protocollo studiato a fondo anche dall'Istituto Rizzoli di Bologna, è in grado di evitare gli interventi mutilanti che un tempo erano l'unica possibilità di salvezza per i giovani colpiti da questi sarcomi.

La ricerca punta oggi ai tumori del sistema nervoso centrale, alcuni dei quali sono ancora difficili da sconfiggere, con armi sofisticate come la radioterapia protonica o l'immunoterapia.

La vita dopo il cancro

Pur essendo guariti, molti ex pazienti oncologici pediatrici definiscono se stessi "long term survivors", ovvero sopravvissuti a lungo termine. Questo è un modo di identificarsi rispetto alla malattia che dimostra quanto può essere difficile lasciarsi alle spalle, sia psicologicamente sia fisicamente, un'esperienza tanto dura.

Gli ultimi dati dicono che, dopo la diagnosi, tre bambini su quattro guariscono completamente. Crescendo, queste persone (il cui numero in Europa oggi si stima tra 300.000 e 500.000) escono dalle competenze dell'oncologo pediatra, ma purtroppo non esiste ancora una figura professionale che le possa accompagnare nell'età adulta. Non perché richiedano cure particolari (possono e devono condurre una vita del tutto normale), ma perché devono, comunque, prestare una speciale attenzione ad alcuni aspetti della loro salute, che possono essere stati condizionati dalle cure a cui sono stati sottoposti.

Per questo stanno nascendo in tutto il mondo strutture dedicate a questa fascia di popolazione. Alcuni grandi studi ancora in corso cercheranno di stabilire una relazione tra il tipo e la dose di cure ricevute e il rischio di effetti a distanza, indipendentemente dalla sede del tumore per il quale sono state somministrate.

La maggior parte di coloro che sono guariti da un tumore pediatrico gode di buona salute; tuttavia, una minoranza di loro ancora subisce le conseguenze della malattia o delle cure che hanno contribuito a sconfiggerla. I medici stessi, talvolta, non sanno definire con esattezza quanto le terapie ricevute da piccoli durante il periodo di trattamento possano incidere sulla crescita o sulla possibilità di avere figli, quanto aumentino la probabilità di sviluppare malattie del cuore, o quale sia il rischio di sviluppare un altro tumore indotto dai trattamenti impiegati nella cura della neoplasia primitiva.

Alcuni medicinali come le antracicline, per esempio, ad alte dosi possono danneggiare il cuore, gli alchilanti possono compromettere la fertilità, alte dosi di cortisone o la radioterapia possono influire sulla crescita e la struttura delle ossa e così via.

Alcune di queste conseguenze possono avere diversa rilevanza in relazione all'età, ma in parte possono dipendere anche dalle caratteristiche individuali. Chi è portatore di geni che favoriscono lo sviluppo del cancro potrà avere un maggior rischio di sviluppare un'altra malattia tumorale, chi segue sani stili di vita potrà ridurre questo rischio come quello delle malattie del cuore.

Lo scopo finale di tutta la ricerca oncologica pediatrica è intento nel mettere a punto farmaci sempre più mirati anche per i giovani pazienti, limitando al contempo le sequele che molti ragazzi diventati adulti si portano dietro.

Con l'aumento del numero di giovani che superano indenni la prova di un tumore, i medici si trovano davanti a una nuova sfida: consentire loro di vivere una vita quanto più normale possibile, per esempio preservando la loro possibilità di diventare, in futuro, a loro volta genitori.

Dove sta andando la ricerca?

La ricerca ha fatto grandi passi avanti nella diagnosi e nella cura delle neoplasie dei bambini e dei ragazzi. Negli anni dal 2003 al 2008 l'82% dei bambini e l'86% degli adolescenti è in vita cinque anni dopo la diagnosi di tumore. La strada è però ancora lunga e non per tutti i tumori si sono raggiunti i risultati registrati, ad esempio, nelle leucemie e linfomi, guaribili nell'80% dei casi.

Perciò l'AIRC finanzia diversi progetti di ricerca nell'ambito dei tumori infantili. Ad esempio, il gruppo di ricercatori guidato da Achille Iolascon del centro di ricerca CEINGE - Biotecnologie avanzate di Napoli, grazie a una serie di tecnologie molto avanzate per "leggere" il DNA di numerosi bambini malati di neuroblastoma, ha scoperto alcune modificazioni ricorrenti in geni che predispongono alla malattia. Individuare in tempo queste variazioni potrebbe essere un utile strumento per identificare precocemente i bambini con un'alta probabilità di ammalarsi. Inoltre, la conoscenza delle alterazioni geniche coinvolte può guidare lo sviluppo di terapie mirate a curare i pazienti con forme di neuroblastoma grave.

Anche un gruppo di ricercatori dell'Università Federico II di Napoli, coordinato da Massimo Zollo, è al lavoro sul neuroblastoma pediatrico. I ricercatori hanno scoperto i meccanismi molecolari sui quali agisce il microRNA miR34a nelle cellule tumorali. Grazie a questi nuovi dati sarà possibile costruire nuove strategie terapeutiche.

Si potranno mettere a punto terapie più mirate per la cura della leucemia mieloide acuta grazie alla scoperta del gruppo di ricercatori guidato da Franco Locatelli, Direttore del Dipartimento di Ematologia e Oncologia Pediatrica dell'Ospedale Bambino Gesù di Roma. Gli scienziati, infatti, hanno trovato una nuova alterazione genetica alla base di alcune varianti di leucemia mieloide acuta che sarà aggiunta alla lista di quelle già conosciute, per poter curare i piccoli pazienti con terapie più precise. Gli stessi ricercatori, nell'ambito del Programma speciale di oncologia molecolare guidato da Alberto Mantovani di Humanitas University, hanno pubblicato sull'importante rivista scientifica *Blood* la scoperta di un marcatore, identificato nelle cellule dei donatori di cellule staminali emopoietiche, che permette di identificare con quali donatori si può ridurre il rischio di ricadute dopo un trapianto aploidentico, cioè da uno dei due genitori che è immuno geneticamente uguale solo per metà con il proprio figlio.

Identificare le caratteristiche peculiari della leucemia linfoblastica acuta nei bambini e nei ragazzi "ad alto rischio" è fondamentale per scegliere e impostare la terapia più efficace. Proprio a questo sta lavorando il Gruppo nazionale di lavoro sulla leucemia linfoblastica acuta dell'AIEOP (Associazione Italiana di Emato-Oncologia Pediatrica), coordinato da Andrea Biondi, direttore della clinica pediatrica dell'Università di Milano-Bicocca, che ha pubblicato i risultati dello studio sull'importante rivista scientifica *Blood*.

Anche nel caso della leucemia megacarioblastica del bambino, che è una rara forma di leucemia mieloide acuta, si punta a tracciare il profilo di rischio di piccoli pazienti sulla base delle anomalie genetiche presenti, lo ha fatto un gruppo internazionale di ricerca coordinato ancora dall'oncoematologo italiano Franco Locatelli, ponendo le basi per una terapia "su misura".

Evitare l'insorgenza di un secondo tumore nei bambini guariti dalla leucemia è lo scopo dello studio internazionale pubblicato sul *Journal of Clinical Oncology*, che ha visto coinvolta anche Maria Grazia Valsecchi, dell'Università di Milano Bicocca. La ricerca è stata condotta da un gruppo cooperatore che riunisce i più importanti centri di riferimento per le leucemie infantili in Europa, Nord America e Asia, e ha raccolto in tutto il mondo i dati relativi a 642 casi in cui si è verificato un secondo tumore.

Grazie a tutti questi risultati è possibile adottare strategie ben precise per prevenire l'insorgenza di malattie anche in età adulta.

IL CANCRO APPARE PER UNA CIRCOSTANZA FORTUITA?

"Il cancro nasce per caso? In parte sì, dagli errori che avvengono durante la divisione delle cellule staminali. Soprattutto nei tessuti dove ci sono tante staminali che si dividono spesso. Quattro delle tante domande che assillano numerosi pazienti, medici e scienziati sono le seguenti:
«Che cosa ha causato il cancro?»
«Sono gli stessi geni mutati che ci hanno trasmesso i genitori?»
«L'ha causato ciò che si è mangiato, bevuto, fumato o l'aria inquinata?»
«L'ha causato la troppa esposizione al sole o quell'infezione avuta anni fa?»
La causa la cerchiamo sempre nel dualismo fra la natura che ci è stata data alla nascita e l'ambiente che incontriamo, come se esistessero separatamente. Poi la causa la vogliamo unica, per tutti i tipi di cancro, perché al cervello piacciono le spiegazioni semplici. Ma unica la causa non è mai, neppure per un singolo tumore, e i tumori sono centinaia.

C'è però una causa a cui non ci piace dare alcuna responsabilità: il caso
Indeterminato e ingovernabile, il puro caso ci pare una spiegazione non scientifica, e quindi da ignorare e rigettare. Soprattutto non soddisfa quell'incessante fabbrica di spiegazioni che è il cervello, sempre a caccia di una ragione e di un nesso apparente di causa ed effetto per ogni fenomeno.

Il caso o fatalità ha però un ruolo ben più importante di quel che amiamo credere, non solo nei tumori ma in ogni evento della vita, se è permesso un gioco di parole. Cristian Tomasetti e Bert Vogelstein, del "Kimmel Comprehensive Cancer Center" di Baltimora, in Maryland (USA), hanno fatto un tentativo davvero encomiabile di capire qualcosa sul ruolo del caso nello sviluppo dei tumori. Vogelstein è un medico di formazione, da anni alla Johns Hopkins University, è considerato un gigante della ricerca oncologica mondiale e fra i maggiori esperti delle alterazioni genetiche dei tumori. Tomasetti è un biostatistico, anche lui alla Johns Hopkins, studia dal punto di vista matematico come evolvono i tumori e il ruolo dinamico delle cellule staminali. Il loro studio è stato pubblicato a gennaio 2015 su *Science*.

Prima di cominciare, ecco un'avvertenza per chi cerca certezze: evitiamo ogni illusione

Siamo nel regno dell'indeterminato, ma questo non vuol dire che non ci sia un modo scientifico e serio di affrontare il problema. Il modo c'è purché accettiamo di andare per stime, approssimazioni e tentativi. E accettiamo anche il fatto che con le probabilità si possono descrivere abbastanza bene le cause dei tumori quando guardiamo ai grandi numeri e alle grandi popolazioni, e non alla singola malattia e al singolo individuo.

In pratica Tomasetti e Vogelstein che cosa hanno fatto? Hanno generato dei calcoli, e non degli esperimenti di laboratorio, per cercare di spiegare perché alcuni tessuti del corpo umano danno luogo a tumori milioni di volte più frequenti di altri. La cosa era nota da almeno un secolo, ma erano poco comprese le ragioni.

Più precisamente, già si sapeva che affinché un tessuto dia luogo a un tumore occorre almeno uno di tre fattori:
1) Un gene mutato che si eredita;
2) Un errore in una divisione cellulare;
3) Un fattore di rischio legato all'ambiente o allo stile di vita e capace di indurre mutazioni.

Quello che non si sapeva è il peso relativo di ciascuno di questi fattori per ogni tipo di tessuto e tumore.

Così Tomasetti e Vogelstein hanno provato a fare un po' di chiarezza. Per prima cosa hanno considerato il numero di cellule presenti in 31 tessuti e zone diverse del corpo umano. Perché solo 31? Perché erano quelli di cui erano disponibili i dati più consistenti e affidabili. Poi sono andati a vedere quante di queste cellule, in percentuale, sono staminali e dotate di lunga vita. Le cellule staminali fanno varie cose, ma per quel che riguarda lo sviluppo dei tumori, pare che conti il fatto che siano in grado di riprodursi, dividendosi in due cellule figlie. Scopo della divisione non è dare origine a un tumore, ma a cellule di rimpiazzo di altre cellule danneggiate e morte, in modo da mantenere integra l'architettura e la funzione dei tessuti.

I tessuti hanno diverse dotazioni di cellule staminali, a seconda di quante cellule di ricambio hanno bisogno

A un estremo ci sono alcuni tessuti del cervello, le cui cellule più preziose, i neuroni, vivono a lungo, a volte una vita intera. Per questo sono sostituiti di rado e di conseguenza lì ci sono poche staminali in grado di rimpiazzare le eventuali cellule morte. All'estremo opposto ci sono alcuni tessuti dell'intestino, fatti di cellule che si consumano in fretta, erose come sono dalle abrasioni col cibo e le altre sostanze che passano nel tubo digerente. Per questo, nell'intestino ci sono parecchie staminali in grado di dividersi e di sostituire le cellule fuori uso. Fra i due estremi, vi sono gli altri tessuti, che variano dall'ovaio all'esofago al fegato e a tanti altri, che hanno bisogni intermedi per la sostituzione di cellule.

A ogni divisione di una staminale in due cellule figlie c'è il rischio di un errore, ossia di una mutazione capace di causare il cancro

Perché deve essere così? Perché non esiste una copia uguale all'originale. Provate a pensare alla cellula come se fosse un quadro: la seconda versione non sarà mai esattamente identica alla prima. Neppure se il pittore che fa la copia è lo stesso che ha dipinto l'originale ed è dotato quanto Michelangelo. Le imprecisioni, gli errori, le variazioni sono inevitabili in ogni esercizio di copiatura, anche di una sola cellula. E se la cellula vi pare una macchinetta molto precisa, avete ragione, ma un mondo (o una cellula) senza errori non è ancora stato né trovato e né inventato.

Intendiamoci, non tutti gli errori portano per forza a un cancro

La stragrande maggioranza è irrilevante, e solo in rari casi un errore può essere l'inizio di un problema. Ma più divisioni ci sono e maggiore è il rischio che uno di quegli errori problematici possa capitare. Come uno che va spesso in giro in auto: a parità di abilità, attenzione e prudenza, le statistiche ci dicono che fa più incidenti un guidatore che usa l'auto tutti i giorni rispetto a uno che prende la macchina una volta alla settimana. Lo stesso vale per i tessuti: il colon, per esempio, è un organo in cui si sviluppano molti tumori e ha molte cellule staminali che si dividono in media 73 volte all'anno; l'intestino tenue, invece, dà origine a pochi tumori e ha meno cellule staminali, che vanno incontro a circa 24 divisioni l'anno.

Più un tessuto ospita staminali che si dividono, maggiori sono la probabilità di errori e quindi la vulnerabilità al cancro

Questa è la previsione che hanno fatto Tomasetti e Vogelstein. Prima hanno calcolato il rischio teorico che si sviluppi un cancro lungo l'intera vita di un tessuto, in relazione al numero totale di cellule staminali e delle loro divisioni nel tessuto stesso. Quindi hanno paragonato il rischio teorico ottenuto al numero dei casi di cancro reale, per ogni tessuto. La matematica è per molti assai complicata e noiosa, quindi non andiamo oltre. Andiamo però al sodo, a quello che hanno trovato, che è una buona corrispondenza con le previsioni in due terzi circa dei casi.

Due terzi: Che cosa significa questo numero?

Significa che un po' più di 6 tumori su 10 sarebbero dovuti agli errori casuali che avvengono nelle divisioni delle cellule staminali. I restanti 3 e più, su 10, sarebbero dovuti anche ad altri motivi: cause ereditarie, ambientali, di stili di vita, ecc.. Attenzione, però. La stima ha un notevole margine d'errore, per cui il ruolo del caso potrebbe ridursi a 4 tumori su 10, o aumentare fino a 8 tumori su 10. E poi la scala, siccome è logaritmica, può trarre in inganno l'occhio.

Ci sono poi grandi variazioni da tumore a tumore, e in questo sta forse l'aspetto con maggiori conseguenze sul perché appare il cancro

A un estremo ci sono il tumore del pancreas e altri tipi, che sembrano essere dovuti soprattutto a errori casuali. All'altro estremo ci sono alcuni tumori dell'intestino, della pelle, del polmone, ecc. in cui le componenti sono legate anche ai fattori più controllabili, come: l'alimentazione, l'alcol, il fumo, l'esposizione al sole e ad altre radiazioni ionizzanti, che sono altrettanto importanti. Tornando all'analogia degli incidenti d'auto, è come se si aggiungesse: un grave difetto nel motore, il cattivo tempo atmosferico e il rischio di viaggiare troppo spesso in macchina.

Che cosa ci dicono questi risultati?

Ci dicono che gli sforzi per prevenire i tumori restano fondamentali, perché cancri come quelli del polmone e dell'intestino, in cui i modi e stili di vita contano eccome, colpiscono ogni anno milioni di persone. E almeno in parte si possono, se non evitare, contenere.

Quindi guai a fumare, a mangiare cibi poco sani, a rimanere sovrappeso e a bere alcol in modo sconsiderato

Peraltro il tumore al polmone era pressoché inesistente prima della grande diffusione della sigaretta che avvenne durante la Prima guerra mondiale. Non a caso Tomasetti e Vogelstein hanno separato le popolazioni dei fumatori e dei non fumatori esaminando il ruolo che il tabacco ha nello sviluppo dei tumori.

Per i tumori che sembrano dipendere più dagli errori casuali, sembra meglio concentrare la maggior parte degli sforzi sulla ricerca di un'ottima prevenzione secondaria (diagnosi precoce) e ovviamente su ottime cure. La prevenzione primaria, invece, in questi casi sembra avere un ruolo più modesto, non perché non possano esistere fattori di rischio, ma perché se esistono non sono comuni o esatti.

I risultati ci dicono che una persona che ha un tumore non ha alcuna colpa

Molti pazienti chiedono ai medici che cosa hanno fatto di sbagliato per avere la malattia, o che cosa avrebbero potuto fare per prevenirla. I medici a queste domande non possono rispondere se non con il fatto che non c'è nulla di sbagliato nel passato dei pazienti, e che è impossibile stabilire a ritroso quale sia stata la causa che abbia contato di più, fra: puro caso, eredità e stili di vita. Come è anche impossibile sapere che cosa sia mancato alla prevenzione. Una volta che un tumore è insorto, piuttosto che darsi del tormento è meglio concentrarsi sulle cure.

Perché l'interesse dello studio è limitato alle cellule staminali?

In fondo anche altre cellule non staminali a volte si dividono. Vero, ma le staminali durano di più, quindi un errore in una di loro è più probabile che causi problemi. Un'altra cosa da tenere in considerazione è che la linea che porta da un errore al cancro non è diretta. «Altri fattori nell'organismo possono determinare se una mutazione sarà scartata o conservata, e se darà luogo a un tumore maligno». Le parole sono di Sir Bruce Ponder, professore a Cambridge e fra i maggiori esperti di geni del cancro, intervistato su *Science*.

I risultati dipendono poi dalla qualità dei dati su cui i ricercatori hanno fatto i calcoli

È probabile che i dati utilizzati alla Johns Hopkins, raccolti in grandissime biobanche, siano fra i più accurati al mondo. Ma anche i dati migliori possono contenere imprecisioni. Soprattutto se si considera che ogni singolo dato derivi da un singolo tumore che deve avere ricevuto una diagnosi corretta, e che a sua volta dev'essere stata trascritta in modo completo e preciso nel database.

Errori possono poi trovarsi anche nelle stime dei numeri delle cellule staminali che sono nei diversi tessuti, come pure nel rischio di cancro calcolato per ogni tessuto: sono tutti numeri che i ricercatori hanno ricavato da esisti e articoli di letteratura scientifica.

Un'altra limitazione riguarda i tumori non inclusi nello studio, di cui i più rilevanti sono quello del seno e della prostata

La ragione è che per questi e altri tumori le stime sulla popolazione di cellule staminali e sul numero di divisioni cellulari sono ancora poco definiti. Come sempre, molto resta ancora da chiarire e approfondire nella ricerca oncologica.

Gli approfondimenti verranno dalla replicazione dei dati con altre biobanche, con altri biostatistici e altri genetisti in altri centri di ricerca sul cancro nel mondo. Tentativi che non mancheranno, dato che «affermazioni straordinarie richiedono prove straordinarie», come dice un saggio detto.

Forse avrete notato che in questo articolo non si parla di sfortuna

I malati di cancro non sono persone con una sorte avversa, ma sono persone che hanno bisogno di essere trattate normalmente, con rispetto e dignità, e di ricevere tutti gli aiuti possibili per curarsi al meglio. Non meritano che li si tratti con la commiserazione che si riserva ai cosiddetti sfortunati.

Anno scritto male quando Tomasetti e Vogelstein hanno citato la sfortuna, seppure tra virgolette. Peccato, perché il cancro è ben altro che scalogna. È qualcosa che accade nelle cellule. Qualcosa che forse non potremo mai cancellare perché è parte integrante dell'essere vivi, e del caso fortuito che governa le nostre vite.

Ma il caso è qualcosa che, anche se a volte non si può evitare del tutto, si può però capire, addomesticare, contenere (dopo tutto, nelle automobili non abbiamo forse installato le cinture di sicurezza?). E comunque ricordiamoci che il cancro, qualunque sia la sua origine, oggi, sempre più si può prevenire e sempre più si può curare". [4*)]

I GENI E IL CANCRO

Il cancro non è generalmente una malattia ereditaria. Esistono però alcune mutazioni ereditate da uno o da entrambi i genitori che, anche se non comportano inevitabilmente la comparsa della malattia, ne aumentano in diversa misura il rischio. Il cancro non è generalmente una malattia ereditaria, come la fibrosi cistica o la distrofia muscolare, la talassemia o l'emofilia, in cui un gene difettoso, in una o due copie, è sufficiente da solo a provocare la malattia e trasmetterla alla prole.

È però una malattia genetica, nel senso che dipende dagli effetti di una serie di mutazioni nei geni (o di alterazioni nei loro meccanismi di regolazione) che si sommano tra loro innescando la formazione del tumore e favorendo la sua evoluzione. Queste anomalie in gran parte si accumulano in alcune cellule dei tessuti nel corso della vita, per esposizione a fattori di rischio, per stili di vita poco sani o per semplice effetto del caso. Poiché queste mutazioni non sono ereditarie, sono dette "Acquisite da noi stessi". Alcune mutazioni, comunque, possono essere già presenti al momento della nascita, perché ereditate da uno o da entrambi i genitori con le cellule uovo o gli spermatozoi. In questo caso tutte le cellule dell'organismo hanno le stesse anomalie.

Tuttavia la presenza di queste mutazioni non comporta inevitabilmente la comparsa della malattia, ma ne aumenta in diversa misura il rischio. Per questo, più che di ereditarietà del cancro, è corretto parlare in questi casi di "Predisposizione genetica allo sviluppo della malattia", una inclinazione che può essere, nei diversi casi, più o meno forte. Se una o più mutazioni sono già presenti alla nascita, basta un minor numero di danni successivi nel DNA per raggiungere la soglia critica necessaria a innescare il processo di formazione e sviluppo del cancro. Nelle famiglie in cui si ritrovano queste anomalie i tumori sono quindi più frequenti e tendono a manifestarsi in età più giovanile.

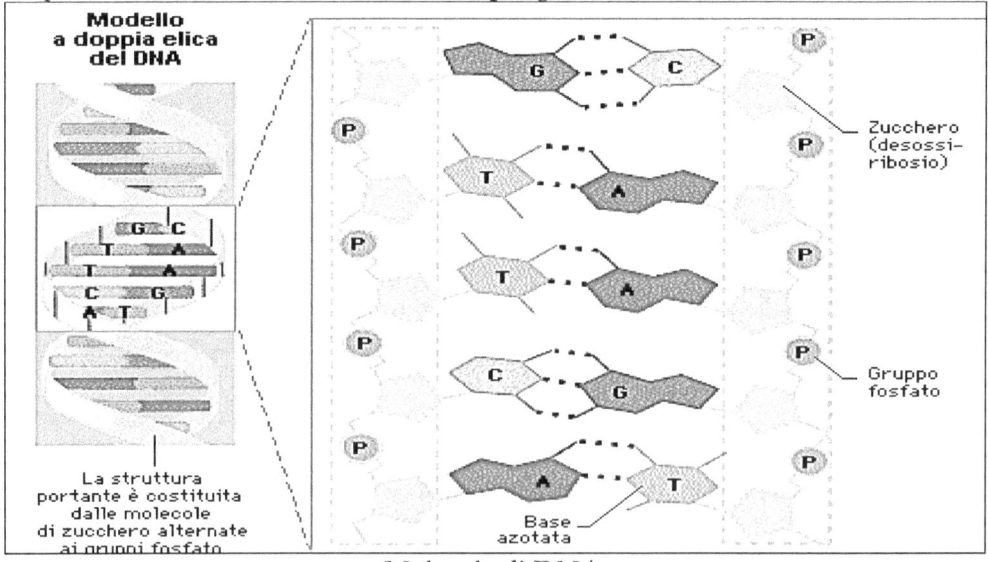

Molecola di DNA

Una molecola di DNA ha la forma di una scala a pioli elicoidale, in cui i montanti sono costituiti da zuccheri e fosfati, e i pioli da coppie di quattro diverse basi azotate: adenina (A), timina (T), citosina (C) e guanina (G). Una determinata sequenza di coppie di basi azotate costituisce un gene; l'informazione in essa contenuta viene interpretata secondo il codice genetico, che stabilisce una corrispondenza tra basi azotate e amminoacidi. In tal modo i geni regolano la sintesi delle proteine.

Il peso della componente familiare

In molte famiglie si registrano più casi di cancro, ma questo di per sé non significa che vi sia una predisposizione genetica allo sviluppo della malattia. La malattia è infatti molto frequente in tutta la popolazione, soprattutto dopo una certa età: solo in Italia si diagnosticano circa 1.000 nuovi casi di tumore al giorno. Il fatto che colpisca più membri dello stesso nucleo può quindi essere del tutto casuale. Le famiglie poi, oltre al patrimonio genetico, condividono spesso gli stessi stili di vita, abitudini alimentari, luogo di residenza o tipo di attività professionale, che possono in vario modo e misura associarsi a un aumentato rischio di sviluppare la malattia.

Attualmente, si stima che complessivamente i casi di tumori riconducibili a una predisposizione familiare su base genetica siano circa il 10% del totale.

I geni responsabili delle forme familiari di cancro sono in genere varianti difettose di geni oncosoppressori deputati a ostacolare la formazione dei tumori, o di geni coinvolti nei processi di riparazione dei danni al DNA. Talvolta una singola mutazione è legata quasi esclusivamente alla formazione di un solo tumore, come l'anomalia del gene WT1, responsabile del 5% circa dei casi di nefroblastoma o tumore di Wilms, un raro tumore del rene che si manifesta nella prima infanzia. Più spesso però, il deficit, presente in tutte le cellule, può favorire la formazione di più tumori benigni e maligni in diverse parti dell'organismo. Sono state quindi individuate a oggi più di 50 sindromi, caratterizzate dall'associazione di diversi tumori, benigni o maligni, in diversi organi, legate ad anomalie genetiche trasmesse dai genitori ai figli.

Anche in questi casi, tuttavia, sebbene il rischio possa talvolta essere molto elevato, è più corretto parlare di predisposizione piuttosto che di tumori ereditari, dal momento che non tutti i portatori della medesima mutazione sviluppano inevitabilmente la malattia.

Sindromi e geni

Tra le mutazioni associate a più tumori in diverse parti del corpo, le più note sono quelle dei geni BRCA1 e BRCA2, che aumentano moltissimo il rischio di tumore al seno e all'ovaio nei portatori rispetto alla popolazione generale. Di questi geni si è infatti parlato molto soprattutto dopo che l'attrice, Angelina Jolie, ha annunciato pubblicamente di essersi sottoposta a Mastectomia bilaterale (Asportazione chirurgica della mammella di una donna colpita da cancro al seno) prima, e a Ovariectomia (rimozione delle ovaie) poi, per prevenire la comparsa della malattia che aveva colpito altre donne della sua famiglia.

Sebbene in misura minore rispetto al rischio per seno e ovaio, le mutazioni del gene BRCA2 aumentano anche il rischio di tumore del pancreas, in entrambi i sessi, e della prostata, nell'uomo, ma raramente prima dei 45 anni di età.

Mutazioni del gene APC (Adenomatous Polyposis Coli) possono invece provocare la poliposi adenomatosa familiare, che si manifesta con la formazione nell'intestino, fin dalla più giovane età, di centinaia di polipi, i quali, con il passare del tempo, tendono a diventare cancerosi.

Anche la sindrome di Lynch, come altre, aumenta il rischio di cancro al colon, pur in assenza di un gran numero di polipi. Alle mutazioni genetiche che la determinano si associa nelle donne anche un maggior rischio di tumore dell'utero e dell'ovaio.

Un difetto nel gene che codifica per la proteina p53, un importante oncosoppressore, provoca la sindrome di Li-Fraumeni, in cui si riscontra un aumento del rischio di tumore al seno e al cervello, osteosarcomi e tumori dei tessuti molli e delle ghiandole surrenali.

Altre sindromi, raggruppate sotto la sigla EN (Multiple Endocrine Neoplasia) sono caratterizzate da diverse combinazioni di tumori benigni e maligni in vari tessuti ghiandolari endocrini, dalla tiroide al pancreas, con formazioni tumorali in altri tessuti e talvolta anomalie di altro tipo.

Quando sospettare una predisposizione familiare?

Come si è detto, il cancro è una malattia talmente comune che quasi in ogni famiglia se ne registra almeno un caso, e non è raro che colpisca due o più persone unite da legami familiari. Ciò è tanto più probabile se si condividono stili di vita che ne favoriscono l'insorgenza (per esempio tumori del polmone in forti fumatori, oppure dell'esofago o dello stomaco in associazione a determinate abitudini alimentari).

La presenza di uno o due casi di cancro in famiglia di per sé non indica quindi una particolare predisposizione. La probabilità di un'origine familiare della malattia aumenta in relazione al numero di casi in famiglia (soprattutto se nello stesso ramo) e all'età giovanile di insorgenza.

Altri fattori che fanno sospettare una predisposizione genetica sono:
▪ Diversi casi in famiglia di un tumore altrimenti raro, come quello al rene.
▪ Sviluppo di più tumori nello stesso individuo (per esempio, in una donna, seno e ovaio).
▪ Tumori che colpiscono bilateralmente gli stessi organi (entrambi i seni, per esempio).
▪ Più di un tumore pediatrico tra fratelli.
▪ Tumori che generalmente non colpiscono un determinato sesso, come il tumore al seno in un uomo.

In questi casi è opportuno consultare il proprio medico per discutere l'opportunità di sottoporsi a test genetici o di effettuare controlli più precoci e frequenti, come la mammografia.

Infine è opportuno ricordare che recenti studi hanno evidenziato il ruolo di varianti genetiche comuni nella popolazione, i cosiddetti polimorfismi del DNA, nella predisposizione ereditaria al cancro. Non si tratta in questi casi di mutazioni direttamente responsabili di anomalie nel funzionamento della cellula, ma di particolari sequenze di DNA statisticamente associate a una determinata condizione, in questo caso il cancro. Singolarmente queste varianti aumentano di poco il rischio di ammalarsi, ma quando sono presenti in un certo numero nello stesso individuo, possono favorire in modo significativo questa possibilità. Ad esempio, analizzando il centinaio circa di polimorfismi a oggi riconosciuti come associati al tumore al seno, è stato recentemente osservato che si potrebbe identificare un 5% di donne che hanno un rischio di carcinoma della mammella doppio rispetto alla popolazione generale e un 0,7% in cui questo rischio è triplo.

Inoltre, poiché questi polimorfismi possono combinarsi tra loro in modo del tutto casuale, è plausibile che anche in una quota (attualmente non quantificabile) di tumori "sporadici", ovvero che insorgono in assenza di una storia familiare, la componente genetica giochi comunque un ruolo importante.

Test genetici

La decisione di effettuare test genetici, per verificare la presenza di mutazioni note che favoriscono lo sviluppo del cancro, deve essere soppesata attentamente e presa in accordo con il proprio medico.

È importante infatti, essere sicuri che il risultato che potrà emergere, sia esso positivo o negativo e che non sia ambiguo; comprenderne bene le implicazioni; e prendere di conseguenza le decisioni migliori.

Per questo sono da evitare i test genetici a distanza, acquistati via internet o eseguiti in ambulatori non autorizzati, dove non ci sia personale specializzato e non sia fornito un adeguato servizio di consulenza, che aiuti a interpretare il risultato dell'esame.

Inoltre una cosa importante da sapere è che un risultato positivo non si traduce quasi mai nella matematica certezza di sviluppare la malattia; così come l'assenza di mutazioni note, tra quelle esaminate, non garantisce che non ci si possa ammalare. Quindi, che l'esito sia rassicurante o preoccupante, è essenziale mantenere o migliorare i propri stili di vita, per esempio smettendo di fumare, e sottoporsi comunque agli screening consigliati.

LA STADIAZIONE

La stadiazione è un momento molto importante nella diagnosi di un tumore: grazie a essa è possibile formulare una prognosi e scegliere il tipo di trattamento più adatto al paziente.

Cosa si intende per stadiazione?

La stadiazione è un modo per descrivere in maniera schematica quanto è grande un tumore e quanto si è esteso rispetto alla sede originale di sviluppo.

Le cellule tumorali hanno un comportamento molto diverso dalle cellule sane. Crescono e si moltiplicano in maniera disordinata, e non vanno incontro a morte come dovrebbero. Il risultato di ciò è la formazione di una massa tumorale. Questa ha una differenza fondamentale rispetto ai tessuti sani, alcune delle cellule che la compongono possono staccarsi e migrare, attraverso il sistema linfatico e/o il flusso sanguigno, in altre parti del corpo dove formano altri tumori (le metastasi).

La stadiazione è quindi un aspetto fondamentale della diagnosi di tumore poiché da queste caratteristiche dipende la prognosi del tumore e il tipo di trattamento più appropriato.

Se il tumore è, per esempio, localizzato in una sola sede ed è di piccole dimensioni, un trattamento locale come la chirurgia o la radioterapia può risultare curativo. Nei casi in cui, invece, il tumore si è esteso ad altre sedi il trattamento locale non basta, ma occorre ricorrere a trattamenti sistemici, cioè in grado di sortire i loro effetti su tutto il corpo, come la chemioterapia, la terapia ormonale o i diversi trattamenti farmacologici disponibili.

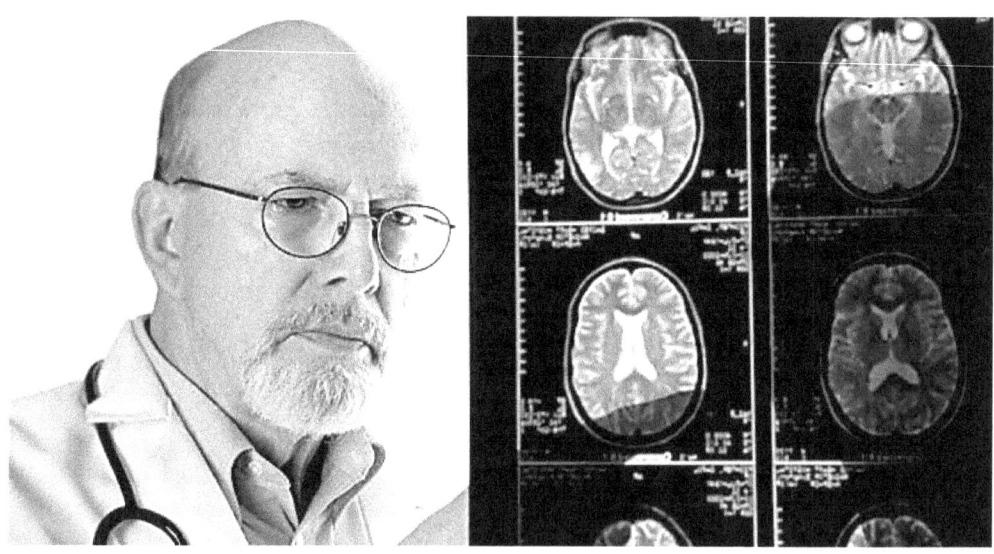

Stadio e Grado sono la stessa cosa?

Lo stadio di un tumore è diverso dal suo grado. Mentre lo stadio indica quanto è grande un tumore e quanto si è diffuso nell'organismo, il grado descrive quanto le cellule tumorali sono diverse dalle cellule sane.

Quest'ultima è una caratteristica di grande importanza per prevedere il comportamento del tumore e per definire il miglior percorso terapeutico da intraprendere. Le cellule tumorali sono diverse, sia per struttura sia per comportamento, da quelle sane, queste tendono a crescere in maniera caotica e a non andare incontro alla morte programmata come le altre cellule dell'organismo.

Il grado del tumore serve a definire quanto queste caratteristiche anomale sono spiccate. Quanto più il grado è alto, tanto più le cellule tumorali sono diverse da quelle sane e sono destinate a crescere e diffondersi velocemente nell'organismo.

Per conoscere il grado del tumore, viene prelevata una parte di esso nel corso di una biopsia. Il tessuto prelevato viene successivamente osservato al microscopio.

Esistono diversi sistemi di classificazione per definire il grado di un tumore, che possono variare da una forma tumorale all'altra. In generale, si usa una scala da 1 a 3 a seconda della quantità di anomalie presenti nelle cellule tumorali.

I tumori di grado 1 hanno cellule molto simili a quelle sane e tendono a crescere lentamente. Quelli di grado 3 si discostano molto per caratteristiche morfologiche da quelle dei tessuti normali e tendono a crescere e a diffondersi rapidamente.

Come si misura lo stadio di un tumore?

Esistono diversi sistemi con cui i medici descrivono lo stadio di un tumore. Sistemi che inoltre evolvono nel tempo via via che crescono le nuove conoscenze sul cancro.

Al di là delle differenze e specificità, quasi tutti i sistemi di stadiazione presentano alcune caratteristiche comuni:
- Le dimensioni del tumore primitivo.
- Il coinvolgimento dei linfonodi.
- La presenza (e il numero) di metastasi, cioè di cellule tumorali migrate tramite il sangue dalla sede primaria in altri organi.

Dalla combinazione di questi elementi si può ricavare una descrizione molto dettagliata del tumore e della sua estensione.

Come interpretare la stadiazione?

Nella cartella clinica, la stadiazione di un tumore assume l'aspetto di una sigla composta il più delle volte da lettere e numeri.

Il modo in cui un fenomeno come l'estensione del tumore e la sua diffusione vengono trasformati in sigla dipende dal sistema di classificazione utilizzato.

Il più comune è il cosiddetto sistema "TNM", acronimo inglese che sta per: Tumour, Node, Metastasis. Questo sistema permette di descrivere la dimensione di un tumore primario, se il cancro si è esteso ai linfonodi e se si è diffuso in una parte diversa del corpo con metastasi. Per ciascuna delle lettere che compongono l'acronimo, viene associato un numero.

Con la lettera T ci si riferisce alla dimensione del tumore: la scala va da 1, che identifica i tumori più piccoli, a 4 per quelli più grandi.

La lettera N, che indica il coinvolgimento dei linfonodi, può essere seguita da un numero che va da 0 (nessun linfonodo coinvolto) a 3 (molti linfonodi coinvolti).

La M, che sta per metastasi, può avere valore 0 (se il tumore è rimasto circoscritto alla sua sede primaria) o 1 (quando il tumore si è diffuso ad altre aree del corpo).

E' un sistema articolato ma semplice, quindi, che può in alcuni casi essere ulteriormente arricchito con l'aggiunta di altre lettere oltre il valore numerico.

Nel caso del tumore al polmone, per esempio, non è raro che per descrivere la presenza di metastasi si usino le sigle M1a e M1b: la prima significa che le metastasi sono presenti e sono localizzate al polmone controlaterale; la seconda indica che le metastasi sono presenti e sono diffuse in altre aree del corpo. Per le fasi iniziali di tumori epiteliali, inoltre, la sigla Tis viene usata per indicare un carcinoma ancora contenuto entro la membrana basale e quindi non ancora invasivo e perciò curabile con la sua asportazione completa.

Il sistema TNM non è l'unico a essere impiegato nella stadiazione dei tumori. Ne esistono molti altri che, però, in genere vengono utilizzati soltanto per specifici tumori.

Che esami bisogna effettuare per conoscere lo stadio di un tumore?

Per giungere a una stadiazione affidabile ci si avvale dell'integrazione di più test quali:

▪ L'esame obiettivo, che unito ai sintomi e a una anamnesi accurata possono fornire le prime indicazioni sulla sede del tumore primario.

▪ I test di diagnostica per immagini come raggi X, TC, risonanza magnetica (RM) o Pet che consentono di "vedere" l'estensione del tumore ed eventualmente la presenza e la localizzazione secondaria.

▪ Gli esami di laboratorio, che possono fornire indicazioni su come il tumore stia alterando il normale funzionamento degli organi.

▪ Biopsie percutanee (sotto controllo ecografico o no) o endoscopiche che attraverso l'esame di un piccolo campione di tessuto da sottoporre ad analisi al microscopio, permettono di definire la natura del tumore attraverso analisi cito-istologica.

LE RADIAZIONI IONIZZANTI E IL CANCRO

Le radiazioni ionizzanti possono danneggiare il DNA delle cellule e alterare l'ambiente che le circonda. Da queste trasformazioni può prendere il via il processo che porta allo sviluppo del tumore. L'effetto biologico delle radiazioni è un insieme di effetti osservati quando le radiazioni ionizzanti interagiscono con i tessuti viventi, trasferendo la loro energia alle molecole che costituiscono le strutture cellulari.

Come risultato, le funzioni della cellula possono essere temporaneamente o permanentemente danneggiate, oppure la cellula può essere completamente distrutta. La gravità del danno dipende dal tipo e dalla dose di radiazione, dalla velocità a cui la dose è stata assorbita e dalla sensibilità alle radiazioni del tessuto interessato. Gli effetti sono gli stessi, sia che la fonte radioattiva sia posta all'esterno o all'interno del corpo.

Le radiazioni ionizzanti sono un fattore di rischio riconosciuto per l'insorgenza del cancro. Sono in grado di indurre lo sviluppo di quasi ogni forma di tumore anche se possono trascorrere molti anni tra l'esposizione alle radiazioni e la sua insorgenza.

La sensibilità alle radiazioni varia da organo a organo: il midollo osseo e la tiroide sono quelli maggiormente soggetti alla trasformazione indotta dalle radiazioni, per questo alcune forme di leucemia e il cancro della tiroide sono le neoplasie che si verificano più frequentemente e più precocemente nelle persone esposte a radiazioni ionizzanti.

Molto di quel che oggi sappiamo sul rapporto tra ionizzanti e cancro deriva da studi condotti su persone sopravvissute alle bombe atomiche di Hiroshima e Nagasaki. Poiché si trattò di condizioni di esposizione molto particolari, per lungo tempo è stato difficile comprendere se quelle conclusioni potessero essere applicate anche a livelli di esposizione più comuni.

Negli anni recenti diversi studi hanno confermato che anche bassi livelli di esposizione possono dare origine alle trasformazioni a carico delle cellule che portano allo sviluppo del cancro. La quantificazione di questo rischio, tuttavia, è molto complessa: dipende infatti da diversi fattori come la dose a cui si è esposti e la durata dell'esposizione, il tipo di radiazione, le aree del corpo irradiate, l'età a cui si è entrati in contatto con le radiazioni.

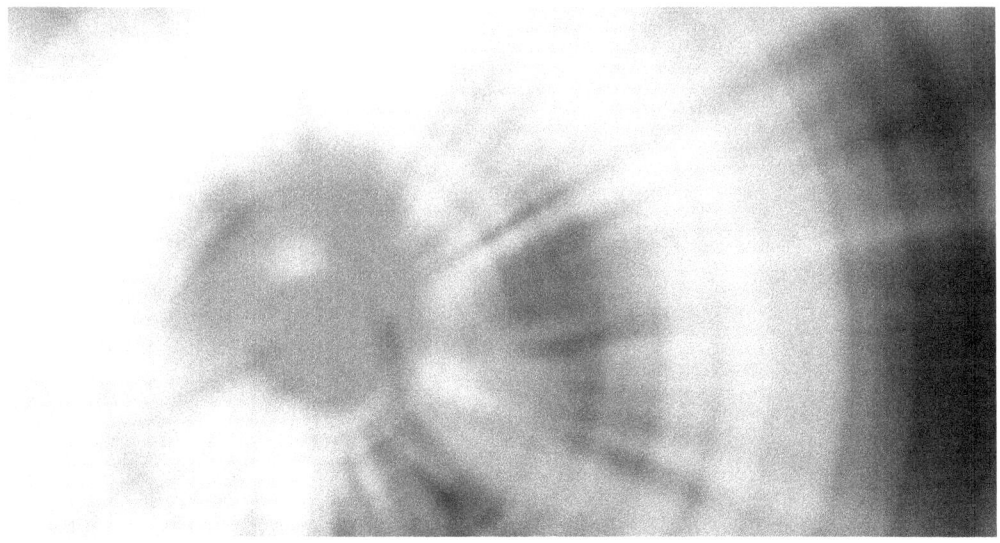

In generale oggi è noto che:
▪ Il rischio di cancro aumenta al crescere della dose a cui si è esposti. Tuttavia anche basse dosi possono comportare un aumento del rischio e non è possibile determinare una dose al di sotto della quale il rischio di sviluppare un tumore si azzeri.
▪ Per la maggior parte dei tumori indotti da radiazioni ionizzanti, le probabilità di ammalarsi sono maggiori se si è esposti da bambini e diminuiscono al crescere

dell'età. Anche l'esposizione nella vita fetale comporta un rischio più alto rispetto agli adulti.

▪ I tumori associati all'esposizione a radiazioni impiegano anni per svilupparsi. Il periodo è più breve per le leucemie (anche pochi anni) e più lungo per i tumori solidi (diversi decenni).

▪ Il rischio di sviluppare una neoplasia come conseguenza dell'esposizione a radiazioni ionizzanti è diverso per le leucemie e gli altri tumori linfopoietici, da un lato, e per quelli solidi, dall'altro.

In particolare:

▪ I tumori del sangue sono più frequenti: la leucemia mieloide acuta è quella che ha maggiori probabilità di svilupparsi, mentre sembrano meno sensibili agli effetti delle radiazioni la leucemia lifoblastica cronica, i linfomi non Hodgkin e il mieloma multiplo.

▪ Se si esclude il tumore della tiroide, in particolare con carenza di iodio, il rischio di sviluppare tumori solidi dopo esposizione alle radiazioni è più basso rispetto a quelli del sangue. L'entità del rischio è però strettamente connessa alla tipologia di esposizione, all'area irradiata, alla dose.

Cosa sono le radiazioni ionizzanti

In natura l'energia emessa da una fonte è definita radiazione. Occorre tuttavia distinguere tra radiazioni ionizzanti **e** non ionizzanti.

Sono radiazioni il calore sprigionato dalla resistenza di un forno tradizionale così come le onde di un forno a microonde, la luce visibile, le onde radio. Radiazioni sono anche i raggi X impiegati per esempio per una radiografia o i raggi gamma impiegati in esami diagnostici come la PET o emessi da alcuni elementi radioattivi.

Le radiazioni si diffondono sotto forma di onde elettromagnetiche; esistono però anche in forma di particelle subatomiche (è il caso delle particelle alfa e beta emesse da materiali radioattivi).

A distinguere queste diverse tipologie di radiazione sono le caratteristiche dell'onda a cui sono connesse, in particolare la lunghezza e la frequenza: le onde a maggiore lunghezza e minore frequenza trasportano meno energia, viceversa, quella corte e a maggiore frequenza trasportano più energia.

Le radiazioni ionizzanti sono una piccola parte di questo ampio spettro di radiazioni: sono quelle a maggiore energia. Proprio per questa caratteristica sono in grado di interagire con la struttura atomica della materia rimuovendo elettroni che orbitano intorno al nucleo e conferendo all'atomo una carica elettrica (ionizzandoli).

Fanno parte delle radiazioni ionizzanti i raggi X, quelli gamma, le particelle alfa e le particelle beta. Anche una porzione di raggi ultravioletti (quelli più vicini per lunghezza d'onda ai raggi X) ha proprietà ionizzanti. Sono cancerogene per l'uomo solo le radiazioni ionizzanti e i raggi ultravioletti, sia provenienti dal Sole sia da altre fonti.

Dall'esposizione al cancro

Così come avviene per la materia inanimata, le radiazioni ionizzanti possono interagire anche con gli atomi e le molecole costitutive degli esseri viventi. Il DNA, in particolare, è molto sensibile agli effetti esercitati dalle radiazioni.

Il DNA contiene le istruzioni per il corretto funzionamento dell'organismo. È inoltre decisivo che l'informazione in esso contenuta venga trasferita inalterata da cellula madre a cellula figlia. È per questo che l'integrità della sua struttura è fondamentale ed è salvaguardata da sofisticati meccanismi di riparazione.

Le radiazioni ionizzanti possono rompere i filamenti di DNA o indurne cambiamenti nella struttura, modificando l'informazione in esso contenuta. Inoltre possono alterare l'ambiente cellulare (per esempio l'acqua contenuta dentro o fuori le cellule) dando vita a radicali liberi, composti altamente reattivi che possono dare origine a molecole dannose per le cellule.

Come conseguenza di ciò, a seconda dell'entità di questi danni, la cellula:
- Può andare incontro a morte.
- Può riparare efficacemente se stessa.
- Può subire alterazioni che non vengono riparate correttamente (mutazioni): la cellula sopravvive, ma ha un comportamento anomalo.

Il cancro può essere la conseguenza di quest'ultima tipologia di danni.

Il problema della dose

Le radiazioni ionizzanti agiscono attraverso l'energia depositata nei tessuti: perciò i loro effetti biologici sono maggiori al crescere della dose a cui si è esposti. La dose assorbita dai tessuti viene misurata in Grays (Gy), mentre l'unità di misura impiegata per misurare l'effetto biologico delle radiazioni è il Sieverts (Sv). I possibili effetti delle radiazioni ionizzanti sono di due tipi:
- A dosi elevate si osservano effetti definiti deterministici, vale a dire che, al di sopra di specifici valori di esposizione che dipendono dal tipo di radiazione e dalla parte del corpo irradiata, c'è la certezza che si verifichino.
- La gravità degli effetti deterministici dipende dalla dose a cui si è esposti. Alcuni possibili effetti deterministici dell'esposizione a radiazioni ionizzanti sono eritemi, necrosi cutanea, perdita dei capelli e dei peli, cataratta, sterilità.
- Per esposizioni a dosaggi particolarmente elevati si ha la sindrome acuta da radiazioni, causata soprattutto dai danni al midollo osseo, alle mucose intestinali e al sistema nervoso centrale. Per esempio, si stima che nel caso del disastro nucleare di Chernobyl, tra i circa 1.000 soccorritori intervenuti subito dopo l'incidente, 28 siano morti nei mesi successivi per i danni causati dalle radiazioni.
- A dosi più basse si verificano invece effetti definiti stocastici. Si tratta di effetti probabilistici, non è quindi certo che si verifichino. Le probabilità che avvengano aumentano al crescere della dose; gli effetti stocastici sono inoltre cumulativi (più esposizioni si sommano per aumentare le probabilità che si verifichino). Infine, non è possibile fissare una soglia al di sotto della quale non si verifichino. Queste caratteristiche rendono molto difficile valutare gli effetti stocastici. Il più comune

effetto stocastico dell'esposizione a radiazioni ionizzanti è il cancro.

Potere di penetrazione delle radiazioni

Il potere di penetrazione è uno dei parametri di cui va tenuto conto per stimare la pericolosità delle radiazioni. I tre tipi principali di radiazione: Alfa, Beta e Gamma hanno poteri di penetrazione molto diversi: per fermare le particelle Alfa basta un sottile foglio di carta; per le particelle Beta, che penetrano facilmente attraverso la carta, è necessario almeno un foglio di alluminio; per fermare i raggi Gamma, infine, che sono i più penetranti, ci vuole invece uno spesso strato di piombo o di cemento.

- **Raggi α**: sono particelle cariche positivamente. Sono da 10 a 20 volte più dannosi dei raggi X (il valore dipende dalla parte del corpo irradiata: vale 10 per i tessuti in genere e 20 per il cristallino dell'occhio); però, sebbene i raggi Alfa siano molto ionizzanti, sono poco penetranti: vengono arrestati dalla pelle e quindi possono solo fare danni a questo livello. Tuttavia, una sostanza che emette raggi Alfa, se ingerita può accumularsi in certe parti del corpo dove si possono raggiungere dosi molto dannose di radiazione.

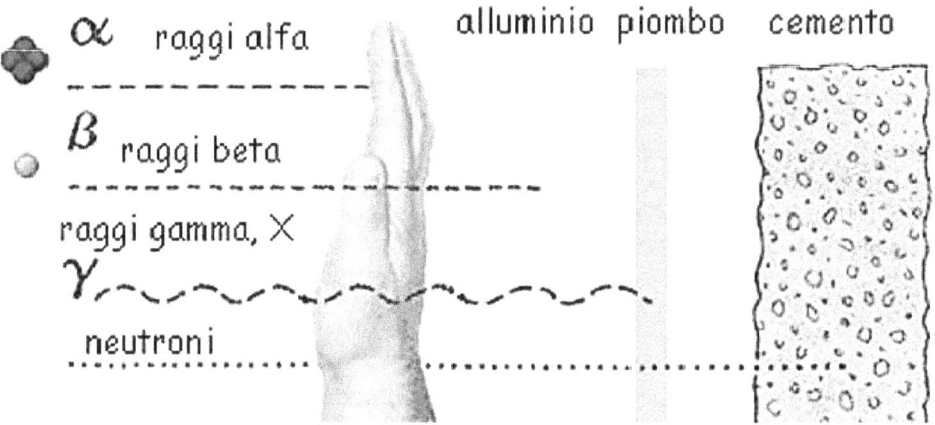

- **Raggi β**: sono elettroni o positroni emessi nei decadimenti radioattivi. Sono molto più penetranti delle particelle α ma possono essere fermati da sottili strati di materiali (acqua, vetro, metallo etc.). L'introduzione nel corpo di materiali β-emettitori può essere pericolosa ma molto meno di quella degli α-emettitori.
- **Raggi X e γ**: sono radiazioni elettromagnetiche come la luce, ma di lunghezza d'onda più corta. I raggi X e γ sono molto più penetranti dei raggi α e β. Soltanto materiali ad alta densità quali il piombo sono in grado di fermarli. La pericolosità dei raggi X e γ, specialmente nel caso di irraggiamento esterno, è strettamente connessa con l'elevata capacità di penetrazione che essi hanno nei vari materiali, tessuti viventi compresi.
- **Neutroni**: sono particelle neutre, cioè senza carica elettrica; sono molto penetranti, non ionizzano direttamente ma la loro interazione con la materia può

generare particelle α, β, γ che a loro volta producono ionizzazione. I Neutroni sono fermati da materiali leggeri quali acqua, paraffina, polietilene, e calcestruzzo in spessori più o meno grandi.

Il processo di ionizzazione può causare un danno al DNA cellulare

Tale danno se non adeguatamente riparato, può provocare una modificazione cellulare e di conseguenza un cancro altamente maligno o la morte. Nel primo caso, se il numero di cellule morte è sufficientemente elevato ne può derivare una compromissione funzionale grave e clinicamente apprezzabile in un tessuto o organo.

Nel secondo caso la cellula modificata è ancora in grado di riprodursi e può dare luogo, dopo un periodo di latenza di durata variabile ad una condizione di tipo neoplastico se quella modificata è una cellula somatica, o a un danno nella progenie se viene interessata una cellula germinale. Gli effetti del primo tipo sono definiti deterministici, quelli del secondo tipo stocastici.

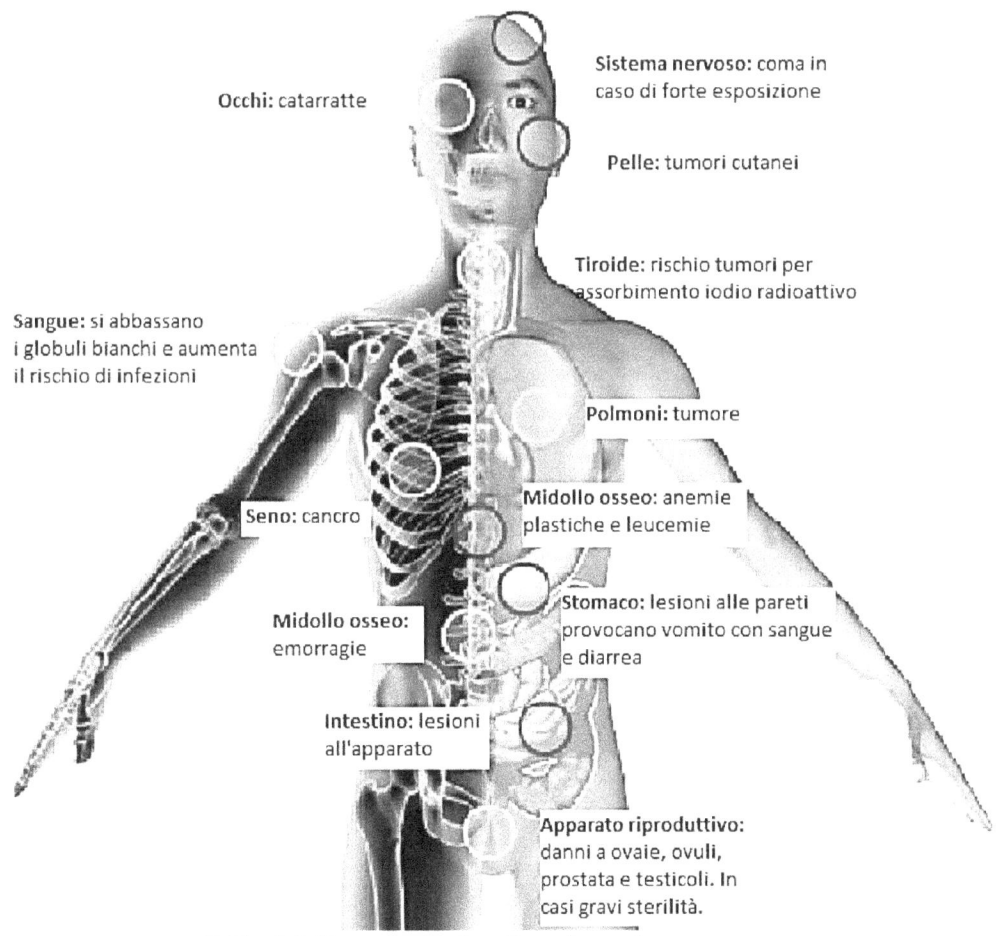

Occhi: catarratte

Sistema nervoso: coma in caso di forte esposizione

Pelle: tumori cutanei

Tiroide: rischio tumori per assorbimento iodio radioattivo

Sangue: si abbassano i globuli bianchi e aumenta il rischio di infezioni

Polmoni: tumore

Midollo osseo: anemie plastiche e leucemie

Seno: cancro

Stomaco: lesioni alle pareti provocano vomito con sangue e diarrea

Midollo osseo: emorragie

Intestino: lesioni all'apparato

Apparato riproduttivo: danni a ovaie, ovuli, prostata e testicoli. In casi gravi sterilità.

Effetti delle emissioni radioattive sul corpo umano

Effetti deterministici

Tali effetti possono conseguire ad esposizioni del corpo intero oppure ad irradiazioni parziali. L'esposizione dell'intero organismo (panirradiazione esterna o contaminazione interna) dà luogo a una sindrome molto grave legata a un danno irreversibile dei vari tessuti, specie di quelli ad elevata proliferazione cellulare. Sono principalmente danneggiati il midollo osseo che mostra una depressione dell'ematopoiesi con conseguente pancitopenia periferica, e le mucose dell'apparato digerente con conseguenti diarrea, emorragia intestinale, setticemia e shock. Nei casi più gravi si ha un danno del tessuto cerebrale con coma e morte. La prognosi dipende dalla quantità di dose assorbita.

Effetti stocastici

Gli effetti stocastici, cioè di natura statistica e casuale, si verificano quando una cellula, modificata dalla ionizzazione, conserva la capacità di dividersi, potendo dare luogo a una patologia neoplastica maligna. Per tali tipi di effetti non esiste una dose soglia.

Le neoplasie che con maggiore probabilità conseguono da esposizione cronica a radiazioni ionizzanti, sono le leucemie e i tumori cutanei. Studi epidemiologici hanno inoltre evidenziato un aumento del carcinoma della tiroide dopo l'irradiazione esterna e/o dopo la contaminazione con Iodio-131, cioè la sostanza radioattiva che provoca il cancro. Allo stesso modo è stato riscontrato negli esposti un eccesso di neoplasie ossee e della mammella.

Effetti ereditari

Gli effetti delle radiazioni ionizzanti possono interessare, oltre al soggetto esposto, anche i suoi figli. Tali effetti sono conseguenti ad un danno indotto dalle radiazioni ionizzanti sul DNA delle cellule germinali, oppure all'irradiazione del prodotto del concepimento durante la vita uterina.
Gli effetti genetici consistono in:
- Mutazioni geniche.
- Aberrazioni cromosomiche.

Le mutazioni geniche possono essere di tipo dominante o recessivo; nel primo caso l'effetto si manifesta in tutti i discendenti, mentre nel secondo si evidenzia solo in una parte di essi. Le aberrazioni cromosomiche possono essere strutturali (traslocazioni, delezioni) o di numero. In caso di una esposizione del prodotto del concepimento durante la vita intrauterina ne può derivare:
- Morte dell'embrione o del feto.
- Malformazioni e alterazioni della crescita.
- Ritardo mentale.
- Induzione di tumori maligni.
- Effetti ereditari.

Effetti delle radiazioni

Durante i primi studi sulla radioattività, si pensava che gli effetti biologici delle radiazioni ionizzanti fossero direttamente proporzionali all'energia globale che le stesse radiazioni depositavano. Nacque così il concetto di dose di radiazioni depositata nell'aria dai raggi X, la cui unità di misura è il roentgen. Successivamente, con la scoperta di elettroni, neutroni, protoni e altri tipi di radiazioni, ci si accorse che il Roentgen non andava più bene. Venne introdotto allora il Rad = quantità di energia assorbita per unità di massa. Purtroppo anche il Rad non esprime una quantità direttamente legata agli effetti biologici, in quanto un Rad depositato sui vari organi del corpo produce effetti biologici quantitativamente e qualitativamente diversi.

L'efficacia biologica relativa (RBE = Relative Biological Effectiveness) di un particolare tipo di radiazione è il rapporto tra la dose (in Rad) di raggi X o raggi Gamma e la dose in Rad della radiazione che produce lo stesso effetto biologico.

Riportando i valori RBE per le varie radiazioni, si è notato che i raggi β hanno la stessa efficacia biologica dei raggi γ ed X, ma che le particelle α sono 20 volte più efficaci. Inoltre, le varie radiazioni differiscono per la loro capacità di penetrazione: i raggi Alfa sono i meno penetranti ed i Neutroni (derivanti da processi al decadimento radioattivo) i più penetranti.

Le fonti di esposizione

Le radiazioni ionizzanti non sono un qualcosa di estraneo alle nostre vite. Quotidianamente siamo esposti a una dose di radiazioni definita "fondo naturale di radiazione", proveniente dall'ambiente che ci circonda (radiazione cosmica e del suolo). Le altre fonti di esposizione sono le radiazioni prodotte dall'uomo per scopi non medici e quelle per scopi medici.

IL FONDO NATURALE DI RADIAZIONE DERIVA DA DIVERSE FONTI

Il fondo naturale di radiazione è la maggiore fonte di radiazioni ionizzanti a cui siamo esposti. È vero che le altre tipologie di fonti possono produrre picchi più elevati, ma restano limitati nel tempo e nello spazio. Il fondo naturale di radiazione è invece una presenza costante nelle nostre vite, proprio per questo non è possibile sapere se ha effetti sulla salute. In media ogni essere umano è esposto a circa 2,4 millisievert (mSv) per anno, l'equivalente di 100 radiografie del torace. L'entità dell'esposizione varia però notevolmente a seconda della zona in cui si vive.

▪ I raggi cosmici

Sono particelle radioattive che arrivano direttamente dallo spazio, emesse dal sole e dalle altre stelle. L'atmosfera terrestre blocca una parte di queste radiazioni, ma alcune riescono ad arrivare al suolo. Dal momento che si disperdono gradualmente una volta superata l'atmosfera, le radiazioni trasportate dai raggi cosmici sono maggiori alle alte altitudini. Per la stessa ragione si è più esposti ai raggi cosmici quando si sta viaggiando in aereo.

▪ Le radiazioni emesse dalla Terra

Nel suolo terrestre sono presenti numerosi elementi radioattivi la cui diffusione può variare di zona in zona. Piccole parti di queste radiazioni possono raggiungere l'uomo attraverso l'aria, ma anche attraverso il cibo e l'acqua. La fonte di radiazione terrestre più importante per la salute umana è il Radon, un gas radioattivo inodore e incolore che si forma dal decadimento del radio.

Il Radon si trova in particolari terreni e rocce e può disperdersi nell'aria aperta o concentrandosi nei luoghi chiusi in basso. Il Radon, quando inalato, si deposita sulle pareti dell'apparato respiratorio e da qui irraggia le cellule dei bronchi, in tal modo può dare luogo alle trasformazioni cellulari che portano allo sviluppo del tumore del polmone. Si stima che il Radon sia responsabile di una percentuale che va dal 3% al 14% di tutti i tumori polmonari.

Le radiazioni prodotte dall'uomo

Da circa un secolo l'uomo è in grado di sfruttare le proprietà delle radiazioni ionizzanti. Gli impieghi principali sono la produzione di armi nucleari e quella di energia.

▪ Armi nucleari

Quando ci si riferisce alle armi nucleari, il pensiero va alle bombe sganciate nella seconda guerra mondiale su Hiroshima e Nagasaki che esposero centinaia di migliaia di persone a raggi X, raggi Gamma e Neutroni.

Centinaia di migliaia di persone morirono come risultato delle ustioni e della malattia acuta da radiazioni. Tra i sopravvissuti fu riscontrato un aumento di diverse forme di tumore (leucemia, mieloma multiplo, cancro della tiroide, della vescica, del seno, del polmone, delle ovaie, del colon, all'esofago, dello stomaco, del fegato, linfomi, tumori della pelle, ecc.) per un totale cumulativo di un migliaio di decessi in eccesso.

Le bombe di Hiroshima e Nagasaki, però, hanno contribuito soltanto per una minima parte alla produzione umana di radiazioni ionizzanti. La maggiore fonte di radiazioni disperse nell'ambiente dall'uomo è rappresentata dai test sulle armi atomiche condotti fino agli anni Sessanta da diversi Paesi. Ogni test nucleare ha disperso nell'atmosfera, nel suolo e nell'acqua consistenti quantità di materiali radioattivi.

Sebbene, come si dice, pare che non siano stati più effettuati test in atmosfera negli ultimi 50 anni, questa contaminazione radioattiva continua a essere una fonte di esposizione per l'uomo a causa dei lunghi tempi di decadimento di alcuni elementi utilizzati. Gli effetti sulla salute delle popolazioni esposte non sono del tutto noti, ma gli Stati Uniti - il Paese che ha realizzato il maggior numero di test - ha da anni attivato un programma di compensazione per le persone che vivono nelle aree interessate e che hanno sviluppato un tumore connesso con l'esposizione di queste radiazioni.

- **Centrali nucleari**

Le emissioni di radiazioni dagli impianti di produzione di energia, basati sullo sfruttamento di reazioni nucleari, sono attentamente monitorate e controllate. La dispersione di radioattività nell'ambiente sembra trascurabile, tuttavia, malfunzionamenti degli impianti o incidenti possono causare grandi perdite di radiazioni ionizzanti nell'ambiente.

Nel 1986 a Chernobyl, in Ucraina, si verificò il più grande disastro nucleare della storia. Milioni di persone furono esposte a radiazioni, sia dirette sia deposte sul suolo e nelle acque. Le persone che affrontarono l'emergenza furono quelle maggiormente esposte. 28 persone morirono nei mesi successivi per sindrome da radiazione acuta. Negli anni successivi al 1986 furono registrati circa 4.000 casi di tumore alla tiroide nella popolazione circostante che all'epoca del disastro aveva meno di 18 anni. Ancor oggi, tra la popolazione di tutti i paesi d'Europa, sono apparse varie forme di cancro come conseguenza della perdita di materiale radioattivo proveniente dalla disgrazia di notevoli dimensioni avvenuta nella centrale nucleare di Chernobyl.

Nel 2011 fu il Giappone a essere vittima di un disastro nucleare conseguente a un terremoto e successivo tsunami. La centrale nucleare di Fukushima, con i suoi sei reattori, risultò danneggiata e circa 170.000 persone furono esposte alle radiazioni, a dosi però molto basse. Nel 2013, l'Organizzazione Mondiale della Sanità ne ha stimato i potenziali effetti sulla salute. In particolare, un aumento del rischio di leucemia fino al 7%, di cancro al seno fino al 6%, di tumori solidi fino al 4%, di cancro alla tiroide fino al 70%. Per prevenire quest'ultimo tumore le autorità hanno disposto la somministrazione profilattica di Ioduro di potassio che impedisce alla tiroide di assimilare lo Iodio-131, la sostanza radioattiva che provoca il cancro.

L'esposizione medica

Le radiazioni ionizzanti sono impiegate in medicina in tre aree:
- In radiologia diagnostica, vale a dire nell'esecuzione di indagini diagnostiche che prevedono l'utilizzo di strumentazioni che sfruttano i raggi X per ottenere immagini del paziente.
- In radioterapia, che sfrutta le proprietà delle radiazioni per colpire e uccidere i tumori.
- In medicina nucleare, che utilizza sostanze radioattive introdotte nel paziente per la diagnosi o trattamento.

Le radiazioni ionizzanti impiegate in tutte e tre le attività aumentano le probabilità di sviluppare il cancro. La maggior parte delle procedure comporta un rischio molto basso, bisogna tuttavia considerare che l'esposizione alle radiazioni da tutte le fonti si somma nel corso della vita, e perciò ogni intervento medico che prevede l'utilizzo di radiazioni contribuisce all'aumento complessivo del rischio. In ogni caso, il rischio derivante da queste procedure va sempre comparato con i benefici attesi.

Radiologia diagnostica

Negli ultimi decenni, la diffusione di indagini diagnostiche che prevedono l'utilizzo di elevate dosi di radiazioni ionizzanti (in particolare la TC) è cresciuta notevolmente. Ciò ha consentito di giungere a diagnosi più affidabili e spesso precoci, aumentando le probabilità di guarigione. Tuttavia ha anche posto il problema degli effetti dell'esposizione ripetuta alle radiazioni ionizzanti.

Calcolare le probabilità di sviluppare un tumore come conseguenza dell'esposizione a radiazioni per test diagnostici è difficile. La quantità di radiazioni varia a seconda del test. Ma anche la tipologia di macchina utilizzata, la dimestichezza dell'operatore che esegue l'esame e la sua durata possono influenzare la quantità di radiazioni.

Ciò non toglie che lo svolgimento di un numero elevato di esami nel corso della vita possa contribuire in maniera significativa all'aumento del rischio di sviluppare un tumore. È perciò importante eseguire esami diagnostici che prevedano l'utilizzo di radiazioni ionizzanti (quali la TC) soltanto quando è realmente necessario e scegliere, laddove è possibile, l'esame che comporta la minore esposizione possibile.

Il tema è particolarmente importante durante l'infanzia, i bambini, infatti:

▪ Sono più sensibili degli adulti alle radiazioni.
▪ Hanno un'aspettativa di vita più lunga degli adulti, e perciò eventuali mutazioni indotte dalle radiazioni hanno più tempo per evolvere in tumori.
▪ Possono essere esposti a più alti livelli di radiazioni se i dispositivi non sono appositamente tarati.

Ciò implica che per un bambino le probabilità di sviluppare un tumore come conseguenza di esami diagnostici, anche se rimane molto bassa, è maggiore che per un adulto che esegua lo stesso test.

Per questo si consiglia di eseguire la TC ai bambini solo quando è veramente necessario, prediligendo, quando è possibile, test che non prevedano l'utilizzo di radiazioni ionizzanti (per esempio la risonanza magnetica). È stato inoltre osservato che, per i bambini, i livelli di esposizione sono più bassi se l'esame è eseguito in una struttura pediatrica.

Radioterapia

Le radiazioni ionizzanti sono un modo efficace per trattare alcune forme di tumore. La radioterapia prevede l'utilizzo di radiazioni ionizzanti in dosaggi migliaia di volte più alte rispetto a quelle usate per la diagnosi. Le radiazioni vengono indirizzate direttamente contro la massa tumorale e, danneggiando le cellule cancerose, ne impediscono la proliferazione. Tuttavia il suo uso può produrre mutazioni nel DNA delle cellule che sopravvivono e queste possono, successivamente, dare vita a un nuovo tumore.

L'entità di questo rischio è molto bassa e comunque i benefici derivanti dal trattamento superano ampiamente i rischi.

Le probabilità di sviluppare un tumore dopo l'esposizione a radioterapia dipendono da diversi fattori:

- L'area irradiata (il midollo osseo, il seno e la tiroide sono gli organi più sensibili).
- I dosaggi e la durata dei trattamenti.
- L'età del paziente (i bambini sembrano a maggior rischio di sviluppare un tumore solido).

LA GUIDA ALLE TERAPIE

Questa guida pratica per chi deve sottoporsi a un trattamento di diverse terapie, cerca di rispondere alle domande più comuni dei pazienti e dei loro familiari su operazioni da svolgere che possono essere consigliati dai medici oncologi dopo una diagnosi di tumore o nel corso della cura. Quando servono particolari cure, quando non sono indicate, quali effetti indesiderati possono provocare nell'immediato o a lungo termine, quali consigli pratici possono aiutare per trarne i maggiori benefici.

Si tratta di indicazioni generali che vanno verificate di volta in volta con il proprio medico, in relazione alla propria specifica situazione.

La guida si arricchirà di tutti i trattamenti necessari, dai diversi tipi di chirurgia alla radioterapia, dalle terapie farmacologiche alle cure palliative che attenuano i sintomi della malattia, senza intervenire direttamente sulla causa. Inoltre, in altri articoli di questo libro saranno trattati nuovi rimedi accessori complementari e non alla chemioterapia. Questi hanno l'intento di eliminare completamente anche ciò che ha dato origine al tumore e a ristabilire il paziente in piena salute.

CHEMIOTERAPIA

La parola chemioterapia, letteralmente indica qualunque trattamento terapeutico a base di micidiali sostanze chimiche velenose, anch'esse cancerose. Più specificamente si riferisce ai farmaci capaci di uccidere gli agenti responsabili delle malattie e comprende quindi anche gli antivirali e gli antibiotici che eliminano i batteri (chemioterapia antimicrobica). Nel linguaggio comune, però, il termine è utilizzato soprattutto in riferimento alle più comuni cure farmacologiche rivolte contro il cancro (chemioterapia antineoplastica).

Basandosi sul principio che le cellule tumorali si riproducono molto più rapidamente di quelle normali, le sostanze utilizzate per questi trattamenti interferiscono con i meccanismi legati alla replicazione delle cellule, uccidendole durante questo processo (azione citotossica). L'effetto della chemioterapia, quindi, si fa sentire soprattutto sui tumori che crescono velocemente, ma anche su alcuni tipi di cellule sane soggette a rapida replicazione (come le cellule dei bulbi piliferi, del sangue e quelle che rivestono le mucose dell'apparato digerente). Si spiegano così i più comuni effetti collaterali di questi trattamenti (perdita di capelli, anemia e calo delle difese immunitarie, vomito, diarrea e infiammazione o infezione della bocca).

Queste conseguenze, a volte, preoccupano più della malattia stessa. È importante tuttavia sottolineare che, a fronte di questi disturbi, talvolta rilevanti, la chemioterapia ha il merito di aver ribaltato la prognosi di chi è colpito da alcune forme di cancro, per esempio le leucemie infantili, il linfoma di Hodgkin o il tumore del testicolo, che oggi in un'altissima percentuale di casi giungono a completa guarigione.

Schema e ciclo di trattamento

La chemioterapia consiste nella somministrazione di una o più sostanze capaci di uccidere le cellule tumorali durante il loro processo di replicazione.

L'associazione di sostanze diverse consente di aggredire le cellule tumorali colpendo contemporaneamente diversi meccanismi essenziali per la loro replicazione. Si ostacola così la loro capacità di evolvere verso forme resistenti alle cure. Per le diverse malattie esistono quindi diversi schemi di chemioterapia chiamati con acronimi formati dalle iniziali dei medicinali utilizzati: per esempio CMF (ciclofosfamide, metotrexate e fluorouracile) per il tumore al seno o CVP (ciclofosfamide, vincristina e prednisolone) per alcuni linfomi. Esistono quasi un centinaio di sostanze che possono essere variamente combinate per combattere meglio le diverse forme di tumore, e nuove molecole sono continuamente scoperte, sintetizzate o estratte e messe a punto nei laboratori di tutto il mondo.

Per ogni tipo di tumore e per ogni caratteristica fisica del malato, sulla base dei dati raccolti in decenni di ricerche, i medici scelgono lo schema più adatto per ottenere il miglior risultato possibile con il minor carico di effetti collaterali.

A questo stesso scopo la chemioterapia viene spesso somministrata in cicli e non in maniera continua. Non tutte le cellule infatti sono contemporaneamente in fase di replicazione. Anche in un tumore a rapida crescita ve ne sono sempre alcune "a riposo" o, come si dice, "in fase quiescente". Queste cellule sfuggono all'azione dei farmaci chemioterapici che hanno la caratteristica di uccidere le cellule mentre si dividono. Per questo la ripetizione del trattamento in cicli successivi elimina le cellule tumorali via via che entrano nella fase di replicazione.

Per ciclo di trattamento si intende il periodo in cui si riceve il trattamento e la fase di intervallo prima di quello successivo. Un ciclo di 3 settimane, per esempio, può prevedere la somministrazione dei farmaci solo al primo giorno, e 20 giorni senza trattamenti.

L'intervallo tra un ciclo e l'altro consente di attendere che una nuova popolazione di cellule tumorali entri in fase di replicazione e, nel contempo, permette all'organismo di riprendersi dagli effetti collaterali della cura, soprattutto quelli che colpiscono le difese immunitarie del paziente.

In genere la chemioterapia si prolunga per un periodo che va da tre a sei mesi, nel corso del quale si effettuano in genere da tre-quattro a sei-otto cicli di trattamento.

Il programma tuttavia può cambiare in relazione al tipo di malattia, al singolo paziente e alla reazione individuale alle cure.

Gli esami del sangue, da cui può emergere un livello troppo basso di globuli bianchi o di piastrine, oppure il sospetto che il fegato o i reni stiano soffrendo delle cure, possono per esempio indurre i medici ad allungare gli intervalli tra un trattamento e l'altro o ad abbassare le dosi dei farmaci.

Altre volte gli accertamenti eseguiti nel corso del trattamento mostrano una scarsa risposta della massa tumorale che non si riduce di volume nonostante la terapia. Questo può spingere i medici a utilizzare un'altra combinazione di farmaci chemioterapici che possa rivelarsi più efficace.

Infine, nella programmazione dei cicli di trattamento, è talvolta possibile tenere conto delle esigenze personali del paziente. Parlandone con il medico con il dovuto anticipo si può cercare di impostare i cicli in modo che non condizionino la partecipazione a eventi importanti, familiari o di lavoro.

Quando è indicata la chemioterapia?

I medici valutano l'opportunità di sottoporre un paziente a chemioterapia in base a diversi fattori:
▪ Il tipo di tumore, più o meno sensibile a queste cure.
▪ La sede in cui il tumore si è presentato la prima volta (per esempio: le metastasi localizzate nel polmone provenienti da un tumore della mammella vanno trattate con gli schemi efficaci contro il tumore della mammella).
▪ L'aspetto delle cellule tumorali al microscopio (cioè il grado di severità del cancro).
▪ La diffusione della malattia dal punto in cui si è sviluppata (cioè lo stadio di evoluzione del cancro).
▪ Le condizioni psico-fisiche generali del paziente.

Con questi stessi criteri, in genere sulla base di protocolli predefiniti, i medici stabiliscono il tipo di chemioterapia da somministrare, il numero di cicli necessari e se la cura sia da associare a un intervento chirurgico, a cicli di radioterapia, a terapie ormonali, o che questa possa essere integrata con le nuove terapie mirate o varie combinazioni di questi trattamenti.

Quando la chemioterapia è somministrata contemporaneamente alla radioterapia si parla di: Chemio - Radioterapia.

Quando non è indicata la chemioterapia?

Una diagnosi di cancro non implica necessariamente la chemioterapia, che è un trattamento sistemico, cioè diffuso a tutto il corpo. Ciò comporta effetti collaterali da soppesare in relazione ai benefici attesi. Pertanto i medici possono decidere di non sottoporre il paziente a questo tipo di cura:
▪ Se il tumore, per le sue caratteristiche, risponde poco o nulla a questo genere di trattamento.
▪ Se il tumore è ancora piccolo, non si è diffuso ai linfonodi e neppure nel sangue, e può essere rimosso completamente con un intervento chirurgico.
▪ In altri casi che i curanti valuteranno di volta in volta.

A che scopo si fa la chemioterapia?

La scelta di sottoporre un paziente a chemioterapia può mirare nei diversi casi a obiettivi differenti:

▪ Eliminare definitivamente la malattia, nel caso di tumori molto sensibili a questi trattamenti.

▪ Ridurre il volume della massa tumorale prima di un'operazione chirurgica o prima della radioterapia (chemioterapia neoadiuvante) così da rendere l'intervento più efficace e meno demolitivo e poter limitare l'irradiazione a zone più ristrette.

▪ Prevenire il ritorno della malattia trattata con un intervento chirurgico o con la radioterapia, eliminando cellule tumorali che possono essersi staccate dal tumore e diffuse in altre parti del corpo, pur non avendo ancora dato luogo a metastasi rilevabili con gli strumenti diagnostici attualmente a disposizione (chemioterapia adiuvante o precauzionale).

▪ Prolungare la sopravvivenza o ritardare la progressione della malattia quando questa non può essere eliminata del tutto, per esempio perché già diffusa nell'organismo.

▪ Migliorare i sintomi provocati dalla massa tumorale quando questa non si può asportare chirurgicamente, per limitare gli effetti legati all'ostruzione di canali (per esempio un bronco o l'intestino) e alla compressione degli organi vicini (per esempio all'interno della scatola cranica).

▪ Preparare l'organismo a un trapianto di midollo osseo o di cellule staminali. In questo caso si utilizzano dosi molto alte di farmaci.

Prima della chemioterapia

Prima di sottoporre un paziente a chemioterapia i medici gli prescrivono una serie di esami del sangue e altri accertamenti diagnostici. Queste indagini servono a stimare il numero di globuli rossi, bianchi e piastrine perché il trattamento li potrebbe ridurre, ed inoltre, saranno verificate le funzionalità di altri organi (polmoni, cuore, fegato, rene) che talvolta potrebbero venir danneggiati dai diversi tipi di chemioterapia. La scelta degli esami da eseguire in ogni singolo caso, quindi, dipende anche dal tipo di sostanze che dovranno essere somministrate.

Viene inoltre eseguita una visita accurata e si misurano peso e altezza, indispensabili per calcolare l'esatta dose di farmaci chemioterapici necessari.

Prima di ogni seduta di chemioterapia si ripete l'esame del sangue per la conta dei globuli bianchi, dei globuli rossi e delle piastrine e per verificare la funzione di fegato e reni. Se alcuni di questi risultati sono alterati, i medici possono decidere, per la sicurezza del paziente, di rimandare il trattamento (di solito di una settimana, ricontrollando poi ancora una volta gli esami del sangue).

Come viene somministrata la chemioterapia?

I farmaci che compongono lo schema di trattamento possono essere somministrati in vario modo. Alcuni farmaci chemioterapici, da soli o in associazione a terapie endovenose, possono essere presi per bocca sotto forma di capsule o compresse. In questo caso spesso sono consegnati al paziente che li può assumere a casa propria. È importante avere alcune accortezze e farsi spiegare bene e per iscritto:

- Quante compresse prendere.
- Quando prenderle.
- Per quanto tempo.
- A che ora in relazione ai pasti.
- Chiedere se le medicine devono essere conservate in frigorifero o a temperatura ambiente. In ogni caso devono essere tenute fuori dalla portata di bambini e animali domestici.
- Toccare il meno possibile i medicinali e lavarsi bene le mani dopo averlo fatto per evitare irritazioni della pelle.
- Se si dimentica un giorno la pastiglia, non prenderne mai una doppia dose il giorno successivo, ma consultare il medico.
- Se non si riesce ad assumere la medicina o questa provoca disturbi, contattare il proprio medico.
- Le sostanze attive contenute nei medicinali sono eliminate in parte attraverso le urine e le feci, perciò far scorrere bene l'acqua dopo essere stati in bagno.

Somministrazione della chemioterapia per via endovenosa
- Tramite: Siringa, quando la sostanza può essere somministrata in tempi brevi (non più di alcuni minuti).
- Tramite: Flebo, quando la sostanza deve essere somministrata in un tempo variabile da 30 minuti ad alcune ore. I due principali svantaggi di questa modalità sono:
1) La difficoltà di mantenere costante la velocità di infusione, cui si ovvia usando una pompa per infusione che spinge in circolo i farmaci senza rallentamenti o accelerazioni.
2) Il rischio che le sostanze possano uscire dalla vena danneggiando i tessuti circostanti, per cui occorre una attenta sorveglianza da parte del personale medico.
- Tramite: Pompa per infusione, quando la sostanza deve essere somministrata goccia a goccia per diversi giorni.
- Tramite: Infusione continua per settimane o mesi, in questi casi il paziente porta la pompa sempre con sé.

Tutte queste modalità di somministrazione per via endovenosa prevedono un accesso venoso, cioè una via d'ingresso al circolo sanguigno che sia mantenuta aperta per tutto il tempo necessario alle cure. Per l'esigenza di iniettare ripetutamente in vena sostanze irritanti che facilmente possono provocare flebiti, sono stati messi a punto vari dispositivi per raggiungere il circolo sanguigno senza dover cercare ogni volta una vena del braccio, come si fa per iniezioni intravenose occasionali.

L'accesso dei farmaci chemioterapici può avvenire tramite:
1) CVP (catetere venoso periferico) o agocannula in una vena della mano o del

braccio. È un tubicino molto sottile, inserito tramite un ago, che mantiene aperta la vena attraverso la quale possono essere iniettati farmaci e prelevare sangue. Se necessario può essere tenuta per alcuni giorni.

2) CVC (cateteri venosi centrali).

Sono dispositivi che, tramite tubicini di materiale biocompatibile (silicone o poliuretano) detti cateteri, raggiungono le grosse vene più vicine al cuore. In questo modo permettono l'infusione intermittente o continua di farmaci e terapie nutrizionali, garantendo, nel contempo, l'accesso permanente al sistema venoso per molto tempo, anche per mesi.

Questi due dispositivi possono essere:
▪ **Esterni**

Sono inseriti in anestesia locale in un ambiente sterile, senza la necessità di un intervento in sala operatoria.

Come si vede nell'immagine sopra, possono essere inseriti a livello della vena giugulare del collo (per trattamenti di breve durata) oppure, passando in una sorta di tunnel sotto la cute del torace, penetrano la vena succlavia all'altezza della clavicola, e da qui sono spinti ancora oltre, fino alla vena cava superiore.

▪ In alternativa possono essere inseriti in una vena a livello del braccio, come una comune agocannula. In questo caso, però, il tubicino flessibile è poi spinto, come nel caso precedente, fino alla vena cava superiore (PICC, Peripherally Inserted Central Catheter, catetere centrale inserito perifericamente).

▪ Impiantati tramite un piccolo intervento chirurgico: Port-a-cath è un piccolo serbatoio sottocutaneo che, tramite un tubicino, sfocia in una vena profonda. Pungendo la pelle in corrispondenza del punto in cui è situato, è possibile raggiungere sempre il circolo venoso. Questo dispositivo presenta vantaggi e svantaggi rispetto alle altre linee centrali esterne:

▪ Vantaggi: è invisibile, richiede minore manutenzione.

▪ Svantaggi: comporta la puntura della pelle, che viene evitata quando i piccoli cateteri sboccano esternamente, come nelle altre soluzioni.

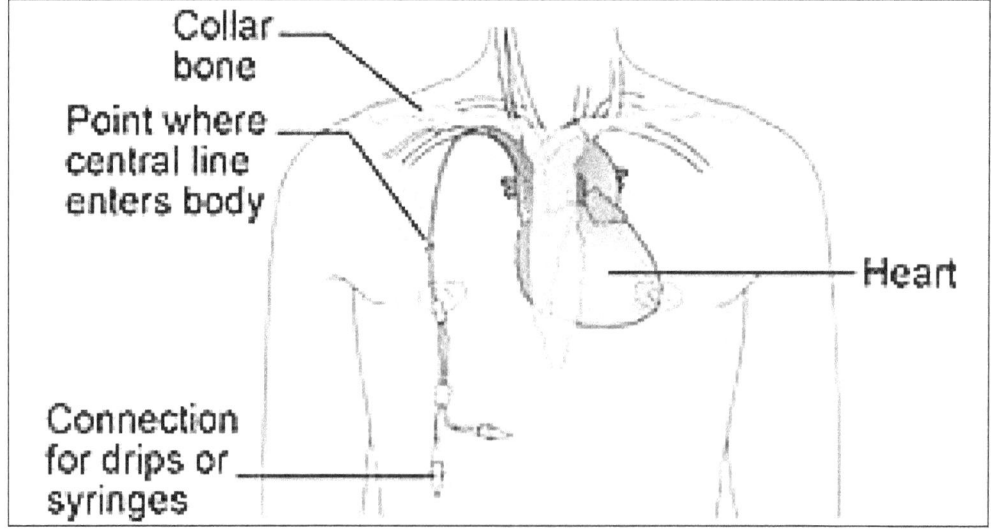

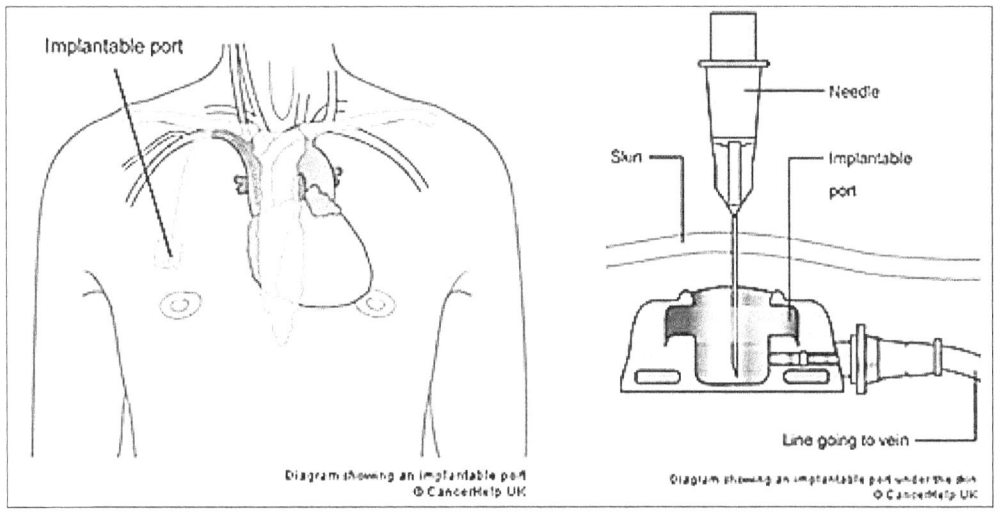

Diagram showing an implantable port
© CancerHelp UK

Diagram showing an implantable port under the skin
© CancerHelp UK

In casi particolari e complessivamente poco frequenti, i medicinali per la chemioterapia possono anche essere iniettati per altre vie:

▪ Per via intramuscolare

A livello della coscia o dei glutei. Ciò determina un rilascio più lento dei farmaci rispetto alla via endovenosa, ma è utilizzata molto di rado.

▪ Per via sottocutanea

A livello dell'addome, della coscia o del braccio. Al momento solo per alcuni farmaci utilizzati nel trattamento di neoplasie ematologiche e per un farmaco (trastuzumab) utilizzato nel trattamento dei tumori mammari e gastrici.

▪ Per via arteriosa

Attraverso una cannula inserita nell'arteria principale che irrora il tumore. Il metodo, usato soprattutto per i tumori del fegato attraverso l'arteria epatica, consente di concentrare maggiori dosi di medicinale dove serve, risparmiando il resto dell'organismo. È meno invasiva, consigliata solo raramente e in pochi centri.

▪ Per via intratecale

Cioè nel fluido cerebrospinale attraverso la colonna vertebrale, quando, attraverso l'esame del liquido effettuato con una puntura lombare, si riscontra la presenza di cellule tumorali a questo livello. È utilizzata solo in alcuni casi di leucemia e tumori cerebrali.

▪ Per via intracavitaria

Cioè in una cavità naturale dell'organismo (per esempio all'interno della vescica, nel torace o nell'addome):

▪ Nel caso della vescica si dice che la somministrazione è per via intravescicale. Dopo l'asportazione del tumore i medici, in relazione al grado della malattia, possono decidere di somministrare settimanalmente dei farmaci antineoplastici inserendoli in vescica attraverso un sottile tubicino flessibile (catetere). Il trattamento può essere deciso anche per una recidiva che segue all'intervento e alla prima chemioterapia.

▪ Nel caso del torace si dice che la somministrazione è per via intrapleurica, cioè avviene nell'intercapedine compresa tra i due strati della pleura, la sottile membrana che riveste da un lato la cavità toracica e dall'altro i polmoni.

▪ Nel caso dell'addome si dice che la somministrazione è per via intraperitoneale, cioè avviene nell'intercapedine compresa tra i due strati del peritoneo, la sottile membrana che riveste da un lato la parete addominale e dall'altro i visceri addominali. È usata di rado, soprattutto per i mesoteliomi peritoneali e per i tumori dell'ovaio diffusi al peritoneo.

Dove si effettua la chemioterapia?

A seconda del tipo di malattia, dei farmaci utilizzati e delle diverse condizioni cliniche la somministrazione della chemioterapia può avvenire in diversi luoghi:

▪ **A domicilio**

Se la terapia deve essere presa per bocca, la si può fare stando a casa. Qualche volta i medici possono ritenere opportuno effettuare la prima somministrazione in ospedale per verificare che non ci siano reazioni indesiderate, altrimenti ci si reca in ambulatorio solo per regolari controlli ed esami del sangue. La cura può avvenire a domicilio anche quando avviene tramite un'infusione continua di farmaci mediante una pompa per la chemioterapia collegata alla linea centrale o alla PICC. Ha le dimensioni di una bottiglietta d'acqua e può essere tenuta sempre con sé, in una apposita borsa o attaccata a una cintura che verrà consegnata in ospedale. Non richiede batteria ma periodicamente deve essere sostituita.

▪ **Durante un ricovero in ospedale**

A volte può essere necessaria una permanenza in ospedale di una o più notti, soprattutto nei casi in cui:

▪ I farmaci devono essere somministrati molto lentamente e in maniera controllata.

▪ C'è la possibilità di reazioni indesiderate.

▪ Occorre somministrare molti fluidi tramite flebo, prima e dopo il trattamento.

▪ Devono essere date alte dosi di medicinali (in questo caso la permanenza può durare anche settimane).

▪ **In appositi ambulatori**

Sono i cosiddetti day-hospital, dove ci si reca nei giorni prestabiliti. Lì si resta per il tempo necessario a eseguire gli esami preliminari al trattamento e a ricevere l'infusione, per poi rientrare a casa in giornata. È questa la modalità più comune.

Le sostanze usate per la chemioterapia possono essere irritanti per la pelle e pericolose al di fuori del loro uso terapeutico. È per questo che il personale indossa guanti, mascherina, grembiuli di plastica e occhiali protettivi. Per la stessa ragione il materiale che è venuto a contatto con i farmaci deve essere smaltito in maniera differenziata e con particolari cautele.

Che cosa ci si deve aspettare durante la chemioterapia?

Gli effetti collaterali della chemioterapia sono spesso la maggior causa di preoccupazione per chi si ammala di cancro. Tuttavia questi sono molto variabili da trattamento a trattamento e da individuo a individuo. Rispetto ad alcuni anni fa, inoltre, il loro impatto sul benessere del paziente e la sua qualità della vita è stato molto ridotto grazie a una maggiore attenzione da parte dei medici a questi aspetti:

▪ Si è dimostrato che spesso è possibile ottenere lo stesso risultato con dosi di farmaci inferiori a quelle usate in passato.

▪ Talvolta si può raggiungere lo scopo aggiungendo al "cocktail" di medicinali, come talvolta vengono chiamate le associazioni, altre sostanze più tollerate, riducendo la dose di quelle più tossiche.

▪ Sono stati messi a punto vari rimedi, farmacologici e non, per tenere sotto controllo gli effetti collaterali indesiderati.

Prima di iniziare il trattamento si può chiedere al proprio medico quali sostanze verranno somministrate e quali effetti collaterali ci si può attendere, ricordando comunque che:

▪ La maggior parte di questi effetti indesiderati è di breve durata.

▪ Spesso cominciano ad attenuarsi e svanire con la fine del trattamento.

▪ Esistono farmaci e metodi per alleviare alcune delle loro conseguenze.

È indubbio tuttavia che queste cure possono provocare diversi tipi di effetti collaterali.

Stanchezza

Il senso di affaticamento che si può provare avendo il cancro e anche durante le cure è particolarmente intenso e prolungato e ha un nome specifico che, dall'inglese, è usato anche in Italia: "Fatigue". Ci si sente deboli e senza forze e questa sensazione può peggiorare con l'avanzare delle cure. Questo fenomeno può dipendere da vari fattori:

▪ L'impegno dell'organismo nella lotta contro la malattia.

▪ L'azione dei farmaci chemioterapici.

▪ La mancanza di sonno.

▪ La difficoltà a mangiare adeguatamente.

▪ La possibilità che subentri un'anemia.

▪ Il basso livello di globuli bianchi dovuto al pesante trattamento oncologico.

Si può avvertire la stanchezza in maniera più marcata nei giorni in cui ci si sottopone alla chemioterapia e in quelli immediatamente successivi (maggiormente durante i primi 5 giorni). Soprattutto in queste fasi è bene chiedere aiuto a parenti e amici, per esempio per le incombenze domestiche e la cura dei figli, e prevedere di potersi assentare dal lavoro secolare o ridurre gli orari di lavoro. In generale, comunque, bisogna cercare di organizzarsi per assecondare il proprio organismo che chiede riposo, senza richiedere a se stessi sforzi eccessivi.

Disturbi digestivi

Le cellule che rivestono le mucose dell'apparato digerente, poiché sono soggette a un continuo ricambio, sono tra quelle che risentono di più dell'azione dei farmaci usati per la chemioterapia. È comune quindi che durante il trattamento si verifichino alcuni dei seguenti disturbi:

Nausea e vomito

Non tutti i medicinali usati in chemioterapia provocano nausea e vomito e comunque, anche per quelli che di solito provocano questi disturbi, è impossibile prevedere se lo faranno, e in che entità, nel singolo individuo. Quando si verificano, i disturbi compaiono a partire da alcuni minuti fino a diverse ore dopo la somministrazione del farmaco. Possono durare per ore, più raramente per qualche giorno. Se la sostanza ha determinato questi sintomi la prima volta, è probabile che lo farà anche nelle somministrazioni successive. I medici possono controllarli con farmaci detti antiemetici, che di solito vengono dati in vena insieme alla chemioterapia e poi proseguiti per via orale o intramuscolare a casa. Vanno presi regolarmente anche se ci si sente abbastanza bene, perché questi prodotti funzionano meglio a scopo preventivo che curativo.

Se nonostante ciò, i disturbi fossero particolarmente impegnativi, è bene informare il medico, che potrà cercare altre soluzioni.

Inoltre, è bene avvisare il personale di cura se il vomito:
▪ Vi preoccupa perché è particolarmente violento o prosegue per più di uno o due giorni.
▪ Vi impedisce di bere.
▪ Compare senza ragione apparente (per esempio a distanza di tempo dall'ultima seduta di chemioterapia).

Dolore, infiammazione e ulcere in bocca

Questi disturbi possono comparire da cinque a dieci giorni dopo l'inizio del trattamento e in genere si risolvono gradualmente nelle tre-quattro settimane dopo che è finito. Il medico potrà consigliarvi dei risciacqui, per evitare che le ulcere si infettino, e degli analgesici per tenere a bada il dolore, in modo che non vi impedisca di mangiare e bere.

Sapore cattivo o alterazione del gusto

Alcuni medicinali usati in chemioterapia modificano il gusto dei cibi, che può risultare più salato, amaro o metallico. Il fenomeno regredisce alla fine del trattamento, ma prima che passi sono necessarie a volte alcune settimane.

Perdita di appetito, diarrea o stipsi

Non preoccupatevi se non riuscite a mangiare il giorno del trattamento o quello successivo, purché poi torni l'appetito tra una seduta e l'altra. È importante invece bere molto, per evitare la disidratazione, soprattutto se le cure causano diarrea. Se compare stipsi, si può cercare di rimediare anche con una dieta ricca di fibre.

Tutti questi effetti collaterali si combattono con i medicinali prescritti o somministrati direttamente dal medico insieme alla chemioterapia, ma anche con un'alimentazione più adatta all'efficacia.

Infezioni, anemia o sanguinamenti

I farmaci usati in chemioterapia ostacolano il rinnovamento delle cellule del sangue che quindi possono scendere a livelli pericolosi. Il calo dei globuli bianchi può favorire infezioni. Avvisate subito il medico in caso di:

- Febbre alta.
- Sensazione di freddo e brividi.
- Tosse.
- Mal di gola.
- Mal di testa.
- Mal di muscoli.

Il calo dei globuli rossi può portare ad anemia, per la quale ci si può sentire particolarmente stanchi o può mancare il fiato.

Il calo delle piastrine può facilitare i sanguinamenti dalle mucose o la formazione di lividi (ecchimosi).

Se questi effetti si fanno particolarmente impegnativi, i medici possono provvedere con appositi farmaci o con trasfusioni di sangue.

Caduta dei capelli, disturbi alla pelle e alle unghie

La caduta dei capelli, dei peli, di ciglia e sopracciglia è considerato un segno caratteristico della chemioterapia, e anche per questo è una delle conseguenze più temute dai pazienti, non solo perché incide in maniera significativa sulla propria immagine, ma anche perché rende evidente a chiunque il proprio stato di malattia. In realtà, non tutti i farmaci usati per la cura dei tumori provocano questo effetto indesiderato, né tutti lo fanno con la stessa intensità. Alcuni farmaci rendono solo i capelli più fini e radi, altri non agiscono a questo livello. Inoltre è bene ricordare che il fenomeno è reversibile e i capelli ricominciano a crescere dopo poche settimane dalla fine del trattamento. In genere la capigliatura ha recuperato un aspetto normale entro quattro-sei mesi dal termine delle cure, anche se è possibile che ricrescendo i capelli potrebbero acquistare un colore diverso o risultino più ricci.

Nel frattempo, se non ci si sente a proprio agio, è possibile ricorrere a foulard, cappelli o parrucche, che però possono risultare fastidiose, soprattutto d'estate. In ogni caso conviene chiedere informazioni al personale infermieristico. Molti centri prevedono consulenze specifiche anche su questi aspetti, compreso anche il make up adatto a mascherare gli effetti più visibili delle cure.

In alcuni casi è possibile cercare di prevenire la caduta dei capelli indossando durante le sedute una particolare cuffia ghiacciata. Riducendo l'apporto di sangue al cuoio capelluto si cerca di diminuire anche la quantità di farmaco che raggiunge i bulbi piliferi. Il metodo comunque non è utilizzabile in tutti i casi, per cui conviene discuterne in anticipo con il proprio medico. Alcuni farmaci usati in chemioterapia possono rendere la pelle secca e sensibile o provocare reazioni cutanee. È bene mettere sempre una crema protettiva quando ci si espone al sole. Anche le unghie ne possono risentire, diventando secche, scheggiate o striate.

Alterazioni nervose

Talvolta la chemioterapia può provocare una neuropatia periferica, che si manifesta con alterazioni della sensibilità, formicolii, sensazione come di punture di aghi soprattutto alle mani e ai piedi. In genere regredisce al termine delle cure, ma solo dopo diversi mesi.

Le cure possono anche compromettere, in varia misura, l'udito. Anche questo fenomeno può essere transitorio, ma se vi accorgete di sentire poco o male, avvisate il medico che potrà talvolta adeguare il dosaggio dei farmaci.

Danni ad altri organi

Dei trattamenti contro il cancro possono talvolta risentire, in maniera transitoria o permanente, i più importanti organi dell'organismo (cuore, fegato, reni e polmoni). Sarà cura dei medici cercare fin dall'inizio le cure più adatte al singolo paziente, in relazione ad altri eventuali problemi di salute preesistenti, oppure cambiare terapia nel caso si manifestasse sofferenza a livello di queste funzioni essenziali.

Alcuni tipi di chemioterapia possono anche favorire la formazione di trombi, vale a dire: coaguli di sangue all'interno di una vena o un'arteria. Nel caso in cui una gamba si gonfiasse, oppure il paziente si sentisse mancare il respiro è importante avvisare subito il proprio medico.

Conseguenze su sessualità e fertilità

La stanchezza provocata dalla malattia e dalle cure e la preoccupazione per la propria salute possono togliere interesse per la vita sessuale in questo periodo. È importante tuttavia mantenere aperto il dialogo con il partner anche su questo tema delicato, ed eventualmente cercare la collaborazione di personale esperto.

Oltre agli aspetti psicologici ci possono essere anche difficoltà di tipo fisico. Le mucose femminili, danneggiate dalla chemioterapia, possono rendere doloroso il rapporto. In questo caso ci si può aiutare con un gel lubrificante.

Per le coppie in età fertile è importante garantirsi una contraccezione sicura perché molti farmaci usati in chemioterapia potrebbero provocare malformazioni nel feto.

Infine, sebbene i farmaci in genere non passino nello sperma e nel liquido vaginale, l'uso del preservativo può evitare di passare al partner anche piccole quantità di sostanze farmacologicamente attive.

Una grossa preoccupazione di chi si deve sottoporre alla chemioterapia in giovane età è la possibilità che le cure compromettano la fertilità futura. È bene parlare di questo aspetto con il proprio medico prima dell'inizio delle cure, perché nelle scelte terapeutiche si tenga conto anche del desiderio di avere in futuro dei figli.

Oggi, soprattutto in funzione della sempre maggiore quota di bambini e ragazzi che guariscono dal cancro, e in particolare dalle leucemie, si presta molta attenzione a questo aspetto, e molti ricercatori sono impegnati a cercare soluzioni su questo fronte. Gli schemi di chemioterapia sono sempre meno aggressivi, si può prevedere la raccolta e il congelamento di sperma e ovociti prima del trattamento, nuovi approcci sperimentali sono in studio anche grazie al sostegno di AIRC.

Sono innumerevoli i racconti di persone che, guarite dal cancro, si sono formate una loro famiglia.

L'ASPORTAZIONE DEL TUMORE

L'intervento chirurgico per asportare il tumore è spesso il primo passo per curare la malattia. In caso di diagnosi precoce e quando la massa tumorale è sufficientemente piccola e circoscritta, la sola operazione potrebbe essere sufficiente da sola a guarire il cancro. In altri casi occorre affiancare la chemioterapia e/o la radioterapia, per eliminare le cellule tumorali che si sono eventualmente diffuse intorno al tumore o in altre parti del corpo attraverso il sangue e il circolo linfatico.

La verifica di questa eventualità avviene in genere attraverso l'asportazione dei linfonodi adiacenti al tumore, che vengono esaminati al microscopio, talvolta anche nel corso dell'operazione stessa.

Durante l'operazione può sorgere la necessità di estendere l'intervento oltre i limiti previsti o, al contrario, si può rendere evidente una situazione che sconsiglia di procedere come era stato preventivato. L'opportunità di affrontare la malattia con un intervento è stabilita dai medici in relazione:
- Al tipo di tumore.
- Alla posizione ed estensione del tumore.
- Alle condizioni generali di salute del paziente.

Quando è indicato l'intervento chirurgico per asportare il tumore?
L'intervento è indicato per:
- Rimuovere tumori sufficientemente localizzati e in fase non troppo avanzata.
- Rimuovere metastasi isolate, per esempio in alcuni casi quando sono localizzate al fegato.
- Ridurre i sintomi provocati dalla compressione degli organi circostanti e migliorare la qualità di vita del paziente, anche quando non è possibile l'eradicazione completa del tumore.

Quando non è indicato l'intervento chirurgico per asportare il tumore?
In genere non si consiglia l'intervento quando:
- Il tumore è molto esteso e la malattia è in fase avanzata. In questi casi è meglio ricorrere a farmaci, ormoni o cure mirate che raggiungano le cellule tumorali ovunque si trovino nell'organismo.
- Il tumore è localizzato in una posizione per cui l'intervento chirurgico

rischierebbe di danneggiare gravemente importanti organi adiacenti, per esempio grossi vasi sanguigni o strutture cerebrali delicate.

▪ Il paziente soffre di linfoma o leucemia, malattie in cui le cellule tumorali circolano nel sistema linfatico o nel sangue.

Prima dell'intervento, a casa

Da quando il medico stabilisce la necessità dell'intervento al momento di entrare in sala operatoria possono passare da pochi giorni ad alcune settimane. Questa attesa, che non deve diventare fonte di ansia, ma permette di:

▪ Effettuare i controlli necessari per verificare le condizioni generali di salute, la capacità dell'organismo di difendersi dalle infezioni, la funzionalità dei reni, del fegato e del cuore (esami del sangue e delle urine, radiografia del torace, ElettroCardioGramma ed eventuali altri accertamenti specifici).

▪ In alcuni casi sottoporsi a chemioterapia o radioterapia (dette in questo caso neoadiuvanti), per ridurre il volume della massa tumorale da asportare, migliorando le prospettive dell'intervento e rendendolo spesso più conservativo.

▪ Informarsi bene presso il proprio medico su tutto quello che occorre fare in preparazione all'intervento, e su quello che ci si deve aspettare durante e dopo. Non bisogna aver timore di chiedere spiegazioni su tutto ciò che non è sufficientemente chiaro.

▪ Si può anche chiedere un secondo parere sull'opportunità e le modalità dell'intervento, purché ci si rivolga a un centro specializzato.

▪ Smettere di fumare, se si ha questa abitudine, per facilitare il recupero dopo l'intervento, migliorare da subito la funzionalità respiratoria e ridurre il rischio di trombosi venose.

▪ Predisporre psicologicamente se stessi e i propri familiari, soprattutto eventuali bambini, al percorso di cura che si dovrà affrontare.

▪ Organizzare la casa e il lavoro per la propria assenza e per il periodo di altre cure o convalescenza successivo. Concentrarsi su questi aspetti pratici può aiutare a tenere sotto controllo l'ansia prima dell'intervento ed evitare che appesantiscano il paziente nelle fasi successive.

▪ Preparare con calma tutto ciò che può servire per l'eventuale permanenza in ospedale o renderla più gradevole (libri, musica e così via).

Prima dell'intervento, in ospedale

A seconda dei casi, l'asportazione di un tumore può essere effettuata in regime di Day Surgery, cioè senza che occorra pernottare in ospedale. Più di frequente l'intervento richiede uno o più giorni di ricovero.

Per i tumori della pelle che si possono asportare in anestesia locale, per esempio, in genere non occorre il ricovero, a meno che non siano necessari interventi estesi che comportino ampie suture.

La necessità di un'anestesia generale comporta invece di solito, anche se non sempre, almeno una notte in ospedale.

Colloquio con l'anestesista

Nel corso dell'incontro con l'anestesista, che avviene prima dell'operazione, si spiega al paziente il tipo di anestesia che si intende eseguire in base al tipo di tumore, alla sua sede e alle condizioni generali del paziente. Le opzioni più comuni sono:

▪ **Anestesia locale:** Con una o più punture di anestetico si possono rendere insensibili solo piccole parti del corpo da operare.

▪ **Anestesia loco-regionale:** Con un'iniezione di anestetico in prossimità di un grosso tronco nervoso, si può bloccare la trasmissione degli impulsi dolorosi afferenti a quella via, e quindi anestetizzare per esempio un intero arto.

▪ **Anestesia spinale (o sub aracnoidea):** Con un ago sottile introdotto tra due vertebre lombari o sacrali si inietta l'anestetico all'interno del canale vertebrale, penetrando al di sotto della spessa membrana che protegge il midollo spinale (dura madre). È importante ricordare, tuttavia, che al livello in cui viene effettuata l'iniezione non si trova più il midollo, che termina più in alto, non bisogna quindi temere che possa essere lesionato nel corso della metodica. L'anestesia spinale può essere utilizzata per interventi agli arti inferiori o agli organi posti nella parte inferiore dell'addome (per esempio vescica, utero, prostata o testicoli). Questa metodica, come la successiva, toglie la sensibilità e paralizza la parte inferiore del corpo, ma non influisce sullo stato di coscienza. A volte, viene comunque somministrato un sedativo che aiuta il paziente a stare tranquillo o in una sorta di dormiveglia durante l'operazione.

▪ **Anestesia epidurale (o peridurale):** Come con l'anestesia spinale, si inietta l'anestetico all'interno del canale vertebrale, ma restando al di fuori della spessa membrana che protegge il midollo spinale (dura madre). Ciò consente di lasciare in loco un sottile catetere con il quale si può continuare a somministrare l'anestetico anche dopo l'intervento, per ridurre il dolore post-operatorio. Anch'essa può essere utilizzata per interventi agli arti inferiori o agli organi posti nella parte inferiore dell'addome (per esempio vescica, utero, prostata o testicoli).

▪ **Anestesia generale:** La maggior parte degli interventi in campo oncologico richiede che il paziente sia completamente "addormentato" tramite la somministrazione di sostanze che lo privano completamente di sensibilità, mobilità e coscienza. Durante un'anestesia generale il paziente è anche sottoposto a intubazione. Quando è già addormentato gli viene inserito dalla bocca un tubo che arriva alla trachea e che:

▪ Assicura il passaggio dell'aria nelle vie respiratorie.

▪ Aiuta la respirazione tramite un ventilatore.

▪ Previene l'inalazione nell'albero respiratorio di materiale proveniente dallo stomaco.

In alcuni casi nella valutazione di vantaggi e svantaggi delle diverse possibilità è possibile tener conto anche delle preferenze individuali del paziente, dopo che è stato debitamente informato di rischi e benefici insiti in ciascuna tecnica. Alcuni per esempio, temono la totale perdita di coscienza legata all'anestesia generale; ad altri invece crea ansia l'ambiente della sala operatoria e preferiscono svegliarsi solo dopo che tutto è finito.

Per esempio, un intervento sul testicolo può essere effettuato in anestesia generale o spinale, nella scelta l'anestesista terrà conto anche dell'opinione del paziente espressa durante il colloquio pre-operatorio.

Colloquio con il chirurgo

Nel corso dell'incontro con il chirurgo, che avviene prima dell'operazione, il paziente verrà informato su:
- Le ragioni per cui l'intervento è necessario.
- Le eventuali altre opzioni terapeutiche alternative alla chirurgia.
- Gli obiettivi dell'intervento.
- Le modalità dell'intervento stesso.
- Tutti i possibili rischi.
- Tutti i possibili effetti collaterali.

Il colloquio con il chirurgo dà la possibilità di chiarire i dubbi residui, eventualmente anche con l'aiuto di una persona cara che può partecipare all'incontro. Al termine, al paziente verrà chiesto di sottoscrivere un consenso informato, cioè un documento con cui si autorizza il chirurgo a intervenire. In questa fase il medico ha il dovere di prospettare tutte le possibili evenienze, anche quelle meno comuni. Se qualche elemento del discorso desta preoccupazione, è bene chiedere al chirurgo chiarimenti sulla reale frequenza con cui determinate evenienze spiacevoli si potrebbero verificare.

Chirurgia robotica o tradizionale?

Per l'asportazione di alcuni tipi di tumore il chirurgo potrebbe suggerire un intervento tramite robot, per cui è importante capire i pro e i contro di questa nuova modalità chirurgica che si sta diffondendo nei centri tecnologicamente più avanzati.

Occorre chiarire che in sala operatoria i robot non si sostituiscono al chirurgo e che non prendono decisioni come avviene nei film di fantascienza. Il loro software consente solo di ricreare una realtà virtuale in cui si possono amplificare le capacità di visione e di manipolazione del chirurgo, in una maniera che sarebbe fisicamente impossibile senza l'ausilio della macchina robotica.

Il campo operatorio infatti, è ingrandito di dieci volte, con una visione tridimensionale di insieme per cui il medico operatore si sente completamente immerso in quel che sta facendo. Inoltre, mentre la mano umana ha la possibilità di ruotare di 180° e 4 gradi di libertà, quella del robot può muoversi a 360° con 7 gradi di libertà. Infine il movimento è demoltiplicato, per cui a uno spostamento di un centimetro della mano dell'operatore corrisponde un solo millimetro sul campo operatorio. Questo è un grosso vantaggio in termini di precisione, che annulla anche l'effetto di qualunque minimo tremore.

Sebbene i vantaggi di questa tecnica possano sembrare a prima vista evidenti, si stanno ancora raccogliendo prove scientifiche della sua superiorità sulla modalità tradizionale per i diversi tipi di intervento, soprattutto in relazione ai costi elevati di queste apparecchiature e alla necessità di avere operatori addestrati ad hoc. Per tale motivo, per il momento si consiglia di riservarla solo agli interventi per i quali l'apporto del robot può essere più rilevante ai fini dell'esito finale.

Nel caso dell'asportazione della prostata, per esempio, i sostenitori della chirurgia robotica sostengono che queste apparecchiature consentono di adottare tecniche "Nerve-Sparing", che cioè, risparmiano l'innervazione locale, con risultati migliori rispetto all'approccio tradizionale, soprattutto in riferimento al rischio di impotenza sessuale e incontinenza urinaria che altrimenti si potrebbe creare. Tuttavia, i risultati degli studi che hanno messo a confronto le due modalità di intervento non consentono ancora di sostenere questa affermazione con assoluta certezza.

In chirurgia oncologica i robot sono utilizzati anche per l'asportazione di alcuni tumori polmonari e del mediastino, del colon retto e della cervice uterina, ma l'opportunità di ricorrere a questa tecnica, invece che a quella tradizionale, andrà discussa col chirurgo caso per caso.

Preparazione all'intervento

Prima di entrare in sala operatoria occorre una preparazione che può variare in relazione al tipo di intervento e di anestesia. In genere si chiede al paziente:
▪ Di non introdurre cibi solidi a partire da almeno sei ore prima dell'intervento.
▪ Di non introdurre liquidi a partire da almeno due ore prima dell'intervento.
▪ Di indossare un apposito camice operatorio dopo aver tolto tutti i propri indumenti.
▪ Di togliere ogni gioiello e piercing.
▪ Di togliere trucco e smalto per le unghie.
▪ Di togliere eventuali lenti a contatto e dentiera.
Il personale infermieristico provvederà inoltre a:
▪ Radere se necessario le zone da operare.
▪ Somministrare eventuali purganti o clisteri in caso di interventi all'intestino (in questo caso sarà indicata anche un'apposita dieta da seguire nei giorni precedenti all'intervento).
▪ Somministrare eventuali sedativi (preanestesia) prima dell'anestesia vera e propria che verrà effettuata in sala operatoria.

Anestesia

L'anestesia fa sì che il paziente non avverta dolore durante l'intervento. Questa viene somministrata nel blocco operatorio, secondo le modalità decise prima dell'operazione.

Subito dopo l'intervento

In caso di piccoli interventi in anestesia locale il paziente può in genere tornare subito a casa, attenendosi alle indicazioni fornite.

Se invece, come più spesso accade, è stato sottoposto a un intervento che ha richiesto la somministrazione di un'anestesia spinale, peridurale o generale, il paziente viene trattenuto per un certo periodo nel blocco operatorio, dove può essere tenuto meglio sotto controllo.

I tempi previsti per l'intera operazione non sono quindi quelli effettivi che separano il momento in cui il paziente è prelevato dal reparto a quando vi viene riportato. Questo è un ritardo rispetto alle attese, a cui possono contribuire anche fattori organizzativi interni, non deve quindi allarmare i familiari.

Dopo gli interventi più impegnativi può essere necessario mantenere uno stretto monitoraggio del paziente per un tempo più lungo, in questi casi, il paziente, prima di essere riportato in reparto, può essere tenuto per uno o più giorni nell'Unità di terapia intensiva.

I primi giorni dopo l'intervento

Dopo l'intervento chirurgico è normale avvertire dolore nella zona che è stata operata, sonnolenza, debolezza, confusione, eventualmente accompagnati da un senso di nausea e di freddo. L'entità del malessere dipende ovviamente dal tipo di operazione e di anestesia a cui si è stati sottoposti, oltre che dalle caratteristiche individuali.

In genere ci si ritrova con una flebo al braccio, uno o più tubicini di drenaggio dalla ferita e un catetere per garantire la fuoriuscita delle urine. Tutti questi dispositivi vengono rimossi appena possibile.

La ferita sotto la medicazione può essere fastidiosa e alcuni movimenti possono risultare dolorosi per cui spesso vengono somministrati antidolorifici. Se non risultano sufficienti a controllare la sintomatologia non esitate a rivolgervi a medici e infermieri.

Le possibili complicazioni post-operatorie

Ogni intervento chirurgico può presentare complicazioni post-operatorie. Le più comuni sono:
- Infezioni della ferita.
- Polmoniti.
- Trombosi.
- Raccolte di liquido intorno alla ferita.

La frequenza di questi problemi può essere ridotta con la somministrazione di antibiotici, ma anche alzandosi dal letto e muovendosi il prima possibile, oppure, per quanto riguarda la trombosi degli arti inferiori, con esercizi per le gambe, con l'uso di calze elastiche o con appositi farmaci anticoagulanti che a volte dovranno essere proseguiti anche a casa.

La ripresa dopo l'intervento e il ritorno a casa

Tempi e modi con cui ci si può riprendere dopo un intervento dipendono dal tipo di operazione, oltre che dalle caratteristiche di ognuno. Sarà il personale a invitare i pazienti ad alzarsi o a riprendere gradualmente a mangiare e bere in relazione alle diverse esigenze. Altrettanto variabili, possono essere i tempi per la dimissione dall'ospedale e il ritorno a casa. Prima di lasciare il reparto e ritornare a casa è bene rivolgere una serie di domande al personale medico, per sapere:

▪ Come comportarsi con la medicazione della ferita e i punti.

▪ Se si può fare il bagno o la doccia.

▪ Se e quando si può riprendere a mangiare normalmente.

▪ Se si dovrà prestare attenzione a particolari attività quotidiane, lavorative o sportive o si può tornare a una vita del tutto normale.

▪ Quali medicine bisogna prendere e quando.

▪ A chi rivolgersi in caso di necessità.

Ci vorrà comunque tempo per ristabilirsi completamente. È normale sentirsi stanchi anche per alcune settimane, se l'intervento è stato particolarmente impegnativo, e avvertire l'esigenza di riposare durante il giorno.

Le possibili complicazioni a lungo termine

Alcuni problemi possono persistere anche dopo il rientro a casa. Il dolore, per esempio, è più persistente soprattutto dopo gli interventi al torace o al seno, per cui a volte occorre continuare a prendere antidolorifici per un tempo più lungo. Se questi non sono sufficienti è bene farsi consigliare dal proprio medico o da un centro specializzato nella terapia del dolore.

Un'altra conseguenza a lungo termine di molti interventi oncologici è il linfedema. Si tratta di un rigonfiamento del braccio o della gamba che può subentrare dopo l'asportazione dei linfonodi ascellari o dell'inguine. È bene informare il proprio medico degli eventuali segni di questo disturbo, perché è importante trattarlo fin dalle fasi iniziali.

I trattamenti post-operatori

Dopo l'intervento chirurgico è possibile che i medici prescrivano cicli di chemioterapia o radioterapia, che in questo caso sono detti: "Trattamenti adiuvanti". Servono a eliminare eventuali cellule tumorali rimaste in prossimità della sede dell'intervento o diffuse per l'organismo, aumentando le probabilità di guarigione.

LA RADIOTERAPIA

La radioterapia è un particolare tipo di terapia fisica che utilizza le radiazioni, in genere i raggi X, nella cura dei tumori. Queste radiazioni, anch'esse cancerose, sono dette: "Radiazioni ionizzanti".

I raggi X sono noti in medicina da tempo, sono stati scoperti più di un secolo fa, e da allora sono utilizzati sia a scopo diagnostico, come nel caso delle radiografie, sia a scopo terapeutico, nel caso appunto della radioterapia.

Le dosi di raggi X utilizzate nei due casi e le modalità di somministrazione sono differenti:

▪ Negli esami diagnostici permettono di "vedere" all'interno del corpo - per esempio per accertare se c'è la frattura di un osso - provocando danni minimi ai tessuti.

• Nella radioterapia, invece, si utilizzano proprio per colpire e distruggere le cellule tumorali, cercando di risparmiare quelle sane.

Quattro persone su dieci con tumore sono sottoposte a radioterapia, da sola o associata ad altri trattamenti quali la chirurgia e la chemioterapia.

Come agisce la radioterapia?

La radioterapia utilizza radiazioni ad alta energia, emesse da sostanze radioattive (per esempio iodio o cobalto) oppure prodotte da specifiche apparecchiature chiamate: "Acceleratori lineari".

Le radiazioni sono dirette nello specifico solo contro la massa tumorale, e danneggiano in particolare le cellule cancerose che in questo modo non riescono più a proliferare. Il tumore così trattato non è più in grado di crescere e si riduce progressivamente.

Sebbene la radioterapia sia effettuata con sempre maggiore precisione, può accadere che alcune cellule sane, vicine alla zona malata, siano colpite dalle radiazioni. Rispetto alle cellule tumorali le cellule sane riescono a riparare meglio i danni da radiazioni.

La migliore reazione delle cellule sane, insieme alla grande precisione con cui le radiazioni colpiscono il tumore, permettono di effettuare trattamenti efficaci con effetti collaterali in genere contenuti.

Come si somministra la radioterapia?

La radioterapia può essere somministrata in due modi:

1) Radioterapia esterna (o transcutanea, o a fasci esterni), si chiama così perché la fonte di raggi è posizionata all'esterno del corpo.

2) Radioterapia interna, si chiama così la radioterapia somministrata dall'interno del corpo. Ciò può avvenire in vari modi: mediante minuscole sonde di metallo radioattivo che vengono posizionate direttamente all'interno del tumore o molto vicino a esso (brachiterapia), oppure attraverso un liquido radioattivo da bere o da iniettare in vena, che viene captato in maniera specifica dalle cellule tumorali.

Il trattamento di radioterapia è personalizzato per ciascun paziente, a seconda del tipo di tumore, delle sue dimensioni, della localizzazione nell'organismo, e delle condizioni del paziente stesso.

In relazione a diversi fattori, oltre al tipo di radioterapia più indicata, si stabilisce la durata e la dose complessiva del trattamento. Viene determinata la dose di radiazioni totale necessaria a distruggere il tumore e si stabilisce poi in quante frazioni vada somministrata, e con quale frequenza.

Un'équipe composta da più specialisti, che agiscono in stretta collaborazione, stabilisce e realizza il piano di cura di un paziente che deve sottoporsi a radioterapia.

In genere il team è formato da:

• **Il medico oncologo radioterapista**: è un medico specialista oncologo con competenze specifiche nell'utilizzo delle radiazioni ionizzanti. Sceglie il trattamento più appropriato per il singolo paziente e le tecniche da utilizzare.

▪ **Il fisico medico**: è un laureato in fisica con una preparazione specifica sull'impiego delle radiazioni in medicina. Oltre a collaborare nella scelta del trattamento più idoneo, è responsabile del funzionamento e della sicurezza delle apparecchiature.

▪ **Il tecnico di radioterapia**: è un tecnico di radiologia con preparazione specifica in radioterapia. È lo specialista che ha il contatto più stretto con il paziente, poiché lo segue direttamente nelle sessioni giornaliere di terapia, ne predispone il corretto posizionamento all'inizio della seduta e lo sorveglia durante il trattamento.

▪ **L'infermiere professionale**: ha una preparazione specifica e collabora con il medico e con il tecnico radiologo nel seguire i pazienti durante le visite e le sedute di terapia.

Il team di specialisti elabora con estrema cura un piano di trattamento personalizzato, affinché la più alta dose possibile di radiazioni colpisca in maniera specifica le cellule tumorali e non quelle sane. Tale strategia permette di ottenere i migliori risultati nel distruggere il tumore, minimizzando al tempo stesso il rischio di effetti collaterali dovuti alla radioterapia.

Cos'è la radioterapia esterna, e come funziona?

Nella radioterapia esterna le radiazioni ionizzanti ad alta energia (raggi X, oppure irradiazioni di cobalto, oppure fasci di particelle come protoni ed elettroni), sono emesse da un apparecchio che si trova all'esterno del corpo del paziente.

Questo apparecchio non entra in contatto diretto con il corpo e non provoca alcun dolore, ma fa convergere le radiazioni nel punto preciso dove si trova il tessuto tumorale da distruggere.

L'evoluzione tecnologica ha consentito di realizzare molti tipi di dispositivi e di tecniche, con caratteristiche diverse, e il radioterapista sceglierà qual è il più appropriato per il singolo paziente, a seconda del tipo di tumore e della sua localizzazione. Per esempio, vi sono:

▪ La radioterapia conformazionale.
▪ La radioterapia a intensità modulata del fascio.
▪ La radioterapia stereotassica.
▪ La radioterapia imaging guidata.

In ogni caso, la tecnica viene scelta allo scopo di colpire il tumore con la dose più elevata di radiazioni possibile, e nel modo più omogeneo possibile, evitando allo stesso tempo di colpire i tessuti sani vicini. Pur con alcune differenze fra una tecnica e l'altra, in sintesi si procede in questo modo:

▪ Per prima cosa si definisce il "bersaglio", cioè la posizione del tumore, con apposite indagini diagnostiche e ricostruzioni tridimensionali.

▪ In seguito, per proteggere le parti sane, si utilizzano apposite schermature personalizzate tramite lamelle, che si trovano all'interno dell'apparecchio; esse permettono quindi di dirigere il fascio di radiazioni nel modo voluto. Alcune tecniche sono perfino in grado di "aggiustare il tiro" in base ai movimenti del respiro, in modo che anche il più piccolo movimento del paziente non interferisca con il trattamento.

Quando si è sottoposti a radioterapia esterna si deve essere ricoverati in ospedale?

Di solito la radioterapia esterna non richiede un ricovero, ma si effettua in regime ambulatoriale, cioè ci si reca in ospedale ogni volta per il trattamento, terminato il quale si ritorna a casa propria.

La dose complessiva di radiazioni stabilita per il trattamento viene suddivisa in dosi ridotte, chiamate: "frazioni".

In genere le sedute di radioterapia sono ogni giorno, dal lunedì al venerdì, con pausa il sabato e la domenica. In qualche caso possono invece essere due volte al giorno, o a giorni alterni. Il periodo di trattamento complessivo dura in media qualche settimana (da una a sei settimane, in qualche caso di più).

Il personale di radioterapia darà tutte le indicazioni necessarie riguardo alla mobilità e ai trasporti del paziente. Indicherà quali mezzi pubblici si possono utilizzare, metterà a disposizione un pass per entrare in ospedale con mezzi propri e per il parcheggio interno, oppure, per chi avesse problemi a utilizzare questi mezzi, potrà organizzare il trasposto con una navetta o con l'ambulanza.

Per chi abita molto lontano dall'ospedale, per esempio proviene da un'altra città, l'ospedale può talvolta avere a disposizione degli ostelli, o indicare strutture convenzionate, o gruppi di volontariato che possono dare ospitalità. Alcuni pazienti possono invece essere ricoverati.

Quali apparecchiature si utilizzano per la radioterapia esterna?

Ci sono diversi tipi di apparecchiature per somministrare la radioterapia esterna, e il tipo da utilizzare per ogni paziente viene attentamente scelto dal team di specialisti radioterapisti.

Il trattamento dura solo pochi minuti, ma occorre tempo per posizionale esattamente la parte malata del paziente.

È normale sentirsi agitati o preoccupati quando ci si deve sottoporre a questo trattamento. Chiedere allo staff tutti i chiarimenti sulla procedura e il suo funzionamento aiuta a sgomberare il campo da dubbi e timori. Il personale di radioterapia è consapevole del fatto che i pazienti possono essere molto preoccupati, ed è ben lieto di offrire tutto il supporto possibile per farli sentire invece tranquilli e a proprio agio. Non bisogna quindi esitare a porre loro tutte le domande necessarie.

La radioterapia esterna è dolorosa, o provoca disturbi?

La radioterapia esterna non è dolorosa, al massimo durante la seduta si avverte un leggero fastidio nella parte irradiata, e terminata la terapia quotidiana si può tornare a casa e alle proprie attività giornaliere.

Nonostante si siano ricevute radiazioni, non rimane traccia di radioattività sul corpo del paziente, quindi si può avvicinare chiunque senza temere di recargli alcun danno, comprese donne in gravidanza e bambini. Grazie all'evoluzione della tecnologia, in molti dei pazienti sottoposti a radioterapia non compaiono effetti collaterali, e molti di loro continuano a svolgere le attività abituali, lavoro compreso; le persone tuttavia reagiscono in modo diverso alla cura. Qualcuno ha maggiore bisogno di riposo, e riduce quindi i propri impegni.

In alcuni pazienti possono comparire effetti collaterali, cioè disturbi provocati dall'azione delle radiazioni sui tessuti sani. Si tratta di disturbi spiacevoli, che tuttavia possono essere ridotti e in parte prevenuti con appositi accorgimenti o terapie.

Come si realizza il piano di trattamento personalizzato?

Il piano di trattamento è individuale, cioè, viene preparato "su misura" per ogni paziente. Per stabilirlo, il radioterapista prenderà in considerazione innanzitutto:
• Il tipo di tumore.
• Localizzazioni e dimensioni.
• Eventuali pregressivi trattamenti già avuti.
• Le condizioni generali di salute, eventuali malattie verificatesi in passato o presenti (per esempio diabete, ipertensione arteriosa, ecc.).
• Eventuali farmaci che si stanno assumendo.

Durante la prima visita vengono quindi raccolte tutte queste informazioni, viene esaminata la documentazione relativa al tumore (es. radiografie, ecografie, TC o Risonanza Magnetica, esame istologico, agoaspirato, ecc.), ed eventuali altri esami in possesso del paziente (es. esami del sangue).

Possono a volte essere richiesti altri accertamenti, a completamento degli esami. Stabilito il tipo di radioterapia più indicato, il medico ne spiega al paziente le caratteristiche, modalità e durata prevista, e gli fornisce tutti i chiarimenti necessari.

Viene effettuato un esame radiologico, detto "TC di centratura", necessario per definire con precisione i limiti dell'area tumorale.

Potranno poi trascorrere alcuni giorni prima che il piano di trattamento sia definitivamente pronto in tutti i suoi dettagli.

È importante sentirsi coinvolti attivamente nel trattamento, è bene quindi fare al personale della radioterapia tutte le domande che si ritengono utili, perché più si capisce il percorso che verrà seguito, più semplice sarà affrontarlo.

Prove generali: la fase di "simulazione" del trattamento

Prima di iniziare con il trattamento vero e proprio, è prevista la fase di "simulazione". Si chiama così proprio perché l'apparecchiatura usata è simile a quella utilizzata per la radioterapia esterna, e si muove nello stesso modo, mentre il paziente viene fatto collocare sul lettino come se dovesse ricevere il trattamento. In questa fase però la macchina, invece che somministrare le radiazioni, raccoglie immagini del tumore e della sua posizione, e le invia al computer, in modo che il radiologo possa verificare ed eventualmente correggere la posizione del paziente, la direzione del fascio di radiazioni, i contorni dell'area da trattare e tutti i parametri necessari alla seduta di radioterapia.

È una specie di prova generale prima del trattamento vero e proprio, che permette di perfezionare la metodica di somministrazione nei minimi dettagli.

Tatuaggi e altri accorgimenti

È in questa fase che la posizione che il paziente dovrà mantenere durante le sedute di radioterapia viene registrata accuratamente, e sulla sua pelle vengono segnati i punti esatti di riferimento.

I segni sulla pelle possono essere fatti con un inchiostro speciale, oppure con dei piccoli tatuaggi. Ciò garantisce che la stessa area sia irradiata con precisione a ogni seduta successiva. E' importantissimo fare molta attenzione a non cancellare in nessun modo questi segni quando ci si lava. Se ci si accorge che i segni si stanno cancellando, non bisogna cercare di porvi rimedio da soli, ma è necessario avvisare il radioterapista.

Possono infine essere predisposti appositi "sostegni" su misura, per fare in modo che le parti del corpo interessate siano mantenute immobili durante la radioterapia (per esempio per il collo, o un arto). Per il volto o la testa vengono preparate apposite "maschere" in materiale plastico trasparente, termoresistente.

Avere sul volto questa maschera può risultare fastidioso all'inizio, può fare un po' impressione, o dare un leggero senso di claustrofobia. È bene avvisare lo staff di radioterapia se ci si sente a disagio. La maggior parte dei pazienti comunque ci si abitua immediatamente. Inoltre, molte di queste maschere sono morbide e flessibili, permettendo un buon comfort e la possibilità di respirare normalmente, poiché lasciano liberi sia la bocca sia il naso. È anche importante sapere che non vanno tenute per tutta la seduta di radioterapia, ma solo per i pochi minuti di irradiazione.

Come si svolge la seduta di radioterapia?

La fase di preparazione al trattamento è in genere molto più lunga della fase di trattamento vera e propria. Ogni seduta di radioterapia esterna dura infatti circa 15-20 minuti, e il tempo di irradiazione effettiva è ancora più breve: pochi minuti. Il resto del tempo serve per lo più a collocare il paziente nella posizione precisa.

La sala di trattamento

Per effettuare la seduta di trattamento si entra in un bunker apposito, dove si trovano le apparecchiature che emettono le radiazioni. I macchinari per la radioterapia esterna sono molto grandi, possono fare una certa impressione la prima volta che li si vede e può quindi capitare di sentirsi un po' nervosi e preoccupati. Anche in questo caso, non bisogna esitare a comunicare al personale le proprie preoccupazioni, per essere rassicurati e tranquillizzati.

Il tecnico di radioterapia, con l'assistenza dell'infermiere, aiuterà il paziente a sistemarsi sul lettino nella posizione corretta per ricevere la radioterapia, e la prima volta spiegherà bene che cosa il paziente vedrà e i rumori che sentirà e come la macchina potrà muoversi, eccetera. Posizionerà inoltre tutti i dispositivi necessari a mantenere la parte del corpo trattata ben ferma, e gli schermi per proteggere i tessuti sani vicini.

È molto importante che durante i pochi minuti di trattamento il paziente sia tranquillo e rilassato, in modo da rimanere il più immobile possibile. Per favorire il rilassamento del paziente, in alcune sale di terapia viene anche trasmessa la musica.

Una volta sistemato il paziente nella posizione corretta, quando tutto è finalmente pronto, il personale di radioterapia si trasferisce dalla sala di trattamento, alla sala adiacente per evitare di essere esposto alle radiazioni. Gli operatori monitorano costantemente ciò che accade nella sala di trattamento. Spesso osservano la situazione dalle apposite telecamere, e sorvegliano ogni dettaglio mediante le immagini di un circuito audio-televisivo interno sui propri monitor. La comunicazione tra paziente e personale è sempre possibile, in qualsiasi momento del trattamento, prima ancora di iniziare la seduta, vengono fornite tutte le spiegazioni su come fare per avvisare lo staff in caso di necessità.

Anche le macchine vengono costantemente tenute sotto controllo dai tecnici e radioterapisti in tutti i loro parametri, e vengono inoltre registrate alcune immagini che verranno valutate dal radioterapista per i trattamenti successivi.

Cos'è la radioterapia esterna, e come funziona?

Il radioterapista e tutto lo staff di radioterapia fanno in modo di fornire al paziente tutte le informazioni necessarie per affrontare consapevolmente e serenamente il trattamento. Tuttavia, per essere sicuri di avere chiesto tutti i chiarimenti necessari, può essere utile seguire una lista di domande da sottoporre in occasione delle visite preparatorie. Ecco alcune domande utili:

▪ Quanto spesso dovrò recarmi in ospedale per il mio trattamento?
▪ È prevista qualche agevolazione per i trasposti (parcheggio interno, navetta eccetera)?
▪ Quanto durerà la cura complessivamente?
▪ Quanto durerà ogni seduta di radioterapia, e con che frequenza?
▪ Quale tipo di macchinario verrà utilizzato?
▪ Quanto tempo dopo la pianificazione del trattamento si prevede che inizierò le sedute?
▪ Sarà necessario "marcare" la pelle con dei segni? Di che tipo? Saranno permanenti, o dopo un po' scompariranno? Come dovrò trattare la mia pelle in quell'area?
▪ Saranno necessari particolari "sostegni", o maschere da posizionare sulla parte trattata? Di che tipo?
▪ Durante la seduta di radioterapia avvertirò qualche sensazione particolare?
▪ Cosa può succedere se non riesco a stare immobile, e come posso fare se la posizione che devo mantenere è troppo scomoda, o se avverto qualche fastidio durante la seduta di radioterapia?
▪ Il personale mi vede e mi controlla in ogni momento durante la radioterapia?

Come posso fare a chiamarli se avverto qualche cosa che non va?
▪ Finita la seduta, posso tornare subito a casa, o devo fermarmi un po' in ospedale?
▪ Devo farmi accompagnare da qualcuno o posso venire da solo? Posso guidare l'automobile dopo questa seduta?
▪ Se mi sento bene durante il periodo di trattamento, quali tipi di attività fisica, lavorativa o sportiva posso praticare?

LA RADIOTERAPIA INTERNA

Per alcuni pazienti che devono essere sottoposti a trattamento radiante viene scelta una modalità di radioterapia interna. Ma che cos'è la radioterapia interna e come funziona? Il trattamento viene effettuato tramite sostanze radioattive introdotte all'interno dell'organismo; queste rilasciano le radiazioni direttamente sul tumore.

Queste sostanze sono di due tipi:
▪ Metalli radioattivi.
▪ Liquidi radioattivi.

Le sostanze che possono essere utilizzate per la radioterapia interna sono rappresentate, per lo più da: cobalto, iodio, iridio, cesio e palladio.

Il trattamento può avvenire secondo due modalità differenti:

1) Impianti radioattivi: Il materiale radioattivo viene collocato direttamente all'interno del tumore o molto vicino a esso; questo trattamento si definisce brachiterapia (dal greco: brachýs = corto).

2) Radioterapia di contatto: In questo caso infatti la sorgente di radiazioni è posta direttamente a contatto con il bersaglio che deve colpire.

A sua volta, la brachiterapia può essere distinta in due forme:

1) Brachiterapia interstiziale: Sono piccole sonde di metallo radioattivo che vengono impiantate nel tumore tramite un intervento chirurgico mini invasivo.

2) Brachiterapia endocavitaria: Il materiale radioattivo viene introdotto all'interno di cavità naturali del corpo (per esempio, cavo orale, utero) mediante apposite sonde, in modo da trovarsi in prossimità del tumore.

▪ **Liquidi radioattivi**: un altro tipo di radioterapia interna è la cosiddetta radioterapia sistemica, o metabolica: in questo caso al paziente viene fatto assumere uno speciale liquido radioattivo, o lo si inietta direttamente nel circolo sanguigno, in modo che venga assorbito e raggiunga il tumore; il materiale radioattivo si legherà selettivamente solo al tessuto tumorale, senza danneggiare i tessuti sani. Un esempio tipico di questo trattamento è l'utilizzo dello iodio radioattivo per il tumore alla tiroide.

Anche nella radioterapia interna, come sempre nel piano di trattamento radioterapico, la scelta di uno o dell'altro tipo di trattamento viene attentamente valutata in base alle caratteristiche e dimensioni del tumore, alla sua posizione nel corpo, e alle condizioni del paziente, il radioterapista stabilisce qual è il trattamento più efficace e più adatto al singolo caso.

Per la radioterapia interna è necessario essere ricoverati in ospedale?

In molti casi per essere sottoposti alla radioterapia interna è necessario un ricovero ospedaliero, in genere di breve durata.

Come si svolge la radioterapia interna con impianti radioattivi (brachiterapia)

Nella brachiterapia si devono posizionare le sostanze radioattive (dette "sorgenti") direttamente nel tumore o molto vicino a esso.

Nella brachiterapia interstiziale, si effettua un piccolo intervento chirurgico, per inserire nel tumore minuscole sonde di metallo radioattivo (per es. aghi o "semi", ovvero minuscoli cilindretti).

Il materiale radioattivo può essere anche inserito in un dispositivo a forma di sottile tubicino di plastica, chiamato catetere, che viene inserito all'interno di una cavità naturale.

Può essere necessaria una leggera anestesia locale, o anche un'anestesia generale, a seconda del tipo di sorgente radioattiva da posizionare e della sede di trattamento.

La sorgente viene lasciata all'interno del corpo per un certo periodo di tempo, in alcuni trattamenti solo per alcuni minuti, in altri per alcuni giorni, dopodiché viene rimossa.

In genere la possibilità che il paziente emetta radiazioni è presente solo fino a che la sorgente è posizionata nel corpo, per questo motivo viene evitato il contatto con altre persone in questo periodo, ed è necessario il ricovero in una stanza singola e schermata.

In alcuni tipi di tumore, la sorgente radioattiva viene lasciata nel corpo in modo permanente, è il caso per esempio di alcuni tipi di tumore alla prostata. I piccoli semi radioattivi (grandi quanto un chicco di riso), vengono inseriti nella prostata e lasciati in sede, rilasciando rapidamente e progressivamente la loro radioattività. In questi casi viene rilasciata una elevata dose di radiazioni nella zona tumorale, ma la radioattività si estende solo per pochi millimetri nei dintorni, quindi non viene propagata all'esterno del corpo.

Il paziente, cioè, non emette radioattività e non rappresenta un pericolo per le altre persone. In genere comunque, per prudenza, si consiglia di non avere stretti contatti con bambini e donne in gravidanza per un periodo di tempo variabile e in base alla sostanza radioattiva utilizzata.

Qualora, in rarissimi casi, si rilevi qualche traccia di radioattività all'esterno del corpo del paziente, si consiglia un ricovero più prolungato per evitare contatti con altre persone, fino a quando la radioattività non sia del tutto esaurita.

La "simulazione"

Anche per la radioterapia interna è prevista una fase di "simulazione", in cui il radioterapista stabilisce la posizione in cui dovranno essere collocate le sorgenti radioattive. Spesso la simulazione viene effettuata mediante una seduta ambulatoriale, ma a volte occorre la somministrazione di un'anestesia e quindi un breve ricovero.

Come si svolge la radioterapia interna con liquidi radioattivi (sistemica o metabolica)

Il liquido radioattivo può essere somministrato al paziente mediante una bevanda oppure iniettato all'interno delle vene tramite una puntura endovenosa.

La componente radioattiva del liquido si chiama: isotopo, esso in genere è legato a un'altra sostanza che "riconosce" in modo specifico le cellule tumorali, in modo da poter colpire selettivamente solo la malattia e non gli altri tessuti sani.

Norme di protezione

Diversamente da quanto accade per la radioterapia esterna, a seconda dei metodi utilizzati, un paziente sottoposto a radioterapia interna può emettere una piccola dose di radiazioni, anche se per un breve periodo. Per questo motivo è opportuno seguire alcuni accorgimenti che vengono definiti norme di protezione e che vengono prescritti esclusivamente dallo specialista.

Queste norme di sicurezza sono in genere necessarie:
▪ Fino a quando la sorgente radioattiva è collocata all'interno del corpo. Nel caso della brachiterapia, non appena la sorgente viene tolta, la radioattività nel corpo cessa.
▪ Per qualche giorno dopo aver ricevuto la somministrazione di un liquido radioattivo. Nel caso della radioterapia metabolica (sistemica o metabolica), il liquido continua infatti a rilasciare radioattività nell'organismo per alcuni giorni, essa si riduce poi gradualmente fino a scomparire del tutto.

In genere le norme di protezione prevedono i seguenti accorgimenti:
▪ Solitamente si viene ricoverati per pochi giorni in una stanza speciale, a un solo letto; si ha in genere a disposizione comunque televisione e telefono.
▪ Le visite dei familiari vengono ridotte al minimo, o evitate; in ogni caso, eventuali visitatori devono rimanere a una distanza stabilita dal paziente e dal letto; sono vietate assolutamente le visite di bambini e donne in gravidanza.
▪ Il personale medico e infermieristico rimane nella stanza solo per brevi periodi, ma è sempre in contatto con il paziente tramite appositi interfono e telecamere a circuito chiuso. Il paziente può quindi in qualunque momento comunicare con gli infermieri.
▪ Può essere misurata la radioattività nella stanza mediante appositi strumenti (contatori Geiger).

È importante tenere presente che in genere la permanenza in queste condizioni di ricovero "protetto" è molto breve, spesso solo uno o due giorni, e che le misure di sicurezza sono necessarie solo finché la sorgente radioattiva è posizionata nell'organismo o per pochi giorni dopo aver ricevuto il liquido radioattivo.

Per affrontare la cura serenamente, è bene parlare a fondo con lo specialista che sarà in grado di fornire informazioni precise e dettagliate. Alcune domande utili da sottoporre al medico, in previsione della radioterapia interna, sono le seguenti:.

Quanto dura il trattamento?

Un trattamento di radioterapia interna di solito dura diversi giorni o alcune settimane. In genere è effettuata una seduta al giorno, dal lunedì al venerdì, con una pausa nel fine settimana per dare tempo alle cellule sane, eventualmente colpite, di mettere in atto i processi di autoriparazione. Si ricomincia, poi, il lunedì seguente, fino alla fine del periodo di trattamento.

Ogni seduta dura da 10 minuti a mezz'ora circa. A seconda del piano di trattamento, in alcuni casi le sedute di radioterapia possono essere più o meno frequenti.

A cosa serve la radioterapia?

A seconda del tipo di tumore e delle condizioni cliniche del paziente la radioterapia può avere diversi obiettivi:

▪ **Radioterapia radicale**: Ha lo scopo di eliminare completamente il tumore.

▪ **Radioterapia palliativa**: Può essere consigliata per alleviare alcuni sintomi provocati dal tumore.

▪ **Radioterapia preoperatoria**, chiamata anche **trattamento neoadiuvante"**: E' da eseguire prima dell'intervento chirurgico di asportazione del tumore per rimpicciolirne le dimensioni e renderne così più semplice l'operazione. Serve anche a ridurre il rischio che un piccolo numero di cellule malate possa eventualmente diffondersi durante l'intervento.

▪ **Radioterapia postoperatoria** o **trattamento adiuvante**: Può essere consigliato dopo un intervento chirurgico di asportazione del tumore, per aumentare le probabilità di eliminare ogni residuo del tumore.

▪ **Radioterapia intraoperatoria**, detta anche **IORT (Intra-Operative Radio Therapy)**: Consiste nella somministrazione di una dose di radiazioni nel corso dell'intervento chirurgico di asportazione del tumore. Richiede particolari apparecchiature e sistemi di protezione in sala operatoria, per cui viene eseguita solo in alcuni centri specializzati.

▪ **Radioterapia total body**: Con questa procedura viene irradiato tutto l'organismo del paziente in modo da distruggere le cellule malate in alcuni particolari tumori, che colpiscono le cellule del sangue e del sistema linfatico, come alcuni tipi di leucemie o linfomi. Le cellule colpite saranno in seguito rimpiazzate da nuove cellule sanguigne o linfatiche sane, grazie a un trapianto di midollo osseo o di particolari cellule progenitrici, dette cellule staminali.

Si corre qualche rischio a sottoporsi a un trattamento radioterapico?

La radioterapia non è un trattamento pericoloso né invasivo; la radioterapia esterna non richiede la somministrazione di un'anestesia, che può essere necessaria invece in alcune procedure di radioterapia interna.

In genere il paziente non avverte alcun fastidio durante la seduta; solo alcuni pazienti riferiscono un modesto disagio dovuto alla posizione che viene assunta.

Gli effetti collaterali che il trattamento può provocare sono legati alla possibilità che le radiazioni colpiscano - sebbene in misura minore - i tessuti sani vicini al tumore, provocando quindi la comparsa di alcuni disturbi.

Effetti collaterali della radioterapia

La comparsa di effetti collaterali è molto variabile da un paziente all'altro. Alcuni manifestano solo effetti lievi, altri più fastidiosi, e ciò dipende sia dalle condizioni di salute generali, sia dalla sede del tumore e dal tipo di trattamento cui si è sottoposti.

In alcuni casi compaiono durante il trattamento, in genere verso la fine del periodo previsto: alcuni effetti a breve termine; mentre in altri dopo qualche tempo compaiono: alcuni effetti a lungo termine.

In ogni caso, è bene chiedere in anticipo al medico quali saranno i disturbi più probabili nel proprio caso, e gli accorgimenti e le precauzioni da assumere per minimizzare i sintomi.

Ad ogni modo, nella maggior parte dei casi gli effetti collaterali, sebbene fastidiosi, sono di lieve o modesta entità, e scompaiono in genere dopo qualche settimana, una volta terminato il trattamento. Solo in alcuni pazienti durano più a lungo, o richiedono terapie specifiche.

Vediamo ora quali sono gli effetti collaterali più frequenti, e i loro possibili rimedi:
- Stanchezza.
- Reazioni cutanee.
- Caduta dei peli e dei capelli.
- Effetti sullo stato emotivo.
- Altri effetti collaterali.

Stanchezza

Molti pazienti si sentono più stanchi nel periodo in cui sono sottoposti a radioterapia, specie dopo le prime settimane, e a volte questo disturbo può durare anche per qualche tempo dopo la fine del trattamento.

Perché ci si sente più stanchi?

Il corpo è intento a riparare le cellule sane eventualmente colpite dai raggi, è un processo che richiede energia ed è faticoso.

Più raramente la stanchezza potrebbe dipendere da un transitorio abbassamento del numero di globuli rossi (anemia), specie nei pazienti in cui le zone del corpo irradiate sono più estese, per questo motivo il medico prescriverà periodici esami del sangue e, se necessario, consiglierà una cura per l'anemia.

Cosa fare?

Si consiglia di riposare quanto necessario, in base a come ci si sente, e di muoversi per quanto possibile, per esempio facendo brevi passeggiate o un'altra attività fisica leggera a piacere, scegliendo il momento della giornata in cui ci si sente meno affaticati, e senza esagerare.

È dimostrato da ricerche scientifiche che ciò è utile a ridurre la sensazione di stanchezza.

Reazioni cutanee

Le reazioni della pelle alla radioterapia dipendono dal tipo di pelle dell'individuo e dall'estensione dell'area trattata. Possono comparire arrossamenti e irritazione, come un eritema solare. Ciò in genere non accade subito, ma gradualmente, dopo alcune sedute. Il radioterapista ne controlla abitualmente l'eventuale comparsa, in ogni caso è bene informarlo, qualora ci si accorga che qualcosa alla propria pelle non va, in caso di reazioni importanti, infatti, il medico può sospendere il trattamento.

Come avere una buona cura della pelle durante radioterapia?

Innanzi tutto è importante attenersi scrupolosamente alle indicazioni date in proposito dall'oncologo radioterapista. In generale, è bene tenere presente i seguenti consigli:

▪ Evitare di grattare o strofinare le zone di pelle ove siano comparsi arrossamenti.

▪ Non applicare alcun tipo di crema o lozione di propria iniziativa, ma utilizzare solo prodotti eventualmente consigliati dal personale sanitario.

▪ Evitare di esporsi al sole durante il trattamento radiante. In caso di attività all'aperto, proteggere con indumenti le zone sottoposte a radioterapia, e ricordarsi di utilizzare creme solari ad alta protezione, anche in questo caso consigliate dai radioterapisti.

▪ Indossare indumenti larghi e comodi, in tessuti naturali, per esempio cotone o lino.

▪ Usare la massima delicatezza nell'igiene personale, non usare profumi, deodoranti, spugne abrasive, cosmetici sulla parte esposta a radioterapia; è consigliato invece lavare la parte quotidianamente con sapone delicato e acqua tiepida o fredda.

Questi consigli valgono per l'area di pelle trattata e quella nelle immediate vicinanze, mentre per il resto la pelle può essere trattata normalmente.

Inoltre, è opportuno tener presente che nella maggior parte dei casi gli effetti sulla pelle sono transitori. In alcuni casi possono però comparire effetti duraturi, quali, un colorito più scuro, oppure piccole chiazze rosse dovute a dilatazioni dei capillari (teleangectasie), non sono effetti preoccupanti, anche se possono dare fastidio dal punto di vista estetico, e vi si potrà comunque porre rimedio con uno speciale makeup (camouflage).

Caduta dei peli e dei capelli

La radioterapia può far cadere peli e capelli, ma esclusivamente nell'area trattata, e quindi, solo in caso di irradiazione al capo. La peluria delle aree corporee non sottoposte a trattamento non viene in alcun modo danneggiata. In ogni caso, dopo alcune settimane dal termine del trattamento i capelli e i peli ricrescono.

Effetti sullo stato emotivo

A molte persone che si sottopongono alla radioterapia capita di avvertire un cambiamento delle proprie condizioni emotive. Alcuni si sentono più ansiosi e nervosi, altri più tristi e depressi. Lo spettro delle emozioni che può comparire è molto variabile, si può provare ansia, perdita di speranza, rabbia, depressione, voglia di piangere per un nonnulla.

Non si tratta di emozioni causate direttamente dalla radioterapia, ma di stati d'animo comuni a chi deve affrontare la malattia, in particolare un tumore, favoriti dal necessario cambiamento delle abitudini di vita quotidiana, e dalla preoccupazione per la malattia e le cure cui bisogna sottoporsi. Parlarne con il medico o uno specialista del team di radioterapia può essere molto utile, per affrontare meglio la situazione.

Altri effetti collaterali

Altri effetti collaterali possono comparire a seconda delle zone corporee trattate, sia a breve sia a lungo termine. Per esempio, in caso di radioterapia allo stomaco possono comparire disturbi dell'appetito e della digestione, oppure, in caso di irradiazione al cavo orale può manifestarsi secchezza alla bocca, e così via, a seconda della sede corporea interessata. È importante parlare con il radioterapista di riferimento degli eventuali effetti collaterali per prevenirne la comparsa e attenuarne i sintomi.

Si può continuare a lavorare mentre ci si sottopone ad un trattamento radioterapico?

Proseguire o meno l'attività lavorativa durante la radioterapia è una scelta che varia da caso a caso. Innanzitutto dipende dalle condizioni generali del paziente, inoltre dalla sua risposta al trattamento, e infine dal tipo di attività lavorativa svolta. Non vi è, in altre parole, una controindicazione assoluta a continuare a svolgere il proprio lavoro, purché non si tratti di un'attività faticosa.

Se si è in buone condizioni, il tumore non provoca disturbi, non compaiono effetti collaterali da radioterapia o sono modesti, e soprattutto se si desidera farlo, si può proseguire il proprio lavoro, magari riducendo l'orario. Altrimenti si può usufruire del previsto congedo per malattia.

Nella decisione conta ovviamente il parere del medico, che darà al paziente il consiglio più adeguato nel singolo caso.

Quale alimentazione seguire quando si è sottoposti a radioterapia?

Quando si segue un trattamento di radioterapia è importante seguire una sana alimentazione e bere molti liquidi. In queste condizioni l'organismo ha bisogno di proteine, e di un buon apporto di energia, cioè di calorie. È quindi importante scegliere cibi quali carne, pesce, uova, formaggio, latte intero, legumi, frutta secca.

Il medico comunque prima di iniziare il trattamento fornisce indicazioni precise su come mangiare, e a volte è anche possibile effettuare un colloquio con un dietista.

Alcune domande utili da fare al medico sulla radioterapia

Prima di iniziare il trattamento, è bene sgomberare il campo da ogni possibile dubbio o timore, rivolgendo al medico alcune domande a proposito della radioterapia e dei suoi possibili effetti collaterali.

Ciò permetterà, da un lato, di affrontare il trattamento più serenamente, di pianificare meglio le proprie attività, e dall'altro di essere più preparati a riconoscere prontamente eventuali effetti collaterali qualora dovessero comparire, a sapere come comportarsi e a mettere in atto tutte le strategie utili a prevenirli.

Normalmente il radioterapista e tutti i membri dell'équipe forniscono tutte le informazioni e le spiegazioni necessarie, ma prepararsi un elenco di domande può rassicurare a non dimenticare di chiedere ciò che è importante.

Ecco due diverse liste di domande utili, una sui possibili effetti collaterali e una sulla radioterapia in generale.

Domande sugli effetti collaterali

▪ Quali effetti collaterali mi devo aspettare, e cosa posso fare per ridurne la probabilità?
▪ Come mi farà sentire la radioterapia, e quanto durerà questa condizione?
▪ Dovrò mangiare in modo diverso dal solito durante il trattamento?
▪ Posso continuare a lavorare o devo stare a riposo?
▪ Quando posso aspettarmi di tornare alla normalità dopo il trattamento?
▪ Quali problemi potrebbe avere la mia pelle durante la radioterapia, e quanto dureranno questi effetti?
▪ Cosa posso fare per proteggere la pelle? In futuro, come dovrò proteggerla dal sole?
▪ Quale attività fisica posso praticare?
▪ Come mi devo comportare con i miei familiari, o le altre persone che incontro?
▪ Subito dopo la seduta di radioterapia devo stare isolato per un breve periodo o posso avvicinare chiunque senza problemi? Anche donne in gravidanza e bambini molto piccoli?
▪ La radioterapia potrà avere ripercussioni sulla mia vita sessuale e sulla possibilità di avere figli?
▪ Quali altri farmaci posso assumere eventualmente durante il periodo di trattamento?

Domande sulla radioterapia

▪ Per quale motivo mi ha prescritto la radioterapia?
▪ Quale tipo di trattamento dovrò seguire?

- Sarà l'unico trattamento che dovrò fare o ce ne saranno altri?
- La cura prescritta ha l'obiettivo di guarirmi o di ridurre i miei disturbi?
- Quante sedute di radioterapia dovrò fare, e quanto lunghe?
- Quanto durerà il trattamento?
- Quale parte del mio corpo sarà irradiata?
- Se necessario, potrò ripetere lo stesso trattamento in futuro?
- Quali sono gli effetti collaterali più probabili con questo trattamento?
- (Per chi abita lontano o ha difficoltà con i trasporti): C'è qualche struttura, o associazione, o gruppo di volontari cui posso chiedere un appoggio nelle vicinanze dell'ospedale?
- È disponibile un servizio di trasporto per accompagnarmi alle sedute di terapia?
- Esiste qualche tipo di esenzione per la mia patologia, le cure che devo effettuare o eventuali esami che dovrò eseguire?

LA TERAPIA ORMONALE DEI TUMORI

Gli ormoni sono molecole prodotte nell'organismo da ghiandole appartenenti al sistema endocrino. Sono prodotti in risposta a un meccanismo di controllo, e regolano l'attività di organi specifici, anche distanti da quello in cui l'ormone è stato prodotto, perché si diffondono attraverso il circolo sanguigno.

Poiché la crescita di alcuni tumori al seno o alla prostata è stimolata da ormoni come gli estrogeni o gli androgeni, la terapia ormonale è volta a contrastarli, impedendone la produzione o l'azione proliferativa sul tumore. La terapia ormonale può ridurre il rischio che il tumore si ripresenti dopo la fine delle altre cure (intervento chirurgico, radioterapia e/o chemioterapia) oppure può servire a ridurre per un certo periodo i sintomi di una malattia in fase più avanzata.

Dopo un tempo variabile da caso a caso, però, le cellule tumorali possono cominciare a riprodursi anche in assenza dello stimolo ormonale. Si dice cioè che sviluppano una resistenza al trattamento.

Quali sono gli effetti collaterali della terapia ormonale?
La terapia ormonale è in genere ben tollerata e provoca effetti collaterali gravi solo in rari casi. Tuttavia può comportare una serie di disturbi di entità variabile.

In uomini e donne può provocare:
- Vampate di calore e sudorazione abbondante.
- Dolori articolari e osteo-muscolari.
- Riduzione della densità ossea.
- Calo del desiderio sessuale.
- Sbalzi di umore.
- Senso di stanchezza e affaticamento.
- Difficoltà di memoria.
- Aumento di peso.

- Disturbi digestivi.
- Disturbi della circolazione venosa.

Nelle donne, in misura variabile a seconda dei diversi trattamenti, si possono avere:
- Alterazioni o totale sospensione del ciclo mestruale.
- Secchezza vaginale.

Negli uomini, in misura variabile a seconda dei diversi trattamenti, si possono avere:
- Difficoltà di erezione.
- Dolore e tensione a livello mammario.

Alcuni farmaci, nelle prime fasi del trattamento, possono paradossalmente aumentare la stimolazione ormonale e quindi intensificare i sintomi della malattia, per esempio i disturbi urinari nel caso del cancro alla prostata, ma il fenomeno (detto: tumour flare) è transitorio e può essere tenuto sotto controllo dai medici.

Sebbene interferiscano con l'attività sessuale e riproduttiva, questi medicinali non hanno una specifica attività anticoncezionale, occorre tenerlo presente perché alcune di queste cure non impediscono la possibilità di una gravidanza nel corso del trattamento o appena questo viene sospeso, ma possono interferire con il corretto sviluppo del feto.

Quando si usa la terapia ormonale per i tumori?

La terapia ormonale può essere usata per ridurre le dimensioni del tumore prima dell'intervento chirurgico di asportazione del tumore (terapia neoadiuvante) ma, più spesso, si fa dopo l'operazione e l'eventuale chemio o radioterapia, per evitare la ricomparsa della malattia. Se gli altri trattamenti non sono indicati, può anche essere l'unico tipo di cura adottata.

Si discute ancora dell'opportunità di utilizzarla come terapia preventiva in persone sane ma ad alto rischio, per prevenire la comparsa del tumore (farmaco-prevenzione).

La terapia ormonale può essere utilizzata solo per i seguenti tumori che sono sensibili all'azione degli ormoni:
- Tumore al seno (con recettori ormonali).
- Tumore alla prostata.
- Tumore all'endometrio (il rivestimento interno dell'utero).
- Tumore all'ovaio.
- Tumore al rene.

LA TERAPIA ORMONALE PER IL TUMORE AL SENO

Molti tumori al seno hanno sulla superficie delle loro cellule recettori per gli estrogeni, per il progesterone o per entrambi.

Questa caratteristica emerge dall'esame istologico effettuato sul materiale prelevato nel corso di una biopsia o dell'intervento chirurgico e permette di definire il tumore come "estrogeno e/o progesterone positivo". Ciò significa che gli ormoni sessuali femminili stimolano la sua crescita ed è quindi possibile scegliere una cura che agisca a questo livello.

Se invece il tumore non presenta questi recettori (è quindi detto "negativo" per questi due fattori) la terapia ormonale non è indicata.

La scelta del tipo di trattamento da adottare nei singoli casi, oltre che dal grado di avanzamento della malattia, dipende dal fatto che la donna sia già entrata o meno in menopausa.

▪ Nelle donne prima della menopausa, la maggior parte degli ormoni sessuali femminili circolanti è liberata nel sangue dalle ovaie.

▪ Nelle donne dopo la menopausa, le ovaie non producono più ormoni. Gli estrogeni circolanti sono prodotti da tessuti periferici dell'organismo (soprattutto il tessuto adiposo, i muscoli, la pelle) a partire dagli androgeni prodotti dalle ghiandole surrenali.

Nella scelta del tipo di trattamento incidono anche l'età della donna e il suo desiderio di poter eventualmente avere dei figli dopo le cure. Non si deve esitare a discutere con i propri medici di questo aspetto prima dell'inizio del trattamento perché esistono vari modi per preservare, quando possibile, la fertilità.

La menopausa precoce indotta da alcuni di questi trattamenti, infatti, può essere reversibile e la crioconservazione degli ovociti prelevati prima dell'inizio delle cure in alcuni casi lascia aperta la possibilità di ricorrere in un secondo tempo a tecniche di procreazione assistita.

Alcuni gruppi sostenuti da AIRC stanno studiando anche altri approcci per risolvere questo problema.

Quando si fa la terapia ormonale per il tumore al seno?

In alcuni casi il trattamento viene prescritto prima dell'operazione, per ridurre le dimensioni del tumore da asportare, ma nella maggior parte dei casi si inizia dopo l'intervento e si prosegue per cinque anni, per contrastare un possibile ritorno della malattia. Se i medici ritengono sia necessaria anche la chemioterapia, la cura ormonale subentra dopo la fine di questa.

In altri casi la terapia ormonale viene intrapresa in seguito alla ricomparsa della malattia o quando questa viene diagnosticata già in fase avanzata.

È ancora dibattuta invece l'opportunità di somministrare questi medicinali per la prevenzione della malattia in donne sane ma che sono ad alto rischio, per esempio a causa di una forte familiarità per la malattia. Il tamoxifene e il raloxifene, in particolare, si sono dimostrati efficaci a questo riguardo, ma non tutti sono d'accordo che i loro effetti collaterali ne controbilancino i benefici.

Come si fa la terapia ormonale per il tumore al seno?

I medici valutano nei singoli casi, sulla base di diversi fattori, quale approccio seguire, quale farmaco usare o quando sostituirne l'uno all'altro, per esempio se si osserva una scarsa risposta da parte del tumore.

Nei tumori in fase precoce a tutte le età e in quelli in fase avanzata dopo la menopausa, la terapia ormonale per il tumore al seno si assume per bocca una volta al giorno, di solito sotto forma di compresse. È importante attenersi alla dose di farmaco prescritta dall'oncologo e alle istruzioni su quando prenderlo in relazione ai pasti, perché il fatto di avere lo stomaco vuoto o pieno cambia in maniera sostanziale l'assorbimento del medicinale.

Nei tumori in fase avanzata nelle donne più giovani, per rallentare l'andamento della malattia occorre bloccare completamente l'attività delle ovaie (ablazione ovarica), inducendo in pratica la menopausa. Ciò si può fare in diversi modi:
- Con un'asportazione chirurgica delle ovaie.
- Con 3-4 applicazioni di radioterapia alle ovaie.
- Con iniezioni di agonisti dell'LHRH, che bloccano il rilascio di LH, l'ormone luteinizzante prodotto dall'ipofisi che stimola l'attività dell'ovaio (goserelin).

Quali sono gli effetti collaterali della terapia ormonale per il tumore al seno?

Una delle caratteristiche fondamentali della terapia ormonale, che consente di utilizzarla per molti anni, è la sua sicurezza. Gli effetti collaterali che provoca, infatti, per quanto fastidiosi possano essere, raramente sono gravi.

I più frequenti sono comuni, in varia misura, a tutti i tipi di trattamento ormonale perché sono una conseguenza diretta dell'effetto inibitore sull'azione degli estrogeni. Richiamano quindi i disturbi tipici della menopausa.

Altri fenomeni sono invece caratteristici o più frequenti con l'uno o con l'altro farmaco e i medici ne tengono conto in relazione alle caratteristiche della singola paziente.

Quali sono i tipi di terapia ormonale usati per il tumore al seno?

Ci sono diversi possibili approcci al trattamento di un tumore al seno, e sono sensibili all'azione degli ormoni.

Gli inibitori delle aromatasi bloccano l'azione dell'enzima aromatasi indispensabile per la sintesi degli estrogeni a partire dagli ormoni sessuali maschili (androgeni), i quali vengono prodotti dalla corteccia surrenale anche nelle donne.

Quando sono indicati gli inibitori delle aromatasi?

Gli inibitori delle aromatasi sono indicati nelle donne che sono già in menopausa e che quindi non producono più estrogeni dalle ovaie, ma solo nei tessuti periferici, soprattutto quello adiposo. Talvolta vengono prescritti anche a quelle più giovani, dopo alcuni anni di trattamento con il tamoxifene.

Si usano in genere dopo l'intervento per impedire recidive, ma in alcuni casi sono utilizzati anche prima dell'operazione, per ridurre il volume della massa da asportare, oppure nelle fasi più avanzate della malattia.

A questa classe di farmaci appartengono diverse sostanze tra cui:
- Anastrazolo.
- Exemestano.

▪ Letrozolo.

Quali sono gli effetti collaterali degli inibitori delle aromatasi?

Gli effetti collaterali degli inibitori delle aromatasi possono essere di entità variabile da persona a persona e, nella stessa donna, in diverse fasi del trattamento. Ciò dipende anche dalle condizioni generali di salute, dalla dose di farmaco prescritta e dalla possibile interazione di questa cura con altre sostanze. Anche per questo è molto importante segnalare al proprio medico tutto ciò che si prende al di fuori delle sue prescrizioni, comprese le vitamine, i prodotti da banco o da erboristeria.

Oltre agli effetti da carenza di estrogeni comuni alle altre forme di terapia ormonale, con questi medicinali, in una percentuale inferiore a una donna su dieci, si possono verificare anche:
▪ Eruzioni cutanee non gravi.
▪ Lieve nausea.
▪ Lieve stipsi o diarrea.
▪ Perdita di appetito.
▪ Assottigliamento dei capelli.

Altri disturbi sono più frequenti con Anastrazolo:
▪ Sindrome del tunnel carpale (che si manifesta con perdita della capacità di presa, dolore e parestesie alla mano e al braccio).
▪ Tosse e disturbi respiratori.
▪ Aumento del colesterolo nel sangue.
▪ Secchezza e/o sanguinamenti vaginali.
▪ Alterazioni della funzione del fegato, di solito lievi e transitorie.

Altri disturbi sono più frequenti con Exemestano:
▪ Mal di testa.
▪ Vertigini.
▪ Gonfiore delle mani e dei piedi.

Altri disturbi sono più frequenti con Letrozolo:
▪ Mal di testa.
▪ Vertigini.
▪ Gonfiore delle mani e dei piedi.
▪ Tosse e disturbi respiratori.
▪ Aumento del colesterolo nel sangue (di solito lieve).

Tamoxifene

Il tamoxifene è usato da più di trent'anni per contrastare la crescita dei tumori al seno con recettori ormonali sulle loro cellule. Diversamente dagli inibitori delle aromatasi, che impediscono la produzione degli estrogeni, il tamoxifene "inganna" i loro recettori presenti sulle cellule tumorali, occupando il posto riservato agli ormoni senza però agire come loro. Il farmaco impedisce così agli estrogeni di comunicare con le cellule tumorali, interrompendo lo stimolo che apportano alla proliferazione delle cellule. In tal modo riduce il rischio che la malattia torni dopo l'intervento e l'eventuale radio e/o chemioterapia, e abbassa del 40% la probabilità che si sviluppi un nuovo tumore nell'altro seno.

Dati recenti hanno dimostrato che l'effetto protettivo di questa cura si protrae a lungo. Per le donne che l'hanno seguita regolarmente per cinque anni il rischio di morire di tumore al seno nei 15 anni successivi è inferiore di un terzo rispetto alle donne che non si sono sottoposte al trattamento.

Altre ricerche suggeriscono che un ulteriore vantaggio si possa ottenere sostituendo a questo farmaco, dopo due o tre anni, un inibitore delle aromatasi, ma devono ancora essere bene soppesati rischi e benefici di questa scelta.

Quando è indicato il Tamoxifene?

Il tamoxifene è usato nelle donne prima della menopausa o in quelle che l'hanno già superata ma che, per varie ragioni, non possono prendere gli inibitori delle aromatasi. La condizione per l'uso di questo prodotto è comunque sempre la presenza sulla superficie delle cellule tumorali dei recettori ormonali, non necessariamente quelli per gli estrogeni, ma anche quelli per il progesterone.

Il farmaco può essere usato anche nei rari casi in cui il tumore al seno colpisce gli uomini, purché comunque sulla superficie delle cellule siano presenti i recettori ormonali.

Quali precauzioni occorre avere quando si prende il Tamoxifene?

Il farmaco va preso regolarmente per bocca, una volta al giorno, possibilmente sempre alla stessa ora, avendo cura che non sia a portata dei bambini. Non bisogna mai interromperne l'uso o modificarne la dose di propria iniziativa senza consultare il proprio specialista. Smettere la cura prima del tempo rischia di vanificare l'effetto protettivo del tamoxifene nei confronti di un possibile ritorno della malattia.

Al medico va inoltre segnalato l'uso contemporaneo di altri medicinali, alcuni tipi di antidepressivi e di farmaci per lo stomaco o per il cuore possono infatti interferire con la sua azione riducendone l'efficacia.

È importante sottolineare inoltre, che anche quando i cicli mestruali sono interrotti per effetto della cura ormonale è possibile che si instauri una gravidanza. Poiché il farmaco può essere nocivo per lo sviluppo del feto è bene accertarsi di non essere incinte prima dell'inizio della cura e concordare con i medici un metodo contraccettivo adatto al proprio caso, da adottare per tutta la durata del trattamento.

Quali sono gli effetti collaterali del Tamoxifene?

Con il tamoxifene si possono verificare gli effetti tipici da carenza di estrogeni comuni alle altre forme di terapia ormonale. In particolare:
▪ **Vampate e sudorazioni**: Colpiscono circa la metà delle donne in trattamento.

- **Stanchezza**: Colpisce circa una donna su quattro durante il trattamento.
- **Dolori articolari**: Sono lamentati da circa una donna su quattro.
- **Nausea**: Circa una donna su cinque può avvertire una leggera nausea all'inizio della cura, facilmente controllabile con i farmaci, che sparisce dopo alcuni giorni o settimane.
- **Aumento di peso**: Un aspetto che preoccupa molto le donne è l'aumento di peso che può essere indotto dal farmaco. In realtà il fenomeno si verifica in meno di una donna su dieci, e può essere facilmente contrastato controllando l'alimentazione e incrementando l'attività fisica.
- **Tumour Flare**: Viene detta così, con un'espressione in inglese, la temporanea esacerbazione della malattia che si può verificare, in meno di un caso su 100, nelle prime fasi della cura. Si può manifestare con un aumento dei dolori alle ossa se la malattia ha localizzazioni a questo livello. Se ciò comporta un aumento dei tassi di calcio nel sangue si può avvertire nausea, eventualmente accompagnata da stipsi, o una forte sete, se compaiono questi sintomi è bene segnalarli al medico.

Agonisti dell'LHRH o del GNRH

I cosiddetti agonisti dell'LHRH agiscono più a monte degli altri farmaci ormonali, perché bloccano la produzione dell'ormone luteinizzante (LH), con cui l'ipofisi stimola l'attività delle ovaie e dei testicoli. Sopprimono la funzione delle ovaie nelle donne e dei testicoli nell'uomo, che smettono così di produrre ormoni.

La loro somministrazione avviene in genere sotto forma di iniezione sottocutanea o intramuscolare. È importante rispettare la scadenza di questi appuntamenti, uno scarto di pochi giorni non produce gravi conseguenze, ma se si ritarda ulteriormente c'è il rischio che il livello degli ormoni ricominci a salire.

Diversamente dall'asportazione chirurgica dei testicoli (orchiectomia bilaterale) e dall'ablazione ovarica tramite radiazioni o intervento chirurgico (ooforectomia), l'effetto di questi medicinali può essere reversibile.

Nelle donne gli agonisti dell'LHRH interrompono i cicli mestruali che, però, soprattutto nelle più giovani, possono ricominciare nel giro di sei mesi-un anno dalla sospensione della terapia. Una volta sospesa la cura, l'ovaio torna a funzionare, anche se nelle donne più vicine alla menopausa questo non sempre si verifica.

Nonostante ciò, non è impossibile che si instauri una gravidanza nel corso del trattamento. Poiché il farmaco può essere pericoloso per il nascituro è bene discutere con il proprio medico quale metodo contraccettivo utilizzare durante la cura, indipendentemente dal fatto che il partner in terapia sia l'uomo o la donna. In quest'ultimo caso occorre anche accertarsi che non ci sia una gravidanza in atto prima di iniziare la cura.

Questi prodotti possono scatenare nelle prime settimane di trattamento, in misura diversa da farmaco a farmaco e in relazione alle caratteristiche individuali, un effetto paradossale di esacerbazione dei sintomi detto: Tumour Flare. Quando la malattia ha localizzazioni ossee i dolori che provoca a questo livello possono aumentare, per questo la cura negli uomini in trattamento per il tumore della prostata è inizialmente accompagnata dalla somministrazione associata di antiandrogeni. Il fenomeno non si verifica invece con gli inibitori del fattore di rilascio delle gonadotropine.

Ecco alcuni dei più comuni agonisti dell'LHRH usati per il tumore del seno o alla prostata:

Goserelin, usato nel tumore al seno e alla prostata

Il Goserelin viene somministrato ogni 28 giorni con iniezioni sottocutanee sull'addome, da dove il farmaco viene assorbito gradualmente dall'organismo. Il trattamento blocca l'attività delle ovaie nelle donne trattate per tumore al seno, e dei testicoli negli uomini con tumore della prostata. Provoca gli stessi effetti collaterali delle altre terapie ormonali per il tumore al seno e alla prostata, ma ha un effetto più marcato sull'umore, per cui può portare più facilmente alla depressione. Può agire inoltre sulla pressione arteriosa, alzandone o abbassandone i valori.

Triptorelina, usata nel tumore al seno e alla prostata

Viene somministrata per iniezione intramuscolare, di solito nei glutei, o sottocutanea, nell'addome, ogni 4, 12 o 26 settimane. Inibendo la sintesi di estrogeni e testosterone provoca tutti i sintomi da deprivazione, tipici della terapia ormonale.

Un gruppo di ricercatori italiani, guidati da Lucia Del Mastro dell'Istituto tumori di Genova, ha pubblicato su un'importante rivista scientifica uno studio che propone un nuovo uso di questo farmaco, somministrato prima e durante la chemioterapia sembra ridurre notevolmente il rischio che le cure provochino una menopausa precoce nelle donne trattate.

Leuprolide acetato (leuprorelin), usata nel tumore alla prostata

La leuprolide viene somministrata con iniezioni sottocutanee sull'addome, sul braccio o sulla gamba ogni quattro settimane oppure ogni tre mesi. Inibendo la sintesi di testosterone provoca tutti i sintomi da deprivazione androgenica, tipici della terapia ormonale per il tumore della prostata.

Può inoltre alterare il ritmo cardiaco e la pressione arteriosa, effetti che spesso regrediscono durante o dopo il trattamento, ma che richiedono controlli regolari.

Buserelin, usato nel tumore alla prostata

Il Buserelin viene somministrato con iniezioni sottocutanee sull'addome, sul braccio o sulla gamba tre volte al giorno per i primi sette giorni. Dall'ottavo giorno di trattamento lo si comincia ad assumere sotto forma di Spray nasale in ogni narice sei volte al giorno. Non occorre che i trattamenti siano a intervalli di tempo regolari: per ricordarsene, li si può fare prima e dopo i tre pasti principali.

Se per un raffreddore si usa un Decongestionante nasale, è bene aspettare mezz'ora prima della cura ormonale.

Inibendo la sintesi di testosterone provoca tutti i sintomi da deprivazione androgenica, tipici della terapia ormonale per il tumore della prostata, ma può influire anche sui livelli di glucosio nel sangue, fatto di cui tenere conto soprattutto se si è diabetici.

Altri farmaci

In relazione alle caratteristiche della paziente e della risposta del tumore al seno alla terapia, i medici possono anche ricorrere ad altri tipi di farmaci di tipo ormonale:

Fulvestrant

Può essere utilizzato nelle forme avanzate di tumore al seno con recettori ormonali che non rispondono più al Tamoxifene né agli inibitori delle aromatasi. Ha un duplice meccanismo, oltre a occupare il recettore per gli estrogeni come fa il Tamoxifene, lo modifica in modo che gli ormoni non vi si possano più legare.

Il farmaco viene somministrato sotto forma di iniezioni intramuscolari e provoca in genere pochi effetti collaterali, ma la sua superiorità rispetto ai prodotti utilizzati da molti anni deve ancora essere dimostrata.

Progestinici

Nelle forme avanzate di tumore al seno comparse dopo la menopausa, con recettori ormonali che tuttavia non rispondono più al Tamoxifene né agli inibitori delle aromatasi, i medici possono ricorrere agli analoghi del progesterone (come: Medrossiprogesterone acetato o Megestrolo acetato), che si possono prendere per iniezione intramuscolare o per bocca.

LA TERAPIA ORMONALE PER IL TUMORE DELLA PROSTATA

Il testosterone prodotto dai testicoli maschili stimola la crescita del tumore della prostata. La terapia ormonale cerca di contrastare questa azione rallentando o bloccando la sintesi di questo ormone (deprivazione androgenica).

La maggior parte delle cellule tumorali risponde a questa privazione, tuttavia alcune proliferano indipendentemente dalla stimolazione ormonale e non rispondono alla cura. La quantità di queste cellule resistenti può aumentare con il passare del tempo rendendo la malattia "resistente alla castrazione".

Il trattamento ormonale è comunque un'arma preziosa per ridurre il rischio che la malattia in fase iniziale si ripresenti dopo il trattamento, e per ridurre i sintomi di quella avanzata rallentando o fermando la crescita delle cellule. In questi casi gli ormoni riescono in genere a tenerla a bada per diversi anni prima che il tumore smetta di rispondere alla cura.

Quando si fa la terapia ormonale per il tumore della prostata?

La terapia ormonale si aggiunge all'intervento chirurgico e alla radioterapia per evitare che la malattia si ripresenti quando alcuni elementi indicano che questo rischio può essere elevato:

- Il tumore ha oltrepassato la capsula che riveste la prostata (lo stadio è quindi detto T3).
- Presenta all'esame istologico un alto punteggio di Gleason.
- I valori di PSA erano molto elevati al momento della diagnosi.

Il trattamento può iniziare prima, durante o dopo la radioterapia e viene proseguito per un periodo variabile da sei mesi a tre anni.

In alcuni casi, per esempio quando la malattia è troppo estesa o diffusa per essere trattata efficacemente con l'intervento chirurgico o la radioterapia, i medici possono decidere di optare per la sola terapia ormonale.

La terapia Androgeno soppressiva viene inoltre utilizzata laddove si presenti una recidiva della malattia dopo un trattamento loco regionale chirurgico o radioterapico.

Quali sono gli effetti collaterali della terapia ormonale per il tumore della prostata?

I più frequenti effetti collaterali della terapia ormonale per il tumore della prostata sono comuni, in varia misura, a tutti i tipi di trattamento, perché sono una conseguenza diretta dell'effetto inibitore della cura stessa sull'azione degli androgeni (deprivazione androgenica):

- Riduzione del desiderio sessuale.
- Difficoltà erettili.
- Vampate di calore e sudorazioni.
- Rigonfiamento e dolore mammario.

I disturbi regrediscono in genere dopo alcuni mesi dalla sospensione della terapia.

Come si fa la terapia ormonale per il tumore della prostata?

La consistente riduzione dei livelli di testosterone in circolo, necessaria per contrastare la crescita delle cellule tumorali, si può ottenere in vari modi:

- Asportando chirurgicamente entrambi i testicoli (orchiectomia bilaterale). Questo tipo di intervento è quello che permette di ottenere i risultati migliori nei tempi più brevi, ma ovviamente è più difficile da accettare psicologicamente.

Per questo oggi, a meno che sia il paziente stesso a preferire questa soluzione drastica per non doversi sottoporre continuamente alle cure, l'intervento chirurgico è riservato a casi di urgenza, in cui occorre abbassare rapidamente i livelli di testosterone per ridurre la compressione di metastasi ossee sul midollo spinale (compressione spinale). Negli altri casi si usano i farmaci.

- Con diversi tipi di farmaci che riducono i livelli di testosterone nel sangue:
- Agonisti dell'LHRH (o GnRH).
- Antiandrogeni.
- Antagonisti dell'LHRH (o GnRH) (ormone di rilascio delle gonadotropine).

In base alle caratteristiche del paziente e della sua malattia, i medici possono prescrivere l'uno o l'altro di questi tipi di farmaci isolatamente o associarne due (per esempio: gli agonisti dell'LHRH con gli antiandrogeni) per prevenire il cosiddetto Tumour flare. La cura può essere proseguita in maniera continua o essere interrotta (terapia intermittente) per brevi periodi, per ridurre l'impatto dei suoi effetti collaterali.

Agonisti dell'LHRH (o GnRH)

Vedi la scheda nel precedente Articolo: "La terapia ormonale per il tumore al seno".

Antiandrogeni

Il testosterone stimola la replicazione delle cellule tumorali della prostata legandosi a specifici recettori che si trovano sulla superficie delle cellule stesse. Gli Antiandrogeni sono farmaci che bloccano l'interazione tra l'ormone sessuale maschile e questi recettori, inibendo così la crescita del tumore. Provocano meno disturbi di erezione, ma più dolore a livello mammario rispetto agli agonisti dell'LHRH .

Possono essere associati ad altri medicinali nelle prime fasi di trattamento per ridurre l'effetto provocato dal temporaneo aumento della produzione di androgeni (Tumour flare) o per tutta la sua durata, per potenziarne l'effetto (blocco Androgenico totale). In altri casi invece si possono utilizzare da soli (prima, ma più spesso dopo, l'eventuale intervento).

I farmaci più comuni sono:

Ciproterone acetato

È il farmaco di questa classe da più tempo sul mercato. Si assume sotto forma di compresse per bocca, due o tre volte al giorno dopo i pasti, meglio se a intervalli regolari.

Quando è usato in associazione agli agonisti dell'LHRH per prevenire la reazione di Tumour flare, si deve cominciare a prendere alcuni giorni prima degli altri medicinali, continuando per quattro-sei settimane.

Oltre agli effetti collaterali tipici della terapia ormonale, il Ciproterone acetato può provocare nausea che in genere si riesce a controllare con i comuni farmaci sintomatici quali la metoclopramide. In meno di un caso su 100 può indurre alcune di queste conseguenze:
▪ Interferire con la funzione del fegato, per cui si cerca di non utilizzarlo troppo a lungo.
▪ Provocare anemia.
▪ Favorire la coagulazione del sangue provocando trombosi.
▪ Nei pazienti in cura per molto tempo è stato segnalato un aumento del rischio di tumori benigni del cervello detti Meningiomi, per cui la cura non è indicata in chi ha avuto una di queste formazioni.

I diabetici, infine, dovranno tenere sotto stretto controllo la loro glicemia, perché il ciproterone acetato può influire sui livelli di zucchero nel sangue.

Bicalutamide

L'uso di questo farmaco, che si prende per bocca una sola volta al giorno, in aggiunta al trattamento chirurgico e radioterapico, sembra ridurre significativamente il rischio di progressione della malattia quando questa si è diffusa oltre la capsula che riveste la prostata o ha raggiunto i linfonodi più vicini.

Provoca meno effetti collaterali del Ciproterone acetato ma è quello che più di altri favorisce la comparsa di tensione e dolore a livello mammario, il disturbo può essere evitato associando al farmaco il Tamoxifene o irradiando la zona mammaria prima dell'inizio del trattamento.

Flutamide

Si prende per bocca tre volte al giorno. Come la Bicalutamide incide meno degli agonisti dell'LHRH sull'attività sessuale, ma può provocare una fastidiosa diarrea.

Antagonisti dell'LHRH

Gli antagonisti del GnRH bloccano a livello dell'Ipotalamo lo stimolo iniziale da cui parte la cascata di messaggi che spinge testicoli e ovaie a produrre gli ormoni sessuali.

Di questa nuova classe di farmaci è stata introdotta sul mercato, per ora, una sola molecola, chiamata Degarelix. Viene somministrata sotto forma di iniezioni sottocutanee nell'addome: due nel primo giorno di trattamento e poi una ogni mese.

Bloccando completamente la produzione di ormoni non provoca il fenomeno del Tumour flare che si verifica con gli agonisti dell'LHRH e quindi non richiede la concomitante somministrazione di Antiandrogeni.

LA TERAPIA ORMONALE PER IL TUMORE ALL'UTERO

La terapia ormonale per il tumore all'utero si usa solo quando la malattia colpisce il suo rivestimento interno (endometrio), ma non quando riguarda il collo, cioè nel caso del tumore della cervice uterina.

L'endometrio, infatti, come la ghiandola mammaria o l'ovaio, risponde ciclicamente all'azione degli ormoni sessuali femminili, estrogeni e progesterone, che nella donna in età fertile fanno proliferare e maturare ogni mese questo tessuto per predisporlo a un'eventuale gravidanza.

Mentre gli estrogeni stimolano la proliferazione di queste cellule, il progesterone può contrastare questa azione. Ecco perché i medici possono prescriverli per ridurre il volume di grosse masse tumorali o per curare la malattia che si ripresenti in altre sedi dopo l'asportazione chirurgica dell'utero (isterectomia). I più comuni sono:
• Medrossiprogesterone acetato.

▪ Megestrol.

Medrossiprogesterone acetato

Il Medrossiprogesterone acetato è un prodotto di sintesi analogo al Progesterone presente in natura. Diversamente dagli altri trattamenti ormonali, di cui si conosce bene il meccanismo, non è ancora chiaro come il Medrossiprogesterone acetato agisca per controllare la crescita delle cellule tumorali, se lo faccia direttamente oppure modificando i livelli degli altri ormoni o interagendo con essi.

Quando si usa il Medrossiprogesterone acetato?
▪ Tumore al seno in post menopausa che non risponde ad altri trattamenti.
▪ Tumore all'utero (endometrio).
▪ Tumore al rene.

Quali sono gli effetti collaterali del Medrossiprogesterone acetato?
▪ Aumento dell'appetito.
▪ Ritenzione idrica con conseguente rigonfiamento delle caviglie e delle dita delle mani.
▪ Aumento di peso per i due motivi precedenti.
▪ Nausea.
▪ Stanchezza.
▪ Dolore e tensione al seno.
▪ Alterazioni della glicemia nei diabetici.

Il Medrossiprogesterone può danneggiare il feto, per cui occorre evitare una gravidanza durante il trattamento di uno qualunque dei due partner. Questo farmaco può inoltre passare nel latte materno, per cui l'allattamento al seno non è raccomandato durante la cura e per i due mesi successivi.

LA TERAPIA ORMONALE PER IL TUMORE AL RENE E ALL'OVAIO

Già in passato si è utilizzata la cura ormonale per la terapia al rene usando Medrossiprogesterone acetato, specie per trattare la sua ricomparsa dopo il trattamento iniziale. Oggi questo approccio è stato superato dall'uso dei nuovi farmaci mirati che si sono rivelati più efficaci di quelli precedenti.

Riguardo alla terapia per il tumore all'ovaio, alcuni di questi tumori possiedono recettori per gli estrogeni, e in questi casi, pur se le attuali cure sono abbastanza soddisfacenti, il ruolo della cura ormonale non è ancora stato ben definito. Alcuni gruppi di ricerca stanno studiando la possibilità di utilizzare anche il Tamoxifene o il Letrozolo.

VACCINI E IMMUNOTERAPIA

Ogni giorno il sistema immunitario elimina cellule con mutazioni potenzialmente cancerogene, bloccando sul nascere la formazione di nuovi tumori. Se tuttavia queste cellule riescono a superare questo primo fronte di difesa, le successive risposte dell'organismo sono meno efficaci: quando la capacità di riconoscere le cellule tumorali è perduta il cancro può avanzare e manifestarsi clinicamente.

La ricerca degli ultimi decenni, sostenuta anche da AIRC, ha studiato a fondo i meccanismi molecolari alla base di questo fenomeno, scoprendo come il tumore riesca non solo a sfuggire agli attacchi del sistema immunitario, ma addirittura a reclutarne alcune componenti perché lo difendano e ne favoriscano lo sviluppo.

Sulla base di queste conoscenze sempre più approfondite, i ricercatori hanno messo in campo diverse strategie, raccolte sotto la definizione di "immunoterapie", che mirano a risvegliare la capacità dell'organismo di difendersi dal tumore, "rieducando" il sistema immunitario a tenere sotto controllo ed eliminare efficacemente le cellule trasformate.

Inizialmente sono state utilizzate sostanze prodotte in laboratorio, ma che riproducono fedelmente quelle naturali coinvolte nella reazione infiammatoria alla base della risposta immune. Sono anche dette terapie immunologiche non specifiche, perché non sono utilizzate esclusivamente per la cura del cancro né per un determinato paziente.

Un altro approccio all'immunoterapia del cancro ha adottato lo stesso principio dei vaccini utilizzati per prevenire le malattie infettive, seppure con alcune importanti distinzioni.

Le prospettive più innovative e promettenti dell'immunoterapia per il cancro sono, infine, frutto di ricerche che negli ultimi anni hanno approfondito i meccanismi molecolari alla base dell'interazione tra cellule tumorali e cellule immunitarie. Alcuni prodotti che sfruttano questo approccio sono già in commercio e sono i cosiddetti inibitori dei checkpoint immunologici. Altri trattamenti, per esempio quelli a base di linfociti T chimerici, sono ancora in fase di sperimentazione.

Immunoterapie per il cancro: Che cosa sono e quando si usano le terapie immunologiche non specifiche?

Le terapie immunologiche non specifiche sono costituite da mediatori naturali dell'infiammazione e della risposta immunitaria riprodotti in laboratorio. Appartengono alla categoria dei cosiddetti farmaci biologici e se ne è parlato anche nella sezione dedicata alle terapie mirate.

In particolare due molecole, Interleuchina 2 e Interferone, si sono dimostrate utili in passato contro alcune forme di cancro, ma oggi, grazie allo sviluppo di trattamenti più efficaci e con meno effetti indesiderati, sono riservate solo a casi particolari.

Che cosa sono e quando si usano i "vaccini" contro il cancro?

I vaccini nel senso tradizionale del termine sono prodotti capaci di prevenire una malattia infettiva stimolando una risposta immunitaria. Quando si parla di "vaccini contro il cancro" occorre distinguere in questo gruppo due diversi prodotti ad esso appartenenti:

1) Il vaccino contro l'epatite B (HBV).
2) Il vaccino contro il papilloma virus (HPV).

Entrambi sono chiamati anche vaccini "anticancro" perché proteggono da infezioni potenzialmente cancerogene. Non agiscono tuttavia direttamente sulla comparsa o lo sviluppo del cancro, ma prevengono le infezioni che lo favoriscono.

"Vaccini" terapeutici contro il cancro

Sono trattamenti capaci di risvegliare le difese dell'organismo contro la malattia in corso, già messi a punto e sperimentati in diversi tipi di tumore. Il principio è lo stesso alla base dei vaccini usati contro le malattie infettive, cioè: "addestrare" il sistema immunitario a riconoscere le molecole (detti: Antigeni), che si trovano sulla superficie delle cellule tumorali, e a eliminarle. Lo si può fare, tra gli altri, con:

- **Vaccini a cellule intere**: Si iniettano nel paziente, dopo averle uccise e modificate in laboratorio, le cellule tumorali prelevate durante l'intervento chirurgico di asportazione del tumore (cellule autologhe) o provenienti da un altro paziente (cellule allogeniche).
- **Vaccini ad antigeni**: Costituiti da una o più proteine (antigeni), tipiche di un determinato tumore e capaci di stimolare una risposta immunitaria contro di esse da parte dell'organismo. Diversamente dai vaccini a cellule intere con cellule autologhe, non sono prodotti specifici solo per pazienti effetti da un tumore, ma per tutti quelli con una determinata malattia.
- **Vaccini a cellule dendritiche**: Come il Sipuleucel-T Provenge, questo è il nome commerciale del farmaco contro il tumore della prostata in fase avanzata. Questo vaccino terapeutico contro il cancro, l'unico a essere stato finora approvato dalle autorità sanitarie, è stato tuttavia ritirato dal commercio, perché il sistema per produrlo si è rivelato complesso e troppo costoso a fronte di risultati purtroppo non particolarmente soddisfacenti.

Che cosa sono e quando si usano gli Inibitori dei Checkpoint immunologici?

Il sistema immunitario elimina efficacemente agenti estranei patogeni se le cellule da cui è costituito dialogano efficacemente tra loro. Ciò avviene naturalmente, attraverso molecole di membrana che fanno parte dei cosiddetti "Check-point immunologici". Si tratta di molecole che, fra le altre cose, inviano segnali intracellulari inibitori che frenano l'attività del sistema immunitario quando, per esempio, i patogeni estranei sono stati eliminati e l'azione distruttiva non è più necessaria.

Utilizzando queste conoscenze, alla base del funzionamento del sistema immunitario, si è quindi ipotizzato che si potesse, viceversa, togliere il freno alla risposta immunitaria, orientando contro il cancro il suo potenziale di controllo e di distruzione. Fra gli strumenti usati per raggiungere questo obiettivo ci sono anticorpi monoclonali diretti contro bersagli che fanno parte dei Check-point immunologici.

I principali bersagli su cui finora ci si è concentrati in clinica sono CTLA-4 e PD1/PDL-1. Contro CTLA-4 è già in commercio Ipilimumab, che nel melanoma metastatico permette di raddoppiare la sopravvivenza a cinque anni dall'inizio del trattamento, seppure con importanti effetti collaterali in una quota (circa il 30%) dei pazienti sottoposti a terapia.

In genere più tollerati e di maggiore efficacia sono gli anticorpi diretti contro la molecola PD1. Nivolumab è già disponibile in Italia, mentre Pembrolizumab lo dovrebbe essere a breve. La loro efficacia, quando sono utilizzati da soli nel melanoma metastatico, ha spinto i medici ad avviare nuove sperimentazioni cliniche, in corso anche in Italia, in cui i due farmaci sono invece somministrati in combinazione per la cura di questa malattia.

I risultati di uno studio pubblicato sul "New England Journal of Medicine" suggeriscono che con queste molecole possa aumentare non solo il numero di pazienti che rispondono alla terapia, ma anche la loro sopravvivenza, rispetto ai protocolli in cui i singoli anticorpi sono utilizzati da soli. Rimane da valutare l'efficacia di questa combinazione terapeutica per la sopravvivenza a lungo termine.

Gli inibitori di PD1 sembrano essere efficaci, oltre che nel melanoma metastatico, anche in altri tipi di tumori in corso di studio. L'utilizzo di Nivolumab è già stato autorizzato in Italia anche per il trattamento del tumore del polmone non a piccole cellule di tipo squamocellulare, già trattato in precedenza con altre cure.

Altri approcci e altre malattie

I successi sinora ottenuti in clinica con gli anticorpi diretti contro Check-point immunologici stanno favorendo lo sviluppo di strategie terapeutiche di combinazione. Tra queste, è in corso in Italia una sperimentazione clinica di fase 1b, sviluppata dal gruppo di Michele Maio del Policlinico Le Scotte di Siena con il sostegno di AIRC, che ne prevede l'impiego in associazione a farmaci epigenetici che, attraverso la regolazione dell'espressione dei geni, potenziano il riconoscimento delle cellule tumorali da parte del sistema immunitario.

Altre linee di ricerca in cui è molto impegnato il gruppo toscano puntano a trattare con questi farmaci un tumore del cervello particolarmente aggressivo, il Glioblastoma, nonché, tra gli altri tipi di tumore, il Mesotelioma pleurico, una neoplasia altamente aggressiva che deriva nella maggior parte dei casi dall'esposizione professionale e/o ambientale all'amianto, e per la quale non esistono al momento terapie efficaci.

Altri medicinali di questo tipo sono in fase di studio e di sviluppo, anche con il sostegno di AIRC, e potrebbero essere approvati nei prossimi anni anche per altri tipi di tumore.

Che cosa sono e quando si usano i linfociti T chimerici (CAR-Tcells)?

Una delle strade più promettenti per il futuro dell'immunoterapia è quella che prevede l'uso di linfociti CAR-T, anche detti, in inglese, CAR-T cells. I linfociti T chimerici sono cellule del sistema immunitario del paziente (i linfociti T, appunto), ingegnerizzati in laboratorio in modo da rispondere in maniera più efficace contro il tumore, una volta reinfusi nell'organismo.

Il metodo prevede in primo luogo di prelevare i linfociti T dal sangue del paziente e coltivarli in laboratorio. Con un virus svuotato delle sue parti pericolose, che agisce quindi soltanto da vettore, viene inserito nel DNA delle cellule un gene che codifica per un recettore detto CAR (Chimeric Antigen Receptor). Si tratta di un recettore trans-membrana, che attraversa per tutto il suo spessore la membrana cellulare, all'esterno la molecola ha la struttura di un anticorpo che permette di prendere di mira in maniera specifica le cellule tumorali; all'interno agisce come un segnale che spinge la cellula ad attivarsi con particolare aggressività contro le cellule tumorali stesse. In questo modo, i linfociti diventano dei veri e propri killer antitumorali.

I linfociti CAR-T contro linfomi e leucemie linfoblastiche a cellule B hanno ottenuto risultati straordinari, con oltre il 90% di successo nelle leucemie linfoblastiche acute dei bambini che resistono alle terapie tradizionali o vanno incontro a una recidiva dopo le cure. Risultati positivi si sono riscontrati anche negli adulti.

La ricerca non si ferma

È stato messo a punto un altro tipo di linfociti CAR-T, in cui è inserito un recettore che permette di attaccare le cellule di mieloma e leucemia mieloide. Attualmente sono già iniziate le prime sperimentazioni nei pazienti, volte a stabilire la sicurezza e l'iniziale efficacia antitumorale della terapia.

Altri laboratori hanno ottenuto poi buoni risultati con linfociti geneticamente modificati con TCR clonali specifici contro una molecola chiamata NY-eso1, espressa normalmente solo durante la fase embrionale, ma che ricompare in alcuni tumori, come melanoma e sarcoma.

Altre applicazioni del genere sono allo studio in tutto il mondo.

Quali altri approcci di terapia immunologica sono allo studio contro il cancro?

La ricerca sul sistema immunitario, così come quella che studia le caratteristiche biologiche dei tumori e del loro rapporto con l'ambiente circostante, aprono continuamente nuove strade da cui potrebbero emergere approcci innovativi all'immunoterapia del cancro.

Tra le diverse cellule del sistema immunitario, ci sono per esempio i macrofagi, che normalmente agiscono in prima linea, in maniera specifica, nella reazione infiammatoria, come protagonisti della cosiddetta: "Immunità innata". Alberto Mantovani, direttore scientifico della Fondazione Humanitas per la ricerca di Rozzano (MI), ha scoperto che all'interno dei tumori queste cellule, spesso paragonate a poliziotti corrotti, invece di frenarla, favoriscono la crescita e la progressione del tumore.

Nell'ambito del Programma di oncologia clinica molecolare di cui AIRC ne è coordinatore, Alberto Mantovani ha dimostrato che una molecola da lui scoperta vent'anni fa, la Pentraxina, in sigla PTX3, ha un ruolo fondamentale nell'impedire lo sviluppo dei tumori, proprio perché, come un meccanismo "anticorruzione", ostacola il reclutamento dei macrofagi, che nel cancro agiscono spesso come "poliziotti corrotti". Da questa scoperta è già cominciato il processo di sviluppo di nuovi farmaci, ma altri ne potranno venire a mano a mano che la ricerca mettere in luce nuovi possibili bersagli su cui agire.

Nel frattempo il gruppo afferente a Mantovani, coordinato da Paola Allavena, responsabile del Laboratorio di immunologia cellulare dell'Istituto clinico Humanitas, in collaborazione con l'Istituto nazionale tumori di Milano e l'Università degli Studi di Milano, ha scoperto che contro queste stesse cellule che agiscono come "poliziotti corrotti" dal cancro, è efficace anche un farmaco già approvato in Europa per il trattamento dei sarcomi del tessuti molli e il tumore ovarico, la Trabectedina, sviluppata nei laboratori dell'Istituto Mario Negri di Milano dal gruppo di Maurizio D'Incalci.

Molti altri approcci innovativi che puntano a stimolare le difese dell'organismo, invece che a uccidere le cellule tumorali, stanno emergendo dai laboratori di tutto il mondo. Si susseguono gli annunci di "vaccini anticancro", in cui la più comune parola: "vaccino" è usata al posto di "immunoterapia". Alcuni di questi sono molto promettenti, ma tutti sono ancora in fase sperimentale. Ci vorrà ancora un po' di tempo perché i risultati siano confermati e possano eventualmente modificare la pratica clinica.

LE TERAPIE MIRATE

La conoscenza dei meccanismi molecolari alla base dello sviluppo, della crescita e della diffusione del cancro, ha permesso di sviluppare le cosiddette terapie mirate, che agiscono in maniera selettiva su alcuni di questi processi cellulari e, per questo, sono anche chiamati "farmaci intelligenti" o "terapie a bersaglio molecolare".

Alcuni di questi farmaci sono in uso da diversi anni, mentre altri sono in fase di studio o di sperimentazione.

Le terapie mirate rappresentano uno dei più importanti strumenti della medicina personalizzata, in quanto la cura non è più scelta solo in base alla sede di sviluppo del tumore, ma anche in relazione alle sue caratteristiche molecolari, che possono essere diverse da paziente a paziente.

Tuttavia il loro utilizzo nella pratica clinica è sottoposto a un severo monitoraggio, anche alla luce del rapporto tra i costi molto elevati e i benefici.

In che cosa sono diverse dalla chemioterapia tradizionale?

La chemioterapia tradizionale colpisce le cellule tumorali agendo sulla loro tendenza a moltiplicarsi più di quelle normali, ma per questa ragione danneggia anche i tessuti dell'organismo, come la pelle, i capelli, le pareti dell'intestino, ecc, che sono soggetti a un maggior ricambio.

Le terapie mirate invece vanno a interferire in maniera molto più mirata con una molecola o un processo specifico delle cellule tumorali, non provocando danni alle cellule normali e riducendo così gli effetti collaterali.

Che cosa sono i farmaci biologici?

I farmaci biologici sono una particolare categoria di terapie mirate. Sono chiamati così perché mimano alle sostanze presenti nell'organismo, ma sono prodotti in laboratorio. Questi comprendono:

▪ **I fattori di crescita**: Detti anche Colony Stimulating Factors (CSF): Sono sostanze che stimolano la produzione delle cellule del sangue da parte del midollo. Si usano spesso dopo la chemioterapia per ristabilire il numero adeguato di cellule nel sangue.

▪ **Gli anticorpi monoclonali**: Sono molecole in grado di riconoscere un bersaglio presente sulle cellule tumorali, ma non su quelle sane. Il loro utilizzo permette quindi di indirizzare la cura soltanto contro il tumore, risparmiando il più possibile i tessuti sani.

▪ **Le interleuchine e l'interferone**: Sono sostanze naturali che partecipano al processo di infiammazione. Comprendono numerosi varianti e alcune di queste, come Interleuchina 2 e Interferone, sono in grado di contrastare diverse forme di cancro. Il loro uso tuttavia si è ridotto negli ultimi anni a casi particolari per l'introduzione di terapie più efficaci e con minori effetti collaterali.

▪ **"Vaccini"**: Sono già disponibili alcuni trattamenti per curare il cancro con lo stesso meccanismo di un vaccino, cioè stimolando il sistema immunitario a riconoscere il tumore come estraneo, per poi distruggerlo, come si fa con batteri o virus.

Due esempi riguardano la cura del melanoma in fase avanzata e la terapia del cancro della prostata con metastasi. Ancora in fase di studio sono invece i veri e propri vaccini preventivi, capaci di ridurre il rischio di sviluppare la malattia.

Come funzionano le terapie mirate?

Le terapie mirate in ambito oncologico agiscono su uno o più fenomeni che favoriscono la crescita e lo sviluppo del cancro. In particolare possono essere in grado di:

▪ Diminuire la proliferazione delle cellule cancerose, ovvero la loro incontrollata capacità di crescere e dividersi.

- Ostacolare l'angiogenesi, ossia lo sviluppo di nuovi vasi sanguigni indispensabili a nutrire il tumore.
- Promuovere l'apoptosi delle cellule tumorali, ovvero la loro morte programmata.
- Stimolare il sistema immunitario, cioè le difese dell'organismo, a identificare e distruggere le cellule tumorali.
- Liberare sostanze tossiche che agiscono sulle cellule cancerose.

Come si usano?

L'oncologo valuta se le terapie mirate possono essere utili al paziente in base a diversi criteri:
- Tipo di tumore.
- Stadio del tumore (localizzato oppure più esteso).
- Caratteristiche molecolari del tumore.
- Altre terapie in corso o terminate.
- Altre patologie presenti.

Per quali tumori sono già usate?

Di seguito alcuni esempi di patologie in cui le terapie mirate sono già in uso da molti anni, ma ce ne sono molte altre per cui nuove molecole continuano a essere approvate. L'elenco che segue è quindi necessariamente incompleto, ma solo indicativo di una realtà in grande fermento.

Leucemie e altri tumori del sangue

- Alcune forme di leucemia in cui è presente un'anomalia detta: Cromosoma Philadelphia, rispondono bene al trattamento con Imatinib, un farmaco che riduce la proliferazione incontrollata delle cellule tumorali, e altri farmaci della stessa classe (inibitori della tirosin-chinasi).
- Alcuni casi di Mieloma multiplo rispondono al trattamento con Bortezomib, un farmaco che stimola le cellule tumorali ad andare incontro a morte programmata, detta apoptosi, e altri farmaci della stessa classe (Inibitori del Proteasoma.

Altri farmaci mirati che si stanno introducendo anche in Europa per questi casi sono Panobinostat (inibitore dell'istone deacetilasi) e alcuni anticorpi monoclonali (come Daratumumab ed Elotuzumab).

Tumore al seno

- Le terapie ormonali possono essere efficaci nel caso di cellule tumorali che esprimono recettori per gli ormoni femminili; la loro azione può essere potenziata da farmaci a bersaglio molecolare come Palbociclib ed Everolimus.
- Alcune cellule tumorali che esprimono recettori per il fattore di crescita HER2 rispondono a trattamento con Trastuzumab e Pertuzumab, anticorpi monoclonali mirati contro questa molecola.

Negli ultimi anni sono stati messi a punto anche i cosiddetti "anticorpi armati", come T-DM1 (Ado-Trastuzumab Emtansine), che combina l'azione mirata di Trastuzumab con quella della chemioterapia tradizionale. Altri farmaci quali il

Lapatinib possono essere usati in questi casi.

▪ Nelle forme avanzate della malattia possono essere utilizzati anche medicinali che bloccano la proliferazione dei nuovi vasi come Bevacizumab.

Tumore alla prostata

▪ Le terapie ormonali sono le più adatte per il tumore alla prostata, poiché la crescita è favorita dagli ormoni androgeni.

▪ Per il trattamento di questa malattia in fase avanzata è stato approvato, per ora solo negli Stati Uniti, anche un vaccino terapeutico (Sipuleucel-T) capace di attivare le risposte immunitarie dell'organismo contro il tumore, mentre un anticorpo monoclonale chiamato Denosumab, può essere di aiuto quando la malattia si estende alle ossa.

Tumore al colon in fase avanzata

▪ Alcune forme rispondono bene al trattamento con Cetuximab e Panitumumab, farmaci diretti contro il recettore per il fattore di crescita chiamato EGF-R.

▪ Per altre forme si usa il Bevacizumab, che blocca la formazione di nuovi vasi sanguigni, così come altri farmaci immessi più recentemente sul mercato (Ramucirumab e Ziv-aflibercept).

▪ Un altro farmaco a bersaglio molecolare usato nelle forme avanzate del tumore del colon è Regorafenib, della classe degli inibitori delle chinasi.

Altri tumori in fase avanzata:

▪ **Tumore al polmone non a piccole cellule**: Gefitinib ed Erlotinib.

▪ **Epatocarcinoma**: Sorafenib.

▪ **Carcinoma renale**: Sorafenib, Temsirolimus ed Everolimus.

▪ **Tumori a cellule squamose della testa e del collo**: Cetuximab.

▪ Per il melanoma si stanno studiando nuove forme di immunoterapia.

Tumore al polmone non a piccole cellule in fase avanzata

Negli ultimi anni la ricerca sulle caratteristiche molecolari dei tumori al polmone non a piccole cellule ha permesso di mettere a punto una lunga serie di farmaci mirati.

▪ Alcuni, usati anche per altri tumori, bloccano la proliferazione dei vasi sanguigni (Bevacizumab e Ramucirumab).

▪ Altri sono scelti in relazione alle caratteristiche molecolari e istologiche del tumore e consentono di personalizzare la terapia in molti casi di malattia avanzata (Gefitinib, Erlotinib e Afatinib, Osimertinib, Necitumumab, Crizotinib, Ceritinib, Alectinib).

▪ Infine, in alcuni casi selezionati, si può ricorrere a farmaci che stimolano le difese dell'organismo contro il tumore (immunoterapia) (Nivolumab e Pembrolizumab).

Melanoma in fase avanzata

Nelle forme di melanoma avanzato con determinate caratteristiche molecolari si possono utilizzare alcuni farmaci a bersaglio molecolare (come: Vemurafenib, Dabrafenib, Trametinib, Cobimetinib o altri).

In altri casi si sono rivelati utili l'immunoterapia (con Ipilimumab o altri trattamenti, anche in via di sviluppo, che sembrano particolarmente promettenti per questa malattia), il vaccino contro la tubercolosi (BCG) o preparati a base di virus che attaccano il tumore (Talimogene Laherparepvec).

Carcinoma renale in fase avanzata
Per il tumore del rene in fase avanzata sono oggi disponibili diversi trattamenti di tipo immunitario (immunoterapia) e farmaci a bersaglio molecolare di vario tipo (Sorafenib, Sunitinib, Temsirolimus, Everolimus, Bevacizumab, Pazopanib e Axitinib).

Carcinoma dello stomaco in fase avanzata
Da diversi anni si è osservato che, in circa un caso su 5, anche le cellule del tumore allo stomaco, come quelle di alcuni tumori al seno, esprimono in quantità superiore alla norma, sulla loro superficie, la proteina HER. Solo in questi casi, quando la malattia è in fase avanzata, si può utilizzare Trastuzumab, da solo o in associazione alla chemioterapia tradizionale.

Un'altra opzione, che non è associata alle caratteristiche molecolari del tumore, ma è comunque riservata ai casi in cui falliscono altre terapie, è rappresentata da Ramucirumab.

Quali sono gli effetti collaterali?
Le terapie mirate non presentano gli effetti collaterali tipici della chemioterapia tradizionale, tuttavia possono causare alcuni sintomi.
Sintomi più frequenti:
- Nausea.
- Diarrea.
- Affaticamento.
- Disturbi alla pelle.

Sintomi meno frequenti:
- Reazioni allergiche, soprattutto con gli anticorpi monoclonali in occasione della prima somministrazione. Per prevenirle si possono usare farmaci di comune impiego (come Paracetamolo e antistaminici) prima della terapia, secondo la prescrizione del medico. Qualora l'allergia si manifesti comunque, il medico riduce la velocità dell'infusione venosa o la interrompe temporaneamente.
- Sindromi simili a quelle influenzali.
- Ipertensione arteriosa e disturbi cardiaci che si attenuano una volta terminata la terapia, ma che possono controindicare alcuni di questi farmaci per pazienti con patologie cardiache. Sono più comuni con il Trastuzumab e i farmaci antiangiogenesi.
- Alterata sensibilità o formicolii alle dita che scompaiono spontaneamente entro

pochi mesi dalla fine del trattamento.
▪ Maggior rischio di sanguinamento, per esempio delle gengive o epistassi (con i farmaci antiangiogenesi), in genere di lieve entità.
▪ Rischio di infezioni.
È importante segnalare la comparsa di questi sintomi al medico, che può prescrivere le terapie opportune per limitarli.

La sicurezza di questi farmaci in gravidanza non è stata accertata e inoltre sono possibili interferenze con gli anticoncezionali. Per questo durante il trattamento è bene adottare misure contraccettive efficaci. Inoltre alcune cure potrebbero compromettere la fertilità successiva alla terapia ed è quindi consigliato parlarne con il proprio medico.

Come si somministrano?

Molti farmaci si presentano sotto forma di compressa e sono assunti per bocca. Questo rappresenta un vantaggio per i malati e per le loro famiglie perché permette di ridurre i disagi, i tempi di ricovero e le giornate in Day-hospital. Altri farmaci devono invece essere somministrati per via endovenosa o sottocutanea.

Quali sono i pro e i contro?

Come ogni cura anche le terapie mirate presentano vantaggi e limiti.
I vantaggi:
▪ **Terapia personalizzata**: Le terapie mirate offrono ai medici la possibilità di confezionare un trattamento "su misura" per il paziente.
▪ **Minori effetti collaterali**: La selettività del meccanismo d'azione risparmia le cellule sane, riducendo così gli effetti e migliorando la qualità della vita del paziente.
▪ **Facilità di somministrazione**: Alcune di queste terapie si possono prendere per bocca, ciò consente al malato di curarsi a casa.

I limiti:

▪ **Sviluppo di resistenza**: E' possibile che il corpo sviluppi una resistenza al trattamento, in altre parole che il farmaco diventi con il tempo meno efficace.
▪ **Costi molto elevati**: Poiché queste cure sono costose è importante indirizzarle a pazienti che realmente ne possono trarre beneficio. Per questo, una conoscenza più accurata delle caratteristiche molecolari di ogni tumore aiuterà a selezionare con precisione i pazienti e di conseguenza a ridurre i costi per il Sistema Sanitario.
▪ **Tossicità**: Alcuni effetti collaterali possono essere più rilevanti in presenza di altri fattori di rischio. Per esempio, il rischio di aumentare la pressione arteriosa può essere accettabile per una persona giovane, ma non per un paziente con malattie cardiache.

Le terapie mirate servono solo per il cancro?

Alcuni farmaci mirati per curare il cancro sono usati anche in altri campi della medicina, come strumento per regolare le difese immunitarie e i processi infiammatori. Cure di questo tipo vengono quindi usate per esempio per l'artrite reumatoide e altre malattie reumatiche, per le malattie infiammatorie intestinali, l'asma o gravi infezioni.

Quali sono le prospettive future?

Le terapie mirate, pur così innovative, e riservate a particolari tipi di tumore in pazienti con precise caratteristiche, sono già una realtà consolidata nella lotta al cancro. Infatti, molti dati dimostrano che hanno prolungato la sopravvivenza e migliorato la qualità della vita di molti pazienti.

Ci sono inoltre ulteriori prospettive di miglioramento, grazie alla sempre più profonda conoscenza dei meccanismi che distinguono la crescita e lo sviluppo delle cellule tumorali da quelle sane.

Nuovi campi di azione nell'ambito delle terapie mirate oncologiche riguardano:

• **La terapia genica**: Una cellula sana si trasforma in cellula tumorale soprattutto a causa di fattori ambientali e stili di vita, ma in rari casi (nel 2-3%) alcuni individui ereditano nel patrimonio cromosomico alcuni geni alterati (che possono aumentare il rischio di ammalarsi di particolari tipi di cancro). I ricercatori stanno studiando come "riparare", bloccare o sostituire questi geni in modo che il tumore non si sviluppi. Altri tipi di terapia genica modificano i geni delle cellule cancerose, per renderle più sensibili ai farmaci antitumorali;

• **Le nanotecnologie**: Oltre a una diagnosi sempre più precoce e precisa, le nanotecnologie consentiranno di colpire in maniera sempre più mirata le cellule tumorali, trasportando per esempio gli agenti tossici al loro interno, o concentrando con precisione l'azione delle radiazioni.

STILI DI VITA E IL CANCRO

Adottare sane abitudini può evitare la comparsa di circa un caso di cancro su tre. Si pensa sempre che per prevenire una malattia grave come il cancro sia necessario sottoporsi a molti esami costosi.

Di fatto non è esattamente così, gli esami di diagnosi precoce sui quali c'è attualmente l'accordo di tutti gli esperti del settore sono pochi e relativamente semplici.

Si tratta del Pap test per la prevenzione del cancro della cervice, della ricerca del sangue occulto nelle feci per la diagnosi precoce del cancro del colon e della mammografia, che consente di individuare i tumori del seno in fase iniziale. Altri sono in fase di studio, e si spera che in futuro possano aumentare le possibilità di intervento tempestivo.

È stato calcolato, però, che se tutti adottassero uno stile di vita corretto si potrebbe evitare la comparsa di circa un caso di cancro su tre.

La prevenzione, quindi, è nelle mani di ognuno. Se sei deciso a fare del tuo meglio per mantenerti in salute, ecco quali sono i campi su cui puoi intervenire.

IL DECALOGO DELLA SALUTE

Il Fondo mondiale per la ricerca sul cancro (World Cancer Research Fund) ha concluso nel 2007 un'opera ciclopica di revisione di tutti gli studi scientifici sul rapporto tra alimentazione e tumori a cui hanno collaborato oltre 150 ricercatori, epidemiologi e biologi provenienti dai centri di ricerca più prestigiosi del mondo.

Ne è nato il decalogo che segue, che viene regolarmente aggiornato. Nei limiti dei studi disponibili sulla prevenzione delle recidive, le raccomandazioni per la prevenzione alimentare del cancro valgono anche per chi si è già ammalato.

(ulteriori informazioni sono disponibili sul sito www.dietandcancerreport.org):

1) Mantenersi snelli per tutta la vita

Per conoscere se il proprio peso è in un intervallo accettabile, è utile calcolare l'indice di massa corporea (BMI = peso in Kg diviso per l'altezza in metri elevata al quadrato: ad esempio una persona che pesa 70 kg ed è alta 1,74 ha un BMI = 70 / (1,74 x 1,74) = 23,1), che dovrebbe rimanere verso il basso dell'intervallo considerato normale (fra 18,5 e 24,9 secondo l'Organizzazione mondiale della sanità).

2) Mantenersi fisicamente attivi tutti i giorni

In pratica è sufficiente un impegno fisico pari a una camminata veloce per almeno mezz'ora al giorno; man mano che ci si sentirà più in forma, però, sarà utile prolungare l'esercizio fisico fino ad un'ora o praticare uno sport o un lavoro più impegnativo. L'uso dell'auto per gli spostamenti e il tempo passato a guardare la televisione sono i principali fattori che favoriscono la sedentarietà nelle popolazioni urbane.

3) Limitare il consumo di alimenti ad alta densità calorica ed evitare il consumo di bevande zuccherate

Sono generalmente ad alta densità calorica i cibi industrialmente raffinati, precotti e preconfezionati, che contengono elevate quantità di zucchero e grassi, quali i cibi comunemente serviti nei fast food. Si noti la differenza fra "limitare" ed "evitare": Se occasionalmente si può mangiare un cibo molto grasso o zuccherato, ma mai quotidianamente, l'uso di bevande gassate e zuccherate è invece da evitare, anche perché forniscono abbondanti calorie senza aumentare il senso di sazietà.

4) Basare la propria alimentazione prevalentemente su cibi di provenienza vegetale

Usa cereali non industrialmente raffinati e legumi in ogni pasto e un'ampia varietà di verdure non amidacee e di frutta. Verdure e la frutta ne sono raccomandate almeno cinque porzioni al giorno (per circa 600 g). Limitare le patate.

5) Limitare il consumo di carni rosse ed evitare il consumo di carni conservate

Le carni rosse comprendono le carni ovine, suine e bovine, compreso il vitello. Non sono raccomandate, ma per chi è abituato a mangiarne si raccomanda di non superare i 500 grammi alla settimana. Si noti la differenza fra il termine di "limitare" (per le carni rosse) e di "evitare" (per le carni conservate, comprendenti ogni forma di carni in scatola, salumi, prosciutti, wurstel), per le quali non si può dire che vi sia un limite al di sotto del quale probabilmente non vi sia rischio.

6) Limitare il consumo di bevande alcoliche

Non sono raccomandate, ma per chi ne consuma si raccomanda di limitarsi ad una quantità pari ad un bicchiere di vino (da 120 ml) al giorno per le donne e due per gli uomini, e solamente durante i pasti. La quantità di alcol contenuta in un bicchiere di vino è circa pari a quella contenuta in una lattina di birra e in un bicchierino di un distillato o di un liquore.

7) Limitare il consumo di sale (non più di 5 g al giorno) e di cibi conservati sotto sale. Evitare cibi contaminati da muffe (in particolare cereali e legumi).

Assicurarsi quindi del buon stato di conservazione dei cereali e dei legumi che si acquistano, ed evitare di conservarli in ambienti caldi ed umidi.

8) Assicurarsi un apporto sufficiente di nutrienti essenziali attraverso il cibo

Di qui l'importanza della varietà. Per una corretta prevenzione del cancro è invece sconsigliato rimpiazzare i cibi con l'assunzione di supplementi alimentari (vitamine o minerali).

9) Allattare i bambini al seno per almeno sei mesi

Allattare al seno fa bene ed è estremamente consigliato da medici ed esperti nel settore. Fa bene al bambino perché fornisce nutrienti ed anticorpi che nessun altro alimento può dargli ma ciò che forse è poco noto è che fa bene alla mamma soprattutto per quanto riguarda la prevenzione del tumore al seno. Tutti gli oncologi affermano che il modo migliore per combattere un tumore è la prevenzione. E l'allattamento è un metodo ideale per prevenire la formazione di tumori: durante la gravidanza infatti la mammella subisce una trasformazione che si avvia verso la maturazione durante l'allattamento.

Di conseguenza la cellula del seno è più resistente alle mutazioni che possono portare al tumore. Ma non finisce qui, allattare al seno permette di bloccare del tutto o in parte la produzione degli ormoni ovarici: le ovaie a riposo portano a livelli di estrogeni più bassi, garanzia di protezione contro il carcinoma mammario.

10) Come si affrontano i problemi per essere felici

La tua felicità non dipende dal numero o dalla gravità di problemi che hai. Non è solo eliminando i problemi che sarai felice, ma imparando a conviverci prima e risolverli poi. Il modo giusto per farlo è accettare la realtà. Accettarla non significa però subirla. Sono due cose molto diverse.

Certo, sentirsi dire di avere un tumore è molto grave, ma facciamo l'esempio di una giovane che ha perso l'uso di entrambe le gambe.

Subire la realtà significa viverla in modo passivo. Costei si rassegna alla sua condizione, ma la rifiuta e quindi ne soffre ogni giorno.

Non fa niente perché tutto è faticoso e scomodo, si trascina avanti magari uscendo poco di casa perché tutto gli ricorderebbe la vita di prima, quando poteva camminare. Si lamenta di tutto, a volte pensa che la vita sia stata ingiusta, che Dio sia stato cattivo con lei. Sembra che non abbia più neanche senso vivere e attraversa la propria vita aspettando.

Accettare la realtà, invece, significa viverla in modo attivo. Accettare la propria condizione significa sapere che non può cambiare, ma che devi cominciare a pensare a come vivere al meglio con quella nuova situazione.

Certo, non è quella situazione che la giovane voleva, ma la accetta e non ne soffre più. Fa tutto quel che può fare, esce e lavora ugualmente, si ingegna per trovare modi nuovi di fare le cose che faceva prima.

Ha entusiasmo perché sa che può fare tantissime cose ugualmente, e si concentra su quel che può fare e non sulle cose che non gli riescono bene.

Se questo esempio ti sembra semplicistico, pensa a quante persone lavorano in condizioni difficili, a quanti diventano addirittura sportivi pur senza le gambe, o chi fa le stesse cose di tutti noi senza metà delle nostre capacità fisiche.

Accettare la realtà significa capire che è un dato di fatto e che i problemi non vanno rifiutati, ma risolti.

Ecco qualche domanda che ti aiuterà in questo:
- Cosa posso fare nonostante tutto?
- Come posso migliorare la situazione?
- Come posso divertirmi nonostante questa situazione?
- Che opportunità ho nonostante i problemi?
- Come potrei risolverli?
- Se una cosa non mi riesce, cosa potrei cambiare per farcela?
- Cosa c'è di buono in questa situazione?

Ricorda quello che è scritto in un passaggio precedente: "C'è sempre del buono in ogni situazione, sta solo a noi cercarlo e farne qualcosa di prezioso".

Alcuni vedranno uno stagno, altri un terreno fertile per creare cibo se solo bonificheranno quella terra. Se accetti la realtà e smetti di lottarci contro, puoi cambiarla ed essere felice. Non alla fine, ma subito, mentre la modifichi, mente lavori ogni giorno per dare il meglio di te.

Se non l'accetti e la rifiuti, non cambierai niente, ma tu starai male e non sarai mai felice. Hai scoperto che puoi eliminare le emozioni negative, che devi trasformare le tue passioni in un lavoro, che c'è sempre del buono e che se accetti la realtà sarai felice e farai grandi cose.

Le abitudini voluttuarie

Il primo nemico da combattere in questo ambito è senza dubbio il fumo. Tutti conoscono ormai i danni della sigaretta. Il cancro al polmone sarebbe una malattia quasi inesistente se nessuno fumasse. Smettere di fumare - o almeno ridurre il numero delle sigarette giornaliere attendendo di aver maturato una decisione sufficientemente salda da consentire la cessazione del fumo - è il primo grande passo verso la longevità.

Oltre al cancro polmonare, si riduce infatti anche l'incidenza del cancro della bocca, della vescica (la vescica è infatti esposta alle sostanze tossiche eliminate attraverso le urine) e dello stomaco, ma anche di tante malattie respiratorie, in primo luogo asma e broncopneumopatie dell'età avanzata.

L'uso di droghe o di sostanze illecite durante la pratica sportiva è un'abitudine sicuramente nociva, che interferisce con gli equilibri dell'organismo, ma anche per esempio, per quanto riguarda alcune sostanze anabolizzanti, con i livelli di ormoni nel sangue. Le alterazioni ormonali possono facilitare lo sviluppo di forme di cancro.

La tintarella

Esporsi al sole senza adeguate protezioni è il modo migliore per mettere a rischio la salute della propria pelle, e per favorirne l'invecchiamento. Il rischio maggiore, però, è quello di indurre la comparsa di melanomi, tumori maligni della cute. Sono i bambini quelli che vanno protetti di più, il rischio di melanoma, infatti, cresce col numero di scottature in età infantile.

La tintarella, quindi, non è consigliata per i piccoli, per loro è necessaria la protezione massima e per tutto il tempo dell'esposizione al sole. Inoltre è meglio privilegiare le prime ore del mattino e le ultime del pomeriggio per portare i piccoli in spiaggia, quando i raggi sono meno diretti.

Il sesso

Molte forme tumorali hanno un'origine infettiva. Virus e batteri, infatti, possono provocare forme di infiammazioni croniche che, col tempo, inducono trasformazioni della cellula che a loro volta predispongono alla formazione di tumori.

Alcune di queste forme infettive sono trasmissibili attraverso rapporti sessuali non protetti: è il caso del virus del Papilloma umano o HPV, che è il principale fattore causale del carcinoma della cervice, così come del virus dell'Epatite C, che può indurre la comparsa di carcinomi del fegato, e dello stesso HIV, virus dell'AIDS, che ha anche proprietà oncogene, ovvero facilita la comparsa di determinati tumori come il sarcoma di Kaposi. Il consiglio, quindi, è di essere sempre informati sulle modalità di trasmissione e di protezione.

Come muoversi quasi senza pensarci

▪ Fate le scale invece di prendere l'ascensore.

- Scegliete di camminare o andare in bici invece di prendere l'auto.
- Uscite a fare una passeggiata durante la pausa pranzo.
- Se lavorate in un grande ufficio, spostatevi per parlare con i colleghi invece di mandare loro un'e-mail.
- Andate a ballare con il vostro partner.
- Programmate vacanze che prevedono camminate e movimento invece che ferie stanziali.
- Utilizzate una bici da camera mentre guardate la televisione.

Come mantenere i buoni propositi

Niente è più complicato che cambiare le proprie abitudini. Ben lo sanno i medici, che continuano a suggerire ai loro pazienti come modificare lo stile di vita senza essere ascoltati. Eppure un buon consiglio pratico vale quanto una medicina, se non di più: previene la malattia invece di curarla.

Alcuni suggerimenti per restare ben saldi nelle proprie decisioni

- Informarsi bene sulle ragioni per cui è necessario cambiare un aspetto del proprio comportamento: raccogliere materiale e leggerlo con attenzione, parlarne con il proprio medico. Più si è convinti di essere nel giusto, più facilmente si accetteranno i sacrifici e i fastidi.
- Chiedere aiuto al proprio medico che, in alcuni casi, come nella cessazione dal fumo o nella dieta, può fornire aiuti di tipo pratico e farmacologico.
- Chiedere ai propri familiari di condividere il cambiamento, per esempio nel campo dell'alimentazione. È difficile mangiare sano se il resto della famiglia fa il pieno di dolci e fritti.
- Stabilire col proprio medico di famiglia una serie di incontri di controllo per valutare i progressi ottenuti.
- Agire sempre con gradualità: chi non ha mai mosso un dito non può da un giorno all'altro fare sport per varie ore la settimana. Meglio stabilire un programma con un impegno crescente nel tempo.
- Farsi un regalo quando si raggiunge un obiettivo: per esempio, comprarsi qualcosa con i soldi risparmiati non acquistando più le sigarette (vi sorprenderà, dopo qualche mese, scoprire che avete a disposizione un bel gruzzolo!) o quando avrete perso i chili di troppo.

PREVENZIONE PER TUTTI, NEL PRESENTE E NEL FUTURO

Nel futuro basterà una pillola per tenere lontano il cancro? E i test genetici serviranno?

Cancro: la prevenzione

La prevenzione è la migliore arma per vincere il cancro. Ed è ogni giorno a nostra portata, a cominciare dalla tavola, seguendo le regole della corretta alimentazione, per finire ai controlli medici periodici.

Si è cominciato a dare importanza al concetto di prevenzione del cancro soprattutto perché negli ultimi decenni, l'incidenza per questa patologia ha subito un incremento. Oltre che all'inquinamento dell'aria, dei cibi e dell'acqua, le ragioni dell'aumento di pazienti con cancro sono legate a un sensibile cambiamento negli stili di vita, ma anche all'allungamento della vita media. L'aumento dei casi di tumore al polmone nelle donne, per esempio, è una diretta conseguenza dell'incremento del numero di fumatori di sesso femminile.

Preso atto di questa situazione, si è passati da un approccio solamente curativo alla malattia a uno preventivo. Risale al 1981 la pubblicazione, da parte di due importanti epidemiologi (Richard Doll e Richard Peto), del primo elenco scientificamente controllato dei principali fattori di rischio che determinano la comparsa di un cancro.

Tra i fattori individuati in questo studio compaiono il fumo di sigaretta, l'alimentazione e altre cause come virus, ormoni e radiazioni.

Oggi l'approccio è di tipo multifattoriale, cioè il rischio reale per un individuo di contrarre la malattia è dato dalla combinazione dei diversi fattori di rischio.

Inoltre, si è capito che le misure di prevenzione non sono limitate solo alle fasi che precedono l'insorgenza della malattia (prevenzione primaria), ma possono essere applicate anche quando la malattia è già presente (prevenzione secondaria e terziaria).

Prevenzione primaria

Esistono due tipi di fattori di rischio per l'insorgenza del cancro: quelli non modificabili, come il sesso, un particolare assetto genetico e l'età, e quelli modificabili, legati per esempio alle scelte negli stili di vita.

Lo scopo della prevenzione primaria è quello di ridurre l'incidenza del cancro tenendo sotto controllo i fattori di rischio modificabili e aumentando la resistenza individuale a tali fattori. In altre parole si tratta di ridurre la probabilità che compaia un tumore. Una corretta strategia di prevenzione primaria non si basa solo sull'identificazione dei fattori di rischio, ma anche e soprattutto sulla valutazione di quanto l'intera popolazione o il singolo individuo sono esposti a tali fattori.

I consigli e le strategie di prevenzione possono essere diretti a tutta la popolazione (per esempio quelli che riguardano al modo corretto di alimentarsi o di fare attività fisica) o a particolari categorie di persone considerate 'ad alto rischio' (per esempio chi ha un rischio genetico particolarmente elevato o i fumatori).

Rientrano negli strumenti della prevenzione primaria anche i vaccini contro specifici agenti infettivi che aumentano il rischio di cancro, quali il virus dell'epatite B (tumore del fegato) o il Papilloma virus umano (HPV, responsabile del cancro della cervice uterina).

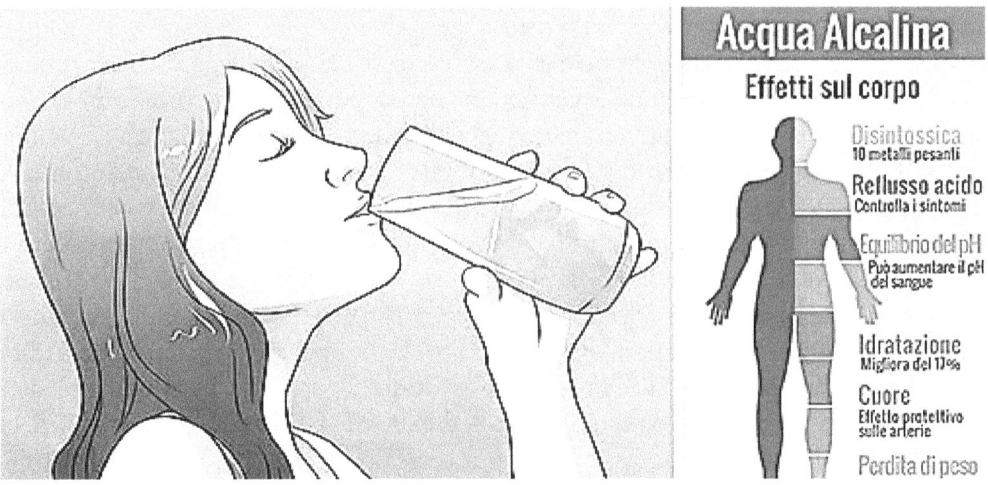

Prevenzione secondaria

Lo scopo della prevenzione secondaria è individuare il tumore in uno stadio molto precoce in modo che sia possibile trattarlo in maniera efficace e ottenere di conseguenza un maggior numero di guarigioni e una riduzione del tasso di mortalità. La prevenzione secondaria coincide quindi con le misure di diagnosi precoce. In genere riguarda il periodo tra l'insorgenza biologica della malattia e la manifestazione dei primi sintomi.

Per alcuni tipi di tumore esistono anche in Italia dei programmi nazionali di prevenzione secondaria come nel caso della mammografia: l'Osservatorio nazionale screening, dipendente dal Ministero della Salute, suggerisce una mammografia ogni due anni per le donne dai 50 anni in su, ma la cadenza può variare a seconda delle considerazioni del medico sulla storia personale di ogni donna.

Per quanto riguarda invece il Pap test, il Ministero della Salute stabilisce che le donne a partire dall'inizio della vita sessuale attiva e, comunque, non oltre i 25 anni dovrebbero effettuare l'esame ogni due-tre anni fino a circa 70 anni di età, e offre la possibilità di farlo gratuitamente presso i consultori. Le Regioni sono comunque autonome nel decidere se e come proporre tali screening. In alcuni casi, per esempio, il Pap test è gratuito anche in età giovanile, perché le indicazioni internazionali sono di iniziarlo fin dall'età dei primi rapporti sessuali. Molte regioni hanno avviato anche campagne di screening per il colon-retto, rivolte alla popolazione tra i 50 e i 70 anni.

Nel 1968 l'Organizzazione Mondiale della Sanità (OMS) ha stabilito i criteri universali in base ai quali una malattia che interessa un'ampia fetta della popolazione è idonea a essere oggetto di screening preventivi:

▪ La malattia deve essere un reale problema di salute.

▪ Deve esistere un trattamento idoneo a curare la malattia diagnosticata.

▪ Deve essere riconosciuto uno stadio latente o devono essere riconoscibili i primi sintomi della malattia.

▪ Lo screening deve essere universalmente accettato dalla popolazione.

Con questo tipo di screening, però, si identificano più facilmente i tumori con una fase preclinica (periodo tra l'insorgenza biologica della malattia e la manifestazione dei primi sintomi) più lunga rispetto a quelli a crescita rapida, soprattutto quando i tempi medi tra un esame e l'altro sono moderatamente lunghi. Ciò significa che i casi di cancro evidenziati dagli screening sono anche quelli che, per loro stessa natura, hanno una prognosi più favorevole.

Infine, è opportuno ricordare che alcuni tumori, identificati grazie agli screening di prevenzione secondaria, non danno origine a una vera e propria malattia, perché in alcuni casi la progressione è molto lenta o addirittura si arresta. Non è facile, però, scoprire in quali casi ciò avviene e quindi per quali tipi di tumore è utile fare uno screening e per quali, invece, è meglio evitare. In effetti, identificare un tumore significa procedere con esami talvolta invasivi o addirittura con interventi chirurgici e terapie che a loro volta hanno effetti collaterali. E' nel delicato equilibrio tra, benefici per la collettività e per il singolo e danni da eccesso di cure, che si muove il mondo della prevenzione.

Per questo motivo, in alcuni casi non si procede con interventi attivi, ma ci si limita a effettuare esami diagnostici con maggiore frequenza per tenere sotto controllo l'evoluzione della malattia, è ciò che accade, per esempio, nei pazienti anziani con tumori caratterizzati da una fase preclinica molto lunga, come il cancro della prostata.

Prevenzione terziaria

Con prevenzione terziaria si intende la prevenzione delle cosiddette recidive (o ricadute) o di eventuali metastasi dopo che la malattia è stata curata con la chirurgia, la radioterapia o la chemioterapia (o tutte e tre insieme).

Essa abbraccia anche il campo della terapia adiuvante (chemioterapia, radioterapia e trattamenti ormonali), che prolunga gli intervalli di tempo senza malattia e aumenta la sopravvivenza in molti tipi di tumore, come quello dei testicoli, del seno, del colon e molti altri.

Come prevenire?

Le vittime del cancro, secondo i dati dell'Organizzazione Mondiale della Sanità, sono in continua crescita, tanto che si stima che nel 2030 supereranno gli 11 milioni e che, in generale, il cancro sarà la causa principale di tutti i decessi. Si stima però che circa il 20-30% dei tumori possa essere prevenuto adottando stili di vita corretti (smettere di fumare, alimentarsi in modo sano ed equilibrato) e sottoponendosi con regolarità a visite ed esami di screening.

Che cosa è un fattore di rischio?

Il fattore di rischio è tutto ciò che può andare a incidere o a modulare lo sviluppo del cancro. Esistono due diversi tipi di fattori di rischio, ovvero quelli modificabili (comportamento e ambiente) e quelli non modificabili (età, sesso, patrimonio genetico).

Gli effetti di tali fattori dipendono da molte variabili tra le quali: durata e tipo di esposizione al rischio o effetto combinato di due o più fattori.

Come si identificano i fattori di rischio?

Ci sono varie metodologie che permettono di classificare una sostanza o un comportamento come un fattore di rischio, si va dagli esperimenti molecolari, che mirano a individuare un'alterazione genetica, agli studi epidemiologici che valutano come i fattori che riguardano lo stile di vita o l'ambiente siano correlati all'insorgenza di particolari tumori.

Interazione tra fattori di rischio genetici e ambientali

In base ai dati più recenti, risulta chiaro che in quasi tutti i tumori è possibile individuare un'alterazione del DNA che svolge un ruolo di primo piano nell'insorgenza della malattia, ma in genere fattori ambientali cooperano con quelli genetici nei fenomeni di inizio e propagazione del cancro.

Sono stati creati dei modelli matematici che stabiliscono il rischio di cancro basandosi sulla presenza o sull'assenza di uno o più fattori di rischio e sull'interazione tra di essi. Nello specifico, i modelli definiscono se un individuo è ad alto o basso rischio di tumore, ma precisano anche che non necessariamente un soggetto che ha un rischio alto svilupperà la malattia e allo stesso tempo non escludono la possibilità che chi ha un rischio basso possa essere colpito da tumore.

Prevenzione: perché?

L'obiettivo finale dell'individuazione e del controllo dei fattori di rischio è la riduzione del rischio e quindi della mortalità o perlomeno del rischio di sviluppare il cancro, ma poiché lo sviluppo del cancro copre spesso un arco temporale molto lungo (anche decine di anni), è importante individuare degli obiettivi intermedi (per esempio: eventuali lesioni precancerose).

Va precisato però che questi obiettivi intermedi hanno dei limiti. Per esempio non è detto che una lesione precancerosa debba trasformarsi in cancro o, viceversa, o che un risultato negativo a uno screening equivalga a un rischio zero.

Il ruolo dei biomarcatori

I cosiddetti biomarcatori, o semplicemente marcatori, fanno parte dei nuovi strumenti per determinare il rischio tumorale. Si tratta di molecole che, se presenti o assenti nel sangue, permettono di capire se una persona è o non è a rischio di sviluppare un determinato tipo di tumore. In alcuni casi consentono anche di stabilire la risposta alla terapia o la progressione della malattia.

Tra i biomarcatori più noti si possono citare il PSA (Antigene Specifico Prostatico) per il tumore della prostata, che è presente a livelli elevati nei tumori prostatici (ma anche nelle ipertrofie benigne della prostata) e i recettori per gli estrogeni per il tumore del seno, che forniscono indicazioni utili in termini di prognosi e scelta della terapia.

Programmi di prevenzione

La prevenzione può essere attuata praticando diverse strade:

▪ Modifiche negli stili di vita.

▪ Screening per individuare predisposizioni genetiche ereditarie (per fortuna piuttosto rare) o lesioni cancerose allo stadio iniziale.

L'importanza degli screening sta nella possibilità di individuare gli stadi iniziali di una malattia anche in persone che non hanno sintomi.

LA PREVENZIONE PER LA DONNA

Prevenire i tumori femminili è una sezione dedicata alla salute di tutte le donne e alla prevenzione dei tumori tipici e in particolare quello del seno. La prevenzione è sempre più efficace della cura per questo AIRC aiuta le donne a prendersi cura di sé con sempre maggiore consapevolezza. I maggiori tumori femminili che colpiscono gli organi riproduttivi e il seno, in molti casi si possono prevenire o comunque diagnosticare in fasi molto precoci.

Speciale seno

Il tumore del seno colpisce un donna su otto. In molti casi, però, si può prevenire o comunque diagnosticare in fasi molto precoci. Di seguito sono elencate tutte le informazioni relative alla prevenzione e gli appuntamenti indispensabili con i test raccomandati.

Ogni anno in Italia vengono diagnosticati 48.000 nuovi casi, il tumore del seno è il più frequente nel sesso femminile. Grazie, però, ai continui progressi della medicina e agli screening per la diagnosi precoce, nonostante il continuo aumento dell'incidenza, di tumore del seno, oggi si muore molte meno che in passato.

Sono stati identificati molti fattori di rischio, alcuni modificabili, come gli stili di vita, altri invece no, come l'età (la maggior parte di tumori del seno colpisce donne oltre i 40 anni) e fattori genetico-costituzionali. Tra gli stili di vita dannosi si possono citare, per esempio, un'alimentazione nociva, povera di frutta e verdura e ricca di grassi animali, il vizio del fumo e una vita particolarmente sedentaria.

Ci sono inoltre alcuni fattori legati alla vita riproduttiva che possono influenzare il rischio di tumore del seno: un periodo fertile breve (prima mestruazione tardiva e menopausa precoce) e una gravidanza in giovanissima età sono protettive, così come l'allattamento per oltre un anno.

Il 5-7% circa dei tumori del seno è ereditario, legato cioè alla presenza nel DNA di alcune mutazioni nei geni BRCA1 e BRCA2. La prevenzione del tumore del seno deve cominciare a partire dai 20 anni con l'autopalpazione eseguita con regolarità ogni mese. E' indispensabile, poi, proseguire con controlli annuali del seno eseguiti dal ginecologo o da uno specialista senologo, affiancati alla mammografia biennale dopo i 50 anni o all'ecografia, ma solo in caso di necessità, in donne giovani.

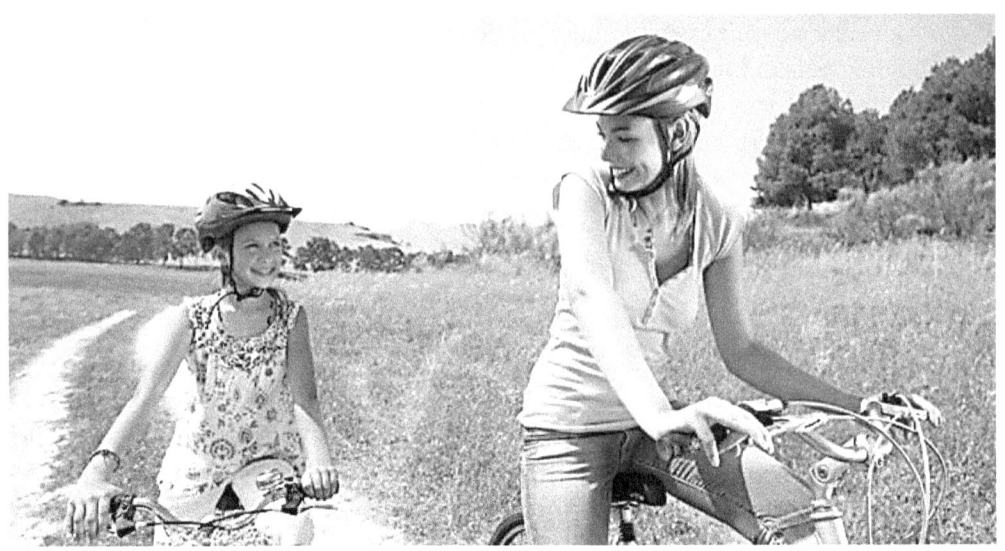

Visita senologica

La visita senologica consiste nell'esame clinico completo del seno da parte di un medico specializzato. È una metodica semplice e indolore, effettuata nello studio del medico senza l'ausilio di particolari strumenti. Questo tipo di valutazione da sola in genere non è sufficiente a formulare una diagnosi precisa, ma può sicuramente essere utile per chiarire situazioni un po' sospette.

Il senologo, prima di cominciare l'esame vero e proprio delle mammelle, si occupa dell'anamnesi, ovvero della raccolta di informazioni che potranno essere utili per formulare la diagnosi finale: eventuale presenza di casi di tumore del seno in famiglia, età di comparsa del primo ciclo mestruale e della menopausa, gravidanze, tipo di alimentazione, terapie ormonali (contraccettivi orali, terapie ormonali sostitutive in menopausa, ecc.). Solo dopo aver terminato questa fase il senologo può procedere con l'esame clinico propriamente detto, questo parte con l'osservazione e termina con la palpazione, il medico compie tutti quei gesti che ogni donna dovrebbe compiere mensilmente nel corso dell'autopalpazione.

La visita periodica dal senologo non è necessaria per le donne più giovani, ma è sufficiente effettuare con regolarità l'autopalpazione del seno (una volta al mese tra il settimo e il quattordicesimo giorno del ciclo) e rivolgersi al proprio medico di base e al ginecologo per i controlli. In caso di dubbio è proprio il medico generico o il ginecologo a consigliare una visita senologica specialistica, durante la quale, grazie anche ad altri esami quali l'ecografia, è possibile distinguere tra patologie maligne e benigne del seno e se necessario, impostare la terapia più corretta. La visita annuale è fortemente consigliata dopo i 40 anni, mentre dopo i 50 è necessaria anche la mammografia.

Esami strumentali

Per le donne esistono strumenti molto efficaci per la diagnosi precoce del tumore del seno, primo tra tutti la mammografia, affiancata da altri quali ecografia o risonanza magnetica. La prevenzione è fondamentale perché individuare un tumore ancora molto piccolo aumenta notevolmente la possibilità di curarlo in modo definitivo, ma è importante scegliere lo strumento più adatto.

Tra i 20 e i 40 anni:

Generalmente non sono previsti esami particolari, se non una visita annuale del seno dal ginecologo o da un medico esperto. Solo in situazioni particolari, per esempio in caso di familiarità o di scoperta di noduli, è possibile approfondire l'analisi con una ecografia o una biopsia (agoaspirato) del nodulo sospetto. La mammografia non è raccomandata perché la struttura troppo densa del tessuto mammario in questa fascia di età renderebbe poco chiari i risultati.

Tra i 40 e i 50 anni:

Le donne con presenza di casi di tumore del seno in famiglia dovrebbero cominciare a sottoporsi a mammografia, meglio se associata a ecografia vista la struttura ancora densa del seno.

Tra i 50 e i 69 anni:

Il rischio di sviluppare un tumore del seno è piuttosto alto e di conseguenza le donne, in questa fascia di età, devono sottoporsi a controllo mammografico con cadenza biennale.

Nelle donne positive al test genetico per BRCA1 o 2 è indicata un'ecografia semestrale e una risonanza annuale, anche in giovane età.

Anche se la mammografia rimane uno strumento molto efficace per la diagnosi precoce del tumore del seno, oggi sono anche disponibili altre tecniche diagnostiche come la risonanza magnetica (ancora limitata a casi selezionati), la PEM (una tomografia a emissione di positroni - PET - specifica per le mammelle) e un nuovo esame già definito il "Pap-test del seno" che consiste nell'introduzione di liquido nei dotti galattofori (i canali attraverso i quali passa il latte) e nella successiva raccolta di questo liquido che porta con sé anche alcune cellule. Grazie al microscopio, è anche possibile individuare quali tra le cellule fuoriuscite ha caratteristiche pretumorali, permettendo una diagnosi molto precoce del tumore del seno.

Autopalpazione

L'autopalpazione è un esame che ogni donna può effettuare comodamente a casa propria, ciò permette di conoscere profondamente l'aspetto e la struttura normale del seno e quindi di poter cogliere precocemente qualsiasi cambiamento. L'esame si svolge in due fasi:
- **L'osservazione**: Permette di individuare mutazioni nella forma del seno o del capezzolo.

- **La palpazione**: Può far scoprire la presenza di piccoli noduli che prima non c'erano.

Quando si parla di autopalpazione si pensa solo a un esame per la ricerca di noduli nella ghiandola mammaria, ma in realtà, grazie a questo esame possono emergere altri segnali che devono spingere a consultare un medico, come retrazioni o cambiamenti della pelle, perdite di liquido dai capezzoli e cambiamenti di forma della mammella.

A partire dai 20 anni, l'esame può essere effettuato una volta al mese tra il settimo e il quattordicesimo giorno del ciclo. Rispettare questi tempi è importante perché la struttura del seno si modifica in base ai cambiamenti ormonali mensili, e si potrebbero di conseguenza creare, in alcuni casi, confusioni o falsi allarmi.

È bene ricordare che, oltre agli ormoni, anche l'età, il peso corporeo, la familiarità e l'uso di contraccettivi orali influenzano la struttura del seno che, a volte, specialmente nelle donne giovani, si presenta particolarmente densa e difficile da valutare correttamente con l'autoesame.

Tra i 40 e i 50 anni l'incidenza (cioè i numero di nuovi casi) del tumore del seno aumenta in modo rapido e costante e quindi le donne, in questa fascia di età, non possono rinunciare all'autopalpazione come strumento di prevenzione. Con il sopraggiungere della menopausa, l'esame può essere eseguito indifferentemente in qualunque periodo del mese e deve essere effettuato con regolarità anche e soprattutto dalle over 60, poiché il picco di incidenza (numero di nuovi casi) del tumore del seno si colloca proprio tra i 65 e i 70 anni.

L'autopalpazione rappresenta un primo strumento di prevenzione del tumore del seno, ma da sola non può bastare e deve essere abbinata, a partire dai 45-50 anni, o anche prima in caso di familiarità o alterazioni, a visite senologiche ed esami strumentali più precisi come ecografia o mammografia.

Stili di vita

Per la prevenzione del cancro gli esami di controllo periodici sono importanti, ma anche un corretto stile di vita contribuisce a ridurre drasticamente il rischio di ammalarsi. In particolare si calcola che adottare sane abitudini possa evitare la comparsa di un cancro su tre. Per raggiungere questo importante traguardo di prevenzione le regole da adottare sono molto semplici e riguardano in modo particolare:
- **Alimentazione.**
- **Esercizio fisico.**
- **Abitudini voluttuarie**:

Sono quelle abitudini che danno piacere ma sono pericolose per la salute come il fumo o il consumo eccessivo di alcol.

Non occorrono grandi sforzi, basta porre un po' di attenzione a ciò che si mangia e cercare di non condurre una vita troppo sedentaria. Mantenere il peso forma non è solo un'esigenza estetica, ma anche e soprattutto una scelta di salute contro l'insorgenza di molti tumori.

Per esempio, un buon metodo per ridurre il rischio di tumore consiste nel seguire la tradizionale dieta mediterranea. E non bisogna dimenticare che un'alimentazione corretta è anche la base della prevenzione per le malattie cardiovascolari e di una vecchiaia in piena forma. Oltre alla qualità del cibo conta anche la quantità, è importante non eccedere con le calorie introdotte che devono essere calcolate in base all'età, al peso, al tipo di attività svolta e a diversi altri parametri personali.

Non bisogna essere atlete per prevenire il cancro, il consiglio migliore è quello di svolgere un'attività fisica moderata per almeno 30 minuti al giorno e per almeno cinque giorni alla settimana. Questo tipo di attività può includere, per esempio, una passeggiata nel parco o la scelta di salire le scale a piedi piuttosto che usare l'ascensore o muoversi in bici e non in macchina.

Bisogna inoltre porre attenzione ad alcuni comportamenti apparentemente innocui, ma in realtà pericolosi come l'eccessiva esposizione al sole che può causare tumori maligni della pelle. Ciò non significa rinunciare al sole, ma esporsi con moderazione e con le adeguate protezioni.

Nel caso di fumo e alcol i dati parlano chiaro, chi fuma aumenta il proprio rischio di tumore del polmone, della bocca e della vescica, oltre a influenzare tutte le patologie oncologiche; mentre il consumo eccessivo di alcol risulta cancerogeno per bocca, esofago e stomaco. Queste semplici regole generali sono valide, con qualche opportuna modifica, a tutte le età.

Ormoni

Gli ormoni, e in particolare gli estrogeni, hanno un ruolo fondamentale nel regolare i processi legati alla fertilità e possono influenzare il rischio di sviluppare alcuni tipi di cancro. Tutto comincia con il primo ciclo mestruale che determina profondi cambiamenti mensili nel corso del periodo fertile e fino all'avvento della menopausa, che instaura nuovi equilibri ormonali. Ogni fase della vita della donna è dunque caratterizzata da un preciso quadro ormonale e quindi anche il rischio di tumore cambia con l'età.

Tra i 20 e i 40 anni, per esempio, l'utilizzo della pillola contraccettiva e le eventuali gravidanze sono gli eventi più importanti dal punto di vista ormonale. In particolare gli ormoni assunti con la pillola potrebbero diminuire il rischio di tumore ovarico (di cui sono, di fatto, l'unico mezzo preventivo) a costo di un lievissimo aumento del rischio di tumore al seno (che avveniva più con le vecchie pillole ad alto dosaggio che con quelle attuali, a basso dosaggio), mentre le gravidanze, che generano un blocco della produzione di estrogeni, hanno un effetto protettivo sul tumore del seno e dell'ovaio. Anche gli ormoni assunti per le cure contro l'infertilità influenzano il rischio di sviluppare tumori dell'ovaio, ma i dati non sono ancora completi e definitivi.

La fascia di età compresa tra i 50 e i 60 anni è in genere caratterizzata da un vero e proprio terremoto dal punto vista ormonale: la menopausa. Le ovaie smettono di produrre ormoni e quindi l'organismo è meno esposto all'azione degli estrogeni, in genere responsabili di un aumento del rischio di cancro. In questo senso la terapia ormonale sostitutiva a base di estrogeni, utilizzata per contrastare gli effetti negativi della menopausa (per esempio vampate di calore e osteoporosi) sembra essere un fattore di rischio per alcuni tumori, come quello dell'endometrio e del seno, anche se l'utilizzo per non più di cinque anni sembra ancora accettabile. Dovendo scegliere, è quindi consigliabile assumere una terapia sostitutiva che contenga anche un progestinico, anche se in genere è di utilizzo più complesso.

Test genetici

La maggior parte dei tumori è di origine "sporadica", ovvero, si manifesta senza nessun tipo di legame con la trasmissione ereditaria dei geni, ma in alcuni casi (non più del 10% di tutti i tumori) si può parlare anche di cancro "ereditario", legato, cioè, alla trasmissione da parte dei genitori di un gene mutato.

Sono stati messi a punto alcuni test genetici, metodiche complesse in grado di stimare il rischio di contrarre un tumore sulla base del corredo genetico. Uno dei tumori per i quali esiste la possibilità di sottoporsi a un test è quello del seno, il tumore più frequente nelle donne. È stato infatti dimostrato che chi ha una madre o una sorella con questa patologia, soprattutto se contratta in giovane età, corre un rischio maggiore di svilupparla nel corso della vita rispetto a chi non ha mai avuto casi di tumore del seno in famiglia. I geni BRCA1 e BRCA2 predispongono a questo tipo di cancro (e anche a quello dell'ovaio), ciò significa che, analizzandoli attentamente, nel caso di tumore si troveranno probabilmente mutazioni non presenti nelle cellule sane. E questa mutazione, se il tumore è ereditario, sarà la stessa nei vari membri della famiglia. Una volta stabilita la necessità di sottoporsi al test, mediante un colloquio con un genetista medico e un oncologo, si procede con un banale prelievo di sangue dal quale verrà estratto il DNA da controllare. Il risultato potrà essere positivo o negativo, cioè si potrà sapere se la mutazione è stata effettivamente ereditata oppure no.

È importante sottolineare che avere ereditato la mutazione non significa essere certi di contrarre prima o poi la malattia, piuttosto equivale ad avere un rischio più elevato rispetto a chi non ha la mutazione. Il test genetico non è dunque uno strumento di prevenzione nel senso classico del termine, ma si limita a fornire informazioni sul rischio di ammalarsi di tumore nel corso della vita, e deve essere svolto solo in caso di reale necessità, dopo una consulenza con il genetista medico.

In base al risultato del test, il genetista medico e l'oncologo sapranno creare un piano di prevenzione individuale basato su controlli più frequenti e attenti che permetteranno di gestire al meglio il rischio e di individuare un eventuale tumore nelle sue fasi più precoci. Al momento attuale, tranne che per il seno e l'ovaio, non esistono test genetici disponibili per gli altri tumori femminili.

I 12 CAMPANELLI D'ALLARME PER LE DONNE

L'American Society of Clinical Oncology (ASCO) ha stilato un elenco di "campanelli d'allarme" riservato alle donne, per orientarsi tra il giusto allarme per disturbi anche banali, ma che non passano, e il rischio di sopravvalutare determinate sensazioni e di angosciarsi per nulla.

Si sa, e lo dimostrano anche le indagini epidemiologiche, che le donne tendono a essere più attente degli uomini in materia di prevenzione. Si sottopongono con maggiore frequenza ai controlli necessari e, soprattutto, hanno una certa dimestichezza nel riconoscere i segnali precoci che il corpo manda quando qualcosa

L'elenco di "campanelli d'allarme" stilato da ASCO, non tratta solo di segni legati a tumori tipicamente femminili, ma anche di neoplasie che, purtroppo, sono in aumento anche nel gentil sesso, come il cancro del colon o del polmone.

La raccomandazione di base è di non farsi prendere dal panico, quelli che vengono descritti sono sintomi comuni a moltissime malattie, la maggior parte delle quali benigne. Dare loro ascolto, andando dal medico, può essere una semplice ricetta che consente di restare a lungo in salute.

Perdita di peso immotivata

La maggior parte delle donne potrebbe essere davvero felice di perdere peso senza ragione e, soprattutto, senza fatica. Rimane il fatto che se fluttuazioni di piccola entità sono normali e possono dipendere da fattori stagionali, ormonali o persino emotivi, legati allo stress, un dimagrimento di cinque o più chilogrammi in un mese (o del 5% del proprio peso in sei mesi, o meno) in assenza di una dieta o di un aumento sostanziale dell'esercizio fisico, merita una visita di controllo. Le cellule cancerose sono infatti dotate di un metabolismo molto attivo e un aumentato consumo energetico da parte dell'organismo, questo è un segno che qualcosa non va per il verso giusto. Attenzione però, prima di pensare a un tumore, bisogna escludere altre patologie più comuni, come un disturbo della tiroide (molto frequente nel sesso femminile) oppure una patologia gastrointestinale che interferisce con l'assorbimento delle sostanze nutritive.

Per accertarsene, il medico potrà prescrivere alcuni esami del sangue, che verificheranno la presenza di carenze, di anemia o di infiammazione in corso. Inoltre verranno valutati i livelli degli ormoni tiroidei. Solo se gli esami del sangue non saranno risolutivi e se la perdita di peso continuerà ad aumentare, il medico ricorrerà a esami strumentali come ecografie, radiografie e TC.

Alcune domande sulla perdita di peso

Prima di attribuire una perdita di peso immotivata a un fenomeno neoplastico, il medico indagherà alcuni aspetti importanti che possono spiegare il fenomeno. È bene, prima della visita, essere pronti a rispondere alle seguenti domande:
▪ Ha problemi dentali? Le persone con problemi di denti o gengive possono ridurre improvvisamente e inconsapevolmente il loro consumo di cibo.
▪ Ha disturbi gastrointestinali come vomito o diarrea?
▪ È molto stressata? Ci sono stati cambiamenti importanti nella sua vita negli ultimi tempi?
▪ Sta mangiando come prima? Di meno? Diversamente?

- Ha cominciato a fumare? Ha aumentato il numero delle sigarette? Ha aumentato il suo consumo di alcol?
- Ha altri sintomi concomitanti?

Gonfiore addominale

La maggior parte delle donne convive costantemente col gonfiore addominale, che segue andamenti periodici legati all'alimentazione e alle fasi del ciclo. Eppure la pancia molto gonfia, specie se accompagnata da dolore addominale o pelvico, sembra essere uno dei pochi segni indicatori della presenza di un tumore ovarico in fase iniziale. Altri elementi che caratterizzano questa malattia sono la sensazione di pienezza anche dopo aver consumato pochi bocconi di cibo e difficoltà urinarie, come il bisogno di correre in bagno più spesso del solito, oltre a un'aumentata circonferenza addominale in assenza di un aumento di peso.

Ovviamente questo quadro sintomatologico deve persistere per tutto il giorno e per alcune settimane di seguito prima di meritare un controllo medico.

Nel 2007, uno studio uscito sul "British Medical Journal" e recepito dalle linee guida dell'American Cancer Society, ha dimostrato che basandosi su questa breve lista è possibile anticipare la diagnosi di carcinoma ovarico, rendendo più efficienti le terapie in un tumore che è ancora tra i più temuti. Anche in questo caso le società scientifiche raccomandano di non andare nel panico, è possibile che gli stessi sintomi siano il segnale di malattie molto più benigne, come il colon irritabile. In ogni caso, a dirimere ogni dubbio spesso basta un'ecografia addominale. Il ginecologo interpellato, oltre all'ecografia addominale, procederà probabilmente con un esame della pelvi e con un'ecografia transvaginale. Inoltre potrà richiedere, tra gli esami del sangue, anche la misurazione di eventuali marcatori tumorali. Solo in caso di dubbi ulteriori si procederà con una TC addominale o con una risonanza magnetica.

Quattro consigli per non preoccuparsi troppo
- Tutte le donne hanno questi sintomi di tanto in tanto e solo molto raramente sono dovuti a un carcinoma ovarico. Quasi sempre sono provocati da questioni banali e passeggere.
- Impara ad ascoltare il tuo corpo. Vai dal medico solo quando hai uno o più sintomi ogni giorno per molte settimane e soprattutto se sono inusuali, cioè se non si sono mai presentati prima.
- Sapere che cosa osservare è utile, consente di rivolgersi al medico quando ce n'è davvero bisogno.
- Non è necessario precipitarsi dal medico al primo manifestarsi dei disturbi, qualche settimana di osservazione non cambia la prognosi e permette, nella maggior parte dei casi, di assistere alla naturale scomparsa dei disturbi senza sottoporsi a esami inutili.

(dalle raccomandazioni della Gynecologic Cancer Foundation).

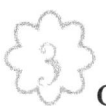 Cambiamenti a carico del seno

La maggior parte delle donne conosce bene la conformazione del proprio seno, anche quando non ha l'abitudine (peraltro molto utile) di praticare l'autopalpazione. Gli esperti segnalano però un'eccessiva attenzione alla presenza di noduli e formazioni solide, e una scarsa attenzione ad altre manifestazioni che possono essere indicative di un cancro del seno, come un arrossamento persistente della cute in una determinata zona della mammella e un ispessimento della pelle (che talvolta assume il tipico aspetto a buccia d'arancia). In ambedue i casi questi sintomi potrebbero essere un segnale di una forma di neoplasia con una forte componente infiammatoria.

Anche cambiamenti a carico del capezzolo meritano una visita dal medico

Modifiche della forma (retrazioni o protrusioni inusuali), così come la perdita di sangue, siero o latte (ovviamente in un momento in cui non si sta allattando) vanno verificate da un esperto. Questi procederà a esaminare il seno al tatto, farà alcune domande riguardanti la salute della donna in generale e il suo stato ormonale in particolare. In caso di perdite dal capezzolo vengono richiesti anche alcuni esami del sangue, tra i quali la misurazione della prolattina, un ormone che stimola la produzione di latte e che può aumentare anche in alcuni tumori benigni o in seguito ad alcune terapie farmacologiche.

In caso di sospetto, il medico prescriverà, a seconda dell'età e del sintomo, una mammografia (che tra i 50 e i 70 anni andrebbe fatta periodicamente anche in assenza di disturbi) o un'ecografia del seno.

Se nel seno c'è un nodulo

Sentire qualcosa sotto le dita, quando si palpa il seno, è sempre un elemento di ansia per una donna. Eppure i cosiddetti "noduli" non sono, nella maggior parte dei casi, sintomi preoccupanti. Come spiegano le linee guida della Società Italiana di Senologia: molto dipende dall'età di comparsa della formazione. Fra i 20 e i 30 anni sono molto comuni i fibroadenomi, duri e fibrosi, dovuti alle variazioni ormonali tipiche dell'età. Possono essere dolorosi, specie in alcune fasi del ciclo, e regrediscono o diminuiscono con le gravidanze e l'allattamento. Fra i 30 e i 50 anni, invece, sono comuni le cisti sierose, costituite da una capsula contenente liquido. Già durante la palpazione, un medico esperto è capace di distinguere una formazione benigna da una maligna. La prima in genere si muove se spostata con i polpastrelli, mentre una formazione maligna rimane aderente al piano sottostante. Inoltre fibroadenomi e cisti hanno un contorno regolare, mentre spesso le neoformazioni maligne hanno bordi irregolari.

 Perdite di sangue tra due cicli

Qualsiasi perdita di sangue al di fuori delle mestruazioni merita un controllo ginecologico, a qualsiasi età. In particolare è bene farsi controllare se il ciclo è già scomparso, quindi se la donna è già in menopausa.

Le donne più giovani tendono a non preoccuparsi per questo tipo di disturbo che, se nella stragrande maggioranza dei casi è dovuto a variazioni ormonali fisiologiche, talvolta può essere un segnale della presenza di endometriosi (l'anomala proliferazione di tessuto tipico del rivestimento interno dell'utero al di fuori della sua sede naturale) o di cancro dell'endometrio. È possibile assistere a sanguinamenti anomali anche in presenza di cancro della cervice uterina.

Il ginecologo, in questi casi, procede a una normale visita, esegue un'ecografia di controllo e spesso anche un Pap-test, per controllare lo stato delle cellule cervicali.

Molte possibili cause

Il sanguinamento tra due cicli non è un evento raro e molte possono essere le cause non oncologiche di tale fenomeno. Ecco le più comuni:
- Infiammazione della cervice uterina (cervicite).
- Polipi cervicali.
- Infezioni sessualmente trasmissibili.
- Lievi abrasioni della parete vaginale dopo rapporti sessuali.

 ### Alterazioni della pelle

Come ben sanno le donne, la pelle, specie quella del viso e delle altre parti del corpo esposte alla luce solare, subisce continui cambiamenti. E se tutti abbiamo ormai imparato a dare peso alle modificazioni dei nei, poche si preoccupano di cambiamenti nella pigmentazione della cute o nel suo aspetto. Se è eccessivamente arrossata in un punto preciso, o desquama, allora è possibile che la causa sia un tumore della pelle diverso dal melanoma, come il basalioma o il carcinoma spinocellulare. Per fortuna si tratta di forme maligne a bassissima invasività, che nella stragrande maggioranza dei casi si asportano senza bisogno di ulteriori cure. Gli esperti si sono però chiesti per quanto tempo è necessario che perduri l'alterazione prima di rivolgersi al medico, non c'è una risposta univoca, anche se tutti concordano nel dire che se si superano le 6-8 settimane è necessario consultare un dermatologo.

Tre diverse forme

Come riconoscere alla vista i diversi tipi di tumori della pelle? Ecco qualche indicazione molto generale:
Basalioma
- E' un piccolo rigonfiamento di colore bianco perlaceo.
- In alternativa si presenta come una lesione tipo escoriazione, piatta, bruna.
Carcinoma spinocellulare
- Può essere un nodulo rosso e duro.
- Talvolta è una lesione squamosa, piatta, arrossata.

Melanoma

- Può essere un neo bruno con puntini più scuri all'interno.
- Può essere un neo che ha cambiato colore, forma o misura, oppure che sanguina spontaneamente.
- Può essere una piccola lesione con bordi irregolari e un insieme di colori che vanno da bruno al rosso, al blu.
- Può essere una macchia scura e circoscritta sul palmo della mano o sulla pianta del piede, all'interno delle mucose della bocca o delle grandi labbra.

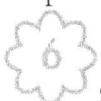

Sanguinamenti non comuni

Perdere sangue (tranne ovviamente durante il ciclo mestruale) è sempre un segno di qualcosa che non va. E se la perdita ematica con le feci, specie se rossa, è quasi sicuramente dovuta a emorroidi infiammate (ma merita, almeno fino alla diagnosi, un controllo più approfondito), la presenza di sangue nelle urine richiede un esame delle stesse e un'ecografia renale.

Nel primo caso il sangue potrebbe nascondere un cancro del colon, in costante aumento anche tra le donne perché legato a scorrette abitudini di vita. In questo caso è spesso utile ricorrere alla ricerca del sangue occulto nelle feci, anche se si è al disotto dei 50 anni di età, momento a partire dal quale questo esame è consigliato pur in assenza di sintomi. La tappa successiva è l'ecografia addominale o più spesso, la colonscopia, che permette di fugare ogni dubbio. L'esame delle urine e l'eventuale analisi di cellule epiteliali staccatesi dalla parete della vescica permette di diagnosticare eventuali infezioni e di escludere un cancro della vescica. L'ecografia renale studia invece l'intero decorso dell'apparato urinario e può mettere in luce anche la presenza di calcoli renali.

Se cambia qualcosa in bocca

A volte ad accorgersene è solo il dentista, una piccola piaga all'interno della mucosa della bocca, un "brufolo" sulla lingua, una escoriazione delle gengiva… Quando questi disturbi non scompaiono nel giro di qualche giorno o con trattamenti disinfettanti o spennellature apposite, allora è il caso di farsi controllare da un medico.

I tumori della bocca sono infatti in aumento tra le donne, anche a causa dell'abitudine al fumo e dell'incremento nel consumo di alcol e superalcolici. Individuare precocemente un'alterazione della mucosa o della gengiva (per esempio una leucoplachia, che costituisce una forma precancerosa relativamente semplice da trattare) consente di evitare cure invasive, chirurgie demolitive e gravi difficoltà conseguenti.

Per questa stessa ragione è buona norma sottoporsi annualmente a una visita dal dentista, che provvederà anche a esaminare tutto il cavo orale.

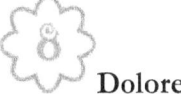 **Dolore**

Si dice sempre che se fa male, non è un cancro. E' una voce popolare non priva di fondamento che però non tiene conto di alcuni casi nei quali un dolore sordo e persistente può essere un campanello d'allarme per una malattia neoplastica. Il dolore osseo, specie alla schiena, merita sempre un approfondimento se non scompare nel giro di qualche settimana o con l'aiuto di farmaci antinfiammatori.

Il dolore è un sintomo molto complesso da inquadrare, come ben sanno i medici, poiché può avere molte cause. Ciò non significa che non sia necessario indagare approfonditamente, anche solo per non trascorrere troppo tempo in sofferenza, senza poter accedere alla terapia corretta.

 **Linfonodi ingrossati**

È bene ricordare che, quando si nota un linfonodo ingrossato, nella maggioranza dei casi la causa del disturbo è infettiva. Questi piccoli noduli posti nelle intersezioni strategiche del corpo umano (alla base del collo, sotto le ascelle, nell'inguine, nel torace tra i due polmoni) hanno infatti il compito principale di filtrare gli agenti infettivi e favorire la produzione di anticorpi in grado di combatterli.

Trovare un linfonodo ingrossato è quindi un'evenienza piuttosto comune. I linfonodi sono anche importanti in un gran numero di malattie autoimmuni, come il lupus eritematoso sistemico, e ciò proprio per il loro ruolo di sentinelle del sistema immunitario.

Quando bisogna preoccuparsi? Secondo gli esperti dell'ASCO, bisogna far valutare dal medico qualsiasi linfonodo che non diminuisca di volume nel giro di una decina di giorni. Inoltre se un linfonodo continua ad aumentare di volume, è necessaria una ecografia di controllo ed eventualmente una biopsia. I linfonodi possono aumentare di volume sia per neoplasie del sistema linfatico stesso (come le leucemie) sia per invasione da parte di cellule maligne provenienti da neoformazioni di organi vicini.

 **Febbre persistente**

La febbre non è un sintomo tipico delle malattie oncologiche, almeno in fase iniziale, è più comune nelle forme metastatiche e per questo in genere non la si considera allarmante. Nonostante ciò è possibile che in alcuni casi un tumore alteri i sistemi di controllo della temperatura corporea. Può accadere, per esempio, nel caso di tumori del fegato e del pancreas.

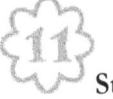 **Stanchezza**

Una stanchezza anomala che perduri a lungo può essere provocata da carenze nutrizionali o da anemia. Ma anche l'anemia stessa è un sintomo che può fungere da campanello d'allarme per una malattia oncologica. Ecco perché qualsiasi senso di spossatezza che duri oltre due settimane in assenza di una malattia o di una situazione oggettiva che lo giustifichi deve essere riferita al medico, che valuterà la necessità di procedere con altri esami.

Tosse persistente

La tosse persistente è tipica del fumatore e proprio per questa ragione è di scarsissima utilità nella diagnosi precoce del tumore del polmone. È talmente frequente che un fumatore soffra di infiammazioni dei bronchi da rendere pressoché inefficace il naturale campanello d'allarme costituito dalla tosse. C'è però una caratteristica che deve spingere tutti, fumatori compresi, a fare un ulteriore controllo ed eventualmente, su prescrizione del medico, una radiografia del torace: se la tosse è secca, dura da settimane o mesi e se si presenta in piccoli accessi circoscritti, per pochi minuti al giorno.

LA MASTECTOMIA PREVENTIVA

L'intervento di asportazione del seno nelle donne portatrici di alcune mutazioni genetiche è una scelta da riservare a casi estremi, anche se la sua efficacia, in termini percentuali, è indubbia. Vediamo quali sono le indicazioni, ma anche le alternative.

La mastectomia preventiva, ovvero l'asportazione delle due ghiandole mammarie in una donna ancora sana, ma portatrice di una modificazione genetica che la mette ad altissimo rischio di sviluppare una forma precoce e aggressiva di cancro al seno, è una pratica riservata a casi particolari ed estremi, seppure contemplata da tutte le maggiori linee guida sulla prevenzione del cancro, tra le quali quelle dell'American Cancer Society.

I geni coinvolti sono principalmente due: il BRCA1, la cui mutazione accresce il rischio a carico del seno, e il BRCA2, che aumenta anche quello a carico delle ovaie, ma anche di tube, prostata, e di melanoma. Il primo è stato identificato all'Università dello UTAH nel 1990 e clonato nel 1994 dalla società privata Myriad Genetics; il secondo è stato scoperto nello stesso anno da Michael Stratton e Richard Wooster, dell'Institute for Cancer Research, in Gran Bretagna. Fin dalla loro prima identificazione sul finire del secolo passato, AIRC ha contribuito alla ricerca su queste forme di tumore ereditario, finanziando un progetto di screening familiare diretto da Marco Pierotti presso l'Istituto Nazionale Tumori di Milano che, con un approccio multidisciplinare, propone anche il test genetico per l'identificazione delle forme mutate dei due geni.

Una scelta personale

L'asportazione delle mammelle è una pratica medica diffusa soprattutto negli Stati Uniti d'America, dove la crescita degli interventi di questo tipo ha spinto, nel 2009, il National Comprehensive Cancer Network (NCCN), un organismo pubblico di elaborazione di indicazioni e linee guida, a ribadire i confini di quello che rimane, comunque, un intervento importante dal punto di vista fisico e psicologicamente pesante.

Malgrado tutte le linee guida, la scelta di ridurre il proprio rischio di malattia con un'operazione che elimina l'organo bersaglio del cancro (e spesso anche le ovaie, quando la mutazione aumenta il rischio specifico di carcinoma di questo organo, ma anche perché è necessario diminuire la quantità di ormoni femminili circolanti, possibili "fertilizzanti" per le cellule maligne) è assolutamente individuale e va presa in collaborazione con una équipe di medici che comprenda il senologo, ma anche il chirurgo plastico (che deve chiarire le possibilità ricostruttive e i limiti di queste), lo psiconcologo (per discutere gli aspetti più profondi di questa scelta) e, il genetista, che studierà l'albero genealogico della paziente e le eventuali caratteristiche individuali.

Benché solo le donne portatrici di alcune forme mutate dei geni BRCA1 e BRCA2 sono potenzialmente candidate all'intervento preventivo, tale indicazione può essere rafforzata, o viceversa ridotta, dalla compresenza o dall'assenza di altre mutazioni genetiche, anche di tipo non ereditario.

Questione di numeri

È bene dire che le forme mutate di BRCA1 e BRCA2 sono presenti, secondo le stime di Orphanet, una banca dati sulle malattie genetiche rare, in circa 1-5 donne su 10.000. La variabilità dipende ovviamente dalla diversa origine etnica della donna, poiché vi sono popolazioni nelle quali la prevalenza è un po' più alta che in altre.

Essere positive per uno di questi geni, porta il proprio rischio individuale di ammalarsi di cancro mammario nel corso della vita al 50-80% (o più, in caso di compresenza di altre mutazioni), contro un rischio medio per una donna non portatrice di circa il 12-13%.

L'asportazione delle mammelle non lo azzera del tutto, perché è impossibile asportare la totalità del tessuto ghiandolare, ma lo porta a circa il 5%, quindi al di sotto della media comune. È importante dire che l'intervento, e soprattutto la successiva ricostruzione plastica con l'impianto di protesi, può rendere più complessa la diagnosi precoce e non esime le donne ad alto rischio dal partecipare a programmi di screening molto serrati.

Le complicanze dell'intervento possono essere importanti (legate all'anestesia o alla difficile cicatrizzazione). In alcuni casi, per fortuna molto rari, la ricostruzione totale del seno è risultata, a posteriori, quasi impossibile.

Le alternative

Per una donna con un rischio così elevato, esistono delle alternative, nessuna delle quali, però, abbatte le percentuali di rischio quanto la mastectomia preventiva. È questa la ragione per cui alcune persone, specie se hanno assistito al decesso precoce di familiari stretti come la madre e le sorelle, preferiscono comunque ricorrere all'intervento.

Queste sono le alternative attualmente offerte dalla medicina:

▪ **Lo screening serrato**: L'obiettivo di questa tattica è di individuare il cancro al seno in fase talmente precoce da evitare un intervento di mastectomia. Secondo le linee guida dell'American Cancer Society, le donne con BRCA1 e 2 positivo devono iniziare a sottoporsi a mammografia, ecografia e risonanza magnetica della mammella ogni anno a partire dai 30 anni. Dopo i 40 anni, alcuni centri eseguono la mammografia e la risonanza magnetica con cadenza annuale, inframmezzata da un'ecografia ogni sei mesi. Altri programmi ancora più serrati sono disponibili a richiesta del medico o anche della donna stessa.

I vantaggi rispetto all'intervento sono evidenti, ma i contro sono la possibilità che, data l'aggressività dei tumori legati a determinate mutazioni, questi si sviluppino nel periodo tra un controllo e l'altro, e la possibilità che la malattia venga individuata in fase precoce, ma non tanto precoce da evitare il ricorso alla mastectomia e alla chemioterapia. Inoltre è possibile che donne ad alto rischio sviluppino un cancro al seno in entrambe le mammelle, in momenti diversi. Secondo stime effettuate negli Stati Uniti, tale strategia porta il livello di rischio individuale a circa il 20%, quindi un po' superiore alla media.

▪ **L'uso di farmaci**: Si tratta di una strategia efficace, che riduce il rischio bloccando gli effetti degli estrogeni sul seno con farmaci antiestrogenici come il Tamoxifene. Tale strategia, studiata anche in Italia presso l'Istituto Europeo di Oncologia grazie al contributo di AIRC, da sola, dimezza il rischio individuale, portandolo quindi tra il 25 e il 40% a seconda dei casi. Non è una scelta priva di effetti collaterali, poiché l'uso del tamoxifene induce una menopausa precoce e può, in alcuni casi, favorire la comparsa di tumori dell'endometrio.

▪ **L'asportazione delle sole ovaie**: Secondo alcuni è una strategia meno invasiva dell'asportazione delle mammelle, perché non modifica l'immagine corporea. Poiché le ovaie sono gli organi che producono gli ormoni estrogeni, togliendole si ottiene un effetto simile a quello dei farmaci antiestrogenici e, ovviamente, si induce la menopausa. È una strategia poco attuabile nel caso in cui si desideri avere dei figli e in donne giovani, ma può essere utile in donne di età più avanzata. Anche in questo caso il rischio si dimezza, attestandosi tra il 25 e il 40%. Se invece si considera il cancro dell'ovaio (favorito dalla forma mutata del BRCA2), l'asportazione ne azzera il rischio, ovviamente a fronte di una menopausa indotta chirurgicamente.

▪ **Cambiamenti negli stili di vita**: E' noto che alcuni fattori, come l'alimentazione e la sedentarietà, favoriscono lo sviluppo dei tumori e che è possibile ridurre il rischio individuale agendo su di essi (questo vale per tutti e non solo per le donne portatrici di mutazioni). Al momento sono allo studio anche regimi alimentari particolari (come per esempio quello utilizzato nell'ambito del progetto Diana, cofinanziato da AIRC presso Cascina Rosa, il Centro Epidemiologico dell'Istituto Tumori di Milano) che, influendo sul rilascio di insulina e quindi anche sugli equilibri ormonali, sembrano utili per ridurre il rischio nelle donne geneticamente positive.

Si tratta però di strategie ancora sperimentali, i cui dati di efficacia saranno disponibili tra qualche anno. Non è quindi possibile dire in che modo erodono la percentuale di rischio individuale. È evidente, però, che una donna ad alto rischio dovrebbe adeguare i propri stili di vita alle raccomandazioni, evitando l'alcol, mangiando in modo equilibrato, riducendo il proprio peso corporeo se in sovrappeso e facendo attività fisica tutti i giorni.

Le strategie preventive possono essere combinate tra loro (per esempio si può eseguire uno screening serrato, prendere il Tamoxifene e modificare il proprio stile di vita) per sommare i benefici di ciascuna e ridurre ulteriormente il rischio senza ricorrere al bisturi.

IL VACCINO CONTRO L'HPV

Il virus del papilloma umano (HPV) è il principale responsabile dell'insorgenza dei tumori della cervice uterina. Oltre a regolari controlli ginecologici, le donne hanno da qualche anno uno strumento in più per difendersi da questo tipo di tumore: il vaccino anti-HPV

In Italia il tumore della cervice uterina registra circa 3.500 nuovi casi, e più di un migliaio di decessi all'anno. Fino a poco tempo fa il principale mezzo con cui le donne potevano difendersi da questo tipo di cancro era sottoporsi a regolari controlli ginecologici con periodica esecuzione del Pap-test. L'esame, da quando è stato introdotto negli anni Cinquanta a oggi, ha permesso di ridurre di sei-sette volte l'incidenza del carcinoma della cervice uterina nei Paesi occidentali.

Da qualche anno, però, le donne hanno a disposizione anche un altro strumento per prevenire questa patologia: il vaccino anti-HPV contro il virus del papilloma umano, responsabile dello sviluppo del tumore.

Il vaccino anti-HPV in Italia

Dal 2008 in Italia, per prevenire l'infezione da HPV, è in vigore una campagna che raccomanda e offre gratuitamente la vaccinazione contro il virus alle ragazze tra gli 11 e i 12 anni di età, prima cioè che inizi la loro attività sessuale e che aumenti quindi la probabilità di contagio. Sono disponibili due vaccini che vengono somministrati per via intramuscolare in tre dosi nell'arco di sei mesi: uno bivalente e uno quadrivalente. Il primo è diretto contro i ceppi 16 e 18 del virus, in grado di causare lesioni precancerose e responsabili del 70% dei tumori della cervice uterina, mentre nel secondo, alla protezione contro i ceppi citati, si aggiunge anche quella contro il 6 e l'11 che causano la formazione di condilomi a livello genitale.

Per entrambi i vaccini, studi clinici hanno mostrato un'efficacia superiore al 90% nel prevenire l'infezione dai ceppi del virus contro cui sono diretti e, conseguentemente, la formazione di lesioni precancerose che nel tempo possono progredire verso la forma tumorale. Tale efficacia è anche accompagnata da un buon livello di sicurezza e tollerabilità.

Non è però ancora nota con certezza la durata della protezione conferita dai vaccini. Questa si estenderebbe per almeno otto-nove anni, cioè per il periodo di osservazione indicato finora, ma non si sa ancora quanto poi diminuisca nel tempo e se occorreranno successive dosi di richiamo per rafforzarne l'effetto.

La vaccinazione difende dalle infezioni, ma non evita alle ragazze di sottoporsi a regolari controlli, come il Pap-test, a partire dai 25 anni. Il vaccino-anti HPV protegge, infatti, solo da alcuni ceppi pericolosi del virus e non da altri che, anche se più raramente, possono causare lesioni cellulari a livello della cervice.

Si sta valutando inoltre l'opportunità di estendere la vaccinazione agli uomini, dato il sempre più chiaro legame tra infezione da HPV e i seppur più rari carcinomi di ano, pene e tumori della testa e del collo, anche se una buona copertura vaccinale delle ragazze dovrebbe già limitare i contagi nei maschi.

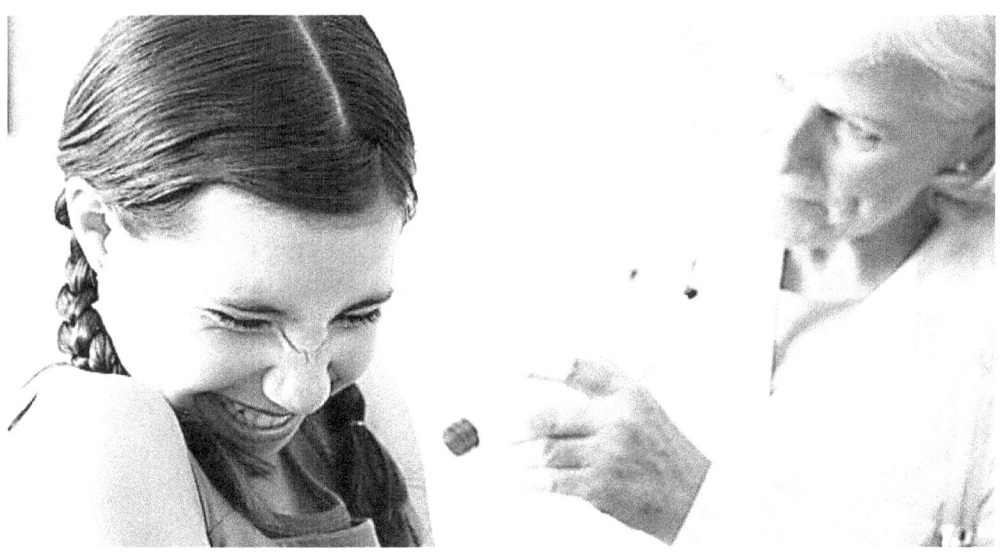

Il vaccino anti-HPV è sicuro?

I vaccini a disposizione contro le infezioni da HPV non sono vaccini attenuati o inattivi, contenenti cioè l'agente virale indebolito o ucciso. Sono invece costituiti dalle cosiddette Vlp: Virus-like particles, particelle dell'involucro del virus che ne mimano la parte più esterna, ma sono prive del materiale genetico e, pertanto, non hanno la capacità di infettare le cellule, replicarsi e quindi causare l'infezione. I dati emersi da studi condotti su oltre 40.000 donne hanno mostrato che, oltre a prevenire il contagio, i vaccini anti-HPV non provocano eventi avversi di rilievo. Tra questi i più comuni sono una leggera febbre e arrossamento e gonfiore nel punto di iniezione. Potrebbero inoltre insorgere mal di testa, disturbi gastrointestinali, un leggero senso di malessere o dolori muscolari, ma si tratta comunque di fenomeni passeggeri.

Dal 2006 al 2013 i vaccini sono stati somministrati in oltre 110 Paesi, per un numero di dosi che supera i 170 milioni e, al momento, il loro profilo di sicurezza, dopo questo esteso utilizzo, risulta sovrapponibile a quello riscontrato negli studi clinici condotti prima dell'immissione in commercio. Alcune ricerche, condotte in vari Paesi in migliaia di ragazze vaccinate, hanno sondato l'eventualità che la somministrazione del vaccino anti-HPV potesse essere legata a un maggior rischio di sviluppare patologie autoimmuni, tra cui anche la sclerosi multipla. A oggi però nessuno studio ha fornito dati che avvalorino questa ipotesi.

La vaccinazione contro il virus HPV è comunque una pratica ancora sotto osservazione, ed è teoricamente possibile che si verifichino altri effetti collaterali rari che si manifestano quando il vaccino viene somministrato a un numero di utenti sempre più esteso. Pertanto, è importante segnalare tempestivamente l'eventuale comparsa di sintomi non previsti al proprio medico.

Dati statistici

Il seguente numero su tutti giustifica l'importanza di proteggersi contro i virus HPV: 99,7% è la percentuale di casi di tumore della cervice uterina causati da questo agente virale. Sebbene contrarre l'infezione non significhi automaticamente sviluppare il cancro del collo dell'utero, è comunque fondamentale ridurre al minimo il principale fattore di rischio che è alla base di questa patologia, che per le donne è la seconda neoplasia più mortale dopo il cancro al seno.

I vaccini anti-HPV hanno mostrato buona efficacia in questa direzione, la protezione da loro offerta contro l'infezione e la formazione di lesioni precancerose, negli studi effettuati, è stata valutata intorno al 95% per le donne vaccinate che non erano entrate in contatto precedentemente con il virus. Questa protezione scende però se c'è già una storia di infezione da HPV che potrebbe riguardare uno dei ceppi contro cui il vaccino è diretto. In tal caso resterebbe la protezione nei confronti degli altri tipi di HPV presenti nel vaccino. Ecco perché la condizione ideale è di vaccinare le ragazze che non hanno ancora iniziato l'attività sessuale, principale veicolo di trasmissione del virus.

Ridurre le infezioni da HPV permetterebbe di diminuire i casi di carcinoma della cervice uterina. Nel mondo, una donna ogni 128 rischierebbe di ricevere, nell'arco della vita, una diagnosi di questo tumore; grazie al vaccino anti-HPV però, tale stima potrebbe scendere a una donna ogni 345. Secondo alcuni calcoli poi, se la copertura vaccinale delle ragazze tra i 12 e i 14 anni raggiungesse l'80%, si potrebbe arrivare a salvare nel mondo quasi 160.000 vite all'anno.

HPV: le caratteristiche

Il virus del papilloma umano (HPV, dall'inglese Human Papilloma Virus) è in realtà una famiglia di virus a DNA che infettano le cellule epiteliali squamose, quelle cellule piatte che ricoprono la superficie della pelle e delle mucose.

Attaccano quindi la cute e i rivestimenti di alcune cavità corporee come quelle di bocca, gola, cervice, vulva, vagina e ano.

Si conoscono più di 120 tipi diversi di HPV, ognuno contraddistinto da un numero, ma solo alcuni di essi, circa 13 tra i 40 che colpiscono le zone genitali, sono responsabili del tumore della cervice uterina e, pertanto, vengono chiamati ceppi ad alto rischio. A livello cutaneo alcuni tipi di HPV, detti a basso rischio poiché generalmente non causano cambiamenti cellulari che possono evolvere in tumore, possono indurre la formazione di verruche o di condilomi, escrescenze benigne che compaiono nell'area ano-genitale di uomini e donne. I ceppi di HPV 6 e 11 sono responsabili di circa il 90% di tali manifestazioni.

Nella maggior parte dei casi però l'infezione causata da un virus HPV passa inosservata poiché non provoca effetti di rilievo e, così com'è arrivata, spesso se ne va senza che il paziente si sia accorto di nulla. Nel 70-90% dei casi il sistema immunitario dell'organismo riesce, infatti, a debellare il virus spontaneamente nel giro di due anni. Quando però l'infezione da parte di un ceppo ad alto rischio persiste e non viene trattata, può dare origine, nel giro anche di cinque anni, a lesioni cellulari precancerose che possono guarire spontaneamente o, raramente, evolvere in un vero e proprio tumore, anche a distanza di vent'anni. Non vi è modo però di prevedere quali lesioni regrediranno da sole e quali invece no. I ceppi di HPV responsabili del 70% di tutti i tumori della cervice uterina sono il 16 e il 18, quelli contro cui sono diretti entrambi i vaccini anti-HPV oggi utilizzati.

Trasmissione e diffusione

Le infezioni da HPV sono molto diffuse e sono le principali infezioni a trasmissione sessuale. Si stima che ben otto donne su 10, sessualmente attive, contraggano un virus HPV, di qualunque tipo, nel corso della loro vita e che circa il 50% di esse si infetti con un ceppo ad alto rischio. I virus che colpiscono la cute e causano le comuni verruche si trasmettono tramite il contatto con la pelle di una persona infetta. Anche per i ceppi che attaccano le zone genitali, il contagio avviene tramite contatto fisico, in particolare durante i rapporti sessuali, non necessariamente completi, di tipo vaginale, orale o anale. L'uso del preservativo, spesso indicato per difendersi dalle malattie a trasmissione sessuale, in questo caso può ridurre il rischio di contagio, ma non protegge completamente dall'infezione. Ci si può infettare con l'HPV, infatti, anche attraverso il contatto di regioni della pelle non coperte dal profilattico.

Le probabilità di contagio non sono poi uguali per tutte le fasce di età. Quella sotto i 25 anni sarebbe la più colpita, come mostrano alcuni studi statunitensi secondo cui, circa la metà delle nuove infezioni che si registrano ogni anno riguardano le ragazze tra i 15 e i 24 anni. Inoltre il rischio di contrarre l'HPV è tanto più alto quanto più è precoce l'età del primo rapporto sessuale, sotto i 16 anni, e quanto è maggiore il numero di partner.

La gran parte di chi è infetto non se ne accorge, ma può comunque trasmettere il virus ad altri e avere un partner stabile da molto tempo non è garanzia di sicurezza contro l'infezione. Il contatto con il virus potrebbe essere avvenuto in una precedente relazione anche molti anni prima, senza manifestare alcun sintomo.

Come avviene poi per altre patologie infettive, il rischio di contagio da HPV aumenta ulteriormente nelle persone che, per malattie o terapie immunosoppressive, hanno un sistema immunitario indebolito.

Infine, l'aver contratto un'infezione da un tipo di HPV non esclude che si possa essere infettati da un altro ceppo del virus. I vaccini anti-HPV proteggono dunque da due o quattro ceppi, i più pericolosi dal punto di vista oncologico e della formazione di condilomi, ma non da tutti gli altri.

HPV e cancro

La quasi totalità dei tumori della cervice uterina, la parte dell'utero rivolta verso la vagina, è causata da un ceppo di HPV ad alto rischio. Essere infettati dal virus è dunque una condizione necessaria per lo sviluppo di questo tipo di cancro, ma non è sufficiente. In realtà solo l'1% delle donne positive per un tipo di HPV ad alto rischio svilupperà il carcinoma della cervice.

Le infezioni causate da questi virus, se persistono nel tempo e non scompaiono spontaneamente, possono provocare modificazioni cellulari che danno origine a lesioni chiamate displasie o indicate con le sigle CIN (Neoplasia Intraepiteliale Cervicale) e SIL (Lesione Squamosa Intraepiteliale). Tali lesioni generalmente regrediscono spontaneamente, ma in casi più rari possono trasformarsi in un vero e proprio carcinoma. Questo processo però richiede tempi lunghi. Ecco perché un'efficace campagna di screening può fare molto per prevenire la degenerazione di lesioni benigne in qualcosa di più serio.

Altrettanto importante nella prevenzione del tumore della cervice uterina è ridurre il suo principale fattore di rischio: l'infezione da HPV e, a tale scopo, dovrebbe servire la vaccinazione. Restano poi altri elementi che favoriscono la trasformazione delle displasie in tumore, come ad esempio il fumo, la compresenza di altri agenti infettivi sessualmente trasmessi, una debolezza del sistema immunitario e la presenza di familiarità per la patologia.

Il tumore del collo dell'utero non è però la sola neoplasia di cui alcuni virus HPV sono responsabili, anche se è certamente la più diffusa. Questi agenti virali sono stati riconosciuti essere la causa principale del 40% dei tumori di pene, vulva e vagina, del 90% dei tumori dell'ano e del 12% di quelli oro-faringei. Si tratta però di tipi di cancro rari, anche se alcuni di essi sembrano essere in aumento negli ultimi anni.

Il fatto che i virus HPV siano legati anche allo sviluppo di tumori tra i maschi, e che negli uomini la diagnosi di questa infezione sia più difficile, ha fatto nascere il dibattito sull'eventuale utilità di estendere la vaccinazione anche ai ragazzi. L'ipotesi è, però, da valutare attentamente, considerandone i potenziali benefici in rapporto all'elevato costo sanitario che comporterebbe.

Diagnosi

Il primo passo per individuare precocemente il tumore della cervice uterina è il

Pap-test che permette, attraverso l'analisi di una piccola quantità di cellule del collo dell'utero, di rilevare la presenza di eventuali lesioni precancerose. A seguito di un esito negativo dell'esame (cioè assente da virus) , questo potrà essere ripetuto dopo tre anni, mentre, se si riscontrano displasie, si dovrà procedere con altri indagini come l'HPV-DNA test o la colposcopia. Quest'ultima procedura permette un'osservazione ravvicinata, con una lente speciale, della cervice uterina dopo che è stata trattata con una soluzione a base di acido acetico capace di evidenziare eventuali anomalie cellulari. Tale analisi può essere seguita da una biopsia. L'HPV-DNA test consente invece di individuare la presenza del DNA del virus in un campione di cellule, prelevate in modo analogo a quanto avviene per il Pap-test. Una positività per questo esame indica la presenza di HPV e, pertanto, un potenziale rischio di tumore che verrà meglio sondato con la colposcopia per individuare il tipo e l'entità di eventuali lesioni.

Se queste non dovessero destare preoccupazioni, in genere il consiglio è di ripetere il test dopo un anno. Nel caso invece in cui non ci sia traccia di DNA virale, il controllo seguente si potrà fare a distanza di cinque anni. Non ha senso però che una donna si sottoponga a questo esame prima dei trent'anni. In giovane età le infezioni da HPV sono molto frequenti, ma in genere si risolvono spontaneamente senza lasciare conseguenze. L'HPV-DNA test è una procedura molto sensibile, ma genera, rispetto al Pap-test, più falsi positivi, cioè può indicare la presenza di tumori che in realtà non ci sono. Anche per questo motivo, nonostante alcuni studi indichino questo esame come il migliore nel proteggere le donne dal rischio di carcinoma della cervice, il suo utilizzo come primo passo nello screening per questo tumore è ancora sotto osservazione.

Ancor più difficile è la diagnosi da HPV nell'uomo, non essendoci programmi di screening specifici come accade per le donne. La ricerca di lesioni cellulari si esegue tramite attenta osservazione nelle aree ano-genitali con una particolare lente, che può essere preceduta dall'applicazione di una soluzione di acido acetico. La conferma della presenza del virus avviene poi grazie all'analisi in laboratorio di un'eventuale biopsia prelevata dalle zone sospette.

VIVERE A TAVOLA CON IL CANCRO

L'intero corpo di un essere umano è composto e cresce attraverso tutto ciò che mangia e beve. Giustamente si dice: "Tu sei ciò che mangi".

Oltre che a prevenire il cancro, le persone a cui è già stato diagnosticato un tumore, sia benigno o sia maligno, un'alimentazione adeguata aiuta ad affrontare i malesseri provocati dalla malattia, gli effetti collaterali delle cure medicinali e, in casi particolari, con l'aggiunta di specifici alimenti e sostanze bio-naturali, può prevenire o sconfiggere in modo deciso, la metastasi e curare e debellare definitivamente il tumore.

Comunque, è un dato di fatto che la selezione degli alimenti, insieme alla giusta distribuzione nel corso della giornata, influiscono sul modo in cui il paziente può affrontare la malattia.

Molte forme di cancro si associano a una perdita di peso, che può anche essere importante. Si calcola che fino al 40% dei pazienti oncologici sia già dimagrito al momento della diagnosi o abbia problemi di nutrizione. Questo fenomeno, che non riguarda solo i tumori dell'apparato digerente, è determinato da vari fattori tra cui:

• **L'aumento del metabolismo basale ad opera delle cellule tumorali**: Questo porta a una riduzione del peso a parità di apporto calorico.

• **La riduzione dell'appetito**: Una persona malata può essere molto debole, soffrire di depressione, avere dolori vari non ben controllati, avere nausea o vomito, tutte situazioni che tolgono la voglia di mangiare.

Occorre tuttavia fare il possibile per seguire una dieta bilanciata al fine di:

▪ Recuperare le forze.
▪ Affrontare meglio le terapie.
▪ Ottimizzare l'effetto dei farmaci.
▪ Combattere le infezioni.
▪ Far funzionare al meglio il sistema immunitario.

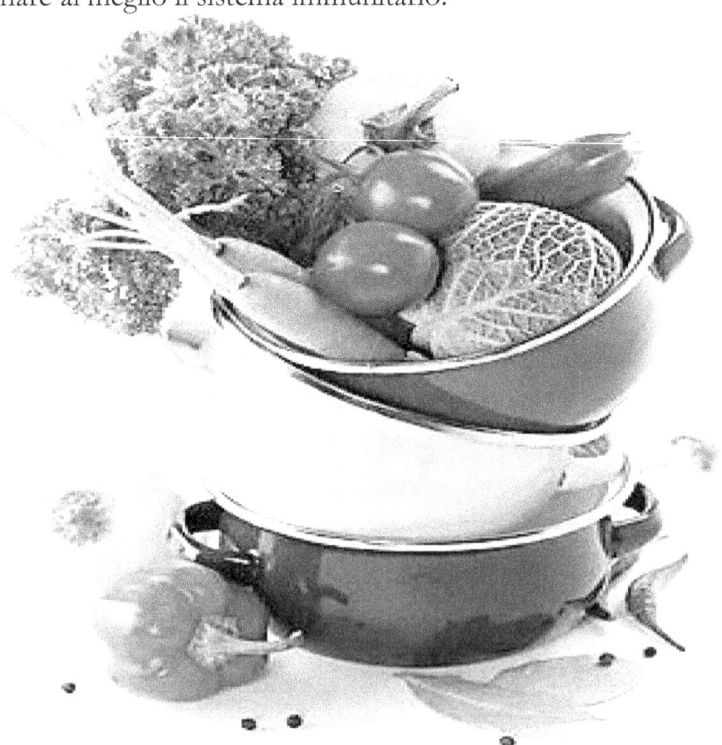

Mangiare in ospedale e a casa

Per molti pazienti mangiare a sufficienza è un vero e proprio sforzo, che richiede comprensione da parte di chi li assiste. Negli ospedali, i pasti vengono serviti a orari fissi, spesso diversi da quelli a cui le persone sono abituate, è una condizione che spesso non favorisce l'alimentazione del malato. Altre volte i pasti vengono serviti mentre il malato è fuori dal reparto per eseguire un esame, per cui al suo ritorno sono freddi e poco appetibili.

O ancora, la scarsità di personale infermieristico non permette di assistere il paziente durante il pasto. Per quanto comuni, queste situazioni dovrebbero essere arginate. Si potrebbe chiedere ai familiari di portare da casa alimenti più graditi, farsi riscaldare i cibi dagli infermieri o ottenere la collaborazione di volontari, parenti o amici al momento del pasto. Questo è un aspetto che non va mai sottovalutato, anche ai fini dell'evoluzione della malattia.

D'altra parte, per molti pazienti oncologici solo l'idea di mangiare può essere fonte di stress e ansia, mentre per i loro cari la difficoltà a nutrirli può essere molto frustrante. Chi sta vicino a un malato di cancro può aiutarlo in molti modi, ma non dovrebbe costringerlo a mangiare contro voglia, né risentirsi se i suoi sforzi non ottengono i risultati sperati, né tantomeno colpevolizzare il paziente se non mangia adeguatamente. Parlarne in famiglia, e con personale specializzato, dal nutrizionista allo psicologo, può essere di grande aiuto per scegliere i cibi più adatti e la modalità più corretta per proporli.

Fronteggiare gli effetti collaterali delle cure

Non è solo la chemioterapia a provocare sgradevoli effetti collaterali, anche i nuovi farmaci biologici, la radioterapia o le conseguenze di un intervento chirurgico possono causare nausea e vomito, stipsi o diarrea, inducendo anche la perdita di appetito. La nausea, in particolare, interessa quasi il 70% dei pazienti sottoposti a chemioterapia e rimane uno dei problemi più difficili da gestire anche con l'introduzione di farmaci di nuova generazione. Un aiuto inaspettato però, può arrivare proprio dal cibo, ad esempio, piccole dosi di zenzero o prodotti a base di menta possono contribuire a ridurre questo sintomo. Inoltre, sono moltissimi gli accorgimenti che si possono adottare per seguire una dieta il più possibile corretta ed equilibrata, in modo da aiutare l'organismo a rispondere bene alle cure riducendo al minimo questo e altri effetti collaterali.

Eccone alcuni, illustrati in un recente manuale pubblicato dall'American Cancer Society, per contrastare:

▪ Nausea e vomito

Spuntino, spuntino e ancora una volta: spuntino. Ecco la parola d'ordine per continuare a nutrirsi, specie quando nausea e vomito non danno tregua. La soluzione migliore può essere quella di mangiare poco e più spesso, spezzando i tre pasti principali in sei-otto snack al giorno. Meglio dimenticare i piatti troppo elaborati o pesanti, ma è più utile:

▪ Mettere sotto i denti cibi secchi, come pane, cracker e cereali integrali.

▪ Evitare i cibi con sapori e odori troppo forti.

▪ Mangiare cibi freschi invece di cibi caldi, troppo elaborati o piccanti.

▪ Evitare gli alimenti che sono troppo dolci, grassi, fritti o piccanti, come dessert e patatine fritte.

▪ Evitare troppi liquidi durante i pasti e assumere solo piccoli sorsi di liquidi per evitare di sentirsi pieni.

• Bere la maggior parte dei liquidi tra i pasti preferendo acqua e tisane tiepide (sono consigliabili le bibite a base di zenzero).
• Mangiare a una tavola ben apparecchiata, ascoltando la musica preferita, mai soli ma insieme a qualcun altro.

• Perdita di appetito

La perdita dell'appetito rischia di scatenare un vero effetto domino, portando con sé malnutrizione, stanchezza e perdita di peso. Per non cadere in questo circolo vizioso si possono adottare piccoli accorgimenti, come quelli già elencati, utili a combattere nausea e vomito. È inoltre fondamentale mantenersi fisicamente attivi il più possibile. Aiuta se l'attività (camminare e ancora camminare) si inizia lentamente, e aumentandola nel corso del tempo. A volte una breve passeggiata (anche solo di 10 minuti) un'ora prima dei pasti può aiutare a farsi tornare un po' d'appetito.

• Stipsi

Farmaci, scarsa attività fisica e nuove abitudini alimentari possono rendere l'intestino pigro. Per dargli la sveglia si può cominciare con una dieta ricca di acqua (preferibilmente non gassata) e fibre. La prima cosa da fare è bere 8-10 bicchieri al giorno tra acqua e bevande varie come tè o succo di prugne (senza aggiunta d zucchero).

Poi, una volta sentito il parere del medico, si può optare per cibi ricchi di fibre, come cereali integrali, verdura e frutta con la buccia. Per alleviare il malessere, può essere utile anche non esagerare con cibi che favoriscono la formazione di gas, come legumi, broccoli e cipolle, ma si possono mangiare a piccole dosi facendone delle creme. Contro la stipsi non aiutano né i chewing-gum, né le bevande gassate.

• Diarrea

Oltre alla stitichezza, le cure antitumorali possono indurre anche il problema opposto, ovvero la diarrea, provocando disidratazione, perdita di peso, debolezza e scarso appetito. Anche in questo caso le raccomandazioni sono di bere lontano dai pasti e di mangiare piccoli pasti distribuiti durante la giornata.

È un po' più lunga, invece, la lista dei cibi cui bisogna prestare attenzione. È bene sapere che oltre a evitare i cibi grassi, fritti, o speziati, dolci, latte e latticini e le gomme da masticare, può essere utile mangiare alimenti ricchi di potassio e di sodio (come le minestre di verdure) e di fibre solubili (come il riso integrale e i fiocchi d'avena), magari ridotti in crema.

• Spossatezza, debolezza e stanchezza (Fatigue)

Per i malati affetti da cancro, la stanchezza e la mancanza di forze possono diventare scomode compagne di vita. Quando non basta dormire per ricaricare le pile e le normali attività quotidiane appaiono come ostacoli insormontabili, si parla di "Fatigue", una vera malattia nella malattia, che condiziona pesantemente la vita di tutti i giorni. Per combatterla la scelta più ovvia potrebbe sembrare quella di fare il pieno di dolciumi ricchi di zucchero, ma secondo gli esperti dell'American Cancer Society non è la cosa migliore, questi alimenti possono dare una carica immediata, ma l'effetto degli zuccheri svanisce rapidamente.

Dopo c'è il rischio di sentirsi ancora più a terra e di nutrire il tumore che è "ghiotto" di zuccheri. Da qui il suggerimento di puntare su cibi integrali, legumi e fibre con un po' di olio extravergine di oliva crudo, che aiutano a mantenere livelli di energia più stabili nel tempo. Per fare una merenda veloce e leggera si può mangiare una porzione di frutta essiccata o qualche noce, mandorla o nocciolina che, contenendo magnesio, aiutano a combattere la "Fatigue". Inoltre il tè è preferibile al caffè perché la sua teina è a lento rilascio (a differenza della caffeina) e svolge un'azione che si prolunga di più nel tempo.

▪ Fastidi in bocca
Alcuni tipi di chemioterapia e la radioterapia localizzata su testa e collo, possono ridurre il flusso di saliva e causare una fastidiosa secchezza della bocca, rendendo difficile la masticazione e la deglutizione. Per avere un po' di sollievo può essere utile bere spesso e a piccoli sorsi, ma anche succhiare cubetti di ghiaccio e ghiaccioli alla frutta.

Un altro utile suggerimento può essere quello di evitare cibi che richiedono una masticazione faticosa, come quelli più asciutti e che tendono a impastare la bocca (crackers, grissini e affini). Se il fastidio è accompagnato anche da piccole ulcere della mucosa orale, allora è meglio evitare tutto ciò che è troppo salato, speziato o caldo, così come i cibi secchi e duri (tra cui anche il pane integrale al quale preferire un pane di semola di gran duro), l'alcol o il caffè e preferire delle creme di cereali integrali o di legumi. Le cure potrebbero provocare un sapore cattivo in bocca, amaro o metallico, in questo caso sorseggiare dell'acqua con qualche goccia di limone può contribuire a eliminare questa fastidiosa sensazione.

▪ Vampate
Le terapie ormonali, come quelle usate per la cura e la prevenzione dei tumori al seno, possono scatenare vampate di calore simili a quelle che compaiono in menopausa. Molte donne riferiscono che il disturbo è scatenato da tè, caffè o altre bevande contenenti caffeina, dall'alcol e dai cibi speziati, oltre che dal fumo, che è quindi meglio evitare. Può essere di aiuto mangiare legumi tra cui anche la soia.

Contrastare la crescita o la ricomparsa del tumore
È ormai assodato che una sana alimentazione, ricca di cereali integrali e legumi, frutta e verdura, con poca carne rossa e una fortissima riduzione del consumo di bevande zuccherate e carni conservate, protegge dallo sviluppo di tumori e sembra possa contrastare efficacemente anche l'insorgenza di recidive. È dunque consigliabile seguire le raccomandazioni del Fondo Mondiale per la Ricerca sul Cancro e i consigli del Nuovo Codice Europeo Contro il Cancro.

In più occorre prestare attenzione ad alimenti apparentemente innocui, ma che possono interferire con alcune specifiche terapie. Il pompelmo e il suo succo, per esempio, possono bloccare l'azione di enzimi importanti per l'assorbimento e il metabolismo di alcuni farmaci, e in questo modo ridurne l'efficacia. È molto importante quindi attenersi alle indicazioni del medico che di volta in volta saranno fornite al paziente a questo proposito.

Non bisogna poi dimenticare che lo stesso effetto che riduce l'efficacia di alcuni farmaci, può essere indotto anche da alcuni prodotti di erboristeria, come ginseng, gingko biloba e aloe, che talvolta possono essere presi senza pensare di consultare il proprio medico, a cui invece bisogna sempre fare riferimento.

Il tumore al seno, un caso a parte

Se il problema della maggior parte dei pazienti oncologici in relazione all'alimentazione è la perdita di peso, le donne operate al seno e in terapia adiuvante tendono invece a ingrassare. Oltre a incidere negativamente sull'umore, questo fenomeno potrebbe peggiorare la prognosi, incidendo sul delicato equilibrio ormonale, soprattutto per quanto riguarda il metabolismo dell'insulina.

L'Istituto Nazionale Tumori di Milano, sta verificando se un'alimentazione appropriata può migliorare la prognosi di queste pazienti. A questo scopo il progetto "Diana 5" sta sperimentando su più di 2.000 donne operate al seno, un'alimentazione basata prevalentemente su cereali integrali, legumi, verdure di stagione, con un po' di frutta e semi oleaginosi, e solo occasionalmente cibi di origine animale, associata alla pratica quotidiana di un minimo di esercizio fisico. Da questi cambiamenti ci si attendono meno recidive del tumore al seno, ma anche una minore frequenza di diabete, malattie di cuore, fegato grasso, artrosi e malattie neurodegenerative. Anche per le donne con tumore al seno è importante seguire le raccomandazioni del Fondo Mondiale per la Ricerca sul Cancro (WCRF) per la prevenzione.
Vedi video: Mangiar sano e benessere: consigli per vivere al meglio - Dr. Cocca - https://youtu.be/8V_n5KroXbw

L'ALIMENTAZIONE E IL CANCRO

A tavola si può fare molto per proteggersi dalle malattie e in particolare dal cacro. "Mangiare e bere in maiera sana" resta sempre la frase d'ordine. Ciò significa che tra i tanti alimenti consigliati, tra quelli fortemente vietati, quelli da evitare e quelli non raccomandati, vi sono: niente grassi animali, evitare cibi fritti, abolire gli zuccheri artificiali e nutrirsi di pochissime carni rosse e carni lavorate; mentre è consigliabile nutrirsi di molta frutta e verdura. Attenersi nel seguire la linea descritta nella Piramide della dieta mediterranea fa bene a tutti. Questi sono solo alcuni indizi principali da tenere in mente.

Riguardo all'alimentazione e i tumori, le domande più frequenti sono le seguenti:

Quanto incidono le abitudini alimentari sul rischio di sviluppare un tumore?

Un numero crescente di studi sta dimostrando l'importanza di una sana alimentazione che coopera alla guarigione e alla prevenzione del cancro. Non è facile fare calcoli precisi, ma l'American Institute for Cancer Research ha calcolato che le cattive abitudini alimentari sono responsabili di circa tre tumori su dieci.

In alcuni casi, ciò dipende dalla presenza in alcuni cibi di sostanze che favoriscono lo sviluppo della malattia:

• I nitriti e i nitrati utilizzati per la conservazione dei salumi, per esempio, facilitano la comparsa del tumore dello stomaco, tanto che in Italia questa malattia è più diffusa nelle regioni in cui il consumo di questi prodotti è maggiore.

• Talvolta gli alimenti in sé non sarebbero dannosi, ma possono essere contaminati da sostanze come le aflatossine, liberate da determinate muffe nel mais o in altre granaglie e legumi mal conservati. In alcuni Paesi in via di sviluppo le aflatossine sono responsabili di una quota rilevante di tumori del fegato.

• Più in generale gli studi epidemiologici hanno dimostrato che un'alimentazione ricca di grassi e proteine animali favorisce la comparsa della malattia, mentre la preferenza per gli alimenti ricchi di fibre, vitamine e oligoelementi, come cereali integrali, legumi e verdure, sembra avere un effetto protettivo.

Ci sono ormai molte prove che una sana alimentazione vada adottata fin dalla più tenera età, ma non è mai troppo tardi per cambiare menu e, secondo alcune importanti ricerche, anche le persone alle quali è stato già diagnosticato il cancro possono trarre vantaggio da una dieta più sana.

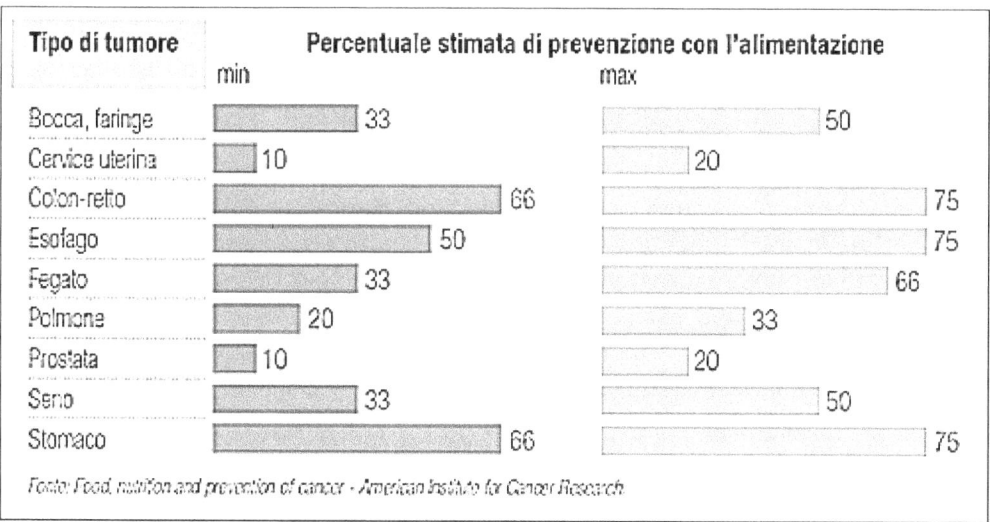

Tipo di tumore	Percentuale stimata di prevenzione con l'alimentazione	
	min	max
Bocca, faringe	33	50
Cervice uterina	10	20
Colon-retto	66	75
Esofago	50	75
Fegato	33	66
Polmone	20	33
Prostata	10	20
Seno	33	50
Stomaco	66	75

Fonte: Food, nutrition and prevention of cancer - American Institute for Cancer Research

Esistono tumori legati più di altri al tipo di alimentazione?

La risposta è sì: ci sono tumori più sensibili di altri agli effetti del cibo. La conferma viene da alcuni grandi studi, principalmente l'European Prospective Investigation into Cancer and Nutrition (EPIC), che ha indagato sulle conseguenze per la salute delle abitudini alimentari degli europei; allo studio EPIC hanno contribuito diversi tra i migliori scienziati italiani, sostenuti da AIRC.

Le patologie che risentono di più della quantità, della cattiva qualità e della errata scelta dei cibi ci sono ovviamente i tumori dell'apparato gastrointestinale, e in particolare quelli dell'esofago, dello stomaco e del colon-retto. Si calcola che fino a tre quarti di questi tumori si potrebbero prevenire mangiando meglio a tavola.

Importante è la scelta dei cibi anche per il tumore del fegato, organo attraverso cui passano tutte le sostanze assorbite dall'intestino, e quindi particolarmente esposto ai danni provocati da eventuali elementi cancerogeni. L'azione locale di alcune sostanze (come ad esempio l'etanolo contenuto nelle bevande alcoliche) può favorire inoltre lo sviluppo di tumori della bocca, della gola, dell'esofago e della laringe.

Gli studi più recenti hanno reso evidente che l'azione del cibo sul rischio di cancro è molto più estesa: il tipo di alimentazione influisce, infatti, sullo stato di infiammazione che può predisporre a ogni forma di cancro e sull'equilibrio ormonale che può favorire od ostacolare lo sviluppo dei tumori della prostata nell'uomo e del seno, dell'ovaio e della superficie interna dell'utero, l'endometrio, nella donna.

Quali cibi vanno privilegiati, e quali evitati, per cercare di prevenire la malattia?

Un'alimentazione sana, che tenga alla larga anche le malattie di cuore oltre che quelle tumorali, richiede soprattutto di ridurre drasticamente l'apporto di grassi e proteine animali, favorendo invece l'assunzione di cibi ricchi di vitamine e fibre. Per questo occorre portare a tavola almeno cinque porzioni di frutta e verdura al giorno; privilegiare nella scelta di cereali, pane, pasta e riso quelli integrali e abbinarli sempre a un po' di legumi.

Un'alimentazione di questo tipo protegge soprattutto il colon-retto, ma estende i suoi benefici anche ad altri organi. Nella frutta e nella verdura, infatti, oltre alle fibre, si trovano in misura variabile vitamine e altre componenti dal potere antiossidante, come la vitamina C e la vitamina E, i folati, i carotenoidi, il selenio e lo zinco, capaci di neutralizzare i radicali liberi dannosi per l'organismo.

I piatti che associano cereali e legumi, tipici della cucina tradizionale di molte popolazioni del mondo, permettono di sopperire anche al fabbisogno calorico e proteico, limitando al massimo l'apporto di grassi presenti nei cibi con proteine animali.

Un posto d'onore, tra i legumi, merita la soia, che può essere consumata in varie forme, dalle fave alla farina, dal latte di soia al tofu, fino alla soia fermentata nota con il nome di miso, usata per insaporire le zuppe giapponesi. Tutti questi prodotti contengono isoflavoni, sostanze che assomigliano agli estrogeni, che prendono posto sui recettori delle cellule, ma non inducono gli stessi effetti biologici. Per questo, consumarne regolarmente e fin dalla giovane età, riduce il rischio di tumore al seno nella donna e alla prostata nell'uomo.

Dalla cucina orientale dovremmo imparare anche a consumare regolarmente le alghe, cui molti esperti attribuiscono la bassa incidenza di alcuni tumori nelle popolazioni asiatiche, soprattutto giapponesi.

Salutari sono anche i semi di lino, ricchi di omega-3, ottimi per prevenire sia il cancro sia le malattie cardiovascolari, di cui sono ricchi anche molti tipi di pesce, come sardine e salmone.

Altri pesci meno grassi possono rappresentare una valida alternativa alla carne, che non dovrebbe essere consumata più di due-tre volte la settimana.

Da evitare soprattutto le carni rosse (manzo, maiale e agnello) e quelle lavorate a livello industriale, oltre a quelle conservate nel sale come i salumi. Un eccessivo apporto di carni rosse mette a rischio soprattutto l'intestino, ma varie ricerche mostrano che aumenta la possibilità di sviluppare anche altre forme di cancro, per esempio alla vescica o allo stomaco.

Per insaporire il cibo si può ridurre l'apporto di sale con spezie come il curry o lo zenzero, che sembrano avere un effetto antinfiammatorio. Chi però non riesce a rinunciare ai sapori della tradizione italiana sappia che possono avere un ruolo protettivo anche le sostanze contenute in altre piante aromatizzanti, tipiche della cucina mediterranea, come menta, timo, maggiorana, origano, basilico, rosmarino, e altre erbe aromatiche e spezie che si trovano nel prezzemolo, nel coriandolo, nel finocchio, nell'anice e nel cerfoglio, oltre che nel peperoncino e nei chiodi di garofano. Hanno riconosciute proprietà anticancro anche l'aglio e la cipolla, come le altre piante di questa famiglia.

Per quanto riguarda i latticini, due studi contrastanti condotti presso l'Università di Harvard, negli Stati Uniti, hanno correlato un eccessivo consumo di formaggi grassi e latticini fin dall'infanzia a un rischio aumentato di sviluppare un cancro della prostata. Ci sono invece indicazioni preliminari, specie rivolti ai più giovani, che un consumo regolare di probiotici contenuti negli yogurt e nel latte fermentato potrebbero contribuire a proteggere l'intestino.

Come orientarsi nella scelta di frutta e verdura?

Una prima regola è quella della varietà: assortire il più possibile i colori di frutta e verdura, che esprimono il loro contenuto vitaminico in sostanze pigmentate di diversa natura, è un modo semplice per garantire l'apporto di tutti gli elementi nutritivi più importanti.

Una recente analisi dei dati del già citato studio EPIC mostra che il rischio di tumore al polmone può essere inferiore tra i fumatori che assumono molti tipi diversi di frutta e verdura rispetto a chi non cambia mai menu.

Tra la frutta, i principali strumenti di prevenzione sono, oltre alle arance ricche di vitamina C, l'uva e soprattutto i frutti di bosco che sono un vero concentrato di sostanze antiossidanti che proteggono il DNA da mutazioni potenzialmente cancerogene. Particolarmente prezioso è il ruolo delle antocianidine contenute in questi frutti rossi, soprattutto mirtilli e fragole che, come mostrano anche studi condotti di recente in Italia col sostegno di AIRC, non proteggono solo l'intestino, ma in misura diversa anche la gola, lo stomaco, l'ovaio e i reni.

Le verdure a foglia verde, come insalata, erbette e spinaci, sono molto ricche di folati, che proteggono il DNA da mutazioni potenzialmente cancerogene. Gli ortaggi giallo-arancioni, come carote e zucca, prendono il colore dai carotenoidi, anch'essi ad azione antiossidante.

Molti studi si sono concentrati sul ruolo del pomodoro, colonna portante della dieta mediterranea, nella prevenzione del cancro. Il merito va probabilmente al licopene, una sostanza che protegge contro il cancro della prostata. Diversamente da molti altri principi attivi le cui proprietà benefiche si perdono con la cottura, le maggiori concentrazioni di licopene si ottengono con il riscaldamento del pomodoro in presenza di molecole grasse come quelle dell'olio di oliva, proprio come si fa per preparare il sugo.

Un'altra famiglia di ortaggi, importante per tenere alla larga il cancro a tavola, è quella dei cavoli. Mangiare almeno cinque volte la settimana verze, cavolfiori o cavolini di Bruxelles dimezza il rischio di cancro alla vescica, al seno, al polmone, all'intestino e alla prostata.

Le probabilità di ammalarsi dipendono anche dalla quantità dell'apporto calorico, oltre che dalla scelta del menu?

Certamente. Oltre alla qualità, conta molto anche la quantità di cibo assunta quotidianamente. Molte ricerche si sono soffermate sul legame tra il cancro e l'obesità, tanto che gli esperti dell'International Agency for Research on Cancer (IARC) ritengono che dall'eccesso di peso, conseguenza di un'alimentazione sbilanciata e dalla scarsa attività fisica, possa dipendere dal 25 al 30% di alcuni dei tumori più comuni, come quelli del colon e del seno. La recente analisi di un gruppo di ricercatori olandesi, pubblicata sull'European Journal of Cancer, ha stimato che se in Europa scomparissero obesità e sovrappeso, la frequenza di nuovi casi di cancro al colon scenderebbe del 20% l'anno.

Ma il rischio di essere troppo grassi non riguarda solo l'intestino, secondo gli studi epidemiologici gli obesi hanno maggiori probabilità, rispetto a chi ha un peso normale in base alla propria altezza, di ammalarsi al rene e all'esofago. Le donne, dopo la menopausa, hanno un rischio aumentato al seno e alla superficie interna dell'utero, l'endometrio.

Studi recenti suggeriscono che l'obesità potrebbe quadruplicare il rischio di sviluppare un cancro al fegato e che al peso del paziente può corrispondere la dimensione del tumore alla prostata e la sua aggressività. Infine sono stati segnalati legami anche con il tumore al pancreas, alle ovaie e alla colecisti.

Talvolta la taglia non incide solo sul rischio di ammalarsi, ma anche sull'andamento della malattia stessa. Al contrario, una riduzione del peso corporeo anche solo del 5-10% e un incremento dell'attività fisica possono produrre effetti più che positivi.

Anche le modalità di cottura dei cibi incidono sul rischio?

Sì, la cottura alla griglia, soprattutto della carne, produce sostanze cancerogene. È meglio cucinare i cibi a temperature più basse, per esempio facendoli bollire o utilizzando il vapore, il cartoccio o pentole anti-aderenti e senza far riscaldare l'olio o il burro.

È vero che anche l'alcol può favorire lo sviluppo dei tumori?

Una recente analisi pubblicata sul "British Medical Journal", sempre basata sui dati dello studio EPIC, su un campione di circa 100.000 abitanti di otto paesi europei, ha dimostrato che il 10% dei decessi per cancro tra gli uomini e il 3% tra le donne si possono attribuire all'abuso di alcol.

Il rischio del consumo di alcol varia da tumore a tumore ed è maggiore per le forme che interessano il cavo orale, dalla gola all'esofago e alla laringe, ma favorisce anche i tumori del fegato e del colon-retto. Nelle donne, inoltre, sembra sia responsabile del 5% dei casi di tumore al seno.

Alla luce di questi dati, quindi, il consumo di alcol è molto serio e va limitato al massimo, non più di un bicchiere a pasto per gli uomini (quindi due al giorno) e uno al giorno per le donne.

Ci sono altre bevande che possono avere un ruolo protettivo?

Succhi, spremute, frullati e centrifughe di frutta e verdura, purché privi di zuccheri aggiunti, possono sopperire, almeno in parte, a uno scarso apporto di alimenti vegetali nella dieta.

Nel tè verde sono contenuti polifenoli dalle note proprietà anticancro chiamati catechine, che sembrano proteggere dai tumori della pelle, del colon, del polmone, del seno e della prostata.

Una tazza di cioccolata calda, poi, contiene cinque volte più antiossidanti di una tazza di tè nero e tre volte più di una tazza di tè verde, ma quando la si sceglie occorre tener conto della quantità e anche del suo notevole apporto calorico e del suo contenuto in grassi e zuccheri.

In che modo agiscono gli alimenti sulla nascita e lo sviluppo dei tumori?

Una dieta sana ed equilibrata evita per esempio che si creino nel sangue eccessivi livelli di insulina e di altri ormoni, come l'ormone della crescita, che favoriscono la proliferazione delle cellule.

Ad alcuni alimenti si attribuisce inoltre un'azione antinfiammatoria, che potrebbe intervenire nelle prime fasi della genesi di molti tumori.

Altri, come la soia, contengono sostanze naturali che competono con gli ormoni sessuali riducendo il rischio dei tumori che dipendono da queste sostanze, come quello del seno, della superficie interna dell'utero e della prostata.

L'effetto benefico di frutta e verdura dipende perlopiù dal contenuto in fibre e in sostanze antiossidanti di questi alimenti. Le fibre infatti, facilitano il transito intestinale, riducendo il tempo di permanenza nell'intestino di eventuali tossine, mentre gli antiossidanti, come le vitamine e gli oligoelementi, neutralizzano i cosiddetti radicali liberi, capaci di danneggiare il DNA e altre molecole presenti nella cellula.

Altre sostanze nutritive testate in laboratorio, si sono dimostrate capaci di favorire la morte programmata delle cellule, rallentare la proliferazione cellulare o di ostacolare la formazione di nuovi vasi sanguigni.

Infine, alcuni ingredienti aiutano il sistema immunitario a tenere sotto controllo la malattia, mentre altri favoriscono l'eliminazione delle sostanze tossiche.

Tutti questi meccanismi contribuiscono, in varia misura, a tenere a bada la formazione dei tumori.

Si possono sostituire le sostanze benefiche contenute nei cibi con farmaci e integratori?

La dimostrazione dell'effetto preventivo di frutta e verdura nei confronti del cancro ha spinto moltissimi gruppi di ricerca a verificare se lo stesso risultato si poteva ottenere somministrando vitamine e altre sostanze antiossidanti sotto forma di integratori.

I risultati della maggior parte di queste ricerche hanno deluso chi sperava di sopperire con una pillola o una fialetta a un'alimentazione poco sana. Non solo l'effetto non è altrettanto benefico, ma in molti casi si è rivelato controproducente, aumentando, invece di diminuire, il rischio di sviluppare alcuni tumori.

Non si sa bene perché questo accada, è possibile che negli alimenti l'effetto benefico sia prodotto più dall'azione sinergica delle varie sostanze, miscelata in una particolare proporzione, che non dall'azione della singola vitamina. Inoltre non è probabilmente trascurabile il ruolo delle fibre e di altri elementi presenti anche soltanto in tracce.

Alla luce di queste osservazioni, i maggiori esperti oggi invitano a puntare su un'alimentazione fresca e variata piuttosto che sull'acquisto di questi prodotti.
Vedi video: Estratti e centrifughe: benefici e consigli - Dr. Cocca - https://youtu.be/FNRx-D36yj8

IL FUMO DI TABACCO E LA NOCOTINA

Se tutti smettessero di fumare, il numero dei casi e delle vittime del cancro crollerebbe. La sigaretta infatti, non danneggia solo i polmoni, la gola e la bocca, ma molti altri organi di vitale importanza. Sull'uso del tabacco, le domande più frequenti sono:

Perché si insiste tanto sui rischi del fumo?

Secondo l'Organizzazione Mondiale della Sanità, il fumo di sigaretta è la più importante causa di morte evitabile nella nostra società. Ogni anno nel mondo a causa del tabacco perdono la vita più di 6 milioni di persone, 600.000 delle quali non fumatrici, solo per effetto del fumo passivo. Secondo il Ministero della Salute il numero delle vittime della sigaretta in Italia ogni anno va da 70.000 a 83.000 persone. Il dato, seppure ancora molto alto, sembra in calo, grazie alla riduzione costante del numero di sigarette vendute nel nostro Paese, scese nel 2013 del 20% rispetto al 2005. Secondo il Rapporto 2013 sul fumo eseguito dall'Istituto Superiore di Sanità (ISS), il fenomeno non sembra legato alla crisi economica. È piuttosto dovuto in parte a un diverso clima culturale, che non valorizza più il fumo come atteggiamento "alla moda", e in parte a una maggiore consapevolezza da parte delle persone dei rischi e degli svantaggi che il fumo comporta. Ma molto dipende certamente dai provvedimenti che, in Italia prima che altrove, hanno proibito le sigarette nei luoghi pubblici e sui posti di lavoro.

Ancora oggi tuttavia, l'ISS stima che il fumo di tabacco sia responsabile di un terzo delle morti per cancro e del 15% circa di tutti i decessi che avvengono per qualunque causa, provocando più vittime di alcol, AIDS, droghe, incidenti stradali, omicidi e suicidi messi insieme. Molti studi scientifici hanno infatti dimostrato che chi fuma tabacco rischia più degli altri di sviluppare oltre 50 gravi malattie, non solo tumorali. Il fumo aumenta di 10 volte il rischio di morire di enfisema, raddoppia quello di avere un ictus e aumenta da due a quattro volte quello di essere colpiti da un infarto, danneggia la circolazione del sangue al cervello e agli arti e può favorire la comparsa di una disfunzione erettile nell'uomo.

Le sostanze cancerogene contenute nel fumo favoriscono poi lo sviluppo di tumori al polmone, che in 9 casi su 10 possono essere ricondotti a questa cattiva abitudine; ma stimolano anche, in diversa misura, i tumori del cavo orale e della gola, del pancreas, del colon, della vescica, del rene, dell'esofago, del seno, soprattutto tra le donne più giovani, e di alcune leucemie. Infine, non bisogna trascurare l'impatto economico del fumo: per curarne le conseguenze, nel 2010 in Italia sono stati spesi (solo in costi sanitari, per non parlare di quelli sociali e umani) circa 7,5 miliardi di euro.

Che cosa si inala con il fumo di sigaretta? E in che modo le sostanze contenute nel fumo favoriscono lo sviluppo dei tumori?

Ogni volta che si accende una sigaretta si introducono oltre 4.000 sostanze chimiche, almeno un'ottantina delle quali, secondo l'Agenzia Internazionale per la Ricerca sul Cancro (IARC), sono anche cancerogene. Con ogni boccata si inala:
• **Monossido di carbonio**: E' lo stesso gas responsabile degli avvelenamenti da gas di scarico delle auto e delle stufe, che riduce l'afflusso di sangue ai tessuti.
• **Nicotina**: E' responsabile degli effetti sul cervello del fumo e quindi anche della dipendenza fisica.
• **Catrame**: Questo contiene molte sostanze cancerogene come benzopirene e altri idrocarburi aromatici.
• **Acetone**: E' come quello usato per togliere lo smalto dalle unghie.
• **Ammoniaca.**
• **Arsenico.**
• **Formaldeide.**
• **Acido cianidrico.**
• **Nitrosamine.**
• **Sostanze radioattive e molti altri elementi nocivi.**

Si ritiene che i costituenti del fumo con maggiore potenziale cancerogeno siano l'1,3-butadiene, l'arsenico, il benzene e il cadmio. L'1,3-butadiene è meno potente di altre sostanze, ma è considerato il più importante perché è presente nel fumo di sigaretta in grandi quantità; l'arsenico è particolarmente pericoloso anche perché tende ad accumularsi nell'organismo; il benzene è responsabile di una quota significativa (dal 10% al 50%) delle leucemie provocate dal fumo; il cadmio introdotto fumando sigarette è in quantità tali da superare la capacità dell'organismo di neutralizzarne l'azione tossica.

Tra le sostanze radioattive è di particolare rilievo vi è il polonio 210. Un'analisi del contenuto di polonio radioattivo in sigarette, di diverse marche diffuse in Italia, ha dimostrato che in un anno, in media, chi fuma circa un pacchetto al giorno corre lo stesso rischio biologico che se si sottoponesse a 25 radiografie del torace. Depositandosi nei polmoni, infatti, questa sostanza li espone ad altissime dosi di radiazioni ad alta energia che possono indurre mutazioni potenzialmente cancerogene nel DNA.

Come le radiazioni, anche molte sostanze chimiche contenute nel catrame di sigaretta danneggiano il DNA delle cellule, provocando mutazioni che possono spingere la cellula verso una crescita incontrollata. Il benzopirene, uno degli idrocarburi policiclici aromatici più studiati, tende, per esempio, a mettere fuori uso il gene che codifica per la proteina p53, che è uno dei meccanismi fondamentali per proteggere l'organismo dal cancro.

La miscela delle varie sostanze inalate con il fumo di sigaretta potenzia gli effetti negativi sull'organismo, rispetto a quelli che avrebbe ciascuna molecola presa singolarmente. Un esempio di questo effetto sinergico si ha, per esempio, con il cromo che, agendo come una colla, fa aderire più saldamente gli idrocarburi al DNA, favorendo le mutazioni che questi possono provocare. Altri esempi sono l'arsenico e il nichel, che interferiscono con i normali meccanismi di riparazione del DNA, deputati a correggere gli errori a mano a mano che si verificano. In questo modo le interazioni fra le diverse sostanze amplificano i danni provocati sul materiale genetico.

Le sostanze cancerogene contenute nel fumo possono infine favorire lo sviluppo dei tumori in maniera indiretta, ostacolando i meccanismi di rimozione di altre tossine, per esempio distruggendo le ciglia delle cellule che rivestono le vie respiratorie, come fanno ammoniaca e acido cianidrico; o bloccando gli enzimi che le trasformano in sostanze meno pericolose, come fa il cadmio.

Qual è il numero massimo di sigarette che si possono fumare senza rischi?

Non esiste una soglia di sicurezza sotto la quale il fumo non produce danni, anche perché le conseguenze tendono ad accumularsi nel tempo. Per questo, negli studi che indagano il legame del fumo con le varie malattie, si usa come unità di misura il "Pacchetto-Anno", un criterio che tiene conto del numero di sigarette fumate in media ogni giorno, ma anche della durata del periodo di esposizione. In altre parole, fumare mezzo pacchetto al giorno per due anni equivale a fumarne uno intero per un anno.

Le mutazioni prodotte dalle sostanze cancerogene, inoltre, si sommano ma avvengono ogni volta in maniera casuale, per cui il rischio aumenta con il passare degli anni, ma non è del tutto prevedibile il tempo necessario a trasformare una cellula sana in una tumorale. E' stato calcolato che mediamente ogni 15 sigarette fumate si verifica almeno una mutazione. In pratica, ogni volta che si apre un nuovo pacchetto è come se si giocasse alla roulette russa.

Ciò non significa che tutti i fumatori svilupperanno un tumore, né che la malattia non possa insorgere in persone che non hanno mai messo in bocca una sigaretta. Molti altri elementi, genetici o ambientali, possono contribuire a proteggere l'organismo o viceversa a favorire lo sviluppo di un tumore, ma non fumare (o smettere) è certamente uno dei passi più importanti che si possono fare per ridurre il proprio rischio personale di ammalarsi.

Non bisogna credere che condurre una vita per altri versi sana, come mangiare molta frutta e verdura o svolgere una regolare attività fisica possa bastare a compensare il vizio del fumo. Nessuno di questi fattori, per quanto utili al benessere dell'organismo e alla prevenzione delle malattie, ha lo stesso peso del fumo di sigaretta.

Cominciare a ridurre il numero di sigarette quotidiane può essere un modo per cominciare ad abituarsi all'idea di smettere, ma solo se è la prima fase di un percorso che porta al numero zero di sigarette al giorno. In caso contrario, chi si limita solo a fumare meno, non appena si trova in una situazione di stress, torna al punto di partenza.

È meglio scegliere sigarette "leggere"?
Pipa e sigaro fanno meno male?

Il termine "leggere": Light, o Mild, o Low tar, riferito alle sigarette è fuorviante, perché la differenza con quelle normali, in termini di effetti sulla salute, è irrilevante. L'idea che facciano meno male spinge invece a fumarne di più e soprattutto riduce le probabilità che il fumatore decida di smettere. Inoltre, diversi studi scientifici hanno dimostrato che chi utilizza le cosiddette sigarette "leggere" fa boccate più lunghe e profonde. Di conseguenza, il dosaggio delle sostanze tossiche nel sangue non è in queste persone inferiore a quello che si ritrova nei fumatori di sigarette più "forti", né il loro rischio di ammalarsi nel tempo appare ridotto.

Per questo l'Unione Europea nel 2003, e la Food and Drug Administration (FDA) americana nel 2010, hanno imposto di eliminare dalle confezioni le definizioni di "leggere" (mild, light o low tar) che potevano trarre in inganno il consumatore. Studi condotti dopo l'introduzione di questi provvedimenti, hanno tuttavia mostrato che, nonostante queste espressioni non fossero riportate esplicitamente sui pacchetti, il consumatore tende ingenuamente a pensare che i marchi "gold" o "silver", o le confezioni con colori più chiari corrispondano a formulazioni meno dannose. In alcuni Paesi, come l'Australia, si sta quindi considerando l'ipotesi di una nuova legislazione che renda uniforme (e poco appetibile) l'aspetto delle confezioni.

Se le sigarette leggere non rappresentano una scorciatoia, neppure il sigaro e la pipa sono alternative più sicure, come molti erroneamente credono, anche se portano a inalare il fumo meno profondamente, ciò riduce leggermente il rischio di tumore al polmone rispetto a quello di chi fuma sigarette, ma le probabilità di sviluppare la malattia sono comunque molto più alte che non tra i non fumatori. Inoltre, fumare sigaro e pipa favorisce lo sviluppo di tumori della bocca, della gola, dell'esofago e di altri organi come il pancreas.

Quali sono gli effetti del fumo passivo?

È ormai stato ampiamente dimostrato che i danni del fumo si estendono anche a chi, per il fatto di vivere o lavorare insieme a uno o più fumatori, è stato costretto a respirare per anni sia il fumo emesso dal fumatore dopo che lo ha inalato (mainstream smoke), sia quello liberato direttamente dalla combustione della sigaretta (sidestream smoke). Ormai ci sono prove inequivocabili che il fumo passivo è responsabile di almeno una quota dei tumori al polmone nei non fumatori, oltre che di malattie cardiache, asma e altri disturbi meno gravi. È stato infatti calcolato che aver respirato il fumo altrui aumenta di circa il 25% il rischio di tumore al polmone e di malattie al cuore di un non fumatore.

Ci sono poi indicazioni, ancora da dimostrare definitivamente, che tale esposizione possa favorire anche lo sviluppo di tumori al seno e un andamento più sfavorevole della malattia. Uno studio pubblicato sull'autorevole rivista "Lancet", a opera di esperti dell'Organizzazione Mondiale della Sanità, ha calcolato che al fumo passivo siano da attribuire complessivamente 600.000 morti l'anno, 165.000 dei quali sono i bambini che vivono in casa con un fumatore.

I danni del fumo passivo sono infatti particolarmente gravi nei più piccoli, il cui organismo è ancora in fase di sviluppo. I neonati esposti al fumo sono più soggetti alla SIDS (Sudden Infant Death Syndrome), la cosiddetta "morte in culla" nel primo anno di vita; anche passato questo pericolo, i bambini che vivono con fumatori restano, durante e oltre la loro vita adolescenziale, più vulnerabili nei confronti delle infezioni polmonari.

Sulla base di queste prove scientifiche, molti Paesi hanno adottato normative severe relative al fumo nei luoghi pubblici e sui posti di lavoro, che in alcuni casi si estendono anche a spazi all'aperto, per esempio i campi gioco dei bambini. Ricerche condotte da un'équipe dell'Istituto Nazionale dei Tumori di Milano, hanno dimostrato che le concentrazioni di sostanze tossiche dovute al fumo possono essere molto significative anche nei locali all'aperto, in spiaggia o allo stadio.

Molti obiettano che non ha senso preoccuparsi del fumo passivo, quando viviamo in città tanto inquinate. Ferma restando l'assoluta necessità di intervenire sulla qualità dell'aria, è anche vero che, a parità di esposizione ad altre sostanze, è sempre il fumo a fare la differenza. Numerose ricerche scientifiche pubblicate negli ultimi 20 anni, hanno dimostrato che l'inquinamento indoor, cioè negli ambienti chiusi come case, uffici, bar, è molto più pericoloso di quello all'aperto. Ciò perché si trascorre in genere molto più tempo all'interno che all'aria aperta e perché, date le piccole dimensioni degli spazi chiusi, la presenza di fonti di inquinamento interne, di cui il fumo di sigaretta ne è la fonte principale, porta le concentrazioni di gas e polveri a livelli molto più alti.

Si parla infine anche di fumo di "terza mano". Questo è il possibile effetto tossico delle sostanze liberate dalla combustione del tabacco e che possono impregnare con il loro odore gli ambienti, in particolare i tessuti dei capi di abbigliamento o quelli di arredamento, come tende, tappeti, copri letti, poltrone e divani. A tutt'oggi, sull'effetto cancerogeno di queste tossine non ci sono prove altrettanto convincenti di quelle riguardanti il fumo di "seconda mano", cioè inalato involontariamente da un non fumatore in presenza di chi fuma. Molti ricercatori tuttavia stanno indagando anche nella direzione sulla nocività di "terza mano".

Quali sono le conseguenze del fumo in gravidanza?

Aspettare un bambino è un'ottima occasione per smettere di fumare. Le future mamme possono trovare una forte motivazione a rinunciare alle sigarette, sapendo che proseguire significa ridurre l'apporto di ossigeno al feto e quindi procurargli dei danni fisici e mentali molto gravi e persino la morte. Per smettere di fumare ci si può aiutare anche con i trattamenti sostitutivi a base di nicotina, dal momento che cerotti, inalatori, caramelle e gomme da masticare non apportano più nicotina di quel che farebbero le sigarette, e sono quindi da ritenere sicuri. Se invece si continua a fumare, soprattutto dopo il terzo mese, crescono le probabilità che la gravidanza si interrompa, oppure che il nascituro non sia vitale, o abbia un basso peso alla nascita oppure sviluppi altri problemi di salute. Le conseguenze di una mamma che fuma durante la gravidanza si prolungano nel tempo, e per tutto il primo anno di vita il bambino corre un maggior rischio di morte in culla, negli anni successivi sarà più esposto a malattie respiratorie come l'asma.

Tutti questi effetti possono essere prodotti anche dall'esposizione al fumo passivo. E' molto importante, quindi, non fumare mai in presenza di una gestante e nè tantomeno in presenza di neonati.

Come si fa a smettere di fumare?

Non esiste un sistema per smettere che sia efficace per tutti, anche perché diverse sono le motivazioni che spingono i fumatori e le modalità dell'abitudine al fumo, così come le caratteristiche psicologiche e fisiche, gli stili di vita e il tipo di attività professionale, e perfino le varianti genetiche da cui può dipendere una maggiore o minore predisposizione alla dipendenza fisica.

La semplice forza di volontà molte volte non basta, neppure con l'aiuto dei tanti libri in commercio. Se si vuole provare da soli, è importante stabilire degli obiettivi precisi, come ad esempio un giorno adatto a spegnere l'ultima sigaretta, nel quale non si prevedano eventi particolarmente stressanti, non si debbano frequentare ambienti che possono indurre in tentazione, ma che invece ci si possa dedicare ad altre attività piacevoli che possano distrarre dal desiderio di fumare.

Programmare un'attività fisica che sia congeniale, per esempio, aiuta molto. Se però il fai-da-te fallisce, non bisogna scoraggiarsi. Conviene rivolgersi al proprio medico di famiglia o a uno dei Centri Antifumo accreditati, dove si utilizzano metodi per smettere di fumare certificati dalla letteratura internazionale. Inoltre, si può cercare pure un aiuto competente e trovare un supporto utile nei momenti di difficoltà, ricordando che smettere non è affatto facile, mentre facilissimo è ricadere.

La maggior parte degli ex fumatori non è riuscita a liberarsi dalla sigaretta se non dopo ripetuti sforzi, e a ogni nuovo tentativo le probabilità di riuscita aumentano. Non bisogna temere di ricorrere agli aiuti che si possono acquistare in farmacia. Non bisogna cedere ai sintomi dell'astinenza provocati dalla dipendenza fisica indotta dalla nicotina (agitazione, stanchezza, irritabilità, insonnia o difficoltà di concentrazione), si può rimediare utilizzando i prodotti sostitutivi (cerotti, inalatori, caramelle o gomme da masticare), che liberano una quantità di sostanza sufficiente a eliminare i disturbi, riducendone gradualmente la necessità.

Sotto controllo del medico questi mezzi possono essere utilizzati anche in gravidanza, perché i loro possibili effetti negativi sono comunque inferiori a quelli del fumo, che oltre alla nicotina contiene molte altre sostanze tossiche per il feto. Se questi non bastano, ci si può rivolgere al proprio medico che saprà indicare i medicinali più adatti. In molti casi si è rivelato utile anche il supporto di uno psicologo adeguatamente formato.

Della validità delle sigarette elettroniche, come mezzo per abbandonare il fumo, invece, nonostante i proclami della pubblicità, non ci sono ancora prove. Sono però in corso studi per verificare se questi dispositivi possono essere considerati sicuri e se possano sostenere la volontà di smettere.

Che cosa succede a chi smette di fumare?

Spesso a disincentivare i fumatori a smettere è la paura di ingrassare o di non riuscire a gestire lo stress senza l'aiuto della sigaretta. In effetti, è esperienza comune che chi smette tende ad accumulare qualche chilo. Il fenomeno può però essere facilmente evitato se si presta attenzione a non sostituire la sigaretta con snack ipercalorici, ma piuttosto si contrasta il desiderio di fumare con un po' di attività fisica. In ogni caso, dal punto di vista della salute, le conseguenze negative di un piccolo aumento di peso non sono nemmeno paragonabili con quelle positive prodotte dalla rinuncia al fumo.

I vantaggi per il cuore e i polmoni sono i più immediati, ma dopo cinque anni anche il rischio di sviluppare un tumore della cavità orale, della gola, dell'esofago e della vescica si dimezzano e le probabilità di avere un tumore al collo dell'utero ritornano pari a quelle di chi non ha mai fumato. Dopo dieci anni diminuisce anche il rischio di avere un cancro al pancreas e alla laringe, e la mortalità per cancro al polmone si dimezza rispetto a quella di chi continua a fumare.

Meglio ancora, non aspettare troppo a prendere questa sana decisione, chi smette prima dei 35 anni, secondo l'American Cancer Society, annulla al 90% le conseguenze negative del fumo ed entro i 50 anni si può ancora dimezzare la mortalità nei 15 anni successivi rispetto a chi insiste. Anche chi smette a 60 anni od oltre, comunque, vive più a lungo e molto di più di chi continua a fumare.

Infine, dalla decisione di smettere derivano molti altri vantaggi forse meno importanti, ma più immediati: tutte le attività quotidiane possono essere svolte con meno affanno, si tornano a gustare l'aroma e il gusto dei cibi, le dita e i denti smettono di ingiallirsi, l'alito e gli abiti non puzzano più di tabacco e si risparmia molto denaro che si potrà utilizzare in altro modo. Chi fuma in media un pacchetto al giorno spende infatti oltre 120 euro al mese, che in un anno diventano più di 1.400 euro, una cifra con cui ci si può fare davvero un gran bel regalo o una bella vacanza.

Se ho già sviluppato un tumore, che senso ha smettere?

Anche per chi ha già un tumore, vale la pena smettere di fumare. Diversi studi hanno dimostrato che la rinuncia alla sigaretta migliora da subito l'andamento della malattia. Un'analisi condotta da ricercatori dell'Università di Birmingham su altre 10 ricerche e poi pubblicata sul "British Medical Journal" dimostra, in particolare, che le persone a cui viene diagnosticato un cancro al polmone in fase iniziale, possono raddoppiare le loro chance di sopravvivenza smettendo subito di fumare.

Altre ricerche hanno assodato che il fumo può ridurre la risposta alla chemio e alla radioterapia, ostacolare la guarigione delle ferite chirurgiche, aumentare il rischio di infezioni, soprattutto broncopolmonari, che possono essere molto pericolose in un organismo debilitato dalla malattia o in cui le difese immunitarie sono depresse dalle cure.

Infine, continuando a fumare, si alimenta il rischio che, una volta guariti dalla malattia, questa si ripresenti, oppure che si sviluppi un secondo tumore.

In che modo la ricerca scientifica contribuisce alla lotta contro il fumo?

Nell'ultimo secolo la ricerca scientifica ha contribuito a dimostrare e a descrivere l'entità e le modalità dei danni provocati dal fumo a tutto l'organismo, principalmente in relazione allo sviluppo del cancro. Ciò ha spinto il pubblico ad acquisire maggiore consapevolezza e i Governi a prendere atto dell'impatto sociale del problema, spingendoli a provvedimenti restrittivi di vario tipo, dall'aumento delle tasse sulle sigarette, alla proibizione del fumo nei locali pubblici e nei posti di lavoro.

Aver dato le prove scientifiche che la nicotina produce una dipendenza fisica, ha poi aiutato a mettere a punto prodotti a rilascio graduale della sostanza e a definire programmi di intervento psicologico.

Le nuove tecniche che permettono di esaminare l'attività del cervello, in relazione a diversi stimoli, stanno contribuendo al progresso delle ricerche in vista di nuovi approcci che diano un valido supporto a coloro che decidano dismettere di fumare. Secondo un rapporto del "National Institute on Drug Abuse" statunitense, gli studi sui gemelli mostrano che il rischio di diventare dipendenti dalla nicotina deriva dal 40% al 70% dalle caratteristiche dei propri geni. Per questo molti ricercatori, oggi hanno indirizzato in questo senso la loro ricerca. Per esempio, uno studio italiano, sostenuto da AIRC e condotto all'Istituto Nazionale dei Tumori di Milano, ha individuato la variante di un gene che favorisce lo sviluppo di questa dipendenza. Riuscire a bloccarla potrebbe aiutare chi ne è portatore a smettere in maniera più mirata e quindi più velocemente.

A tal proposito, al Centro Antifumo sempre dell'Istituto Nazionale dei Tumori è tuttora in corso uno studio su fumatori ed ex fumatori, valutati a un anno, per verificare con un semplice prelievo di sangue la correlazione tra predisposizione genetica ed efficacia delle terapie antifumo.

Altri studi dello stesso tipo, per esempio, relativi ai diversi meccanismi d'azione dei farmaci, potranno forse trovare l'approccio personalizzato migliore affinché ciascun fumatore riesca a smettere più facilmente. Intanto molti gruppi di ricerca sono impegnati sul fronte della prevenzione secondaria, a definire gli strumenti di diagnosi più adatti (siano esse apparecchiature per immagini come la TC spirale o nuovi esami del sangue o analisi delle sostanze contenute nel fiato) per individuare precocemente i tumori indotti dal fumo, principalmente quelli al polmone, al fine di curarli meglio.

La ricerca contro i danni del fumo comunque è e resta interdisciplinare, gli sforzi degli epidemiologi, dei medici, dei farmacologi e dei biologi molecolari è sostenuta anche dagli psicologi, dagli studiosi di neuroscienze e perfino dai pedagogisti, dai sociologi e dagli esperti di comunicazione, tutti uniti per cercare il modo migliore per impedire che i giovani si avvicinino al fumo e per far sì che i fumatori smettano. [5*)]

TRATTAMENTO DEL TUMORE E LA CADUTA DEI CAPELLI

La caduta dei capelli, ancorché parziale e temporanea, è uno degli effetti collaterali più temuti dei trattamenti antitumorali, in particolare chemioterapia e radioterapia, ed è senz'altro quello tra i risvolti psicologici più pesanti per molti pazienti. I trattamenti oncologici antitumorali che provocano questo effetto sono:

Chemioterapia

La chemioterapia consiste nell'impiego di particolari farmaci anticancro che aggrediscono le cellule tumorali inibendone, in tal modo, la crescita. Purtroppo, però, la loro azione può coinvolgere anche le cellule sane dell'organismo, compresi i follicoli dei peli e dei capelli. E' questa la causa della caduta dei capelli, che nel linguaggio scientifico prende il nome di alopecia.

Il grado, il tempo di comparsa e l'impatto della caduta dei capelli dipendono dal tipo di farmaco o dalla combinazione di farmaci somministrati, dal dosaggio e dal modo in cui il paziente risponde al trattamento.

La caduta dei capelli come effetto collaterale della chemioterapia è comunque reversibile, i capelli ricrescono alla conclusione del trattamento, e talvolta anche prima.

Radioterapia

La caduta dei capelli durante il trattamento radioterapico si ha solo nel caso in cui una parte o tutto il cuoio capelluto sia compreso nel campo di trattamento. La ricrescita in tali zone dipende dalla dose che i bulbi piliferi hanno ricevuto. Ciò vale anche per i peli in altre zone del corpo.

Dopo la radioterapia, i capelli ricrescono completamente, anche se potrebbero non essere più così folti come in passato. Quanto tempo impiegano per ricrescere dipende dalla dose di irradiazione ricevuta e dalla durata del trattamento. In media cominciano a ricrescere subito dopo la conclusione del trattamento o comunque entro sei-dodici mesi dalla conclusione della terapia.

Consigli pratici prima e durante il trattamento

- Accorciare i capelli prima di sottoporsi al trattamento per ridurre la trazione sul cuoio capelluto, e minimizzarne la caduta.
- Durante il trattamento usare shampoo non aggressivi.
- Spazzolare i capelli con delicatezza soprattutto se il cuoio capelluto è sensibile.
- Farli asciugare da soli, oppure sciugarli con una temperatura moderata del phon o del casco, perché il calore eccessivo potrebbe seccarli troppo, rendendoli ancora più fragili.
- Non legare i capelli (trecce o code) poiché la tensione dell'elastico potrebbe danneggiarli e, quindi, spezzarli.
- Seguire una dieta bilanciata (ricca di frutta e verdura), ridurre il consumo di bevande alcoliche e, nei limiti del possibile, evitare situazioni di stress.
- Massaggiare delicatamente il cuoio capelluto può migliorare l'afflusso di sangue ai follicoli.
- Evitare trattamenti aggressivi (la permanente) e usare tinte e shampoo coloranti a base di prodotti naturali.
- Se il cuoio capelluto è secco, squamoso o dà prurito, usare un idratante delicato non profumato. Una valida alternativa è rappresentata dagli oli naturali (di mandorla o di oliva).
- Usare solo federe di pure fibre naturali (cotone o lino), perché quelle di fibre sintetiche possono irritare il cuoio capelluto.
- Chi non fa uso di copricapo o parrucche, è bene che protegga sempre la testa con una crema ad alto fattore protettivo (SPF 30) ogni volta che si esce.
- In caso di caduta dei peli ascellari, sostituire i deodoranti profumati con borotalco o prodotti a base di cristalli minerali naturali.
- Spostare l'attenzione estetica dai capelli mettendo in risalto il volto attraverso il makeup.
- Anche i gioielli possono servire allo stesso scopo, collane e catenine mettono in risalto il collo, mentre gli orecchini stanno bene con cappelli e foulard.
- Indossare camice, maglioni, cravatte ecc. in colori brillanti per distogliere l'attenzione dai capelli.

Dopo il trattamento della cura medica

- Fare lo shampoo con una crema d'acqua (è prodotto innovativo che al contatto con la pelle diventa acqua) idratante. Non usare shampoo curativi perché possono irritare il cuoio capelluto. A mano a mano che i capelli ricrescono si possono utilizzare shampoo per uso frequente.
- Sottoporsi a trattamenti (tinte o permanenti) solo quando i capelli sono

abbastanza lunghi e soprattutto se il cuoio capelluto è in buone condizioni. In ogni caso privilegiare prodotti naturali.

▪ Evitare trattamenti (tinte e permanenti) se il cuoio capelluto è squamoso, infiammato o sensibile e se i capelli sono più secchi del solito, ruvidi al tatto, più chiari rispetto al colore originale, oppure tendono a spezzarsi o non crescono velocemente.

▪ Un modo pratico per nascondere la caduta dei capelli consiste nel fare uso di una parrucca o di un toupet. Questi possono essere in capelli naturali, sintetici e misti. Un bravo parrucchiere di fiducia può fornire consigli preziosi per la scelta della pettinatura più adeguata e, se necessario, ritoccare la parrucca.

▪ Anche i cappelli rappresentano un'alternativa molto diffusa, e se ne trovano di tutte le fogge, stili e colori. Oltre ad essere un accessorio di moda, sono anche molto pratici.

▪ I foulard sono leggeri e facili da indossare. Cotone, lana leggera e i tessuti misti sono preferibili, poiché la seta e i tessuti simili tendono a scivolare con facilità.

TRATTAMENTI ONCOLOGICI NON CONVENZIONALI

I trattamenti medici oncologici non convenzionali sono tutti i metodi che non rientrano tra i trattamenti per l'assistenza oncologica ospedaliera convenzionati e ufficialmente riconosciuti dal Servizio Sanitario Nazionale (chirurgia, radioterapia, chemioterapia, ecc.), che, come in Italia, anche nei paesi europei e occidentali, tra cui Stati Uniti, sono stati validati da numerosi studi clinici e la cui efficacia è universalmente riconosciuta.

Un nuovo approccio terapeutico

In origine, le pratiche di medicina non convenzionale provengono da paesi quali: India, Cina, Giappone, o sono "tesoro culturale" dell'Europa, come avviene oggi per l'omeopatia e la medicina antroposofica. È pertanto opportuno un confronto con culture, paesi, punti di vista e approcci terapeutici differenti, tenendo sempre presente, però, un unico obiettivo: migliorare la qualità della vita dei pazienti.

Questo confronto culturale ci porta a vedere sotto una nuova luce l'approccio terapeutico non convenzionale, tenendo conto della globalizzazione dei trattamenti.

Perché uno specifico rimedio terapeutico che in Italia e nel resto d'Europa è visto come: "Alternativo" è "Complementare", in Estremo Oriente è considerato: "Pratica Medica Ufficiale"?

In virtù di questo, la medicina complementare e alternativa, la cosiddetta CAM (Complementary and Alternative Medicine) viene oggi a pieno titolo rinominata: "Medicina Integrata".

In tempi recenti l'utilizzo dei trattamenti non convenzionali da parte dei pazienti e la loro pratica da parte dei terapisti, sono in continuo aumento non soltanto negli Stati Uniti, ma anche in Europa. L'Italia è uno dei paesi in cui i malati di cancro fanno più ricorso alle cure non convenzionali. Nonostante ciò, l'informazione e i finanziamenti per la ricerca e la sperimentazione dei trattamenti non convenzionali sono ancora allo stato iniziale, mentre in altri paesi assorbono una grande fetta di investimenti.

Perché può essere convenevole ricorrere ai trattamenti non convenzionali?

▪ Per controllare meglio gli effetti indesiderati dei trattamenti antitumorali, quali nausea, dolore e senso di stanchezza.

▪ Per ridurre l'ansia e lo stress.

▪ Per trattare o curare la malattia con metodi differenti.

▪ Perché si è persa una parte della fiducia nel trattamento convenzionale che non ha portato all'effetto sperato.

▪ Perché si desidera assumere un ruolo più attivo nelle proprie decisioni terapeutiche.

È importante consultare sempre il medico curante prima di prendere iniziative personali in tema di terapie, allo scopo di verificare che tutti gli aspetti dell'assistenza, che il caso richiede, siano orientati al benessere e al miglioramento della qualità della vita. È questo un punto molto importante perché ciò che può sembrare innocuo – certi integratori o farmaci, ad esempio – potrebbe, in realtà, interferire con il trattamento antitumorale convenzionale.

Quali sono i principali trattamenti Alternativi e/o Complementari?

Sono trattamenti non convenzionali e quindi non ufficialmente riconosciuti dal Servizio Sanitario Nazionale. Tra questi vi sono tutti i metodi di cura e farmaci che non rientrano nell'insieme dei medicamenti e rimedi ospedalieri per il trattamento di una qualsiasi malattia (chirurgia, radioterapia, chemioterapia e altre cure), e che sono stati validati da numerosi studi clinici e la cui efficacia è universalmente riconosciuta.

E' comunque da considerare che, nonostante non siano ufficialmente riconosciuti dal Servizio Sanitario Nazionale, alcuni dei trattamenti non convenzionali, come ad esempio: l'omeopatia, la medicina antroposofica, naturopatica e altre forme di medicine alternative e/o complementare, queste sono usate e praticate regolarmente da diversi medici e specialisti che hanno conseguito la laurea in medicina e superato l'esame di abilitazione.

I trattamenti e quindi le cure non convenzionali si suddividono in:

▪ **Trattamenti complementari:** Sono utilizzati come integrazione o, come indica la definizione stessa: Complemento ai trattamenti convenzionali.

▪ **Trattamenti alternativi:** Sono utilizzati in sostituzione dei trattamenti convenzionali.

Si descrivono di seguito sinteticamente alcuni dei trattamenti non convenzionali più comuni:

Metodi basati sull'approccio psicologico

Lo scopo principale dei metodi basati sull'approccio psicologico è fornire un supporto che consenta al malato e ai suoi familiari di gestire lo stress associato alla comunicazione della diagnosi e alle varie fasi dell'iter terapeutico; che attenui l'ansia e la depressione aiutando il malato a riattivare le risorse psichiche necessarie ad affrontare la malattia; che aiuti la famiglia ad integrare l'esperienza della malattia all'interno della propria storia, a sviluppare modalità più positive e funzionali nell'organizzazione quotidiana, fino all'eventuale elaborazione del lutto.

In generale, questi interventi possono contribuire al miglioramento della qualità di vita del malato di cancro o dei suoi congiunti.

Metodi basati sulla manipolazione fisica

Agopuntura: Nei malati di cancro l'agopuntura è utile soprattutto per il controllo del dolore, ma anche per ridurre altri effetti collaterali dei trattamenti ospedalieri antitumorali quali: edema, nausea, secchezza della bocca, ecc. spesso presenti dopo cicli di radioterapia e chemioterapia e altre pesanti cure. Inoltre, l'agopuntura innalza il livello dei globuli bianchi e migliora alcuni disturbi motori.

Massaggi: Hanno lo scopo di favorire uno stato di rilassamento, alleviare dolori e tensioni muscolari e dare sollievo attraverso il contatto fisico. Possono risultare di grande conforto durante il ricovero ospedaliero o se si è costretti all'immobilità a letto. Le tecniche di massaggio più utilizzate sono:
▪ **Shiatsu:** Tecnica di origine orientale che attraverso la manipolazione corretta di punti nevralgici del corpo stimola il flusso dell'energia vitale, ripristinando l'equilibrio psico-fisico.

▪ **Agopressione:** Tecnica che si basa sugli stessi principi dell'agopuntura, ma a differenza di questa si pratica di solito con le dita.

▪ **Ayurvedico:** Derivato dalla tradizione millenaria della medicina indo-pakistana, mira a ripristinare l'equilibrio tra corpo e mente; utilizza oli vegetali tipici.

▪ **Riflessologia plantare:** Tecnica basata sulla stimolazione della pianta del piede in cui, secondo la tradizione orientale, è tracciata la mappa dei vari organi interni.

Aromaterapia: Rientra tra i metodi basati sulle manipolazioni, poiché consiste nell'applicazione, attraverso il massaggio, di oli essenziali estratti dalle piante.

Osteopatia: Disciplina che tratta le disfunzioni muscolo- scheletriche attraverso la manipolazione delle articolazioni. Può essere utile ai malati di cancro per risolvere problemi di tipo motorio spesso causati dalla prolungata immobilità.

Chiropratica: Tecnica che agisce attraverso la manipolazione della colonna vertebrale praticata dal chiropratico. Può essere utile per alleviare il dolore e per ridurre lo stress e le tensioni muscolari spesso causati dalla malattia.

Omeopatia: Pratica terapeutica che si basa sulla somministrazione di sostanze capaci di dare sintomi simili a quelli della malattia che deve essere curata. Tali sostanze, dette rimedi, sono somministrate in dose infinitesimale.

Fitoterapia: Trattamento che utilizza una particolare pianta medicinale nella sua totalità o solo alcune delle sue parti (foglie, radici, fiori, gemme, corteccia, ecc.).

Fiori di Bach: Questo metodo, messo a punto dal medico inglese Edward Bach oltre sessant'anni fa, agirebbe sulla componente psicologica del paziente, migliorando i suoi stati d'animo quali: malinconia, aggressività, paura o senso di solitudine. Utilizza le proprietà curative di 38 varietà di fiori selvatici, tra cui: olmo, olivo, pino, genziana, cicoria, quercia.

Metodi basati su elementi biologici - è opportuno ricordare che:
- Naturale non è sinonimo di innocuo.
- E' bene verificare sempre la provenienza e il contenuto dei farmaci.
- E' bene evitare l'automedicazione e chiedere consiglio a medici specialisti.

I FARMACI BIOLOGICI E BIOSIMILARI

In medicina, la rivoluzione dei farmaci biologici iniziò nel 1982, quando – utilizzando come "produttore" il batterio "Escherichia Coli", nel quale era stato introdotto un particolare gene – si iniziò a produrre il primo farmaco biotecnologico: l'Insulina Ricombinante. Fu una metodica capace di dar luogo ad un farmaco che ha rivoluzionato la cura di milioni di pazienti diabetici, consentendo un grande miglioramento della loro qualità di vita.

Da quel momento, milioni di pazienti hanno beneficiato dei medicinali biologici approvati per la cura o la prevenzione di molte gravi malattie, tra le quali diverse forme di tumore. Tra i principali farmaci biologici si possono oggi annoverare diversi antitumorali di grande importanza, quelli per la cura di malattie autoimmuni come l'artrite reumatoide, farmaci per il diabete e per i difetti della coagulazione.

Cosa sono i farmaci biologici?
La sintesi di un farmaco biologico richiede un processo produttivo molto elaborato. Questo processo – le cellule utilizzate, le procedure adottate – definisce le sue caratteristiche; una modifica in una qualsiasi parte del processo può alterare significativamente la composizione del composto proteico e, di conseguenza, la sua efficacia e gli eventuali effetti collaterali.

Sono farmaci biologici gli anticorpi monoclonali, le terapie geniche e alcuni tipi di ormoni. Questi composti hanno fornito nuove possibilità e metodiche per trattare con maggiore efficacia importanti malattie come il cancro, il diabete, l'epatite, la sclerosi multipla e l'anemia.

I farmaci biologici costituiscono oggi il 20% dei farmaci in commercio e il 50% di quelli in via di sviluppo. In molti casi rappresentano l'unica opzione terapeutica per patologie rilevanti e diffuse come: anemia, fibrosi cistica e diverse forme di tumore. Sono, inoltre, tra le più importanti armi a disposizione nella lotta alle malattie rare di origine genetica.

Come agiscono?

I farmaci biologici sono progettati per agire su uno specifico recettore (la proteina presente sulla superficie della cellula tumorale), con lo scopo di modificarne il processo della malattia stessa, e funzionano in modo analogo a quello delle proteine prodotte dal nostro corpo.

Per esempio, i nostri anticorpi (che sono proteine) riconoscono le proteine estranee presenti in virus e batteri, si legano ad esse e ne bloccano l'attività, proteggendoci in questo modo dalle infezioni.

I farmaci biologici si sono dimostrati molto efficaci perchè forniscono un'azione mirata nel trattamento della malattia con minori effetti negativi sulle cellule sane, e conseguentemente comportano una riduzione degli effetti collaterali causati dai trattamenti.

Una caratteristica fondamentale relativa all'efficacia e alla tollerabilità dei prodotti biologici è la loro immunogenicità, cioè la capacità di indurre una reazione immunitaria nell'organismo, infatti, se l'organismo del paziente riconosce un farmaco biologico come "estraneo", può neutralizzarne l'effetto, impedendone l'efficacia terapeutica.

Cosa sono i farmaci biosimilari?

Come suggerito dalla parola stessa, un "biosimilare" è un farmaco biologico simile per caratteristiche ad un farmaco biologico originario precedentemente brevettato, e autorizzato per la commercializzazione da diversi anni (il cosiddetto "farmaco originatore").

Un biosimilare e il suo originatore, essendo ottenuti mediante processi produttivi differenti, non sono uguali, ma solo simili in termini di qualità, efficacia e sicurezza.

A differenza dei farmaci tradizionali, i cui generici sono considerati identici ai loro farmaci di riferimento, la complessità della struttura dei farmaci biologici e le metodiche di produzione diverse possono determinare alcune differenze tra un biosimilare e il suo farmaco di riferimento. Hanno differenze lievi, che possono tuttavia causare potenziali variazioni in termini di efficacia, immunogenicità, sicurezza e indicazioni d'uso. Un biosimilare inoltre è sviluppato come alternativa più economica rispetto al farmaco biologico originario.

Le differenze con i farmaci tradizionali

I farmaci tradizionali (non biotecnologici) sono ottenuti da molecole chimiche "standard", e cioè da materiale non vivente tramite reazioni chimiche standardizzate e riproducibili in modo preciso grazie alle metodiche attuali; i farmaci biologici, invece, vengono sintetizzati a partire da organismi viventi, mediante tecniche di ingegneria genetica.

I farmaci tradizionali si distinguono da quelli biologici per la complessità della struttura e del processo produttivo di questi ultimi.

Il processo produttivo determina l'unicità e le caratteristiche del farmaco biologico. Proprio per questa complessità, la stessa molecola, se prodotta da aziende diverse (o anche dalla stessa azienda ma con processi produttivi diversi) può presentare modificazioni strutturali significative e quindi differenti caratteristiche di sicurezza ed efficacia.

Questa differenza è ben evidente se pensiamo anche che il peso delle molecole si misura con una particolare unità, chiamata Dalton. Nei farmaci tradizionali il peso è di poche centinaia di Dalton, mentre i biologici arrivano a pesare molte decine di migliaia di Dalton.

HO AVUTO UN TUMORE, ADESSO VOGLIO AMORE

Come sarà l'amore dopo il tumore? Come sarà più giusto affrontare l'argomento con il nuovo partner? Sono tante le domande che si rincorrono nella nostra mente dopo l'esperienza del tumore. E' per questo che, in questa parentesi, abbiamo deciso di approfondire il tema per analizzare i meccanismi interiori e le emozioni che possono accompagnare la nascita di nuovi legami.

Il cancro: Una tempesta da affrontare

Potremmo pensare al cancro come ad una violenta tempesta che irrompe all'improvviso nel viaggio della vita, obbligando a lunghe soste, cambi di direzione e paesaggi radicalmente diversi da quelli desiderati e immaginati. Questa tempesta travolge inevitabilmente tutti gli aspetti della vita e spesso anche quelli dell'amore.

Ma è quando si comincia ad osservare il percorso con uno sguardo diverso dal precedente che ci si rende conto che il nuovo viaggio è qualcosa di possibile. E soprattutto che è percorribile nonostante l'immensa fatica, la paura, l'angoscia, il timore dell'ignoto e il dolore.

E come tutti i viaggi che si rispettino, la nuova dis(avventura) prevede anche nuovi compagni di viaggio con i quali relazionarsi.

Possibili conseguenze sull'amore dopo il tumore

Per alcune di voi, la malattia può essere stata un fattore che ha consolidato e intensificato l'unione affettiva con il proprio partner. Per altre invece può aver amplificato le fratture portando anche all'abbandono, impedendo così la stabilità e la continuità relazionale e aumentando la profondità delle ferite psicologiche.

Da cosa dipende? I cambiamenti indotti dalla malattia possono generare difficoltà e criticità nella comunicazione all'interno della coppia, dettate:
- Dalla paura per un futuro incerto.
- Dall'infertilità inattesa come una delle possibili conseguenze della patologia.
- Dalla difficoltà di gestire una quotidianità completamente stravolta.

Il rapporto a volte, può essere più difficile in una relazione pre-esistente, se il partner non accoglie bene il cambiamento della persona che coinvolge il modo di pensare e di affrontare il cambiamento delle priorità'.

Quando l'abbandono non è rimasto confinato alla paura ma è diventato realtà, è possibile che anche le vostre risorse nell'affrontare il percorso di malattia e le sue conseguenze, abbiano subito un indebolimento.

In altri casi, alcune di voi hanno affrontato la malattia e le terapie da single. E' probabile che le ragazze single abbiano meno problemi a iniziare una vita amorosa. Questo perché, una volta affrontato il confronto con la persona che erano prima del cancro e accettato il cambiamento, si porranno verso l'esterno così come sono, come persone nuove sia fisicamente che caratterialmente.

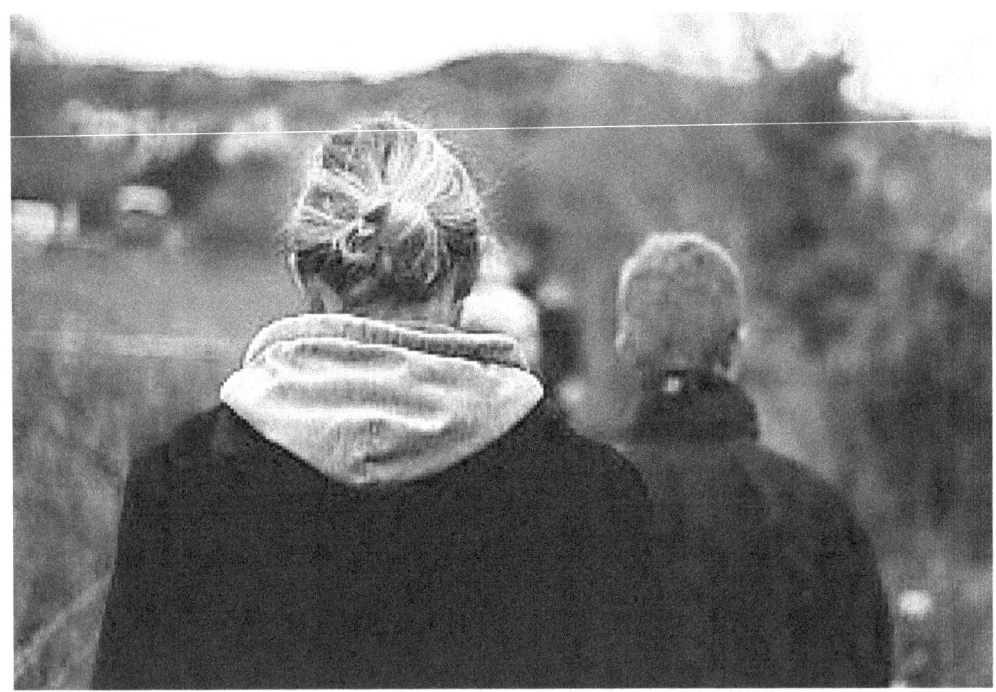

COSA SUCCEDE ALLA PROPRIA AUTOSTIMA?

Già durante le fasi di diagnosi e terapia, è talvolta inevitabile una diminuzione dell'autostima. In un primo momento questo è associato al cambiamento dell'immagine corporea e successivamente a pensieri del tipo "Chi mi vorrà ancora?" immaginando una relazione d'amore dopo il tumore.

Se durante il percorso di malattia siete passate attraverso la fine di una relazione, verosimilmente avete percepito un aumento del senso di sfiducia e la perdita di autostima. Ne consegue che la riconquista del vostro valore passa attraverso un lavoro psicologico su voi stesse e che prevede la necessità di curare soprattutto le ferite interiori.

Un percorso psicologico di supporto, che aiuti a identificare i propri bisogni, per definire obiettivi e priorità, può essere un valido aiuto. E sarà utile nel favorire la consapevolezza di sé e delle aree della propria vita che meritano attenzione per ritrovare il benessere interiore.

C'è un momento giusto per un nuovo amore dopo il tumore?

Alcune di voi si chiedono quando sia il momento giusto per intraprendere una nuova relazione. Ebbene, non esiste una risposta universale, piuttosto ognuna di voi elaborerà un proprio tempo interno, orientato alla possibilità di accogliere ed essere accolta in una nuova relazione. Ci sono donne che, per esempio, instaurano relazioni con un nuovo partner immediatamente dopo la diagnosi, altre durante le terapie guidate dal desiderio di godersi ogni minuto e occasione della vita, altre in follow up e altre ancora che non pensano minimamente ad un investimento affettivo.

La scelta dipenderà in parte:
• Dalle caratteristiche della personalità di ciascuna.
• Dall'entità della sofferenza fisica e psicologica.
• Ma anche dalla capacità di accogliere la relazione come un'opportunità di riappropriarsi di sé, della propria autostima e di uno spazio vitale importante.

Se da un lato, durante il follow up c'è una vera e propria ripresa di una quotidianità in cui finalmente le fasi di terapia impegnative sono ormai alle spalle, dall'altro è molto frequente che la sfiducia e la paura che hanno accompagnato il periodo precedente, continuino a rappresentare un'ombra che rende difficile mettersi in gioco in una nuova relazione.

In questa fase molte di voi stanno ancora facendo i conti con un'immagine corporea che è cambiata e in cui fanno molta fatica a riconoscersi. Per alcune c'è tendenzialmente una sorta di rifiuto e disgusto, che di riflesso temono di leggere nello sguardo di un nuovo ipotetico partner.

Il primo passo è accettare se stessa

La possibilità di recuperare un rapporto sano e di accettazione con il proprio corpo è il primo step per ricostruire una nuova autostima. Se considerate la vostra lesione fisica come una parte di voi e non il tutto della persona, questa diventa allora un elemento insieme ad altri elementi.

Il recupero di un minimo di autostima e accettazione del vostro corpo, crea la premessa per accogliere una nuova relazione con un margine di fiducia un po' più ampio.

Ricordatevi che anche se ora vi sentite d'essere una persona diversa, perché la malattia vi ha portata ad un'evoluzione, i possibili partner che incontrerete vi guarderanno in modo neutro e alquanto normale e vedranno la persona meravigliosa che siete ora. Il consiglio è di non rimanere nel rimuginio o nel dubbio del confronto con la persona che eravate, ma di imparare a conoscere e a essere orgogliosa della persona che adesso siete diventata.

In questo percorso è importante darsi valore attraverso la consapevolezza di sé, e del difficile percorso affrontato, riconoscendo le proprie capacità, non giudicandosi male, evitando l'autocommiserazione e non trattandosi con tanta dolcezza.

Raccontare al nuovo partner della malattia

Ma ecco affacciarsi nuove difficoltà legate allo svelarsi all'altro rispetto alla propria storia e nell'intimità. Per molte di voi raccontare la malattia è vissuto come un segreto da confessare al più presto, quasi con l'intento di mettere in guardia il partner sulle conseguenze in futuro della patologia pregressa. Questo aspetto è ancor più marcato nelle situazioni in cui è compromessa la fertilità e con il conseguente timore di deludere il desiderio dell'altro di avere un figlio biologico.

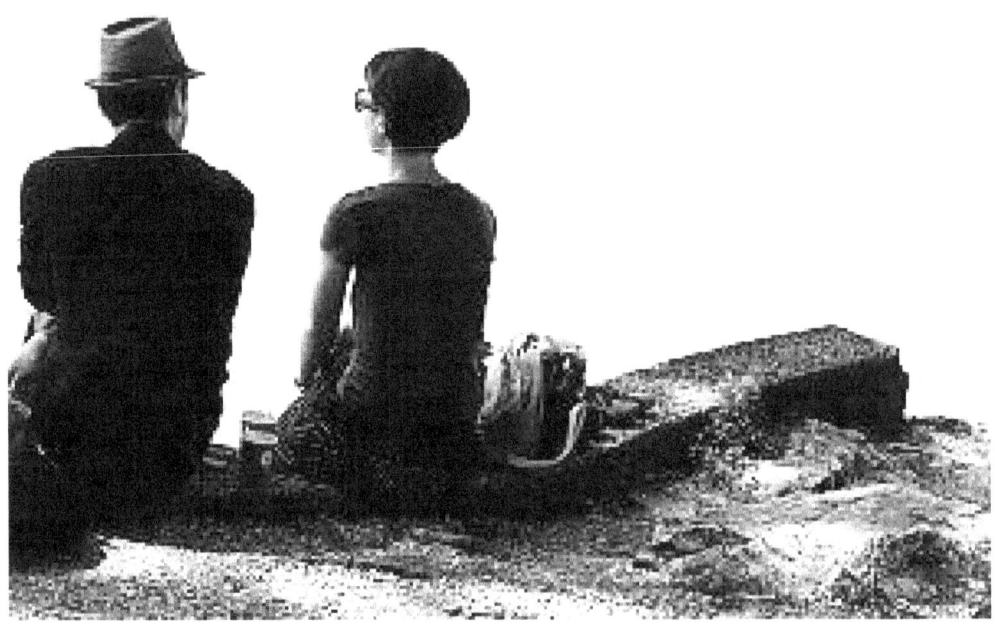

In questo scenario, se il partner si mostrerà accogliente nell'ascolto, rassicurante e sereno vi permetterà di recuperare e alimentare quel senso di fiducia precedentemente smarrito. Al contrario, cogliere nell'altro reazioni di profondo turbamento e distacco emotivo rischierà di incrementare la sfiducia e il disagio. Per questo è importante dialogare con il partner rispetto alle proprie percezioni e paure.

Il momento in cui vi racconterete all'altro sarà inevitabilmente carico di aspettative. Positive o negative che siano, l'importante è che siano basate sulla realtà e non su fantasie, l'eventuale turbamento del partner può essere accolto e adeguato, non significa necessariamente rifiuto.

Il modo in cui ciascuna di voi affronterà il momento in cui si racconterà al partner e l'esito della comunicazione, avrà inevitabilmente un impatto importante sulle emozioni che accompagneranno il futuro dell'intimità reciproca. Più lo spazio emotivo sarà accogliente e più vi consentirà di apprezzare la vicinanza fisica del partner e la condivisione affettiva. La sessualità potrà rappresentare allora un qualcosa da ricercare anziché da evitare sull'onda di precedenti vissuti di vergogna, ciò nonostante anche gli effetti disturbanti dettati dalla menopausa indotta farmacologicamente.

Ottimo sarebbe poter percepire ed esprimere all'altro la storia di malattia come un aspetto della vostra vita, un capitolo al pari di altri momenti di sofferenza che, come tale, permette di essere contenuto in uno spazio mentale che non prenda il sopravvento su tutto il resto. Una parentesi per l'appunto. [6*)]

COME POTETE AIUTARE VOI STESSI

Mantenere un atteggiamento mentale positivo può aiutare il fisico ad affrontare meglio le terapie. Una reazione comune di fronte alla diagnosi di tumore è affidarsi completamente ai medici e agli ospedali. In parte ciò è vero, ma ci sono molte altre cose che voi potete fare. Essere informati sulla malattia e sui trattamenti significa ricoprire un ruolo attivo. Non esitate a porre domande, anche se sono le stesse, e se lo volete chiedete all'oncologo di mettervi sempre al corrente della situazione.

In alcuni momenti vi sentirete molto stanchi solo per lo sforzo di pensare a ciò che potrebbe esservi necessario. Sentirsi affaticati e svogliati è normale, come lo è l'alternanza di giornate in cui vi sentirete abbastanza bene e altre, invece, in cui i momenti di sconforto prenderanno il sopravvento. In tali casi non esitate a richiedere un aiuto specializzato, a cui troppo spesso non si ricorre per paura di mostrare gli aspetti più vulnerabili di sé.

Alcune persone cercano di vivere una vita quanto più normale possibile e sentono il desiderio di stabilire nuove priorità ascoltando maggiormente i propri bisogni: trascorrere più tempo con i propri cari, fare le vacanze che si sono sempre sognate o dedicarsi ad interessi che venivano tralasciati e rimandati nel tempo. Mantenere la propria vita sociale e professionale può essere d'aiuto, ma non fatevi problemi se avete bisogno di riposare. Fare un po' di esercizio fisico, purché non sia troppo impegnativo, solleva lo spirito e aiuta ad allentare la tensione. È sempre bene, tuttavia, consultare l'oncologo prima di iniziare qualunque programma di esercizi fisici.

Anche se in alcuni momenti forse avrete voglia di stare un po' soli con voi stessi, condividere i vostri sentimenti con gli altri può aiutarvi ad affrontare la malattia e i trattamenti. A volte il periodo più difficile è rappresentato proprio dalla fine del trattamento, poiché uscire dall'ospedale e da un iter terapeutico stabilito può provocare un senso di solitudine e incertezza. Molti dichiarano di sentirsi depressi ed emotivamente fragili, e non contenti e sollevati come, invece, avrebbero pensato. Altri ritengono che parlare con un professionista esperto nell'assistenza ai pazienti oncologici possa aiutarli ad individuare le criticità e le risorse disponibili durante la malattia. Un psicologo, essendo una persona competente ed esterna, rispetto al malato e alla sua rete familiare, può aiutare a districare pensieri, sentimenti e idee non sempre facili da esternare e spesso difficili da condividere.

Può giovare anche partecipare ai gruppi di sostegno psicologico e di auto-mutuo aiuto, in cui si conoscono altre persone che vivono la vostra stessa esperienza. Condividere le emozioni e i pensieri in uno spazio protetto, insieme a persone che vivono la stessa esperienza, può essere un modo per dare espressione a quei sentimenti di cui avete preferito non parlare con parenti e amici, oltre che un mezzo per apprendere qualche 'dritta' utilissima per affrontare i problemi della vita quotidiana. [7*)]

IL CORAGGIO NON È NON L'AVER PAURA, MA AVERE LA FORZA DI SUPERARE IL TIMORE

Molte persone, pur conoscendo l'esistenza di una sempre più crescente guarigione che si ottiene tramite i trattamenti oncologici ospedalieri e il sostegno di alcune teoriche medicine alternative e supplementari (a volte fantomatiche), nonché alcuni processi corporei e mentali che mutano nei pazienti di tumore, si intimoriscono quando si parla di malattie letali che hanno un forte impatto sociale; non riescono a superare la massiccia programmazione mediatica, perché di questo si tratta, che sta' andando avanti sulla vicenda: "Cancro terminale". A molti pazienti risulta difficile in poco tempo far sopraggiungere la consapevolezza che "il diavolo" non è poi così cattivo come lo si dipinge. Superare la paura della malattia (e del cancro) ed iniziare ad usare la propria forza che sta alla base dell'esistenza, non è facile, ma si può.

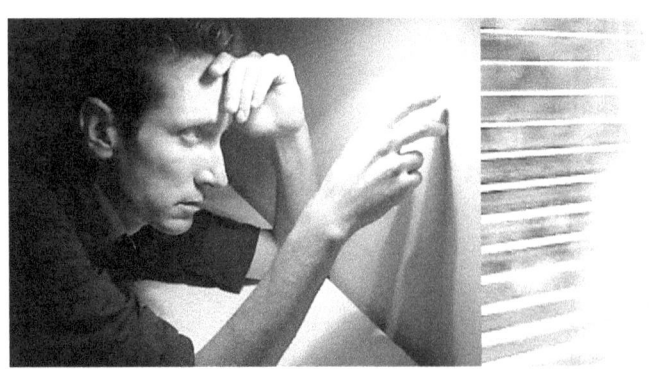 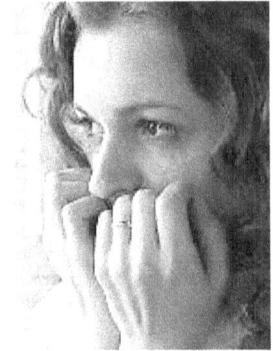

Chiariamoci subito: tutti abbiamo paura del cancro, e ciò è naturale ed è biologico che sia così. Questo intenso turbamento, preoccupazione e inquietudine hanno la loro funzione e guai se non ne avessimo, tuttavia se essa dipende da una mancanza di conoscenza e determina un atteggiamento inadeguato al superamento delle situazioni della vita, appare opportuno ridurla nei limiti entro i quali possa essere utile alla nostra esistenza e sopravvivenza.

Abbiamo paura del cancro, della leucemia, della sclerosi multipla, dell'aids, ecc. semplicemente perché non abbiamo la minima idea di cosa sono nel dettaglio queste malattie, e quello che ci viene riferito giornalmente non fa altro che incrementare questo timore, in quanto si diffonde in ogni dove l'incapacità di arginare tali fenomeni patologici che spesso portano alla morte.

Ma siete proprio sicuri che quello che vi dicono al riguardo sia reale? Se ciò che vi hanno raccontato non include delle genuine motivazioni su come sfuggire al fenomeno globale e sociale del terrore del cancro e delle altre malattie di rilevante entità, qui di seguito sarete incoraggiati da una disamina veritiera e molto semplificata sull'argomento che sovrasta la vostra mente, e che non fa altro che indebolire la vostra speranza e il vostro coraggio di lottare e di sormontare le paure che più vi assillano.

I pro e i contro della malattia

Una notizia positiva è la seguente: le malattie in genere, quindi anche il cancro, non sono un male ingiusto, al contrario sono un bene poiché costituiscono un processo di riparazione del corpo, quindi non temiamole a priori, ma cerchiamo di comprenderle nel dettaglio.

Altra notizia di eccelsa utilità è che il nostro corpo ha il potere dell'autoguarigione e che in molti casi, pure se gravi, fa tutto da solo per rimediare, anche e soprattutto senza farmaci. Ora quindi, non pensiamo subito al peggio, alle gravi patologie o altro, perché esiste il metodo di giungere ad una soddisfacente guarigione anche per quelle malattie più preoccupanti che hanno bisogno di un ponderato aiuto.

La notizia meno piacevole invece è che le malattie non possono essere prevenute; tuttavia si può predisporre il corpo in modo da consentirgli il superamento di tali processi vitali in maniera autonoma e con il minor disagio possibile.

Basta mantenere molto alte le energie corporali (ossigenazione del sangue ed altro) tramite un'alimentazione corretta, un adeguato esercizio fisico, un supporto medico aggiuntivo e soprattutto con un'attività mentale sempre positiva e tesa al superamento delle odierne difficoltà imposte dal sistema di vita. Sicuramente non è facile, ma per la nostra salute è una certezza che uno sforzo consapevole ne valga veramente la pena.

La malattia Cancro, come avviene?

Suddividendolo in percentuali, il fenomeno della complessa e improvvisa manifestazione della malattia denominata: Cancro, avviene tramite la combinazione di uno, due o tre gravi fattori principali.

Uno: Considerando che il suolo della terra che produce gli alimenti è contaminato, l'acqua potabile è infettata e l'aria che respiriamo è inquinata, è naturale concludere che le conseguenze di tutto ciò si riversano nell'ammorbare il fisico-corporeo rendendolo malsano tramite una lunga cattiva alimentazione.

Due: La stragrande maggioranza dei nostri traumi psico-fisici sono di origine mentale/emotiva/biologica (biodinamica), con conseguente calo d'energia in una o più parti del corpo. Queste forti emozioni negative abbattono gravemente l'individuo. In sostanza derivano dal nostro "vissuto e presente" abbinato ad uno o più determinati gravi eventi della vita presente o passata (i tristi e violenti avvenimenti del passato vengono registrati automaticamente nelle nostre cellule). Le lesioni mentali e fisiche che ciò crea, coglie impreparato chiunque e si ingenera in uno shock che è impossibile da controllare o da eliminare. Questa condizione morbosa è caratterizzata da abbassamenti improvvisi di tutte le facoltà vitali. Sono emozioni ed esperienze dirette e "riflesse", improvvise e violente di cui l'intero sistema immunitario si indebolisce o è messo completamente fuori gioco.

Tre: E' ormai evidente e più che una convinzione para-scientifica, come pure attesta la Medicina Ufficiale: "Il fattore genetico incide nel provocare il cancro". Una quantità di coefficienti incogniti e/o indeterminati, positivi e/o negativi ereditati dai propri genitori, risultano tutti registrati nel DNA del nostro splendido organismo biologico.

Quando questo shock ci coglie impreparati, cosa succede?

La mente, che non distingue la vita reale dalla nostra immaginazione, invia un segnale di pericolo al corpo per indurlo ad una variazione di condotta che gli consenta di superare il "pericolo" quindi, in relazione al sentito/percepito, si attiverà un programma (registrato nei nostri tessuti nel corso dell'evoluzione nella crescita) che altererà la funzione di uno o più organi e/o tessuti.

Durante questa fase, che generalmente non comporta sintomi, l'aumento o la riduzione dell'attività o delle dimensioni di una componente del corpo consente di salvaguardarci dalla minaccia incombente [esempio: se ci troviamo in una situazione improvvisa di sfida, non necessariamente fisica, si avrà un aumento di zuccheri nel sangue per donarci il giusto vigore per superare l'eventuale "disputa"; - se ci troviamo in una circostanza con un pericolo di vita, automaticamente si attiva l'asse ipotalamo-ipofisi-surrenale, viene secreto l'ormone dello stress, il sangue viene fatto confluire agli arti per consentire un attacco/difesa o una fuga, le altre funzionalità del corpo vengono drasticamente ridotte, viene ridotta pure la funzionalità cosciente (ragionamento) del cervello ed aumentata quella istintuale (cervello antico) ecc.].

Al termine di tale situazione incresciosa si attiva la normalizzazione delle funzioni di base che richiede un notevole dispendio di energie; il corpo dovrà far aumentare/ridurre quel componente corporeo che aveva alterato, anche demolendo eventuali tessuti/organi che aveva incrementato nelle dimensioni, ripristinandone la piena funzionalità.

Quest'ultima fase è quella più importante ed è l'unica fase riconosciuta a livello ufficiale, mentre quella precedente del pericolo percepito è sconosciuta ai più e di certo non insegnata nelle opportuni sedi mediche universitarie. E' definita calda, in quanto aumenta la velocità delle reazioni biologiche per giungere presto alla vita normale. Ed è proprio in quel momento che al corpo necessitano molte energie per recuperare la regolarità delle sue funzioni e quindi invia il segnale del dolore, associato ad altri (sudore, febbre, infiammazioni, ecc.), che ha lo scopo di far rallentare/fermare le attività coscienti dell'individuo per utilizzare le energie nell'auto-guarigione.

La funzione della malattia

Lo scopo della malattia è quello di ripristinare le funzionalità dell'organismo, quindi è utile per la nostra stessa sopravvivenza.

Analizzando l'utilità del meccanismo biologico automatico (che alcuni chiamano: "Speciale Programma Biologico Sensato" [SBS]) da cui scaturisce, quella che si definisce a torto "Malattia", mentre in realtà è il sintomo di una fase cruciale del citato programma, non possiamo fare a meno di notare la sua necessità al fine di garantire la sopravvivenza del nostro corpo, ciò per ragioni ben più elevate della mera vita fisica, e consente all'organismo di evolversi per adattarsi all'ambiente circostante.

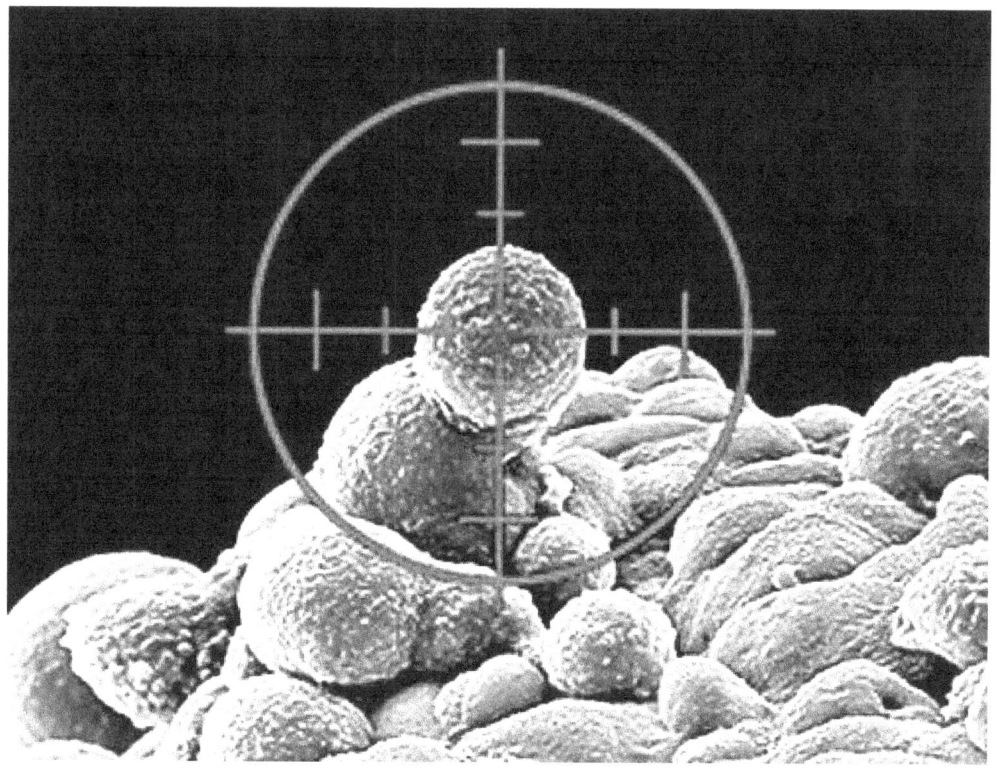

Il cancro

Per la vastità dell'argomento non è possibile essere esaustivi citandone solo poche frasi, ma qualche piccola ed essenziale informazione su questo male del secolo è doveroso.

La proliferazione naturale, sana e controllata, non è certo impazzita come vogliono farci credere. Non è possibile che le cellule di un particolare tessuto/organo vengono indotte dal nostro essere biologico per fargli aumentare la sua efficienza (esempio: il tumore al polmone per avere più aria e non morire, il tumore alle ovaie per aumentarne la possibilità di rimanere incinta, il tumore alla prostata per aumentarne le capacità riproduttive maschili, ecc. mentre ci sono anche procedimenti opposti, cioè di riduzione dell'organo, come ad esempio: l'osteoporosi, cancro ai dotti lattiferi, ecc.), perché tutto ciò non avviene certo per caso o per errore, ma è essenziale per superare biologicamente alcuni shock già in corso o precedentemente vissuti. Quindi, la proliferazione di cellule per divisione non ha certo lo scopo di arrecarci del danno, ma esattamente l'opposto.

Trattandosi di un aumento o riduzione delle dimensioni dell'organo/tessuto per aumentarne o ridurne l'efficienza, tale evento, se non è per necessità fisica, è spesso connesso ad eventi di considerevole entità emotiva, come ad esempio lo shock. Se invece lo shock non è di forte entità, il corpo non influisce sulle dimensioni, ma solo sulla sua regolare funzionalità accelerandone o rallentandone le sue funzioni.

Essendo questo un processo automatico ma di rilevante gravità, anche la sua fase riparativa sarà molto intensa, e pertanto, anche i sintomi saranno così forti da indurci ad andare dal medico. E qui che però inizia il vero dramma, quello che vorremmo che terminasse subito. Presentandosi dal medico con sintomi molto marcati, logicamente il dottore oltre a prescrivere i soliti farmaci, farà anche eseguire degli esami diagnostici che evidenzieranno il problema all'organo/tessuto dolente, e se tale problema, come spesso avviene, viene diagnosticato come cancro (proliferazione ormai in fase di disfacimento) allora, per il paziente cominciano i guai e le paure.

Il primo guaio è la diagnosi

Sentirsi dire che si ha un cancro qui o lì, piccolo o grande che sia, e che si deve intervenire subito, è un evento devastante per la maggior parte delle persone, altro che shock e quindi… ricordate cosa succede nel corpo umano quando qualcuno vive uno shock? Un nuovo processo biologico si attiva per la paura di dover morire, per il timore di sentirsi spaesati, soli al mondo e senza un valido sostegno, senza una via d'uscita, ecc.

Il secondo guaio

Come se il primo non bastasse, a questa disgrazia si aggiunge il protocollo sanitario. Così si inizia un calvario interminabile fatto di dottori, esami, ospedali, cure infernali e controlli a tappeto che si protraggono per diversi mesi e anni.

Sono tutti eventi nefasti che non fanno altro che aumentare quel forte shock che già in precedenza si era attivato con la diagnosi.

Il terzo guaio

Questo può avvenire se si sono vissuti male i primi due guai, e si verifica in seguito, quando si è tornati alla normalità della vita, dopo che oramai ci si sente salvi da quel maledetto cancro. Adesso succede che l'organismo, ritornato ad una situazione di non pericolo, avvii un programma riparatorio allo shock della diagnosi e del protocollo sanitario e si ricomincia tutto daccapo. Purtroppo, può capitare che dai nuovi esami diagnostici, risulti che alcune cellule impazzite siano sfuggite al precedente trattamento chemioterapico e siano andate a far danno in un altro organo (esempio: il polmone o le ossa o nei linfonodi), tale processo viene definito metastasi, e a questo punto dovrebbe essere chiaro chi/come e cosa le genera.

Uscire da questo circolo vizioso è molto difficile per chi non lo conosce. Verrebbe veramente la voglia si mandare l'ospedale con tutti i suoi medici e oncologi a quel paese, e avviare un processo di cura consapevole, rivolgendosi a medicine differenti da quella ortodossa pur se ufficialmente riconosciuta dal Ministero della Sanità. Difatti, sono sempre in aumento quei pazienti che cercano una possibilità diversa dal trattamento oncologico tradizionale. Non è poi tanto male l'idea di impegnarsi nel tentare di scoprire una formula medica diversa ma efficace, che consenta di aiutare a sanare veramente la patologia del proprio corpo, e perché no, giungere quanto prima all'autoguarigione definitiva.

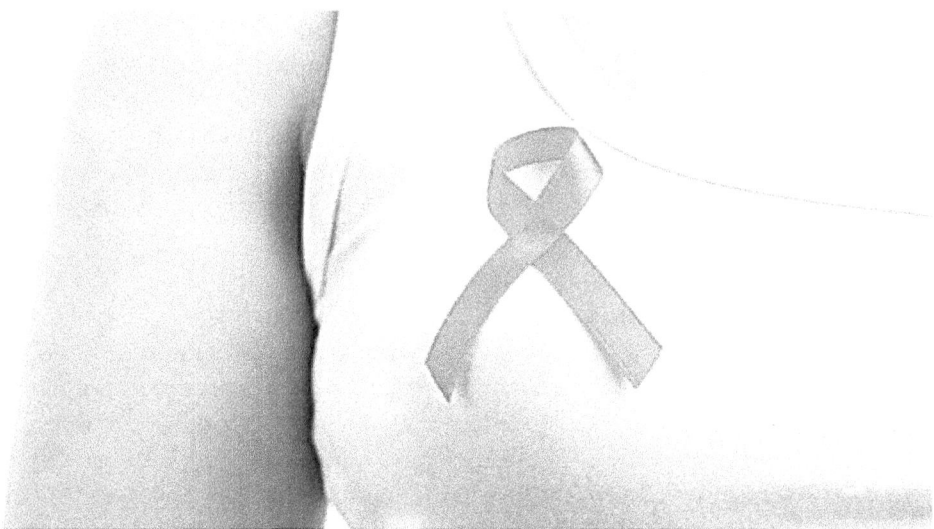

La prevenzione

Credete davvero che le case farmaceutiche rinunceranno mai agli inimmaginabili introiti miliardari derivanti dall'affare cancro e delle malattie invalidanti che necessitano di cure a vita?

Basterebbe ascoltare i messaggi che ci invia il nostro corpo per percepire la nostra salute, non servono analisi ed esami diagnostici di ogni genere che vengono pubblicizzati in ogni dove per la nostra salute, questo senza tener conto delle probabilità molto alte di falsi positivi e che, fin troppo spesso, si traducono in cure farmacologiche e/o chirurgiche non necessarie.

La percezione e l'esperienza già vissuta

Ma se, come detto prima, le malattie non sono prevedibili considerato che scaturiscono da eventi inattesi e imprevisti, allora non c'è scampo?

A vederla in questo modo costituisce la prova di non aver compreso bene la funzionalità della malattia, cioè quella di farci sopravvivere e non di farci morire, quindi la prima cosa da fare è di non temerla, ma neppure di trascurarla. Tuttavia non è piacevole essere ammalati e ancor meno avere delle patologie invalidanti, quindi sarebbe opportuno evitare di far scattare il meccanismo biologico di sopravvivenza. Come?

Cosa determina per ognuno di noi se una situazione è pericolosa o meno? Sono le nostre percezioni le quali consentono al nostro organismo di adattarsi e vivere nell'ambiente in cui ci troviamo. Quando percepiamo un qualcosa (persona-situazione-cibo-altro) come pericoloso, chiaramente ci sarà anche una risposta a tale "sentito biologico" che, a seconda dell'entità della percezione, sarà più o meno incisiva.

Eliminando dalla nostra mente le paure indotte e le programmazioni distruttive, tramite una cancellazione consapevole determinata dalla conoscenza, potremo vivere una vita serena e stare al riparo da molte patologie. Se ci ritroviamo in situazioni "indesiderate" di forte intensità, ricordiamoci di quanto avverrà dentro di noi, e quindi, limitiamo volontariamente la tensione associata all'evento per non incappare, al termine del conflitto, in un brutto male.

Inoltre, se si è bene informati, c'è la possibilità di conoscere la causa specifica delle varie malattie, in modo tale da conoscere il sintomo che seguirà ad un determinato evento traumatico. Chiaramente dovremmo cercare di alleggerire un eventuale conflitto per avere una riduzione della successiva malattia. Anche questo non è certo un passaggio facile.

La morte biologia e il suo senso

La malattia non è altro che la fase finale del programma biologico di sopravvivenza agli "attacchi" dell'ambiente, se si supera questa fase l'organismo si è un po' evoluto e riuscirà a rispondere meglio a tale trauma. Nell'ipotesi, che il conflitto prosegua per un periodo di tempo piuttosto lungo, la fase riparativa potrebbe essere di una intensità devastante, tanto da non poter essere superata e cagionare la morte. Considerato che l'organismo non ha saputo superare il conflitto (non si è saputo adattare) il programma biologico della natura non trova altra soluzione se non quella definitiva. Tranquilli, di solito non si muore per questo, ma per i devastanti trattamenti farmacologici, ma quelli però, secondo gli oncologi, sono a norma di Legge e quindi va bene.

Quando si pensa che un cibo possa far "male"

A volte il nostro corpo reagisce negativamente (allergie, intolleranze, crisi epilettiche, ecc.) ad alcuni alimenti specifici (esempi: pollini, metalli sulla pelle, ecc.) in quanto ha memorizzato in precedenza come: "pericoloso". Associando un evento a quel specifico elemento che in qualche modo è presente all'atto dello shock, ogni volta che il nostro corpo torna in contatto con esso si attiva il programma di sopravvivenza. Ecco perché le allergie e le intolleranze possono far capolino in qualsiasi momento della nostra vita; queste vengono attivate dagli eventi che da sempre viviamo drammaticamente.

In questi casi ci sono dei metodi efficaci per dissociare tale registrazione dal nostro organismo. Uno di questi è di provare a riprogrammare il nostro corpo inducendolo ad accettare amorevolmente quel particolare cibo tanto amato, iniziando con piccolissime dosi e aumentandole molto lentamente.

Il fumo e le altre sostanze nocive

Il nostro corpo ha molti sistemi di difesa e tra essi c'è anche quello di espellere tutto quello che non è compatibile con esso. Quando ingeriamo qualcosa di nocivo, il corpo secerne tutte le sostanze endocrine che ha a disposizione per scomporre tale veleno, per poi eliminarlo in vari modi (tosse, defecazione, urina, vomito, ecc.); le sostanze che non possono essere disciolte vengono incapsulate per renderle innocue, e in caso di eccesso vengono depositate in loco (come i polmoni neri dei fumatori = sostanze tossiche incapsulate). Chiaramente, se l'intossicazione (tossiemia) è di eccessiva entità, il corpo reagirà come se avesse subìto un vero e proprio attacco all'organo interessato, e ci darà dei segnali attraverso dei fortissimi sintomi (malattia) che ci impediranno ogni attività fino al ripristino della normalità.

Naturalmente, se abbiamo un forte dubbio o timore di una sostanza/alimento e la ingeriamo di frequente, alla lunga la nostra paura attiverà una risposta difensiva del corpo (ad esempio: a tutti i fumatori è stato detto che il fumo potrebbe causare il tumore ai polmoni, è questo è anche vero, e glielo hanno anche scritto sul pacchetto di sigarette. Convivendo con questa paura, alla lunga, il fumatore potrebbe avere veramente un tumore. Ma non è sempre detto che la causa siano state le sigarette, ma bensì la paura). Spero avrete capito, che la causa è sempre la paura. Quindi quando si mangia/ingerisce qualcosa, è meglio non pensarci su troppo, non somatizzare l'evento sempre in maniera negativa, ma è meglio godersi il momento con molta calma e senza esagerare onde evitare la tossiemia acuta.

L'intossicazione genera di riflesso un abbassamento delle energie del corpo che è costretto a un superlavoro di pulizia, in questi casi aiutiamolo con una buona alimentazione (vegetali e frutta in abbondanza e meglio se crudi) fornisce la miglior energia al nostro corpo, consentendogli un facile smaltimento dei "rifiuti".

La tossiemia più diffusa e che costituisce la prima causa di morte in America e certamente anche in Italia è quella indotta dagli effetti diretti e collaterali dei farmaci. Questo è un dato di fatto statisticamente scientifico che solo le multinazionali farmaceutiche cercano invano di contraddire.

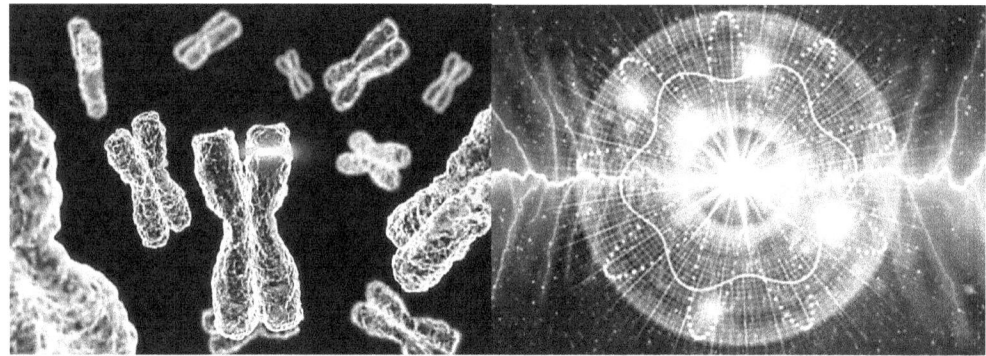

La questione genetica

Anche qui il discorso è molto lungo e non può essere sviscerato nel dettaglio. Volendo però ridurlo in poche parole, possiamo dire che i geni non c'entrano niente con la nostra malattia. Anche quando si nasce già malati, si tratta di una reazione biologica di sopravvivenza registrata dalle cellule (nella membrana) in fase di gestazione o parto. Essendo ereditate dai genitori, queste cellule si tramandano nel corpicino del neonato per consentirgli di superare i conflitti che ha vissuto direttamente o di riflesso nel grembo della madre. Ciò avviene per far trovare in neonato biologicamente preparato dopo che nascerà. Si tratta di un'evoluzione bio-naturale. Un piccolo esempio è il seguente: "Se un bianco occidentale si trasferisse in Africa, la sua pelle inizierebbe a modificarsi, e ad assumere una colorazione scura per proteggerlo autonomamente dal sole intenso cui ancora non è abituato, vivendo diversi anni in tale situazione le sue cellule registreranno tale comportamento come usuale, e lo tramanderanno alle sue generazioni future, queste nasceranno sempre più scure per poter sopravvivere nell'ambiente in cui già vivono i loro genitori".

Chiaramente la questione è molto più articolata, ma comunque perfettamente in linea con le regole della natura tese all'evoluzione ed alla sopravvivenza.

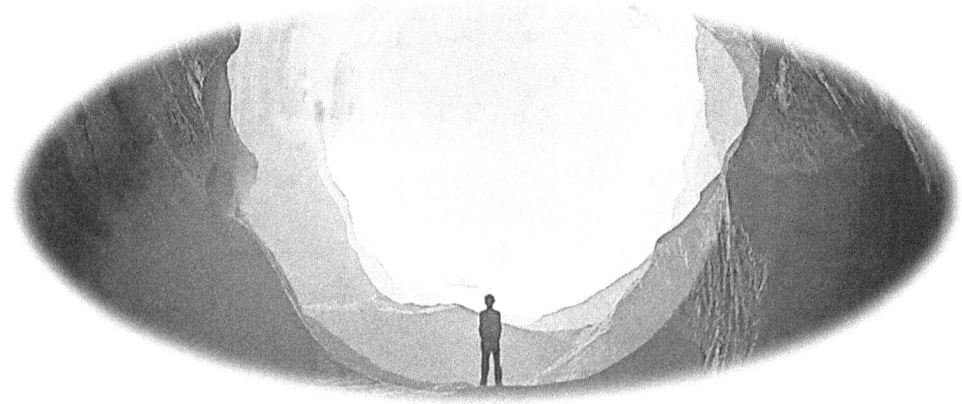

Una cura per tutto

Pian piano, anche la scienza ultra-riduzionistica si sta avvicinando a comprendere il potere che hanno le emozioni, ci si è avveduti che esse muovono delle enormi energie in grado di modificare la realtà fisica. Ecco perché il "Sistema mondiale" ci tiene alla larga da esse incentivando solo le nostre abilità razionali, tipiche del lato sinistro del cervello, è fa ciò tramite una serie di programmi ben specifici: l'istruzione pubblica prestabilita, la tv, gli svaghi moderni, l'occupazione totale del nostro tempo libero, ecc. ecc. Guai se prendessimo coscienza delle nostre reali potenzialità.

Ci sono delle verità personali in questa vita che quando le incontri non le lasci più.

Ad esempio, si è compreso che esiste una cura alle molteplici vicissitudini dell'essere umano, non è un rimedio, ne tantomeno un farmaco, non si vede e né si può toccare, non costa nulla ma ha un suo prezzo, pervade in ogni cosa: dall'atomo all'universo intero, costituisce la stragrande percentuale di tutto ciò che esiste di misurabile, è una forza, è intelligente, dona la vita, è una forma d'energia sconosciuta alla scienza tanto che la definisce oscura, viene anche chiamata: "Forza-Elettro-Debole", ma di debole ha solo il nome, essa genera e modifica costantemente la materia, ma mai nessuno è riuscito a individuarla scientificamente, nonostante ciò l'uomo può accedere ad essa ed usarla, l'uomo la percepisce come un umore, come un sentimento; questa si chiama: AMORE.

Se proviamo a fare "un salto" nelle nostre più intime profondità, potremmo scoprire la pace che vi alberga, la nostra vera essenza, il mistero del nostro respiro e la connessione permanente a quella forza che tutto pervade.

Troviamo il tempo da dedicare al nostro essere interiore che non fa parte di noi, ma che siamo noi.

Noi siamo essenzialmente dentro e solo in parte fuori, siamo quindi limitatamente il nostro corpo fisico. Pur se inconsciamente, noi usiamo il nostro corpo fisico per poterci esprimere al mondo e quindi dobbiamo curarlo e tenerlo in salute e in forma, ma se bramiamo intensamente solo le cose materiali ne sentiremo la mancanza e ci ammaleremo.

Quindi, non identifichiamoci nelle cose che abbiamo o che facciamo, in esse non troveremo quella forza sconosciuta che sostiene la nostra vita.

L'amore non conosce contrasti, è un intenso sentimento di affetto, l'inclinazione profonda non solo verso se stessi, ma in particolare verso gli altri, e verso qualcuno nello specifico.

Se manca l'amore e si perde pure la positività e la speranza, non arriva soltanto la malattia, ma sopraggiunge anche la delusione della vita, la scontentezza totale e alla fine anche la morte, e non solo per gli esseri viventi, ma per tutto il creato. Riuscire a comprendere questo fondamentale quanto complesso concetto è necessario per vivere bene e capire la natura della nostra esistenza. [8*]

Quando attraversiamo un periodo difficile della nostra vita, come la parentesi tumore, alcuni stati d'animo negativi possono prendere il sopravvento.

Le emozioni che si provano: paura, incertezza, confusione e depressione, possono scatenare un rimuginare continuo che consuma energie mentali e di conseguenza lascia esausti anche fisicamente.

Come reazione si è portati a chiudersi in se stessi, isolandosi da coloro che ci circondano, familiari e amici, per il timore di non essere capiti appieno.

Tutto questo porta ad una assenza di scambio e comunicazione e alimenta sentimenti di frustrazione e rabbia.

Ma soprattutto, porta al rischio di pensare che la nostra vita in questo momento ci riservi solo esperienze negative, girando principalmente intorno al mondo della malattia, alle speranze incerte e a quelle terapie che ci sono state proposte.

Questo ci fa perdere di vista tutto ciò che di bello abbiamo, ci sentiamo soli e solitari dentro quello che di buono e sorprendente ci accade quotidianamente.

L'importanza dell'atteggiamento positivo nell'affrontare il tumore

Può il nostro atteggiamento mentale aiutarci ad affrontare al meglio simili momenti di grande difficoltà emotiva come il tumore?

Alla scoperta di una risposta a questa domanda, Roberta Liguori: trainer e mental coach, ha rivelato alcuni importanti meccanismi mentali che bloccano un paziente colpito da un cancro dall'assumere un atteggiamento proattivo e ha svelato alcuni strumenti efficaci che riescono a innescare un cambiamento da negativo a positivo.

In quest'articolo la dottoressa Liguori si rivolge direttamente ai pazienti affetti da un tumore:

Le due domande trappola

"Perché proprio a me? Cosa ho fatto di male?" Sono alcune delle domande più comuni che si pongono le persone che hanno appena ricevuto una diagnosi di cancro, o chi sta attraversando le terapie. Ecco, queste domande sono delle trappole in cui è facile cadere e non ci aiutano affatto a trovare le risorse che sono in noi per affrontare al meglio l'esperienza e la cura del tumore.

Personalmente, non ho mai permesso a me stessa, né mai lo permetterò, di cadere nella trappola del: "Perché proprio a me". E se state vivendo l'avventura di questa malattia, o se la sta vivendo un vostro caro o, semplicemente, se vi piomba addosso una qualsiasi altra sfortuna, invito anche voi a fare altrettanto come me.

Avere un atteggiamento utile e proattivo

Il problema è che spesso viaggiamo con il "pilota automatico" e non controlliamo consapevolmente le domande che sorgono nella nostra mente a proposito di ciò che ci accade. Questo modo di vivere però lascia i pensieri e le sensazioni nelle mani del caso, e limita la nostra capacità di trovare risorse per la soluzione dei problemi. Perché la vera domanda non è se avremo problemi, ma come li affronteremo quando si presenteranno.

I problemi di cui stiamo parlando e a cui possiamo trovare soluzioni, non riguardano esami o terapie, ma riguardano piuttosto l'atteggiamento, le emozioni, il nostro modo di porci quando dobbiamo affrontare degli eventi avversi

Di fatto, i nostri risultati dipendono dalle condizioni emotive in cui ci troviamo. Dal nostro atteggiamento insomma. Se abbiamo un atteggiamento potenziante, aperto agli stimoli e alle idee, ci appaiono le vie migliori per affrontare i problemi.

In un atteggiamento non utile, depotenziante, negativo, le nostre risorse saranno invece limitate. Potremo prendere decisioni sbagliate o agire secondo comportamenti dei quali ci pentiremo e che ci allontaneranno dai nostri obiettivi.

È quindi davvero importante assumere un atteggiamento utile e proattivo di fronte a qualsiasi avvenimento, anche in situazioni avverse, e per riuscirci dobbiamo sviluppare e allenare l'abitudine di porci domande utili.

Con le domande giuste saremo sempre in grado di mantenere il focus sulla soluzione del problema e metteremo in atto i comportamenti più produttivi per risolvere qualsiasi sfida. Perché, come dice Richard Bandler, fondatore della Programmazione Neuro Linguistica: «Nella vita ti capiteranno cose belle e cose brutte. Non potrai controllare qualsiasi cosa ti succederà, ma avrai sempre il controllo sul modo in cui l'affronterai».

Il potere delle domande

Partiamo dal presupposto che non esistono domande intrinsecamente corrette o intrinsecamente sbagliate, ma esistono domande utili o non utili a seconda della situazione, per aiutarci a risolvere il problema e per cambiare stato d'animo.

In generale, quando ci capita qualcosa di brutto non è molto utile trascorrere troppo tempo a chiederci il perché. "Perché capitano tutte a me?", "Perché sono sempre così sfortunato?", "Perché sono triste e depresso?" Queste domande, che ahimè a volte sorgono spontanee, non sono di utilità alcuna per farci stare meglio.

Ricordiamoci sempre che il nostro cervello è letterale: se gli poniamo una domanda si attiverà per cercare la risposta. Quindi, se ci chiediamo "perché sono triste e depresso" il nostro cervello si metterà a cercare tutte le risposte, ovvero tutte le ragioni che legittimano il nostro stato d'animo. Ne troverà tantissime, perché l'essere umano è naturalmente esperto nel giustificarsi, e l'inevitabile conseguenza sarà che ci sentiremo sempre peggio.

Allenare la mente a proiettarsi verso la soluzione

Se, invece, quando ci sentiamo tristi impariamo a porci domande che iniziano con il: "Come" o con il: "Che cosa", alleneremo la nostra mente a proiettarsi verso la soluzione e miglioreremo il nostro stato d'animo:
- Che cosa posso fare per sentirmi meglio in questa situazione?
- Quali sono le azioni che mi faranno stare meglio, ora?

- Come posso uscire il prima possibile da questa situazione?
- Come posso trasformare questo problema in un'opportunità per me?

Grazie a questo tipo di sollecitazioni, il nostro cervello penserà a cosa ci fa stare bene e meglio, si concentrerà sulle azioni utili per risollevarci il morale e ci aiuterà a risolvere la situazione nel migliore dei modi. Sperimentatelo, e noterete come il vostro atteggiamento cambierà all'istante.

Evitare i perché', ma preferire i: che cosa e come

Se vogliamo migliorare la qualità della nostra vita, dobbiamo migliorare la qualità delle nostre domande. Ponendoci domande sbagliate, le domande che ci focalizzano sul problema, e che spesso iniziano con il "perchè", otterremo risposte che ci fanno stare male. Ponendoci invece domande utili, le domande che iniziano con il "cosa" e con il "come", cambieremo il nostro stato d'animo e andremo verso la soluzione della situazione.

Comprendo benissimo, per esperienza personale, che nelle situazioni drammatiche come il tumore, sembri impossibile cambiare stato d'animo e trovare opportunità. Eppure, anche una situazione così grave cela molteplici insegnamenti e vantaggi, a più livelli. Nasconde opportunità di:
- Crescita mentale.
- Miglioramento personale.
- Di trasformazione positiva della qualità di vita, per noi e per gli altri.

E se impariamo a farci domande furbe nei confronti degli eventi che viviamo, la qualità della nostra vita migliorerà esponenzialmente; perché le opportunità si colgono soltanto se si prendono le decisioni giuste.

Solo noi stessi possiamo decidere che significato dare agli eventi sfavorevoli che ci accadono, se trasformarli in opportunità di crescita oppure in scuse con le quali giustificare il nostro malcontento, rifugiandoci in sterili e lunghi lamenti.

Solo noi, sforzandoci, possiamo renderci conto che il giusto e positivo atteggiamento è qualcosa che "facciamo", non qualcosa che "abbiamo" o "non abbiamo". Bisogna semplicemente che ci costringiamo a metterlo in atto. [9*)]

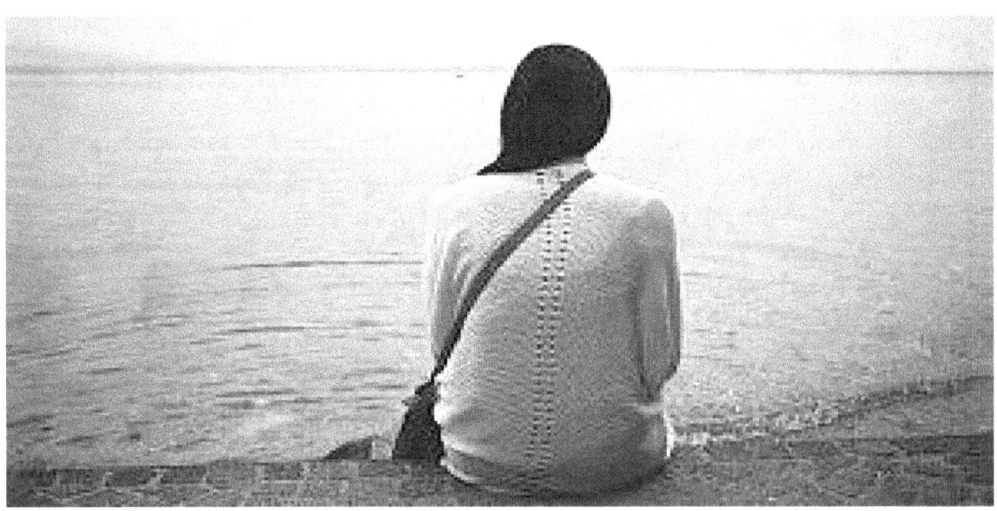

LE EMOZIONI AMBIVALENTI
DURANTE LA TERAPIA ONCOLOGICA

Durante il periodo delle terapie oncologiche – riferisce la Dott.ssa Concetta Stornante - è probabile che lo shock iniziale dato dalle diagnosi di tumore, lasci spazio a una fase in cui si alterneranno emozioni ambivalenti come la paura, la tristezza, l'ansia, il panico, la depressione e la rabbia, sono tutti sentimenti vivi e intensi diretti verso te stessa e/o verso altri che inevitabilmente ti possono provocare uno stress emotivo. Purtroppo, vivere la paura e l'incredulità blocca la mente, e ci si sente meno lucide: questo stato emotivo è fisiologico.

Spesso la paura non fa accettare immediatamente il percorso terapeutico consigliato e ci si potrà sentire pressata e spinta a forza, passiva e sconcertata.

Ti viene chiesto di prendere decisioni, scegliere, agire, accettare e tutto questo può farti sentire come spinta in un vortice, in una tempesta, in un meccanismo che ti travolge emotivamente e che, in più, ti fa star male mentalmente e fisicamente.

Il percorso delle terapie oncologiche, infatti, ha sempre effetti collaterali, più o meno immediati, che possono aumentare lo stato di malessere psicofisico globale.

Ed è per questo che è molto utile, non essere sole durante le visite mediche importanti, o durante una seduta di chemioterapia, radioterapia, TAC e altre, in modo da poter contare su altre persone ed affidarsi, seppur parzialmente, ai consigli e all'incoraggiamento delle persone a te più care e che ti sono vicine.

Stress emotivo: Le reazioni davanti alla paura

La reazione immediata alla paura è estremamente individuale, può bloccare, far fuggire o isolare se stessi nella propria mente e nel propria corpo.

Dopo il blocco emotivo vi sarà la reazione e la mente comincerà a produrre pensieri dettati dalla paura e dalla ricerca di soluzioni veloci.

Poi può succedere di chiedersi quelle fatiscenti domande: "Perché è successo proprio a me?", "Forse me lo sono meritato?" "Non ci posso credere, mi sembra di vivere tutto in un brutto sogno, un incubo, e chissà, poi mi sveglierò e sarà tutto di nuovo normale!"

Ed è normale che questi pensieri si sviluppino verso la ricerca di un compromesso con se stessi e con gli altri, nel tentativo di recuperare ciò che si sente di aver perso e cioè, la fiducia nel proprio corpo e nella sua integrità e funzionalità, nelle regole che ci eravamo date per vivere e curarci di noi, nelle nostre idee sulla prevenzione e sui consigli, buoni o errati, dei nostri medici.

E questo porta interiormente a cercare un colpevole che generalmente verrà identificato in noi stesse o in qualche persona a noi vicina o in tutte e due.

E' inoltre possibile che si presentino contemporaneamente sentimenti diversi come la tristezza, lo sconforto, la rabbia o ancora il risentimento e la riduzione dell'autostima nei confronti di noi stesse.

Non ignorare i sentimenti

Ognuno di questi sentimenti non può essere represso o ignorato a lungo, pena l'aumento del malessere generale e l'aggravarsi delle proprie condizioni e dello stress emotivo.

Per questo è sempre utile e necessario avere una persona di riferimento affettivo in cui aver fiducia che incoraggi, e che possa consigliare anche nel richiedere un aiuto psicologico se i sentimenti di rabbia e tristezza influenzassero tanto il processo di adesione alle cure mediche e al prendersi cura di se stesse.

Il lavoro dell'elaborazione del "Mini lutto"

Nella fase delle terapie, come è successo nella fase di diagnosi, sarà normale attraversare quelli che in psicologia vengono definiti "mini lutti", dovuti alla trasformazione del corpo in seguito alla malattia stessa e alle cure.

A volte sembra di dover morire, ogni cambiamento del corpo viene elaborato con una fase di shock, seguito da sentimenti contrastanti e patteggiamenti.

Questo vale ad esempio per la perdita dell'integrità del seno, la perdita dei capelli e delle sopracciglia, l'aumento di peso o la riduzione, e seppur temporanea, anche della perdita della propria autonomia nel pensare, nelle scelte e nell'agire liberamente.

Mantenere alta la fiducia

In questa fase di inevitabile stress emotivo, è importante sforzarsi di mantenere sempre alta la fiducia in sé, nella propria forza che è in te, nella riuscita di una guarigione definitiva e nel proprio valore come persona intera, dotata di vigore e resistenza in senso fisico e morale, che ce la farà a sormontare qualsiasi prova.

Prova a non focalizzarti sul particolare organo o parte del tuo corpo che non c'è più, o che non funziona o che non è più come prima, come la cicatrice, o la funzionalità del braccio, ma a soffermarti su tutte le altre parti della tua identità, come i sentimenti che nutri e il significato che riesci a dare alle relazioni con le persone a te vicine.

In questa parentesi desidero darti alcuni consigli, che seppur generali, possono essere utili per aiutarti a trovare il prima possibile quell'equilibrio necessario per gestire le emozioni e superare al meglio il delicato momento che segue la diagnosi di tumore e l'inizio delle terapie:

Accetta le emozioni

Prova ad accettare, senza giudicarti, gli stati emotivi, anche contraddittori che insorgono. Lo so, è un compito inizialmente non semplice. Ci vuole pazienza e fiducia nei confronti di noi stesse.

Accetta di non riuscirci

Prova ad accettare di non riuscire ad applicare questi stessi suggerimenti, perché non è detto che in te vi siano le condizioni psicologiche e mentali per farlo subito.

Concentrati mentalmente

Chiudendo gli occhi, cerca intensamente dentro te stessa di comprendere i tuoi bisogni e trova i modi per soddisfarli. Questo non è egoismo! Anzi, questo atteggiamento è il punto di partenza essenziale per la soluzione dei nostri problemi. Infatti, l'individuazione dei nostri personali problemi ci permetterà di risolverli ancor prima, se dipendenti da noi, e questo solleverà anche i nostri cari.

Esprimi i tuoi sentimenti

Esponi i profondi sentimenti che provi con le persone a te più care, quelle che però rimangono accanto a te e non vengono sopraffatte dalle loro paure derivanti dal tumore.

Chiedi aiuto

Sentiti libera di esprimere il desiderio di voler essere aiutata. Non a tutti coloro che ci sono intorno, ma a chi possa farlo in modo efficace ed utile. Ad esempio, a persone che hanno già superato l'esperienza del tumore, oppure ad un gruppo specialistico di mutuo-aiuto.

Cerca i momenti di benessere

Ogni giorno e nell'arco della giornata, non esitare a ricercare il più possibile i momenti di gioia, di agiatezza, uno stato di soddisfazione interiore e un equilibrio psico-fisico:

• **Al lavoro:** Per superare le fasi più acute della malattia e quelle più debilitanti delle terapie, è bene cercare di recuperare e mantenere l'impegno professionale. Se l'ambiente lavorativo non è ostile, questo ti aiuterà a recuperare una parte sana della tua identità, purché si conduca con ritmo più lento e meno stressante del normale.

• **Hobby e interessi:** Dedicati ai tuoi interessi e agli hobby per ricavare momenti, inizialmente brevi, di concentrazione in azioni piacevoli e rilassanti, come ascoltare musica, leggere libri o riviste, ricamare, cucinare e tutto quello che ti rilassa.

• **Attività di relax:** Prova attività di profondo rilassamento come meditazione o yoga.

GESTI QUOTIDIANI DI BELLEZZA E DI SENTIMENTI

Cura l'aspetto fisico, si, prenditi cura anche del tuo aspetto fisico, in modo costante, anche se controvoglia, con dei piccoli gesti di bellezza quotidiani.

Inizia un'attività corporea dolce per recuperare fiducia nel tuo corpo e nelle sensazioni che ne derivano. Inizia con leggere attività fisiche in cui si è più passive come: camminare e massaggi, per poi provare anche tecniche come la: Mindfulness o lo Yoga dolce. Coltiva le relazioni con le tue amiche e coinvolgi i tuoi cari nelle tue attività più piacevoli.

Accettati, si, accetta di essere accettata ed amata per quello che sei in questo momento, anche fisicamente, senza farti sommergere dalla bassa autostima e attribuendo agli altri i sentimenti negativi che ne derivano.

Non sentirti delusa

In questa lunga fase, è probabile che le persone a te più care e vicine prima dell'inizio della malattia, ti deludano, perché non le senti abbastanza di supporto o di sostegno, perché non si prendono cura di te o addirittura perché le senti come ostacolo al riprendere le forze. Accade spesso, che le esperienze della malattia portino a rafforzare i legami, oppure a spezzarli. Ma ciò è normale, e non dipende affatto da te ma dagli altri. Devi accettare il fatto che vi sono persone che davanti ad una notizia meno piacevole, preferiscono mettere la testa dentro la sabbia, e quindi temono di doversi presentare davanti a qualcuno che soffre, pur se costui è un intimo amico.

Rispetto a ciò, necessita sottolineare che l'esperienza del tumore colpisce non solo la donna con la malattia, ma anche chi le vuol bene e che quindi, anche amici e familiari hanno le loro paure e le loro emozioni da gestire. Non sentirti delusa, quindi, se i loro comportamenti non saranno sempre all'altezza delle tue aspettative.

Tu vai sempre avanti e con la testa alta con le tue soliti abitudini di tutti i giorni.

10*)

COME EVOLVE LA COPPIA DURANTE LA MALATTIA

La sessualità è un tema delicato e importante nella vita di una persona adulta e della coppia, ma che a volte, soprattutto in momenti di difficoltà, viene messo in secondo piano all'interno di una quotidianità riempita, come in questo caso, da questioni legate alla malattia e le cure oncologiche.

La sessualità è una parte della nostra vita, fatta di mente-corpo-anima, che cambia a seconda degli stati e delle situazioni che stiamo attraversando.

E' parte importante del nostro sviluppo personale, del rapporto con noi stessi e della capacità di costruire intimità e complicità con l'altro nostro partner.

Fa parte di un processo umano e spirituale di tutte le persone, perché integra uno scambio mente/corpo. Facendo parte del nostro evolversi personale, la sessualità si modifica in relazione all'età, alle esperienze, ai disagi emotivi e anche alle malattie, soprattutto alla malattia oncologica a causa di interventi chirurgici e terapie alquanto pesanti. Il concetto di normalità nella sessualità si trasforma seguendo i vari momenti della nostra vita e i cambiamenti del nostro corpo.

La sessualità evoca nel nostro immaginario bellezza, benessere fisico, stima di sé e gioia di vivere, ma spesso, nella vita normale tutte queste belle immagini non riescono a convivere, perché tutti noi possiamo essere in difficoltà, possiamo aver perso il posto di lavoro, essere malati, ingrassati, insomma, non essere al top, ma abbiamo sempre bisogno di amare ed essere amati.

Mantenete "l'ascolto" all'interno della coppia

Essere in coppia significa quindi riconoscere l'altro nelle sue modificazioni e accettarle, e soprattutto dialogare sui cambiamenti della relazione che sono sia interiori sia esteriori. Perché sessualità non è solo l'atto finale dell'incontro di due corpi, ma abbraccia molti aspetti che sono l'amore, si, il vero amore, l'affetto, la vicinanza, l'intimità e la fisicità di corpo e di mente.

La coppia ha una sua complicità e ha un suo modo di esprimersi che si è venuto formando, nel tempo, attraverso mediazioni e confronti.

Quando un evento, come il tumore, stravolge l'equilibrio di coppia, dobbiamo cercare di creare di nuovo una complicità e una nuova intimità tale che i partner possano esprimere liberamente i propri problemi, legati all'affettività e al sesso.

E' normale aver paura di esprimere le proprie difficoltà, e la coppia deve darsi il permesso di sperimentare nuovi modelli di comportamento sessuale che possono diventare un nuovo rituale di piacere.

Evitate il "non detto"

Quante domande e quante paure per sé e per l'altro fanno iniziare un percorso del "non detto". Per evitare ciò, è essenziale essere consapevoli del cambiamento del modo di essere con se stessi e con il partner, dell'eventuale alterazione e modificazione della relazione fisica ed emozionale con il partner, a causa di eventi esterni quali esami, interventi, chemioterapia, cure continue, anche ormonali.

Nuovi rituali di coppia

In presenza di situazioni che cambiano il nostro equilibrio di coppia, può essere un aiuto fondamentale recuperare il piacere dei cinque sensi e, attraverso semplici gesti, mettere in atto dei rituali quotidiani propri della coppia per condividere una nuova intimità, un nuovo modo di darsi piacere.

Per esempio, il consiglio è di farlo ogni giorno, trovare un momento da dedicarsi l'un l'altro come abbracciarsi, augurarsi il buongiorno, cucinare un cibo da gustare insieme, fare un'attività fisica insieme. Sempre insieme e consapevoli di ciò che si sta facendo. Si tratta di trovare uno spazio e un tempo "sacro", solo per la coppia, che lascia fuori il mondo e recupera il semplice "stare insieme" dove possono emergere parole, emozioni e silenzi.

Un momento anche solo per abbracciarsi è un rito che rinnova la realtà e la consapevolezza dello stare insieme: è un momento di pace nella difficoltà del quotidiano.

SESSUALITA' E PIACERE DURANTE LA MALATTIA ONCOLOGICA

Durante le terapie oncologiche può capitare di rinunciare alla vita sessuale. Ciò è normale, ma piacere e intimità di coppia si possono recuperare anche senza la prestazione sessuale. La sessualità infatti, non è una visione lineare ma uno schema circolare in cui coesistono 3 funzioni: il desiderio, la prestazione e il piacere, nessuna delle quali è al servizio dell'altra.

Il piacere è fonte di benessere fisico, psicologico, intellettuale e spirituale in tutti i campi, incluso quindi quello sessuale.

Stare insieme e provare il piacere in una coppia è trovare un linguaggio comune non solo fisico/intimo, ma anche di complicità, che a volte ci riporta alla complicità intima, ma che può essere guardare insieme un film, un tramonto, cucinare un cibo insieme, scegliere una musica di sottofondo o accendere una candela profumata insieme.

Recuperare il piacere nella coppia

Gli altri due elementi della sessualità: prestazione e desiderio, possono mutare in situazioni di stress e malattia, perché nella quotidianità subentrano tanti elementi che possono portare via energia, soprattutto al desiderio quando questo è legato a un immaginario di perfezione, anche legato alla bellezza del corpo che a causa delle terapie o a interventi chirurgici può cambiare.

Tutti i sensi del corpo ci fanno sentire il piacere, non solo in ambito sessuale, ma anche nella sfera attinente al nostro corpo e alle emozioni.

Pensiamo ai nostri sensi e concentriamoci su ciò che ci piace e non ci piace:
- Sentire un profumo, un odore.
- Udire suoni, musica, suoni della natura.
- Gustare sapori dolci, amari, speziati.
- Vedere la natura, il mondo, film, gli altri.
- Toccare cose, stoffe, animali, persone.

Queste sensazioni contribuiscono ad alimentare il nostro benessere fisico, psichico e spirituale. Il piacere nella coppia è quindi anche solo la voglia di stare insieme, di darsi una mano, di guardarsi negli occhi, di ascoltare un disco che ci ricorda dei momenti belli della coppia.

E normalità, nella sessualità, è anche quando non riusciamo a vivere in pieno

l'atto sessuale, come nel periodo delle terapie oncologiche, ma riusciamo a trarre piacere dalla condivisione all'interno della coppia.
11*)

IL SESSO PER LA DONNA DURANTE LA MALATTIA ONCOLOGICA

La sessualità è un aspetto centrale dell'essere umano lungo tutto l'arco della vita. Quindi, risulta importante affrontare il benessere sessuale anche in concomitanza di una patologia (OMS-Organizzazione Mondiale della Sanità).

Inevitabilmente la malattia oncologica ha un impatto importante sulla sfera della sessualità femminile, sia per gli eventuali danni che la malattia stessa può comportare, sia per le possibili conseguenze dei trattamenti terapeutici proposti.

Purtroppo, sono molte le donne con tumore che non ricevono risposte adeguate riguardo la sfera sessuale, nonostante oggi, dato l'aumento delle percentuali e dei tempi di sopravvivenza, diventi necessario affrontare anche gli aspetti legati alla sessualità per poter offrire una cura completa.

Sentitevi legittimate a fare domande

In quest'ottica diventa davvero importante che vi sentiate legittimate a porre al vostro medico (oncologo o chirurgo) dubbi e incertezze legati alla ripresa della vostra sessualità.

Qui di seguito, alcuni esempi di domande assolutamente legittime e non fuori luogo che potete fare al medico oncologo di riferimento:
1) Posso avere rapporti sessuali?
2) Posso avere rapporti sessuali che prevedono la penetrazione?
3) Quanto tempo dovrò aspettare prima di averli?
4) Posso provare dolore durante il rapporto sessuale? Perché?
5) Come posso alleviare i dolori durante i rapporti sessuali?
6) Quali posizioni durante la penetrazione è opportuno che assuma e quali no?
7) Quali complicanze sulla mia sessualità può causare il trattamento proposto?
8) Perché il mio desiderio sessuale non è più come prima? Può dipendere dalla terapia che assumo?
9) Ci sono cose che il mio partner deve sapere dal medico prima di ricominciare a fare sesso con me?
10) E' meglio che utilizzi il preservativo?
11) Dopo questo trattamento ho bisogno di utilizzare metodi contraccettivi? Quali?
12) Posso avere una gravidanza?

Problematiche sessuali comuni in malattia

Le terapie oncologiche possono compromettere la sessualità femminile in diverse fasi del ciclo sessuale. Vediamo le dinamiche più comuni e come porvi rimedio:

Il desiderio

Generalmente il desiderio sessuale delle donne varia con il variare di determinate condizioni ormonali legate a:

▪ Il ciclo mestruale.
▪ La gravidanza.
▪ La menopausa.

Di conseguenza, le donne in cura per una patologia oncologia, per la quale si rende necessaria una terapia ormonale o la chemioterapia, è probabile che accusino un discreto calo del desiderio. Anche interventi di chirurgia demolitiva, che influenzano negativamente l'immagine corporea, possono avere un impatto sul calo del desiderio sessuale.

L'eccitamento

Solitamente la fase dell'eccitamento femminile, che avviene grazie a stimolazione tattile e a fantasie erotiche, è accompagnata da lubrificazione vaginale.

In assenza di lubrificazione i rapporti sessuali, siano essi masturbatori o con penetrazione, risultano dolorosi. Spesso le terapie prescritte per i tumori femminili influenzano in modo negativo la lubrificazione vaginale, pure a causa della menopausa indotta. Anche donne soggette a radiazioni nell'area ginecologica potranno accusare dolore alla stimolazione del clitoride e alla penetrazione a causa di una ridotta dilatazione del calibro vaginale.

L'orgasmo

Per il raggiungimento dell'orgasmo, la componente mentale ha un ruolo molto importante. Già in condizione di salute, molte donne lamentano la difficoltà a lasciarsi andare durante la percezione del raggiungimento dell'orgasmo.

Durante la malattia la situazione può peggiorare perché la sensazione di controllo aumenta e il lasciarsi andare risulta ulteriormente aggravato dalla percezione danneggiata della propria immagine di sé e dalla paura di non essere più piacenti come prima dell'intervento chirurgico. Quindi, pur in presenza di attività sessuale, il piacere potrebbe essere più difficile da raggiungere.

Sessualità femminile in malattia: soluzioni e consigli

Dunque, nella fase della terapia o post terapia è controindicata l'attività sessuale?

Assolutamente no! Se sentite il desiderio di fare sesso questo non può che aiutare ad allontanare i pensieri negativi, ad allentare la tensione e a sentirvi a vostro agio con il vostro corpo.

Certamente vi sono delle accortezze da tenere presenti e bisogna distinguere i trattamenti per la cura del tumore femminile, che rendono impossibile alla paziente di fare sesso, da quelli che compromettono la sessualità, ma non impediscono di avere rapporti sessuali.

In caso di interventi chirurgici in area ginecologica

Le donne che hanno subito un intervento chirurgico soprattutto in area ginecologica, dovrebbero aspettare che il quadro clinico permetta di avere rapporti sessuali attenendosi ad un parere medico.

Vi consigliamo di sperimentare le posizioni che facilitano l'attività sessuale, senza dover avvertire particolare dolore, anche modificando le abitudini sessuali precedenti.

Penetrazione e sesso orale

Se la penetrazione risultasse dolorosa o addirittura impossibile, sarebbe opportuno privilegiare attività sessuali alternative, come ad esempio il sesso orale che da una parte riduce la sensazione di dolore, mentre dall'altra è generalmente gradita alle donne, poiché, permettendo delicatamente la stimolazione del clitoride facilita il raggiungimento dell'orgasmo.

Lubrificazione

Per i problemi di lubrificazione vaginale, si consiglia di usare lubrificanti ad acqua, anche per l'autoerotismo e non solo per rapporti con penetrazione.

Perdita di elasticità

Per la perdita di elasticità vaginale o stenosi vaginale, suggeriamo di rivolgervi ad un sessuologo che può consigliarvi degli esercizi adeguati per alleviare la problematica.

Autoerotismo

Indipendentemente dalla presenza o assenza di un partner, sarebbe bello che ricominciaste a prendere confidenza con il vostro corpo in modo erotico, privilegiando momenti intimi di autoerotismo in modo da comprendere le modalità che permettono di provare piacere.

E soprattutto è importante che vi riapproprire delle fantasie erotiche stimolanti e piacevoli, che durante e dopo la malattia potrebbe essersi assopite, ma che sono essenziali per le fasi del desiderio, eccitazione ed orgasmo per la sessualità femminile, di donne malate e non.

La comunicazione col partner

Per chi di voi è in coppia, consiglio di trovare un buon momento per affrontare l'argomento sessuale con il partner e insieme sperimentare posizioni o modalità alternative di stare insieme che soddisfino entrambi.

Non dimenticate che esistono figure professionali come il sessuologo clinico che è formato per aiutare la donna o la coppia che desidera raggiungere una soddisfazione sessuale appagante, anche in fase di malattia oncologica.
[12*)]

SCOPERTO IL LEGAME TRA LO STRESS E IL CANCRO

Di fianco all'ansia, la depressione, il panico, la paura, la nausea, il vomito e il dolore, che lo stress fisico e psicologico sia tra le cause del cancro è un fattore ormai evidente. Finora però la scienza, pur ammettendo che lo stress possa favorire (non causare) l'insorgere della malattia indebolendo l'organismo, non aveva individuato i meccanismi che stanno dietro questo fenomeno. Ora invece, una ricerca ha descritto come un forte stress attivi un gene che, per esempio: provoca la metastasi del cancro alla mammella.

«Abbiamo incontrato il nemico, e quello siamo noi. - ha detto la professoressa Tsonwin Hai dell'Università dell'Ohio, autrice dell'inattesa scoperta - Se il corpo non aiuta le cellule cancerose, queste non possono andare molto lontano. Sono le altre cellule che aiutano il cancro a stabilirsi in luoghi lontani. E uno dei temi unificanti è lo stress».

Secondo la ricerca, pubblicata su Journal of Clinical Investigation, il collegamento cruciale tra stress e metastasi potrebbe risiedere in un gene chiamato ATF3. Era già noto agli scienziati che questo gene si attiva in condizioni di stress all'interno di cellule di qualunque tipo, e le spinge a "suicidarsi" se sono state danneggiate irreversibilmente. Tuttavia, in un modo ancora non del tutto chiarito, il cancro riesce a indurre l'attivazione di ATF3 nelle cellule del sistema immunitario che accorrono per combatterlo, che cessano così di opporsi e gli lasciano via libera.

Esaminando oltre 300 casi di tumore alla mammella, Tsonwin Hai ha scoperto che l'espressione del gene ATF3 nel sistema immunitario corrispondeva a una maggiore gravità della malattia nei pazienti. Per verificare che il gene fosse veramente responsabile della metastasi, ha poi iniettato cellule del cancro alla mammella in due gruppi di cavie, uno dei quali privo del gene ATF3 e perciò impossibilitato ad attivarlo. Solo le cavie in grado di attivare il gene dello stress hanno in effetti subito una metastasi.

Serviranno altri studi per verificare se farmaci che inibiscono l'ATF3 potranno essere utili per combattere la metastasi senza causare problemi di altro tipo. Ma in ogni caso, la ricerca prova come il cancro possa sfruttare le segnalazioni interne del nostro corpo dovute allo stress per aprirsi la strada. «Se il corpo è in perfetto equilibrio -, ha spiegato Hai - non c'è problema. Ma se il corpo è stressato, il sistema immunitario cambia. Ed diventa un'arma a doppio taglio».
13*)

STRESS E TUMORI: RELAZIONI PERICOLOSE

Uno studio IEO dimostra che i farmaci betabloccanti riducono il rischio di progressione provocato dallo stress nelle pazienti con tumore del seno. Lo stress può aumentare il rischio di progressione tumorale dei malati oncologici: molti studi hanno dimostrato che questi effetti sono causati dalla diffusione delle cellule tumorali nel sangue, attraverso nuove "vie di fuga" che lo stress è in grado di aprire.

Uno studio, recentemente pubblicato su Nature Communications – coordinato dalla Monash University di Melbourne (Australia), con il contributo dell'Istituto Europeo di Oncologia – ha ora svelato il meccanismo con il quale lo stress modula la diffusione del tumore attraverso un'altra rete di trasporto facilmente accessibile alle cellule malate: il sistema linfatico. In pratica lo stress cronico ristruttura le reti linfatiche intorno al tumore e al suo interno, per offrire alle cellule tumorali nuove vie di diffusione. E' stato inoltre identificato un inaspettato sistema di comunicazione fra i segnali neurali indotti dallo stress e i processi infiammatori.

Lo stress cronico, in parte mediato dal sistema nervoso simpatico, induce una serie di cambiamenti fisiologici, quali la formazione di nuovi vasi e l'attivazione di cellule infiammatorie (come i macrofagi), che promuovono il processo di metastasi. «Lo stress influenza non solo il nostro benessere psicologico, ma anche la nostra biologia – ha dichiarato Erica Sloan, co-autrice dello studio.

In particolare il nostro lavoro fa luce sulle prime fasi della disseminazione delle cellule tumorali all'interno del sistema linfatico. Abbiamo trovato nei modelli animali che lo stress favorisce la creazione di nuovi vasi linfatici che diffondono il tumore, e allo stesso tempo modula il flusso della linfa al loro interno. In pratica, lo stress aumenta la velocità lungo le nuove vie linfatiche e aiuta le cellule a spostarsi più rapidamente ed espandersi al di fuori del luogo originario da dove si è formato il tumore».

I ricercatori hanno quindi esplorato la possibilità di ridurre la diffusione tumorale bloccando le vie di segnalazione dello stress e hanno studiato a questo fine i betabloccanti – farmaci tradizionali disponibili a basso costo, con pochi effetti collaterali, normalmente utilizzati per la cura dell'ipertensione – che hanno la proprietà di inibire il segnale di un "ormone dello stress" (la noadrenalina o norepinefrina), che a sua volta gioca un ruolo di progressione tumorale.

A questo punto è stato fondamentale il contributo di Sara Gandini, Edoardo Botteri e Nicole Rotmensz della Divisione di Epidemiologia e Biostatistica dell'Istituto Europeo di Oncologia. Con uno studio osservazionale su 1000 donne trattate in sede per tumore alla mammella, il team IEO ha confermato nella clinica i risultati ottenuti in vivo: «Le pazienti che assumono betabloccanti hanno dimostrato un'incidenza minore di linfonodi colpiti e di metastasi a distanza, anche tenendo conto di fattori concomitanti come l'età e il tipo di trattamento seguito».

«La ricerca su betabloccanti e stress è centrale allo IEO – ha commentato Sara Gandini - L'associazione tra questi farmaci e la sopravvivenza da tumore al seno è stata dimostrata anche in una meta-analisi di 10 studi e 46000 casi di tumore, che abbiamo recentemente pubblicato sull' "International Journal of Cancer". Abbiamo inoltre dimostrato in uno studio pubblicato su "PlosOne" e condotto in collaborazione con la "Divisione di Psiconcologia", diretta da Gabriella Pravettoni, come nelle pazienti operate per tumore al seno la relazione parentale e gli eventi stressanti legati alla vita sentimentale, siano associati alla probabilità che la malattia si estenda ai linfonodi.

Per confermare che i Beta-bloccanti possono costituire un valido trattamento in ambito oncologico abbiamo ora bisogno di sperimentazioni randomizzate. Per questo stiamo disegnando due studi multicentrici: uno ancora sul tumore del seno, in collaborazione con Andrea Decensi dell'Ospedale Galliera di Genova e con Pamela Guglielmini dell'Ospedale di Alessandria, e l'altro per pazienti con melanoma, insieme a Vincenzo Degiorgi, dell'Ospedale di Firenze». [14*)]

CONSIGLI PER SUPPORTARE UN MALATO DI TUMORE

Una diagnosi di cancro spesso coglie tutti di sorpresa e modifica i ruoli che siamo abituati ad interpretare. Per le persone che convivono con un tumore il sostegno dei familiari e degli amici è un fattore che riveste un'importanza fondamentale nel loro percorso.

Coloro che non hanno personalmente lottato contro il cancro, anche se ben intenzionati, non sono in grado di capire completamente ciò che il loro amato sta attraversando emotivamente e fisicamente; come bisogna affrontare questo nuovo territorio? Quali sono i suggerimenti che possono aiutare la persona amata a sostenersi nel loro solitario viaggio?

1) Ascoltate consapevolmente
Ascoltare qualcuno con il cancro può sembrare facile, ma è spesso sorprendentemente difficile. Certo, si vogliono fare le cose al meglio. Si desidera aggiustare le cose il più possibile. Ma un orecchio in ascolto è spesso l'aiuto più grande che possiate dargli. Lasciate che il vostro caro esprima i suoi sentimenti, anche se quello che sente è scomodo, a volte noioso e duro e per voi inaspettato. Potete essere abbastanza certi che se il vostro amato stia affrontando un argomento difficile, come la morte, ci abbia davvero riflettuto. Consentitegli di avere l'opportunità del conforto della condivisione. Non giudicatelo, non contraddittelo, non irritatevi, non interrompetelo, e ascoltatelo con gli occhi ed il corpo, non solo con le orecchie.

2) Affrontate in primo luogo le vostre sensazioni
Anche come badanti ci troviamo di fronte ad una serie di paure ed emozioni

difficili. Che cosa accadrà al mio amato? Sentirà dolore? Vivrà? Che cosa succederà a me? Come cambierà la mia vita? Provate ad affrontare di petto vostri timori, in modo da essere davvero in grado di ascoltare attentamente.

3) Dite "ti amo" spesso

Non importa quanto le vostre azioni esprimano il vostro amore, non saranno di certo adatte a sostituire le frasi "ti amo" o "ti voglio bene". Affermatele. Mostrate loro il vostro apprezzamento anche se vi costa sforzo. Anche se l'unica cosa che potete fare dopo un ciclo di chemioterapia per i vostri cari è spazzolare i loro denti, fate sapere ai vostri amati che sono speciali e valorizzateli.

4) Andate con loro alle visite

Partecipare alle visite con il vostro amato può esprimere la vostra attenzione in molti modi. Gli ospedali e le cliniche possono essere spaventosi e le sale d'attesa insopportabili. Portatevi un blocco note. Ponete delle domande al medico. Prendete appunti. Ma assicuratevi di permettere che il vostro caro prenda le proprie decisioni.

5) Familiari ed amici: date sempre una mano

Per i malati di tumore, nonostante il trattamento e gli effetti collaterali indesiderati della medicina, come la fatica, il vomito e la stanchezza, la vita continua: i conti si accumulano, la polvere in casa va rimossa, la biancheria e gli indumenti vanno lavati e stirati... Offrirsi semplicemente per un'ora nel contribuire alla pulizia della casa è spesso profondamente apprezzato. Non aspettate che vi sia chiesto. Offrite spontaneamente il vostro aiuto e fatelo spesso e con precisione. Ditegli: «Verrò Mercoledì alle ore 14 pulirò un po' la casa e le finestre» Non aspettate che sia il vostro caro a chiedere aiuto, potrebbe non farlo mai.

6) Aggiungete un tocco di Humor

Lo humor può essere la migliore medicina. Siate sensibili quando il vostro amato sente la necessità di esprimere il dolore, ma siate pronti allo stesso modo a ridere e sorridere con loro.

7) Rispettate il loro bisogno di essere soli

A volte i nostri cari dicono di volere stare soli in modo da non preoccuparci, ma altre volte desiderano veramente stare da soli. Controllate anche gli altri visitatori. Il vostro amato ha la sensazione di doverli intrattenere, ma non vuole offenderli e chiedere loro di andarsene? Se è così, fate sapere con tatto a queste persone quando il vostro amato sembra stanco e ringraziateli per la visita.

8) Raccogliete informazioni

Avere informazioni sul tumore e le procedure della cura sembra facilitare i malati di cancro ad affrontare la malattia. Ricercate informazioni per il vostro caro on-line, rivolgetevi al centro per le informazioni sul cancro, prendete appunti e fate domande ai medici durante gli appuntamenti.

9) Non nascondetegli nulla

I nostri cari hanno bisogno di un'onesta valutazione della loro condizione per prendere le decisioni che meglio si adattano alle loro esigenze – anche se spesso la sincerità è dolorosa, specie se è negativa. Siate onesti con gli altri membri della famiglia, specialmente con i bambini. Noi pretendete di proteggere i vostri figli dalla realtà di ciò che i loro genitori o nonni possono affrontare, ma spesso sono i bambini a immaginare il peggio. Anche se la prognosi è infausta, condividere le cose con loro onestamente dà ai più giovani l'opportunità di iniziare il lutto e di esprimere l'amore.

10) Aiutateli a trovare il sostegno

Non importa quanto qualcuno senza tumore possa essere comprensivo, parlarne con qualcuno che si trova di fronte alle stesse sfide può essere prezioso per chi sta affrontando questa battaglia. Chiedete al centro per il cancro informazioni sui gruppi di sostegno. Molti gruppi di supporto sono disponibili on-line. Se il vostro amato non è interessato ad un gruppo di sostegno, forse il vostro oncologo o il centro per il cancro possono indicarvi una persona affetta dalla stessa malattia è disposta a dialogare.

11) Siate disposti a piegarvi

Sulla base delle proprie esperienze di vita, i familiari hanno spesso molte opinioni diverse quando una persona amata ha il cancro. Spesso si sviluppano attriti, ne può seguire sofferenza e risentimento. Non iniziate mai un conflitto urlante davanti a chi ha questa patologia. Il vostro amato non vuole assolutamente sentire i vostri problemi, quelli degli altri, di famiglia o economici di alcun genere, né tantomeno essere una fonte di conflitto familiare.

Provate ad ascoltare anche gli altri punti di vista, non importa quanto dissimili possano sembrare. Tenete presente che tutti voi avete un obiettivo comune; tutti voi volete sostenere il vostro amato.

12) Prendevi cura di voi

Mangiate sano, cercate di dormire abbastanza, e mantenete un certo equilibrio nella vostra vita, che vi aiuterà a fornire il sostegno necessario a qualsiasi esigenza del vostro amato. [15*)]

LE COSE DA NON DIRE MAI A UN MALATO DI CANCRO

Per un soggetto malato di cancro il supporto di famigliari e amici è molto incoraggiante e di vitale importanza. Non solo dal punto di vista pratico, per esempio per lo svolgimento delle attività domestiche, per fare la spesa, per accompagnarlo in ospedale, dove viene sottoposto a pesanti e fastidiosi esami diagnostici e terapie, ma anche dal punto di vista psicologico. Infatti, le persone care, con la loro presenza e il loro incoraggiamento, possono aiutare il paziente a convivere con la malattia, nell'attesa e nella speranza di conseguirne la guarigione.

Tuttavia, per assurdo, anche essere oggetto delle attenzioni e delle cure delle persone care può avere aspetti negativi. Pur animati dalle migliori intenzioni, amici e parenti possono fare e dire cose che invece di incoraggiare, rinfrancare e confortare il loro caro, risultano controproducenti. Qui di seguito vengono proposte dieci frasi che, dette ad un paziente affetto da tumore sono sbagliate e potrebbero essere percepite in modo negativo, urtare la sua sensibilità o apparire ipocrite:

"Non sai quanto mi dispiace per te"

È una frase che denota un atteggiamento di compassione, che non è sempre gradito. Infatti, per un malato rendersi conto che gli altri provano pietà per lui e per la sua condizione è quasi sempre avvilente. Anche determinati gesti di compatimento, come appoggiare una mano sulla spalla, possono generare più fastidio che incoraggiamento, specie se non sono abituali, ma legati a quella particolare circostanza. Molto meglio una frase del tipo: "Vorrei tanto che tu non dovessi affrontare un problema così", perché non fanno sentire il paziente come una vittima indifesa del destino, ma piuttosto manifestano solidarietà nei suoi confronti in un momento difficile.

"Se c'è qualcuno che può superare questa prova, sei proprio tu!"

Per un paziente non è confortante sapere che gli altri considerano la sua malattia come una prova da superare e lui come una persona con le risorse giuste per affrontarla. È invece utile e incoraggiante citare con esempi positivi le tante altre persone che sono guarite dalla stessa malattia.

"Ti trovo proprio bene"

Spesso, può essere percepito come espressione di ipocrisia. Il malato di tumore si guarda allo specchio e quindi vede bene sul suo volto i segni della malattia. Per questo è consigliabile evitare "complimenti" inadeguati alla situazione, che possono risultare irritanti per chi li riceve e imbarazzanti per chi li fa. La cosa migliore è evitare di parlare dell'aspetto del paziente, a meno che non sia lui a volerlo fare.

"Come ti sei sciupato..."

Alcune persone credono che frasi di questo tipo servano a far capire al malato che si è consci del suo stato e lo si compatisce. Sono frasi ed atteggiamenti inadeguati, per i motivi sopra esposti. Piuttosto si potrebbe dire qualcosa che esprima la transitorietà temporanea degli attuali problemi, di salute e dell'aspetto fisico, e l'augurio di una veloce e pronta ripresa.

"Come vanno i tuoi controlli?"

Un paziente oncologico, al termine di esami lunghi, invasivi e complicati, in genere, non ha voglia di condividere, con amici e parenti, gli esiti dei controlli ai quali si sottopone, specie se hanno avuto esiti poco rassicuranti. Quindi, anche se si è spinti da un reale interesse o da una sincera volontà di partecipazione, sarebbe importante controllarsi ed evitare di stressare il malato con richieste dirette di informazioni. Piuttosto, si possono chiedere simili notizie, in segreto, a qualche parente o amico stretti che ne è già al corrente.

"Qualunque cosa io possa fare per aiutarti, sono a tua disposizione"

Un malato apprezza quasi sempre un'offerta di aiuto ben definita, difficilmente però quando queste offerte sono vaghe. Amici e parenti che si propongono per andare a fare la spesa, portare i figli a scuola o preparare la cena possono risultare di grande aiuto. Offerte generiche, invece, obbligano il paziente a richieste esplicite, che possono metterlo in imbarazzo. Quindi, non chiedetegli cosa potreste fare, ma guardatevi intorno nella sua casa è fatelo e basta. Non chiedetegli: "Va bene se domani vengo a fare qualche faccenda in casa tua?", ma ditegli, "Domani alle ore 11:00 vengo qui a casa tua a fare qualche faccenda! L'orario va bene o preferisci che io vanga prima o dopo le 11:00?"

"Non c'è motivo di preoccuparsi"

Negare l'evidenza o minimizzare l'entità della patologia è inutile e anche offensivo ed irritante per chi ha un tumore. Quando un malato parla delle sue paure e dei suoi timori, in genere, non lo fa per sentirsi dire che sono eccessivi e che tutto andrà bene, ma piuttosto perché discutere dell'argomento può aiutarlo a scaricare la sua ansia. La cosa migliore che può fare il suo interlocutore è ascoltarlo.

"Come sei stato con la chemioterapia?"

Curiosità di questo genere possono indurre reazioni negative nelle persone sottoposte a tale cura. Ad un paziente oncologico non fa piacere raccontare i dettagli di un trattamento aggressivo che notoriamente ha gravi effetti collaterali. Quando è in compagnia di parenti e amici preferisce parlare di argomenti piacevoli, per distrarsi e alleggerire la tensione. Sono questi ultimi gli argomenti evasivi di conversazione che gli necessitano di più.

"Non vedo l'ora di incontrarti"

Suona come una pressione indebita, che non tiene conto delle esigenze e dei ritmi di una persona affetta da cancro. Peggio ancora se poi si aggiunge che la propria agenda è fitta e che è difficile trovare il tempo di fare tutto. Meglio semplificare l'approccio e proporre qualche data o ora giuste per l'incontro.

"La notizia della tua malattia mi ha sconvolto"

È una frase che non solo non manifesta sostegno alla persona malata, ma rischia piuttosto di deprimerla. Chi ha la salute e la vita sconvolta è il malato di tumore e non tu. E' meglio che l'amico o la persona cara mettano a disposizione del malato di cancro la loro positività e la loro energia nel supportare il malato di cancro. [16*)]

ABITUDINI DI VITA E TUMORI

L'alimentazione errata è una delle abitudini di vita è forse quella che può più influenzare l'insorgenza dei tumori attraverso numerosi meccanismi tra cui:
▪ Esposizione a cancerogeni presenti nei cibi o formatisi durante la cottura o nella conservazione degli alimenti.
▪ Capacità che hanno alcune componenti alimentari di favorire la formazione dei radicali liberi responsabili di danni cellulari attraverso fenomeni di ossidazione a carico di molecole fondamentali per la cellula.
▪ Proprietà di altre componenti dei cibi di liberare sostanze che riducono l'ossidazione o favoriscono lo smaltimento dei radicali liberi.
▪ La dieta è anche in grado di influire in modo significativo sul funzionamento di molti organi e apparati dell'organismo promuovendo, o al contrario limitando, la disponibilità di sostanze e di ormoni che sono in grado di favorire la progressione del tumore.

Il Fondo Mondiale per la Ricerca sul Cancro (WCRF), ha recentemente concluso un lavoro di revisione di tutte le ricerche scientifiche che hanno studiato la relazione tra alimentazione e tumori. Nel volume pubblicato, vengono elencati 10 fattori per la prevenzione dei tumori che si riferiscono ai più solidi risultati della ricerca, ad oggi disponibili. Pur considerando il limite costituito dal ridotto numero di studi che hanno valutato l'effetto delle abitudini di vita sulla prevenzione delle recidive, queste raccomandazioni per la prevenzione del cancro attraverso un miglioramento delle abitudini di vita, valgono anche per chi si è ammalato di tumore, ne è guarito e vuole prevenire recidive.

Qui di seguito un piccolo approfondimento del decalogo e per ogni voce:

1) Mantenersi magri per tutta la vita

Tra tutte le variabili associate all'alimentazione che sono state correlate ad un maggior rischio di tumore, quella per la quale esistono più solide conferme è l'eccesso di peso. Le persone soprappeso o obese si ammalano di più di tumori della mammella, dell'intestino, dell'endometrio, del rene, dell'esofago, del pancreas e della cistifellea.

Le categorie normopeso, soprappeso e obesità fanno riferimento ad un parametro, l'indice di massa corporea (abbreviato: IMC in italiano e BMI in inglese) che si calcola così: peso in Kg diviso per l'altezza, in metri, elevata al quadrato. Secondo l'Organizzazione Mondiale della Sanità, un IMC fra 18,50 e

24,99 kg/m2 definisce una condizione di normopeso, il soprappeso va da 25 a 29,99 kg/m2, mentre l'obesità da 30 kg/m2 in su.

2) Mantenersi fisicamente attivi tutti i giorni

La vita sedentaria, oltre ad essere una causa importante di obesità, può favorire l'insorgenza di tumori anche indipendentemente dal livello di peso. Gli studi hanno evidenziato che le persone sedentarie si ammalano di più di tumori dell'intestino, della mammella, dell'endometrio, ed esiste probabilmente una relazione anche con i tumori del pancreas e del polmone. Ma quanta attività fisica è consigliato svolgere?

Ovviamente ciascun programma di esercizio fisico va adattato all'efficienza cardio-respiratoria e metabolica dell'individuo e concordata con il medico di riferimento, ma spesso all'inizio una camminata a buon ritmo della durata di mezz'ora al giorno è alla portata di molti. Successivamente, migliorando lo stato fisico e l'allenamento, anche il livello di attività può essere modificato, ma sempre consigliandosi con un medico.

3) Limitare il consumo di alimenti ad alta densità calorica ed evitare il consumo di bevande zuccherate

Per la prevenzione dell'obesità è fondamentale eliminare dalla quotidianità i cibi ad alta densità calorica, cioè quelli ricchi di grassi e di zuccheri, come ad esempio merendine, snack e molti dei cibi proposti nei fast food. E' importante notare la differenza fra "limitare" ed "evitare". Se il consumo di cibi molto grassi o ricchi di zuccheri va ridotto al minimo, ancora di più vanno evitate le bevande zuccherate che, oltre a fornire grandi quantità di calorie non saziano e quindi non evitano che chi le consuma provi anche il desiderio di volere più cibo.

4) Basare la propria alimentazione prevalentemente su cibi di provenienza vegetale, con cereali non industrialmente raffinati, legumi in ogni pasto, un'ampia varietà di verdure non amidacee e di frutta

Fra porzioni di verdura e frutta, sono raccomandate almeno cinque assunzioni al giorno. Sarebbe anche consigliabile consumare verdura e frutta di stagione, e ancor meglio se biologica. Gli effetti positivi della verdura e soprattutto della frutta consisterebbero nella prevenzione di tumori. Fra le verdure raccomandate non sono incluse le patate. «Probabilmente - secondo il WCRF - l'effetto protettivo degli alimenti vegetali, specie per i tumori dell'intestino, avviene perché questi sono ricchi in fibre».

Recentemente, il progetto EPIC (European Prospective Investigation into Cancer and Nutrition), il più grande studio prospettico mai intrapreso, che segue oltre 500.000 persone reclutate in 10 paesi europei, con abitudini alimentari molto diverse, ha confermato un chiaro effetto preventivo del consumo di alimenti ricchi di fibre vegetali, sia cereali che verdura e frutta. Una dieta basata sul consumo di cibi prevalentemente vegetali e poco raffinati aiuta anche il mantenimento di un corretto peso corporeo.

5) Limitare il consumo di carni rosse ed evitare il consumo di carni conservate

Le carni rosse comprendono le carni bovine, compreso il vitello, ovine e suine. Queste devono essere consumate sempre ben cotte. Per chi ne fa consumo la raccomandazione è di non superare i 500 grammi alla settimana. E' importante notare la differenza fra il termine di "limitare" (per le carni rosse) e di "evitare" (per le carni conservate, comprendenti ogni forma di carni in scatola, salumi, prosciutti, wurstel), per le quali non si può dire che vi sia un limite minimo che eviti di correre rischi. Il consumo di carni rosse, e soprattutto quello di carni conservate, è associato al tumore dell'intestino, ma probabilmente anche ai tumori dello stomaco, e forse ai tumori dell'esofago, del pancreas, del polmone e della prostata.

6) Limitare il consumo di sale, di cibi conservati ed eliminare quelli contaminati da muffe

Il consumo elevato di sale e di cibi conservati, specie quelli sotto sale, risulta associato al cancro dello stomaco. La raccomandazione è di non superare mai i 5 grammi di introito giornaliero di sale. E' meglio non usare il tradizionale sale da cucina, ma sale marino. Importante è assicurarsi del buono stato di conservazione dei cereali e dei legumi che si acquistano, ed evitare di conservarli in ambienti caldi ed umidi. Eliminate i cibi contaminati da muffe (in particolare cereali e legumi). Il consumo di qualsiasi alimento contaminato da muffe (incluso carni, pesce e latticini) risulta un importante fattore di rischio per i tumori dello stomaco.

7) Assicurarsi che il cibo fornisca un apporto sufficiente di tutti i nutrienti essenziali

Di qui l'importanza della varietà nella propria dieta. Se gli alimenti che si ingeriscono sono freschi e genuini, l'assunzione di supplementi alimentari (vitamine o minerali) per la prevenzione del tumori è, sulla base degli studi scientifici prodotti ad oggi, non necessaria.

8) Allattare i bambini al seno per almeno sei mesi

Questa raccomandazione, oltre che per i chiari benefici che ha l'assunzione del latte materno sul bambino, deriva dall'effetto preventivo che l'allattamento ha nei confronti dei tumori della mammella. Questi rappresentano, fra i tumori femminili correlati agli ormoni, i più frequenti. In altre parole: "Allattare il proprio neonato significa fare prevenzione".

9) Limitare il consumo di bevande alcoliche

Il troppo consumo di bevande alcoliche è associato ai tumori del cavo orale, della faringe, della laringe, dell'intestino, del fegato e della mammella. Per chi ne consuma, la quantità raccomandata è pari ad un bicchiere di vino al giorno per le donne e due per gli uomini. La quantità di alcol contenuta in un bicchiere di vino è circa pari a quella contenuta in una lattina di birra o nel bicchierino di un distillato o di un liquore. Questa raccomandazione tiene conto dell'effetto protettivo di moderate dosi di alcol nei confronti delle patologie cardio-vascolari.

10) Non fare uso di tabacco

La brutta abitudine del fumo di sigaretta è correlata ai tumori delle prime vie aeree, del polmone ma anche di esofago e stomaco. L'effetto nocivo si propaga pure sui tumori della mammella, dell'ovaio e della prostata. [17*)]

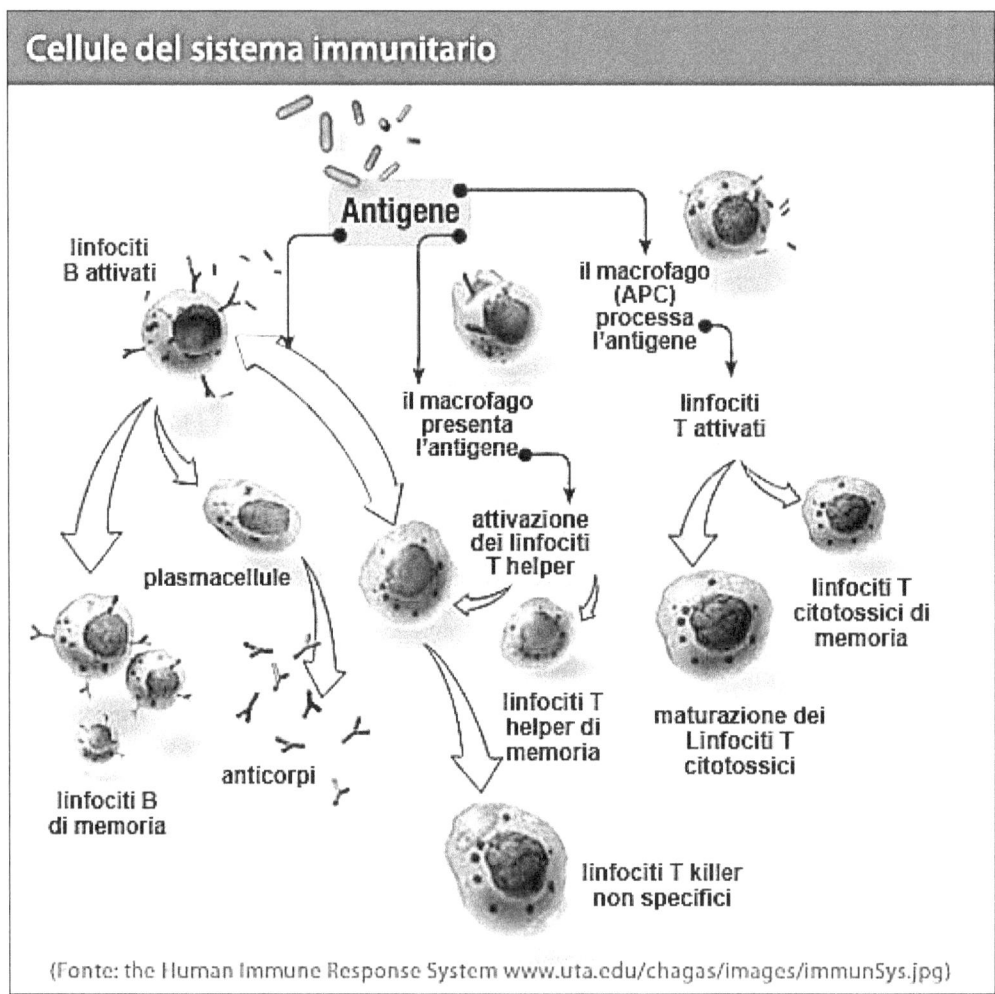

Cellule del sistema immunitario

Antigene

linfociti B attivati

il macrofago (APC) processa l'antigene

il macrofago presenta l'antigene

linfociti T attivati

plasmacellule

attivazione dei linfociti T helper

linfociti T citotossici di memoria

anticorpi

linfociti B di memoria

linfociti T helper di memoria

maturazione dei Linfociti T citotossici

linfociti T killer non specifici

(Fonte: the Human Immune Response System www.uta.edu/chagas/images/immunSys.jpg)

LE VERITA' SUL SISTEMA IMMUNITARIO

Il lavora svolto dal nostro sistema immunitario è molto importante ed essenziale per mantenere sia la salute sia l'equilibrio dell'organismo. Ogni volta che ci si ammala, si apre un potenziale "buco" nelle nostre difese. Nel tempo l'immunità cellulo-mediata può diventare inadeguata o funzionare male.

Ciò può portare ad una alterazione dell'omeostasi (equilibrio) e ad una alterazione dell'ambiente che induce cambiamenti nel metabolismo cellulare, questi possono portare a mutazioni genetiche e a trasformazione neoplastica (le cellule diventano tumorali) che ha come risultato una crescita anomala spesso maligna. Il processo è generalmente abbastanza lento, può impiegare anni e passare attraverso varie fasi patologiche prima di arrivare alla manifestazione finale della malattia.

Per evitare questo, l'obiettivo dovrebbe essere quello di mantenere un organismo adeguatamente regolato; se riusciamo a mantenere efficiente il nostro sistema immunitario, a minimizzare la frequenza e gravità delle malattie e a ridurre i tempi di convalescenza, riusciamo a migliorare la nostra salute e qualità di vita. Mantenere la salute è un compito piuttosto complicato; ma il nostro organismo possiede un complesso sistema di protezione nei confronti degli invasori, chiamato sistema immunitario.

Il sistema immunitario ci protegge in diversi modi

1) Creando una barriera che previene l'entrata di microrganismi nocivi (virus, batteri, parassiti) nell'organismo.
2) Individuando ed eliminando i microrganismi che in qualche modo riescono a penetrare nell'organismo, prima che abbiano la possibilità di riprodursi e proliferare.
3) Eliminando quei batteri e virus che riescono a proliferare prima che la loro carica diventi così elevata da costituire un pericolo per l'organismo.
4) Individuando le cellule cancerogene o comunque alterate ed eliminandole.

La prima difesa del nostro sistema immunitario è costituita dalle barriere visibili quali la pelle e le mucose di occhi, naso e bocca. La pelle è dura e resistente all'accesso dei microrganismi, e secerne sostanze antimicrobiche. Le lacrime ed il muco contengono un enzima in grado di rompere la parete cellulare di molti batteri.

Anche la saliva contiene sostanze antibatteriche, e, se qualche microrganismo riesce ad oltrepassare questa barriera, si trova a dover affrontare gli acidi dello stomaco che sono la barriera immediatamente successiva e forniscono un altro livello di protezione.

La maggior parte di batteri e virus non riescono ad oltrepassare la prima linea di difesa, ma alcuni sono in grado di farlo, e, una volta penetrati nell'organismo, si trovano a dover affrontare il sistema immunitario che li riconosce e li attacca producendo contro questi una marea di anticorpi.

Per la maggior parte delle persone le infezioni virali e batteriche sono la causa più comune di malattia. Le infezioni fanno generalmente il loro corso fino a che il sistema immunitario non è in grado di montare il sistema di difesa, "costruendo" un'immunità contro quei particolari invasori, distruggendoli e permettendo la guarigione dell'organismo. Molto spesso tuttavia, il sistema immunitario è in qualche modo sbilanciato per situazioni correlate a stili di vita errate, quali: stress, alimentazione contaminata, residui di farmaci, inquinamenti ambientali, etc.

IL SISTEMA IMMUNITARIO E' VERAMENTE INVINCIBILE?
ECCO LA FORMULA "SEGRETA"

Il sistema immunitario del nostro corpo è la nostra difesa, l'armatura che ci protegge dagli agenti patogeni esterni; quando questo è ben addestrato, tiene lontani batteri, virus, funghi, ecc., ovvero tutti quei germi che possono mettere a rischio la nostra salute. Ma non basta, se i nostri anticorpi non sono "addormentati" ma ben vigili, sono anche in grado di accelerare il processo di guarigione in caso di disturbi, malattie, ferite e infezioni. Insomma, diciamo che se non vogliamo che il nostro corpo rischi di passare da un problema ad un altro, da un'influenza a un raffreddore, ma anche cadere vittime di nemici interni molto pericolosi, come i tumori, dobbiamo mantenere sempre in perfetta efficienza il nostro sistema immunitario.

Come fare? Ebbene, ecco la formula perfetta, un po' segreta e un po' no, alla fine non è nient'altro di più che: "Avere e mantenere uno stile di vita salutare", all'insegna della moderazione come parola d'ordine. Vediamone i principi cardine.

Sistema immunitario: l'importanza dell'alimentazione

L'alimentazione è fondamentale per mantenere vivi e aggueriti i nostri anticorpi. Molto importante è proteggere la microflora batterica del nostro intestino, e a tal proposito, si è spesso sentito parlare dei grandi benefici dei probiotici, ma servono veramente al nostro sistema immunitario?

Ci risponde il prof. Massimo Triggiani, Presidente della Società italiana di Allergologia e Immunologia Clinica: «Tantissimi sono ad esempio gli studi sui probiotici, cioè i batteri buoni: subito dopo la nascita di un individuo, l'intestino viene colonizzato da germi con cui il sistema immunitario impara a convivere e alcuni di loro sembrano associati a una riduzione del rischio di allergie. Purtroppo non è ancora dimostrato con assoluta certezza che si tratti proprio dei lattobacilli dello yogurt».

E allora? Beh, assumere i lattobacilli dello yogurt non fa sicuramente male, ma tra i cibi che sicuramente sulle tavole non devono mai mancare per proteggere la nostra salute, anticorpi inclusi, ci sono frutta e verdure sane. Con 5 porzioni al giorno di vegetali, tra crudi e cotti, e frutta, possibilmente variati e di stagione, possiamo considerarci in una botte di ferro.

«Circa un anno fa – prosegue il dott. Triggiani – è stato scoperto che una classe di composti presenti in certi vegetali, ad esempio i cavoli, attiva un recettore con un ruolo importante, nel maturare le difese del tratto gastrointestinale. Questa è solo la punta dell'iceberg, ma pian piano capiremo come e perché frutta e verdura esercitano i loro effetti positivi sul sistema immunitario. Lo stesso vale per le erbe: non ci sono dati solidissimi, ma la ricerca continua perché le erbe sono da sempre fonte di validi principi attivi e non è escluso che prima o poi si scopra qualcosa che migliori realmente le funzioni immunitarie».

Sistema immunitario: Stop al fumo, Sì allo sport

Nella formula per avere un sistema immunitario invincibile, oltre alle 5 porzioni giornaliere di frutta e verdura, sono presenti altri due elementi fondamentali: zero sigarette e 30 minuti di fitness moderato al giorno. Si tratta di semplici norme di vita di cui molto spesso sentiamo magnificare gli effetti positivi sulla salute, e perciò non ci stancheremo mai di promuovere.

Per quanto riguarda il fumo, conosciamo molto bene i danni che può comportare, la sua principale conseguenza sulle cellule del nostro corpo, è quella di attivare un'infiammazione. Smettere, perciò, è davvero la decisione più vantaggiosa che si possa prendere per migliorare la qualità della propria vita.

Veniamo all'attività sportiva. Non siamo fatti per essere sedentari, più ci impigriamo, più si spegne la nostra carica vitale, teniamolo a mente. Ma anche in questo caso ci sono delle regole da seguire, per non incorrere nell'errore contrario e indebolirci per essere diventati fanatici del fitness.

«Non bisogna esagerare neppure con lo sport, – spiega infatti l'immunologo Alberto Mantovani, Direttore scientifico dell'Istituto clinico Humanitas di Rozzano (Mi) – sappiamo infatti che allenarsi molto intensamente predispone a infezioni e malattie, perché l'esercizio estremo attiva citochine specifiche che frenano le risposte immunitarie».

In buona sostanza, mangiare bene, muoverci, non indulgere in vizi stupidi e dannosi come il fumo, e il nostro sistema immunitario sarà sempre pronto a difenderci (quasi) alla perfezione!

NECESSITA COLPIRE LA CAUSA DELLA MALATTIA
E NON SOLO IL SINTOMO
Un chirurgo racconta:

Nessuno osa contraddire che in realtà la medicina inter-nazionale ha sempre rincorso i sintomi ma le cause delle malattie rimangono spesso sconosciute. Ma perché? Si comincia a intravedere oggi qualche risposta?

«Mi è stato chiesto come mai ultimamente, avendo una vita alle spalle come chirurgo, anziché parlare di medicina, ora che sono pensionato, anziché vivere tranquillo mi sono inerpicato in argomenti complessi, ostici e impopolari quali irrorazioni chimiche, nanoparticolato, bagliori di economia, ingiustizie sociali. Forse perché c'è il tempo per ogni cosa, ed ogni cosa la maturi quando è giunto il tempo per comprenderla.

Quando ti rendi conto che noi medici e chirurghi trascorriamo gran parte della vita a curare solo i sintomi e ritieni ormai per scontato che la causa di molte malattie venga tuttora descritta come: "sconosciuta" e meno rilevante, allora nasce la consapevolezza che qualcosa non ha mai quadrato.

Oggi, nell'era in cui la ricerca scientifica ti propone il cervello ibrido, cioè mezzo umano e mezzo tecnologico, e che sta andando avanti il progetto dell'uomo transumano, cioè mezzo robot e mezzo umano, ti chiedi se sia ancora possibile che per molte malattie la sua genesi debba rimanere ancora sconosciuta. Quando cominci a farti certe domande...la situazione diventa pericolosa. Ti trovi di fronte a due possibilità: rimandarle al mittente e preferire non capire, o viceversa, cercare di comprendere bene e iniziare a informarti più a fondo, sconfinando così in argomenti che mai ti saresti sognato di approfondire.

E così, scopri con stupore che solo l'1% della popolazione mondiale detiene la ricchezza economica (sono gli élite finanziarie); questo è il capo del filo conduttore che, come il filo di lana di Arianna servì a Teseo per uscire dal labirinto, seguendolo è in grado ti condurti alla conoscenza di argomenti tenuti volutamente nascosti e fra le pieghe dei quali puoi incominciare a scorgere delle risposte. Questo 1% ha un assoluto interesse a mantenere il 99% della restante popolazione "nella non conoscenza", a tenerli in un mondo fatto di realtà inconsistenti e dove alcune importanti verità debbano rimanere occultate.

E seguendo dall'inizio, e con non poca difficoltà, il filo conduttore di questa nuova conoscenza, sono arrivato alla lettura di pubblicazioni scientifiche sui dati dell'inquinamento, alla lettura di indagini scomode condotte da giornalisti indipendenti, all'approfondimento per capire cosa sia il così detto "particolato" di cui molti ne parlano ma non sanno cosa sia, e che relazione ci sia fra il mercurio impoverito e i linfomi, cosa non sappiamo del nucleare in Italia e il suo inquinamento nel territorio, nelle coltivazioni, nell'aria che respiriamo, nell'acqua potabile e nel mare. Insomma, di molti argomenti che sono scomodi alla mente di chi preferisce non riferire e di chi preferisce non sapere.

Ma cosa c'entra tutto questo con l'origine delle malattie? C'entra eccome. E' ormai più che accertato che l'inquinamento in cui viviamo è una delle principali e maggiori cause delle malattie, finora ancora, definite a genesi come: sconosciute.

Come? Ad esempio: l'aria che respiriamo è ormai ricolma di piccolissime sostanze inquinanti sotto forma di microscopiche particelle definite "Nanoparticolato". Queste sono prodotte da molte forme di inquinamento (fumi da ciminiere industriali, smog, esplosioni nucleari durante le guerre ed esperimenti atomici (anche se in zone molto distanti dall'Italia), deterioramento e inquinamento da materiale industriale e materiale radioattivo, adesso anche le scie chimiche rilasciate nell'aria da aerei militari non sono altro che scorie e residui radioattivi prelevate dagli stoccaggi di centrali nucleari e reattori di tutto il mondo, eccetera, eccetera.

Tutti questi veleni ad elevatissima tossicità, una volta entrati nell'acqua, negli impianti idrici, nel suolo, nei terreni erbosi e coltivabili di alimenti vegetali, di cui fanno seguito anche l'alimentazione degli animali, a sua volta, entrano nell'organismo umano che se ne ciba e non riescono più ad esserne espulse in quanto inorganiche.

Oltre ai pesticidi che sono sostanze chimiche utilizzate nella lotta antiparassitaria, ossia nell'eliminazione degli organismi parassiti animali o vegetali, che danneggiano le piante coltivate, riducendo la produttività dei terreni e la qualità dei raccolti agricoli, vi sono questi rifiuti radioattivi e altamente nocivi che si attestano dentro le cellule che si trovano nei tessuti e negli organi del corpo umano, e sono in grado di modificarne il DNA nel nucleo creando le premesse per la genesi di varie malattie, anche terminali.

Così pure, l'acqua che beviamo e molti degli alimenti di cui ci nutriamo, all'interno vi è la presenza di sostanze non biologiche ma micidialmente velenose. Stiamo parlando del grano, della verdura, della frutta, del latte, delle uova, dei formaggi, della carne, del pesce, e per non parlare degli alimenti ricchi di organismi transgenici geneticamente modificati (OGM), ossia organismi caratterizzati da un patrimonio genetico (genoma) che è stato alterato rispetto a quello tipico della propria specie, per l'avvenuta introduzione artificiale di uno o più geni provenienti da altri organismi.

Da tempo è stato dimostrato che lo stress a cui siamo sottoposti sia in grado di indebolire fortemente il nostro sistema di difesa immunitario e a colpire gravemente la salute dell'individuo. Queste cause che provocano inquinamento, stress, cibi modificati, conservanti, coloranti ed altro di innaturale, riconoscono nella loro origine una serie di grandi interessi economici che vanno a sostenere la ricchezza del sopra detto 1% di élite finanziarie che detengono la ricchezza mondiale. Da parte loro non c'è alcuna volontà di eliminarle e allora...ci eliminiamo noi che facciamo parte del 99% , attraverso malattie mortali che continuano ad essere mantenute con il termine "genesi sconosciuta".

Prendere conoscenza e coscienza di tutto ciò, penso sia un sacrosanto diritto di ciascun essere vivente con quoziente intellettivo sufficiente, in quanto coinvolge lo svolgimento della nostra vita biologica e l'equilibrio di ogni forma di vita della Natura. Ognuno è libero di farlo o meno .... io lo sto facendo ed è per questo che non parlo più solo di quella medicina tradizionale che ho sempre professato, ma sto cercando di capire bene quali sono le cause occulte che determinano quelle troppe malattie che oggi sono sempre più in aumento. Questo mi ha portato a prendere in seria considerazione la presenza ormai invasiva dell'esagerato inquinamento che ci sovrasta e i grossi interessi finanziari che lo nutrono e sostengono.

Come medico rimango convinto che tuttora la medicina tradizionale rimanga la scienza principale indispensabile per la cura delle malattie e il miglioramento della durata e qualità della vita. Anche se si stanno affacciando proposte molto interessanti di medicine e di cure alternative di indubbio interesse».
18*)

CANDIDA, CANCRO E MALATTIE AUTOIMMUNI

Esiste un collegamento tra la patologia causata dall'infezione del fungo candida, con il cancro, con le malattie degenerative e autoimmuni? Sempre più

251

ricercatori indipendenti ne sono convinti. Per fare un po' di chiarezza è stato intervistato in esclusiva chiedendo lumi al dottor Walter Last, un biochimico australiano molto prolifico nella pubblicazione di articoli e libri su tematiche legate alla salute:

D) Dottor Last: qual è secondo lei la causa del cancro?
R) La causa principale che conduce al cancro è la produzione di acetaldeide (metabolita tossico simile alla formaldeide) provocata da una sovra crescita di Candida Albicans in ogni zona del corpo. Principalmente il fungo *parte* dall'intestino come risultato di una disbiosi.

L'acetaldeide può prodursi sia per ingestione diretta di alcol (prodotto dalla sua degradazione per opera del fegato) sia dalla stessa candida, ed è in grado di bloccare il metabolismo dell'energia ossidante (respirazione) all'interno delle cellule. In queste condizioni le cellule sono impossibilitate a metabolizzare gli acidi grassi dovendo così contare solo sulle loro energie.

Si tratta dello stesso identico sistema utilizzato dal cancro!

D) Le cellule cancerose hanno poca energia e ossigeno e per sopravvivere entrano in uno stato fermentativo (producendo acidi), tornando ad essere cellule indifferenziate in grado solo di riprodursi. Le risulta?
R) E' proprio così: le cellule cancerose producono molto acido lattico portando l'organismo ad uno stato di iperacidità, indebolendo così il sistema immunitario e permettendo ai microbi opportunisti di proliferare dappertutto, principalmente nel sangue.

Per tanto la combinazione del blocco del metabolismo energetico da una parte e l'invasione dei microbi dall'altra, porta le cellule a degenerare trasformandosi in cellule fungine. Alcune di queste cellule degenerate è in grado di provocare il tumore.

Quindi il trattamento principale deve tendere a ristabilire il metabolismo energetico tenendo sotto controllo la candida e tutti gli altri funghi.

Aiuta molto un assorbimento di bicarbonato di sodio (anche 6-7 volte al giorno lontano dai pasti) perché quando il tumore è circondato da un terreno a pH 7,3 o superiore esso inizia a ritirarsi.

Un'altra terapia importante è incanalare ossigeno reattivo dentro il tumore in quanto esso uccide i microbi e riattiva il metabolismo degli ossidi. Utile è l'assunzione di 10 grammi circa di Ascorbato di sodio e MSM (Metilsulfonilmetano) distribuiti nell'arco della giornata.

In molti casi il tumore è raggiungibile anche con l'assorbimento localizzato di MMS, cioè Clorito di sodio ($NaClO_2$) e Perossido di idrogeno H_2O_2 (acqua ossigenata).

Attenzione però: siccome l'MSM e l'MMS hanno un forte potere ossidante, potrebbero risultare estremamente nocivi per la biochimica cellulare in quanto i tumori maligni devono venir ridotti molto lentamente mentre la riduzione massiva può causare pesanti stati infiammatori con ripercussioni su tutti gli altri organi.

Necessita quindi conoscere bene le dosi e i tempi di somministrazione.

D) E le patologie cardiovascolari?

R) Le patologie cardiovascolari hanno la medesima causa di fondo: la disbiosi intestinale e la sindrome della permeabilità intestinale provocata da antibiotici e candida.

Questa situazione causa una sovrappopolazione di microbi nel sangue che proliferano anche nelle pareti dei vasi sanguigni, provocando infiammazioni croniche. Il colesterolo, che tra le altre cose serve per riparare i vasi sanguigni, nel tempo può condurre ad occlusione e restrizione del flusso sanguigno.

E' stato infatti dimostrato che la candida e altri funghi, si accumulano nel cervello di pazienti affetti da Alzheimer, ma anche nei loro vasi sanguigni.

Un fattore che frequentemente gioca un ruolo fondamentale è la Pyroluria (conosciuta anche come Malvaria), si tratta di una malattia del fegato proveniente o causata dalla candida che conduce ad una deficienza di vitamina B6 e zinco. Questa carenza causa problemi al metabolismo dei grassi e all'utilizzo corretto del colesterolo da parte dell'organismo.

D) Cosa ci può dire sulla candida?

R) La candida è sempre presente nell'intestino e non è un problema se esiste una sana flora batterica che la tiene sotto controllo (eubiosi). Un'occasionale infezione fungina può essere fastidiosa, ma non è un problema se gli anti-fungini vengono utilizzati immediatamente e se la flora batterica interna viene ristabilizzata.

Il vero pericolo deriva dall'utilizzo ripetuto di antibiotici e farmaci similari che permettono la trasformazione della candida, che muta, da innocuo lievito a fungo pluricellulare nella forma ifalica invasiva e patogena (muffa). In questa fase inizia a crescere e a contaminare il sangue con microbi e tossine.

A questo stadio è molto difficile eliminarla diventando causa di numerose patologie anche gravi. Questo può condurre ad una forte reazione infiammatoria causata dal sistema immunitario, tra cui le cosiddette malattie autoimmunitarie.

D) Qual è il ruolo dell'intestino?

R) E' di enorme importanza perché è dall'intestino che inizia lo stato di deterioramento della salute dell'organismo. Per mantenere o per portare l'intestino ad un stato di salute buono è importante utilizzare rimedi anti-fungini e cibo fermentato (acido lattico come le verdure lattofermentate: crauti, ecc.) ma è altrettanto importante utilizzare cibo prebiotico che offre i nutrienti per lo sviluppo della flora batterica intestinale buona, togliendo i nutrienti ai funghi. Il cibo migliore sono verdure allo stato crudo come insalata o mix di vegetali, preparati genuinamente senza trattamenti, in modo da assimilare una grande abbondanza di fibre vegetali. Sono inoltre importanti i semi germogliati come i legumi e le noci che possono sia essere cotti che ingeriti crudi dopo essere stati messi in ammollo per rimuovere la maggior parte degli enzimi inibitori.

Da ridurre sono i derivati del grano, gli zuccheri e i vegetali cotti ricchi di amidi perché sono elementi in cui prospera la candida. Non dobbiamo eliminare tutti i funghi intestinali o i batteri dannosi, lo scopo è di dare supporto ai batteri buoni affinché tengano sotto controllo ogni microbo.

Se la candida ifale ha già invaso le mucose intestinali e i vasi sanguigni, allora sono necessari forti rimedi anti-fungo.

D) Cosa sono i microbi pleomorfi?

R) I microbi pleoformi, che significa microbi che "cambiano forma", sono molto comuni. Possono trasformarsi da spore a micoplasma, virus, batteri e forme fungine a seconda dell'ambiente (pH) in cui crescono. Questa è la ragione per la quale molte infezioni sono difficili da trattare con i rimedi specifici forniti dalla medicina convenzionale, un esempio sono i batteri della tubercolosi.

Comunemente una forma batterica viene curata con antibiotici e in tal modo viene fatta sparire temporaneamente, ma i suoi micoplasmi o le sue forme fungine continuano a prosperare e dopo la cura si convertono in forme batteriche ancor più resistenti ad altri farmaci.

D) Quali sono i rimedi naturali?

R) Molto utile è la crema di curcuma con olio di cocco e pepe nero appena macinato, buoni sono anche l'aglio, lo zenzero, il pepe di cayenna o il peperoncino (tutti allo stato grezzo, senza trattamenti o cottura).

Il rimedio più efficace è l'olio vergine di cocco per i suoi trigliceridi a catena media, questi una volta assorbiti possono restaurare il metabolismo dei grassi e le funzioni del fegato, specialmente se utilizzato in concomitanza con P5P (piridossale-5-fosfato che è la forma biologicamente attiva della vitamina B6), zinco, taurina e la N-acetil-carnitina.

Con malattie croniche raccomanderei anche il complesso-B, l'ascorbato di sodio, l'MSM e i più importanti minerali come: Boro, Cromo, Iodio (non solo ioduro), Magnesio, Selenio e Zinco.

Utili anche i succhi di color porpora come le bacche (mirtilli, ecc.) e la rapa.

Il bicarbonato di sodio è ottimo se ingerito a stomaco vuoto, mentre l'aceto o il succo di limone vanno bene durante i pasti.

Candida Albicans

Ringraziando il dottor Last per le spiegazioni molto interessanti che ci ha fornito, è bene conoscere un po' di più la Candida Albicans.

La famiglia dei funghi è molto grande e comprende lieviti e muffe, la candida è un lievito saprofita. I lieviti sono funghi unicellulari che si moltiplicano molto rapidamente in ambiente acido, umido e ricco di zuccheri. Le muffe invece si sviluppano da una spora che cresce diramandosi in lunghi filamenti (detti: ife, della dimensione di 5-10 micron).

Ad oggi si conoscono nove specie di Candida, sei delle quali possono essere patogene per l'uomo. Nel 97% delle persone la candida è presente nel tratto intestinale in forma innocua. Essa usa lo zucchero come alimento e carburante indipendentemente che derivi da carboidrati (cereali e zuccheri raffinati), alcool, cibi industriali o dall'ormone cortisolo (quello dello stress) che fa aumentare la glicemia.

Errori alimentari, stress, farmaci e disbiosi creano un terreno sfavorevole e in tale condizione la Candida si trasforma da lievito allo stato vegetativo di muffa. In pratica il suo è un adattamento alle nuove condizioni ambientali.

Il lievito vive in simbiosi con l'organismo ospite ed è innocuo, mentre la muffa è un parassita patogeno molto serio.

Grazie a questo dimorfismo la Candida è in grado di sottrarsi ai meccanismi di difesa dell'immunità cellulare, con tutti i rischi che ne consegue.

La Candida è in grado di secernere oltre 79 metaboliti tossici (sostanze chimiche differenti come l'Acetaldeide, simile alla Formaldeide) creando disturbi in tutte le sfere, anche in quella neuropsichica (depressione, ansia, paura, irritabilità, sbalzi di umore, scarsa memoria, ecc.).

Quando il lievito si modifica diventando una muffa, i suoi filamenti (ife) penetrano la parete intestinale danneggiandola e creando dei varchi nel circolo sanguigno. La permeabilità intestinale infatti è proprio dovuta ai danni provocati dalla Candida. La mucosa diventando permeabile, lascia passare nel sangue macromolecole (peptoni o proteine come caseina, glutine, ecc.), tossine intestinali (ptomaine), ma anche microbi, batteri, metalli pesanti e le stesse spore delle Candida. Tali sostanze filtrate nel circolo sanguigno inducono una forte reazione di tipo infiammatoria da parte del sistema immunitario, predisponendo l'individuo, nel lungo periodo, a qualsiasi malattia (acuta, cronica, degenerativa e autoimmunitaria).

Spesso si cura la Candida senza risultati e il motivo è che si è in presenza di un'interazione del fungo con altri germi. Si riscontra per esempio una contemporanea infezione da Stafilococco (che produce una tossina di cui si nutre la Candida stessa). Ma avviene anche il contrario, la Candida produce sostanze utili al nutrimento e alla proliferazione degli Stafilococchi. Questo è un circolo vizioso in cui un germe alimenta l'altro e viceversa. L'infezione del virus Epstein-Barr non avviene se non c'è anche una presenza massiccia di Candida.

Conoscendo quelle che sono le funzioni intestinali e il collegamento tra questo e il sistema immunitario, endocrino e nervoso, si può comprendere come la Candida rientri nell'eziologia delle maggior parte delle malattie: sindrome da stanchezza cronica, fibromialgia, artrite reumatoide, distrofia muscolare, lupus, sclerosi multipla, linfoma di Hodgkin, leucemia, infezioni croniche, carenza di ferro, endocardite, pericardite, asma, bronchiti, otiti, labirintiti, sinusite, anoressia, difficoltà digestive, intenso desiderio di zuccheri e di carboidrati, gonfiore, gas intestinali, disbiosi, permeabilità della parete intestinale, intolleranze alimentari, malassorbimento intestinale, gastrite, acidità di stomaco, dolori addominali, colite, stipsi o diarrea, sindrome del colon irritabile, morbo di Crohn, cistite, perdita della libido, endometriosi, fibromi, irregolarità mestruali, sindrome premestruale, prostatite, impotenza, squilibri ormonali, diabete, insonnia, mal di testa, disturbi dell'apprendimento, perdita di memoria, ansia, depressione, irritabilità, iperattività, disturbo da deficit di attenzione, autismo, disturbo bipolare, acne, pelle secca con prurito, eczema, perdita di capelli, psoriasi, ecc.

Quando però la Candida cresce a livelli pericolosi un aiuto importante arriva dall'acido Caprilico.

Riguardo alle proprietà straordinarie dell'olio di cocco, il suo grasso a catena media non solo è un potente antifungino e battericida, ma fornisce nutrimento per i batteri "sani" limitando la proliferazione di quelli "nocivi".

Si può assumere sotto forma di olio di cocco (3 cucchiai al giorno) preso direttamente o mettendolo nei frullati.

In conclusione, va ricordato che la Candida non è un nemico subdolo da combattere con ogni mezzo, ma un lievito innocuo che vive in simbiosi con noi, ed è addirittura utile per la sintesi di sostanze importanti. Tuttavia, necessita tenere presente che, quando il nostro terreno organico (sangue, linfa, liquidi extra e intracellulari) ed epigenetico (aspetti emozionali) peggiora (acidosi, ipossigenazione, stress, ecc.), la Candida può mutarsi in una pericolosissima muffa. [19*)]

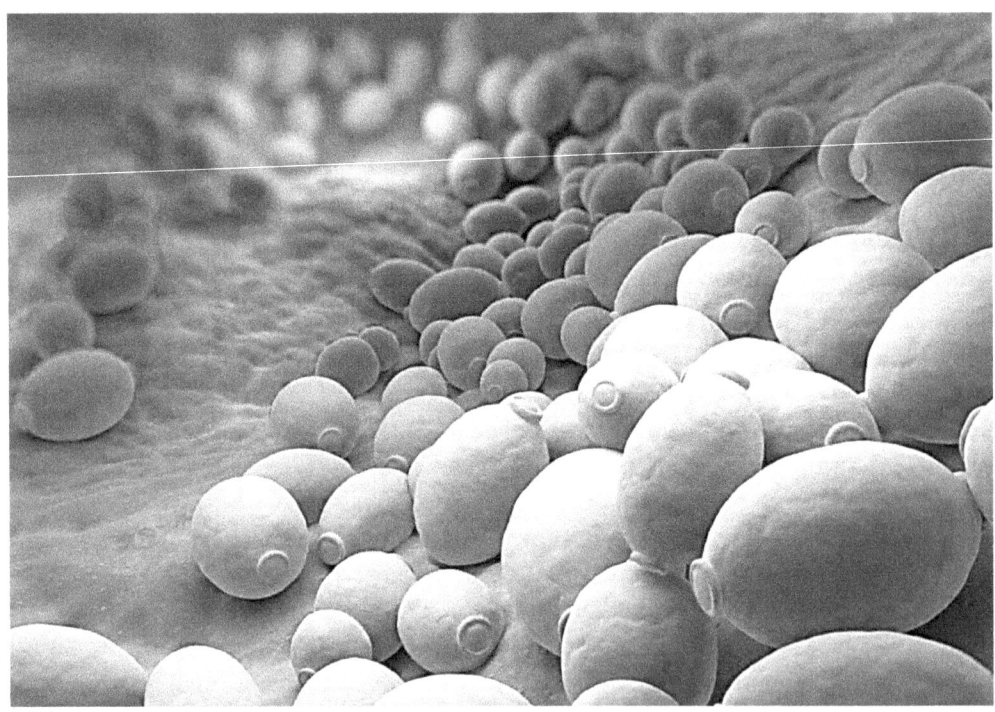

ALCUNI DEI FALSI MITI PIÙ DIFFUSI DELLA MEDICINA

Riguardo la salute, ci sono più falsi miti oggi di quanti ce ne siano mai stati nel corso della storia medica. In larga misura, ciò è dovuto alla mancanza di educazione dei medici, del pubblico, alla disinformazione e ad un'espansione del potere delle Corporation inter-nazionali che, in nome del profitto economico e con l'aiuto dei mass media e della medicina convenzionale, promuovono falsi miti per raggiungere obiettivi specifici e malevoli per i pazienti affetti da cancro.

Adesso diamo la parola al Dr. Marco Torres:

Falso mito n° 1
La medicina convenzionale e il sistema sanitario aiutano i pazienti?!

La risposta è decisamente: NO! Il falso mito sulla salute più radicato al giorno d'oggi è l'errata convinzione che la medicina ufficiale e il sistema sanitario siano veramente d'aiuto ai malati. Non c'è niente di più lontano dalla verità.

La libertà delle persone di scegliere cure naturali, medicine alternative e altri metodi di prevenzione alle malattie, presto potrebbe essere minacciata dai lobbisti delle Corporation, che sono pronte a fare qualunque cosa per proteggere la loro ricchezza a spese della vostra salute.

I promotori della medicina convenzionale affermano che tutti gli studi condotti, le approvazioni dei farmaci e le procedure chirurgiche e terapeutiche sono basate su prove mediche scientifiche. Ma è veramente scienza medica quella? Oggi ciò che passa per "scienza" è una collezione di falsi miti, mezze verità, disonestà intellettuali e notizie fraudolente che aiutano a servire interessi maggiori. La scienza medica, specie quella oncologica, ormai non è più vera scienza.

Il 90% delle malattie (cancro, diabete, depressione, malattie cardiache, ecc.) sono facilmente prevenibili attraverso un'esatta dieta, una nutrizione composta da alimenti genuini, dalla luce solare e dall'attività fisica. Nessuna di queste soluzioni è mai stata promossa dalla medicina convenzionale perché non porta guadagno.

Nessun farmaco tradizionale ospedaliero cura effettivamente o risolve le cause che stanno alla base della malattia. Anche i cosiddetti medicinali ufficiali, come la chemioterapia, che dovrebbero funzionare, in realtà sono efficaci solo sui sintomi, servono solo ad interferire con altre funzioni fisiologiche generando così effetti collaterali spesso disastrosi. Non esiste un farmaco chemioterapico che ne sia privo.

Nell'attuale sistema sanitario riconosciuto e approvato dal Servizio Sanitario Nazionale, non ci sono incentivi finanziari per nessuno, non esistono cure che facciano realmente guarire i pazienti. I profitti miliardari delle compagnie farmaceutiche, delle ricerche, degli ospedali, dei medici, ecc. si trovano infatti solo nella costante debilitazione, e non nel benessere, nella prevenzione o nella guarigione.

Quasi tutti i programmi di "prevenzione" che esistono attualmente (come le mammografie gratuite o altri programmi di screening) non sono altro che metodi per reclutare pazienti, aumentare il numero delle diagnosi e di conseguenza fare profitti. Il mondo medico consiglia screening gratuiti per impaurire la gente e spingerla ad accettare cure innecessarie che portano solo ulteriori malattie. La mammografia ne è un buon esempio. La chemioterapia un altro.

Nessuno ha il benché minimo interesse per la vostra salute al di fuori di voi stessi. Nessuna Corporation, nessun dottore, nessun Governo ha la volontà di farvi stare realmente bene. Nel mondo occidentale, tutto è al servizio degli interessi finanziari dei poteri forti. Questi sono gli unici individui sani, consapevoli e che, pensando in modo critico, apatica e indifferente alla salute delle popolazioni, sono liberi al 100% da farmaci chimici e da cibi inquinati e processati.

Falso mito n ° 2
I vaccini prevengono le malattie e migliorano l'immunità a patologie?!

La risposta è decisamente: NO! Il termine "immunizzazione", spesso usato come sostituto per "vaccinazione", è falso e dovrebbe essere legalmente perseguito. La ricerca medica ha stabilito chiaramente che l'iniezione diretta di proteine estranee al corpo e di altre sostanze tossiche (in particolar modo il mercurio, verso cui il sistema immunitario mostra notoriamente ipersensibilità) rendono l'organismo più predisposto – e non meno – a sviluppare future patologie. I vaccini fanno l'opposto di immunizzare, anzi, di solito impediscono lo sviluppo dell'immunità, dopo un contagio avvenuto naturalmente.

Le autorità stimano che i problemi di salute legati ai vaccini abbiano una frequenza 100 volte superiore a quella riportata dalle agenzie governative. La differenza è dovuta al fatto che nessuno dei medici ha l'obbligo né l'incentivo di denunciare gli effetti avversi. Con i movimenti anti-vaccinazioni che ora diffondono la verità su internet, la comunità medica è in stato di massima allerta e difende le sue posizioni. I produttori di vaccini consigliano alla classe medica di non dare modo ai pazienti e ai loro parenti di pensare che i rischi possano essere maggiori dei benefici, quando in realtà la verità è precisamente l'esatto opposto.

Il confronto tra rischi e benefici è una ponderazione importante per qualsiasi persona che debba decidere se vaccinarsi o no. Contrariamente alla credenza popolare e alla pubblicità, le malattie infantili in un paese sviluppato non sono così pericolose come siamo portati a credere. Anche se ci si ammala, non vuol dire che si debba per forza morire. È un fatto scientificamente provato che i vaccini furono introdotti quando il rischio di mortalità per le patologie era già sceso sotto il livello di guardia.

Durante gli ultimi 100 anni, le principali conquiste nel contrastare le malattie sono state, tra l'altro: un miglior cibo e l'acqua potabile più pulita, e non certo i vaccini. Hanno contribuito anche una maggior igiene e le migliorate condizioni di vita. Ciò viene confermato anche da pubbliche ricerche a revisione paritaria, le quali provano che non sono stati i vaccini a salvare gli individui della società occidentale da malattie e a far allungarne l'età della vita.

Tutti i vaccini contengono agenti sterilizzanti, Neurotossine, Immunotossine e vari composti cancerogeni. Alcuni contengono la Formaldeide che è un potente cancerogeno trovato nella quasi totalità dei vaccini; Neurotossine come il Glutammato Monosodico (MSG), il Cloruro di Potassio, il Thimerosal (Sodio-Etilmercurio-Tiosalicilato), agenti sterilizzanti come il Triton X-100, l'Octoxynol-10, il Polisorbato 80; immunotossine come la Neomicina, il Fosfato Monopotassico e il Sodio Desossicolico, per nominarne alcuni dei tanti.

Non è una coincidenza che più informati si è, e minori siano le possibilità che ci si vaccini. Ciò contraddice nettamente la convinzione errata di quei medici che credono che i genitori non facciano vaccinare i figli perché sono poveri, poco istruiti o male informati. Man mano che le reali finalità dei vaccini diventano sempre più evidenti, chi è pienamente conscio del pericolo non guarda più ai vaccini nello stesso modo.

Falso mito n° 3
È assolutamente necessario abbassare il colesterolo cattivo?!

Uno dei più importanti falsi miti sulla salute propagandati nella cultura occidentale è l'uso improprio del termine "colesterolo cattivo", inventato dall'intera comunità medica e dai media che hanno diffuso questa bufala. Un pubblico poco informato scientificamente è stato ingannato a credere anche alla falsa correlazione tra colesterolo elevato e malattie cardiovascolari.

Al contrario, il colesterolo è vitale alla nostra sopravvivenza e l'abbassarlo artificialmente può avere effetti dannosi, in modo particolare quando invecchiamo.

Siamo diventati una cultura così ossessionata dal mangiare cibi con basso contenuto di colesterolo e grasso che molti esperti della salute si stanno chiedendo quali possano esserne le conseguenze.

Possiamo veramente mantenere un regime alimentare così distante da quello dei nostri antenati senza subirne gli effetti negativi sulla nostra salute? Molti ricercatori sono propensi a rispondere "NO" a questa domanda. I dati correnti suggeriscono che un basso livello di colesterolo precede lo sviluppo di un cancro.

La "Noddy-science" (letteralmente: "Scienza degli stupidi"), offerta dai commercianti del marketing e rivolta ad un pubblico tendenzialmente poco preparato scientificamente, ha portato molte persone e utenti di tutte le età a credere che dovremmo sostituire certi cibi con altri prodotti studiati appositamente per aiutare a "ridurre il colesterolo".

Naturalmente tutto questo ha un prezzo e richiede, a chi se lo può permettere, di pagare un prodotto "speciale" quattro o cinque volte in più rispetto al costo ordinario. Ma tutti questi sforzi per abbassare il nostro colesterolo sono giustificati? Anzi, è salutare abbassare il colesterolo?

Il colesterolo, che sia trasportato da LDL o HDL, è esattamente lo stesso. Il colesterolo è semplicemente un ingrediente necessario per uno sviluppo efficiente della salute e per il mantenimento e il funzionamento delle nostre cellule, il quale deve essere regolarmente consegnato in tutto il corpo e rimanere dentro i giusti parametri. La differenza sta solo nei "trasportatori" (le lipoproteine HDL e LDL) e, anche in questo caso, entrambi i tipi sono essenziali affinché i collegamenti e le consegne nel corpo umano funzionino efficacemente.

I problemi possono verificarsi invece quando la capacità di carico delle lipoproteine LDL (che portano colesterolo ai tessuti) sia maggiore rispetto alla potenziale capacità delle HDL disponibili. In questo caso, la quantità di colesterolo "consegnato" nel corpo potrebbe aumentare, lasciando meno risorse a disposizione per riportare al fegato quello in eccesso.

Falso mito n° 4
Gli screening e i trattamenti medici prevengono la morte?!

Anche se sono promossi regolarmente dalla comunità medica, gli esami di screening possono portare poco beneficio e addirittura mettere a rischio la salute di persone già malate. Questo concetto è valido per quasi tutti i tipi di screening medici, sia per il cancro che per molte altre malattie.

Gli screening medici costituiscono un rischio immenso, non solo per il danno causato dalle odierne tecniche di screening sul corpo umano, ma soprattutto a causa della natura stessa dei protocolli successivi. Solitamente, le procedure incoraggiano i pazienti ad proseguire nelle indagini sottoponendosi a tecniche ancor più invasive, che ne debilitano ulteriormente la salute e aumentano la percentuale dei decessi.

In uno studio svedese su 60.000 donne, il 70% dei tumori individuati con la mammografia non erano affatto tumori. Questi "falsi positivi" non solo causano dispendio finanziario pubblico e stress emozionale, ma possono anche condurre ad biopsie invasive e per nulla necessarie. Di fatto, dal 70 all'80% di tutte le mammografie positive non mostravano alcuna presenza di cancro in seguito alla biopsia.

L'esame del sangue per individuare il tumore alla prostata (PSA) cerca uno specifico antigene, una proteina prodotta dalla ghiandola prostatica. Alti livelli di PSA sono apparentemente associati ad un cancro alla prostata. Il problema è che l'associazione non è sempre corretta, e quando lo è, il cancro alla prostata non è necessariamente mortale (solo nel 3% dei casi il decorso termina con il decesso del paziente).

L'esame del PSA porta solitamente a sovra-diagnosi, biopsie e trattamenti che hanno impotenza e incontinenza come effetti collaterali. Biopsie ripetute possono diffondere cellule cancerogene all'interno della traccia lasciata dall'ago, o causare un versamento delle cellule tumorali direttamente nel flusso sanguigno o nel sistema linfatico.

Di molte malattie, la copertura informativa ospedaliera si focalizza troppo sulle terapie e non abbastanza sulla prevenzione, una tendenza che può rivelarsi rischiosa nel lungo periodo per quelle persone che non sanno come prendersi cura della propria salute. Di solito, la classica storia diffusa dai media tramite internet, i social, i blog, gli spot televisivi e i rotocalchi, include terapie già in corso di svolgimento, perché lo stile narrativo, foto e filmati si prestano molto meglio a questo genere di falsa commedia. Diversamente, le notizie che riguardano la prevenzione e che descrivono persone che fanno esercizio fisico sano e costante e che mangiano correttamente, non attirano abbastanza l'attenzione del pubblico.

Se questo errato approccio alla salute dovesse continuare, nel futuro l'umanità potrebbe guardare indietro alla odierna "medicina moderna" e pensare: "Come possono aver avuto un'ideologia così primitiva ed essersi sbagliati così grossolanamente? Quanto grande doveva essere la disumanità dei governi che hanno permesso all'industria medica di uccidere persone con false credenze e idee dettate da interessi economici? Perché il governo non li ha fermati? Chi erano le persone responsabili della protezione di quei cittadini?"

Purtroppo, oggi, chi ne ha il potere economico pensa che l'educazione preventiva richiede un aumento d'investimenti nella ricerca di nuovi approcci dietetici, comportamentali, socio-economici, ambientali e nuovi medici per la prevenzione delle malattie croniche. Tutto ciò non porterebbe abbastanza denaro nelle loro tasche.

Eppure, i bambini di oggi, futuri adolescenti e adulti del domani, hanno diritto a scelte di maggior responsabilità e consapevolezza per il loro benessere, motivate da corrette applicazioni teorico-pratiche.

I giovani devono sapere che le attuali terapie mediche ospedaliere e il sistema farmaceutico ufficiale potrebbero non salvaguardare la loro salute nel futuro. Sarebbero imprescindibili anche sostanziali investimenti economici nella prevenzione, e la definizione di politiche programmatiche che influenzino gli organi direttivi nel campo della salute e dell'educazione.

Qualsiasi indugio o fallimento nel risolvere questi problemi nei prossimi dieci anni porterà solamente ad un ulteriore deterioramento della salute umana e del sistema sanitario tradizionale. Una leadership adeguata e una comunicazione efficace sulla necessità delle misure preventive possono ancora invertire la tendenza alla proliferazione degli screening, ribaltando questa falsa concezione a beneficio di una maggior salute della popolazione.

Falso mito n° 5
Il fluoro previene la carie dentaria?!

La fluorizzazione dell'acqua è una menzogna. Bere anche una minima quantità di fluoruro è pericoloso per la salute. Non è mai stato dimostrato che il fluoruro prevenga la carie dentaria. In verità questa è la più grande frode scientifica mai promossa da governi nazionali ed internazionali. Il fluoruro è stato collegato a patologie quali ad osteoporosi, cancro e malattie autoimmuni, perfino in piccole quantità può bloccare il 50% degli enzimi adibiti alla riparazione del DNA.

Il fluoruro aggiunto alla nostra acqua è un prodotto di scarto della lavorazione di fertilizzanti a base di alluminio e fosfato. Per di più, il fluoruro che viene aggiunto non è fluoruro di calcio, presente naturalmente nell'acqua, ma è fluoruro di sodio, che è qualcosa di sostanzialmente differente – differenza che porta con sé pessime notizie. Infatti, ad eccezione di alcune relazioni redatte da chi lo vende, tutta una serie di studi prova che il fluoruro di sodio non protegge i denti, ma al contrario danneggia le ossa e altre parti del corpo, inclusa la tiroide.
▪ Il programma tossicologico del "National Cancer Institute" ha scoperto che il fluoruro è un "Equivocal carcinogen", cioè scatena un aumento di neoplasie dovute a reazioni chimiche correlabili alla sua presenza.
▪ Bere acqua fluorizzata raddoppia la probabilità di una frattura dell'anca negli anziani, sia uomini che donne.
▪ L'infertilità delle donne aumenta proporzionalmente alla fluorizzazione

dell'acqua. Alcuni scienziati della Food and Drug Administration (FDA) hanno segnalato una stretta correlazione tra la diminuzione della fertilità nelle donne tra i 10 e i 49 anni e l'aumento dei livelli di fluoruro nell'acqua.

▪ Non sta scritto da nessuna parte che il fluoruro riduca effettivamente l'incidenza delle carie dentali. Nessun rapporto di causa-effetto o di correlazione tra i livelli di fluoruro nell'acqua e le carie dentali sono mai stati constatati in alcuno studio.

▪ Il fluoruro attacca anche la ghiandola pineale, la quale controlla il nostro orologio interno, procura un sonno riposante, collabora con le ghiandole surrenali per gestire lo stress, mantiene il timo in condizioni ottimali e monitora 24 ore su 24 lo stato del sistema endocrino. Il fluoruro invece calcifica la nostra ghiandola pineale trasformandola in una "pietra" non funzionante.

▪ Il governo ha classificato il fluoruro di sodio come uno scarto pericoloso per l'ambiente è perciò, chiunque se ne occupi deve indossare un equipaggiamento adeguato a maneggiare materiali pericolosi. Scaricare il fluoruro di sodio nei fiumi, in mare, ho sotterrarlo è un crimine.

Molte delle originali prove fasulle a sostegno dell'innocuità del fluoruro, anche a basso dosaggio, vennero elaborate dagli stessi scienziati che lavorarono allo sviluppo della prima bomba atomica, fu a loro infatti, che venne segretamente ordinato di fornire delle prove valide da sfruttare nelle controversie processuali elevate dai cittadini in difesa dei danni provocati dal fluoruro. I documenti mostrano che le prime cause contro il programma atomico degli Stati Uniti non vertevano solo sulle radiazioni, ma anche sui danni provocati dal fluoruro.

In quest'epoca, sembra che le persone più sane del nostro pianeta, siano coloro che abbiano smesso di credere alle norme ciarlatane della medicina convenzionale, in favore di una più naturale concezione della salute. La prova è davanti ai nostri occhi. Trovate le 5 persone più sane che conoscete e scoprirete che solitamente non condividono i falsi miti sulla salute promossi dalla medicina convenzionale. La vostra longevità e il vostro sano invecchiamento dipendono proprio da questo.

Il Dr. Marco Torres, autore di quest'articolo, è un ricercatore, scrittore e portavoce dei consumatori per uno stile di vita sano. È laureato in Salute Pubblica e Scienze Ambientali ed è un conferenziere professionista su temi quali la prevenzione di malattie, tossine ambientali e politiche sanitarie.
20*)

ARRIVA LA MEDICINA ONCOLOGICA INTEGRATA

Vari tumori guariscono non solo con la chemio ma anche con sostanze naturali,
con la fisiochinesiterapia e con una particolare alimentazione, questi sono solo alcuni dei metodi che riguardano la "medicina oncologica integrata".

Tuttavia, questi sistemi di medicina integrativa o supplementare, anche se oggi sono stati aggiunti dai medici ospedalieri, o chi per essi, nelle terapie allopatiche e anche se alcuni di questi approcci sono stati riconosciuti e approvati dal Servizio Sanitario Nazionale, non sono un'alternativa alla vera medicina supplementare e complementare, ma solo l'uso combinato di alcune delle tante sostanze e metodi naturali insieme cooperanti alla chemioterapia. Come ha spiegato a *Panorama.it* il dottor Massimo Bonucci, oncologo, direttore del Dipartimento Ricerca Università Popolare di Arezzo e presidente di ARTOI, Associazione Ricerca Terapie Oncologiche Integrate:

«La medicina integrata, è ormai una realtà, soprattutto all'estero, dove esistono persino ospedali con un reparto interamente dedicato alla medicina oncologica integrata, ovvero quella che si occupa di tumori, senza limitarsi alle cure classiche. Non è un'alternativa, ma consiste nell'uso combinato di sostanze naturali insieme alla chemioterapia.

Di recente *Panorama.it* è ritornata ad occuparsi di medicina integrata e in particolare di Artemisia Annua nella cura dei tumori. In una intervista il dottor Bonucci ha risposto alle seguenti domande:

Qualcuno ha mostrato perplessità, dubitando dei fondamenti scientifici della medicina integrata, lei cosa vorrebbe dire a questi?

«A livello internazionale la medicina integrata è una realtà, negli Stati Uniti ci sono ben 52 università dove viene insegnata. Io sono tornato da Houston, in Texas, dove si è svolto l'11° congresso della Società Americana di Oncologia Integrata, di cui sono membro, e questa strada viene ormai percorsa e riconosciuta, così come in Giappone. L'efficacia di molte sostanze è avvalorata non solo da studi scientifici, ma anche da *trial* clinici molto importanti e all'estero la possibilità di avere benefici da queste sostanze nella cura delle patologie oncologiche non è messa in dubbio».

Quali sono le principali sostante naturali che possono giovare nella cura dei tumori?

«Una delle principali sostanze è la curcumina, ovvero il principio attivo della curcuma: ha un'attività anti-angiogenica, ovvero riduce la formazione di nuovi vasi sanguigni e manda "in morte programmata" le cellule che hanno perso le loro caratteristiche originarie. La sua azione combinata con le cure tradizionali è provata nei tumori del pancreas, tra i più aggressivi, con il raddoppio dei casi di sopravvivenza».

Ci sono altre sostanze che hanno un'azione in differenti tipi di tumori?

«Sì, nel caso de tumori cerebrali, ad esempio, c'è un protocollo indiano che prevede l'uso di sostanze naturali in assenza di chemioterapia, che in quel Paese non si ha la possibilità di somministrarla. Ebbene, dati alla mano, ci sono studi pubblicati su riviste di altissimo spessore internazionale che dimostrano un livello di sopravvivenza mediana di 7 anni. Io stesso ho sperimentato questo protocollo su due casi di tumori cerebrali ed entrambi i pazienti sono liberi dalla malattia, uno da 5 anni e uno da 7».

Entrando nello specifico delle altre sostanze?

«Sono 4 in particolare le sostanze che vengono usate insieme alle terapie tradizionali. Oltre alla curcumina, a cui ho accennato, ci sono la Boswellia Serrata (che è un estratto della pianta dell'incenso), la Polidatina (anch'essa di origine vegetale, fa parte delle Fitoalexine, molecole capaci di attivare processi biologici di riparo e meccanismi difensivi contro stress biotici); infine la Ruta Graveolensis e la Calcarea Fosforica. Vengono comunemente usati nelle terapie integrate anche un estratto del principio attivo del tè verde e il Sulforafano, che è estratto dei broccoli. Ci sono poi altri due estratti allo studio delle università della Florida e dell'Utah, che possono avere la stessa azione del farmaco antitumorale Tamoxifene per quei tumori alla mammella particolarmente aggressivi, come i Triplonegativi, ma con un effetto superiore dimostrato nella riduzione della proliferazione pari al 50%».

Pur trattandosi di sostanze naturali, va però ricordato che non si deve ricorrere al fai-da-te, vero?

«Certo. Va detto innanzitutto che sono sostanze che non devono essere usate al posto di qualcosa d'altro, ma in associazione ad altre terapie tradizionali, per andare ad aiutare l'azione della chemio o di altri farmaci antitumorali. Inoltre, noi medici oncologi sappiamo come, dove e quando lavorano, senza interferenze con la chemioterapia stessa. Non tutto ciò che è naturale, infatti, fa bene in assoluto, ci sono sostanze che riducono o aumentano gli effetti collaterali della chemio, perché agiscono a livello epatico. Una di queste, ad esempio, è l'Ipperico NON deve usato, al pari del pompelmo».

A proposito di alimentazione, è vero che è così importante nella prevenzione e anche nella cura di patologie tumorali?

«L'alimentazione gioca un ruolo così importante da incidete sulle ricadute, oltre che sulla prevenzione, fino al 37%. Il dato più importante da tenere sotto controllo è il tessuto adiposo: il sovrappeso, insomma, va assolutamente evitato».

Al di là delle mode, che fondamento c'è nel sostenere la necessità di mangiare più alimenti di base vegetale e nel ridurre invece le proteine animali, come la carne?

«E' assolutamente provato che un'alimentazione più legata a sostanze vegetali sia più salutare. Noi come Artoi, in occasione di un congresso, abbiamo stilato delle linee guida che sono in perfetta sintonia con quelle indicate per la prima volta, e in contemporanea, dall'*American Cancer Society*, l'associazione degli oncologi americani. Questo non significa eliminare, ad esempio, il pesce: al posto del tonno, che ha più probabilità di avere tracce di mercurio, è preferibile consumare pesce azzurro, ricco di proteine e omega 3. Un discorso in particolare va fatto anche per i latticini, che andrebbero ridotti o evitati e il motivo è semplice: quando un bimbo nasce, la prima cosa che gli diamo è il latte e lui in 6 mesi raddoppia il proprio peso. Questo accade perché il latte contiene fattori di crescita importanti, come la caseina e il lattosio (ovvero lo zucchero del latte), che in un paziente con una neoplasia andrebbero eliminati. Quanto alla carne, se è vero che è preferibile consumare quella bianca, è anche vero che andrebbe controllata la sua origine e ciò di cui si alimentano gli animali. Un discorso analogo andrebbe fatto per la pasta e in particolare per la qualità del grano».

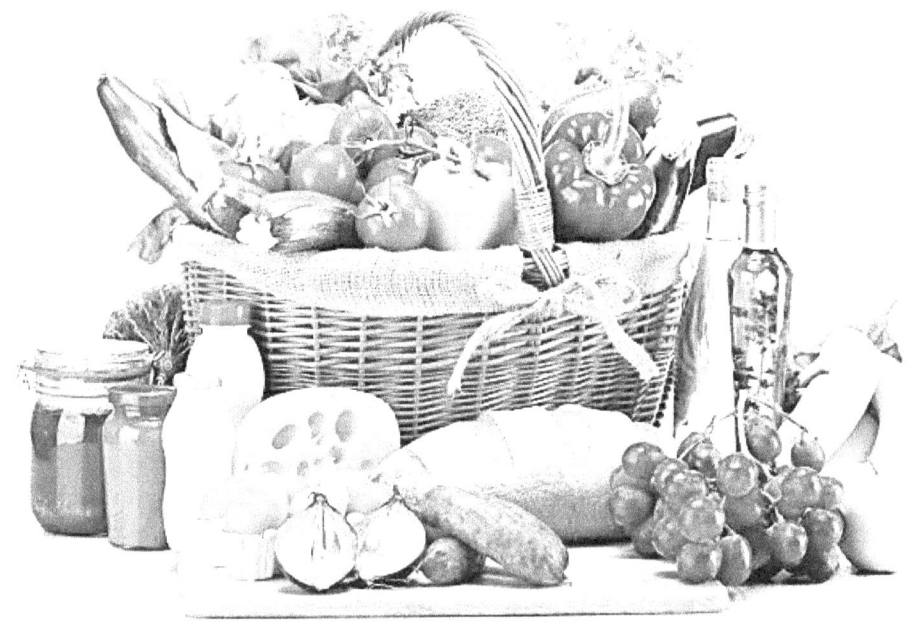

Quindi il messaggio è che bisogna ridurre le quantità e prestare attenzione alla qualità?

«Diciamo che, se so che alcuni alimenti possono fare male ad un paziente, come medico e oncologo ho il dovere di toglierglieli». [21*)]

GIA' ESISTONO I CORSI DI FORMAZIONE PER LE TERAPIE ONCOLOGICHE INTEGRATE

La finalità delle terapie complementari in Oncologia è quella di potenziare le terapie standard (chirurgia, chemioterapia, radioterapia, ormonoterapia) per favorire nel paziente una migliore gestione, anche emotiva, della patologia, attraverso un percorso di cura personalizzato.

Un migliore controllo degli effetti collaterali durante i trattamenti aumenta l'adesione ai protocolli, ne potenzia l'efficacia ed incide favorevolmente sulla qualità di vita delle pazienti, riducendo contestualmente il ricorso a farmaci di supporto costosi e potenzialmente dannosi.

A partire dalla creazione nel 2002 di specifiche linee guida da parte del Consiglio nazionale della Federazione Nazionale degli Ordini dei Medici (FNOMCeO), si rende sempre più necessaria e urgente, anche in Italia, una formazione adeguata nel settore dell'Oncologia Integrata, finalizzata a selezionare le discipline complementari che abbiano dimostrato una solida evidenza scientifica di validità ed efficacia.

I corsi sono accessibili solo per medici laureati aventi il titolo di dottore conferito a chi ha compiuto l'intero ciclo di studi universitari previsto per una certa materia medica.

Finalità

Il Corso di formazione "Terapie Oncologiche Integrate ", organizzato in sinergia con ARTOI (Associazione per la Ricerca in Terapie Oncologiche Integrate) ed il Servizio di Terapie Integrate del Polo per le Scienze della Salute della Donna della Fondazione Policlinico Universitario A. Gemelli di Roma, ha come obiettivo formare personale sanitario altamente qualificato nel campo dell'Oncologia Integrata, fornendo una vasta panoramica generale sulle principali discipline scientificamente validate in ambito internazionale (agopuntura, riflessologia, fitoterapia, nutraceutica, omeopatia, discipline body-mind).

Nell'ambito del Corso verrà inoltre data particolare enfasi alla valorizzazione di una medicina antropologicamente centrata sul paziente e non più sulla malattia, e sulla formazione finalizzata a una moderna, efficace ed empatica comunicazione tra operatore sanitario e paziente oncologico.

Il Corso si propone i seguenti obiettivi formativi:
▪ Rendere l'operatore capace di valutare le principali indicazioni e campi di applicazione delle discipline complementari in oncologia.
▪ Far acquisire le nozioni fondamentali sugli stili di vita (nutrizione ed attività fisica) e gli interventi di prevenzione primaria e terziaria, in grado di migliorare la tolleranza ai trattamenti oncologici e ridurre i tassi di ripresa di malattia.
▪ Fornire competenze di base su una corretta comunicazione per un più proficuo dialogo tra curante e paziente oncologico.
▪ Aggiornamenti sulle più recenti evidenze in psico-oncologia e psicologia dell'alimentazione.

Le varie discipline trattate sono le seguenti:
▪ Approccio oncologico integrato.
▪ La medicina centrata sulla persona nella prospettiva antropologica.
▪ L'assistenza psico-oncologica al paziente tumorale.
▪ Competenze comunicative in Oncologia.
▪ Basi teoriche ed applicazioni pratiche della riflessologia plantare in oncologia.
▪ Il percorso riabilitativo della paziente operata per tumore del seno.
▪ Alimenti funzionali e nutraceutica.
▪ Nutrizione in Oncologia.
▪ Indicazioni dell'agopuntura in oncologia integrata.
▪ Fitoestrogeni nei tumori ormono-sensibili.

- Tecniche body-mind per il recupero dell'equilibrio psico-fisico: il Qigong.
- Attività fisica nella prevenzione e supporto alle cure in oncologia.
- Social media nella comunicazione sanitaria.
- Psicologia dell'alimentazione.
- Sostanze naturali, nutraceutica e fitoterapia.
- Indicazioni dell'omeopatia in oncologia.
- Tecniche Mindfulness in Oncologia.
- Farmacogenomica ed immunoterapie.
- Sostanze naturali, nutraceutica e fitoterapia.

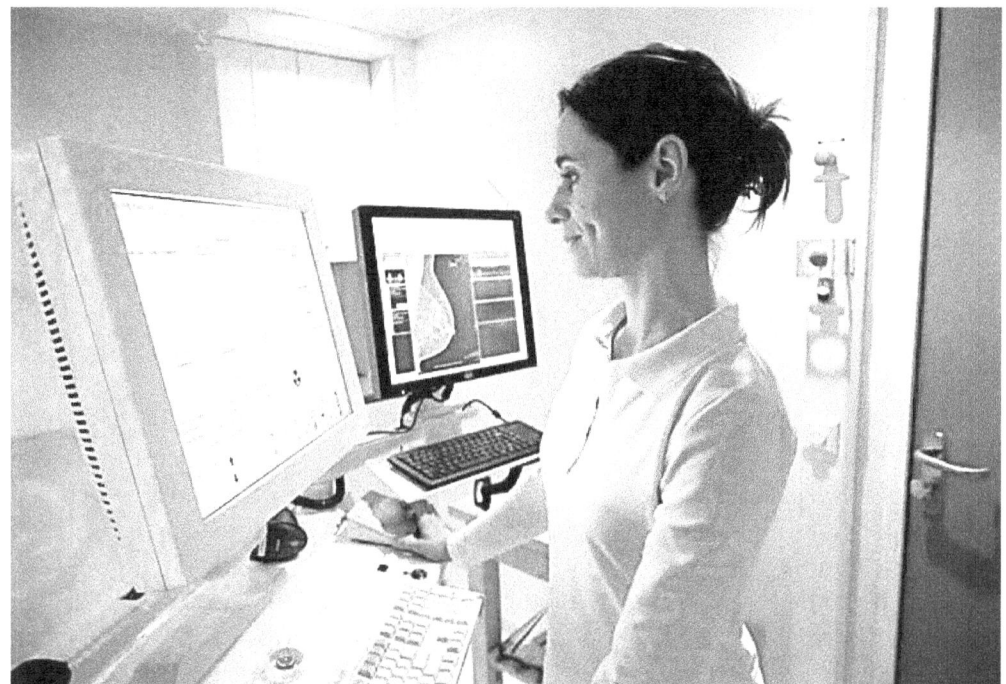

E' importante sapere che la medicina ingrata qui sopra menzionata, non è la complessiva medicina integrativa e supplementare come l'ho è ad esempio la Naturopatia, ma solo alcune forme, aggiunte dai medici ospedalieri nel tentativo di dare una risposta di tranquillità ai numerosi pazienti che richiedono un trattamento senza o con meno farmaci chimici e così, poter ricevere un approccio terapeutico il più naturale possibile.

Le vere terapie integrative, alternative e supplementari oncologiche, invece, comprendono, e/o comunque dovrebbero comprendere, ad esempio: l'uso di alcalinizzanti bio-naturali, che producono ossigeno stabilizzato nel corpo e quindi nelle zone dove regna la patologia in questione. Quest'ossigeno attivo permette, in brevissimo tempo (spesso entro un solo mese), la riduzione o l'eliminazione totale delle masse tumorali.

Quindi, i pazienti oncologici dovrebbero essere trattati con i giusti integratori e con gli esatti composti farmaceutici, come ad esempio: la soluzione naturale composta da un minerale che non ha rilevanti effetti collaterali nel paziente, conosciuta come sodio clorito (NaClO2). Questa sostanza in combinazione con altri preparati naturali è anche chiamato: "Uno dei più potenti killer di cellule tumorali e disintossicatore al mondo".

Adesso o a breve, solo se le terapie oncologiche integrate verranno eseguite veramente a norma e nella sua completezza, in alcune strutture ospedaliere i pazienti potranno dire: «Finalmente, la chemioterapia viene affiancata dalle giuste terapie naturali, molto efficienti e per nulla invasive come lo sono le chemio già esistenti».

CURE ANTI TUMORE CON L'ONCOLOGIA INTEGRATA

L'Associazione per la ricerca di terapie oncologiche integrate (A.R.T.O.I.) è una delle tante Associazioni no-profit, organizzazioni professionali e multidisciplinari, dedicate allo studio, ricerca ed applicazione di trattamenti oncologici attraverso l'uso integrato di più opzioni terapeutiche.

Ciascuna opzione richiede prodotti naturali e botanici, nutrizione, agopuntura, terapia mente-corpo ed altre modalità complementari.

Che scopo ha ARTOI?

A.R.T.O.I. si prefigge di far conoscere le più aggiornate tecniche di trattamento della patologia neoplastica, ma lo scopo principale è quello di salvaguardare e migliorare la qualità della vita del paziente. A tale proposito ARTOI è impegnata nello studio e nella ricerca di sostanze in grado di fornire risultati positivi al problema "tumore".

Quando parliamo di "ricerca" intendiamo sia quella ricerca relativa all'uso di nuove molecole, di vie o metodiche di somministrazione dei farmaci, di integrazione fra varie metodiche di trattamento e sia nella ricerca di farmaci o molecole usate in altre parti del mondo e non conosciute in Italia.

Cosa sono le terapie oncologiche integrate?

Per terapie oncologiche integrate si intende l'applicazione combinata di una serie di metodiche siano esse interventistiche (chirurgia, radioterapia, ipertermia) che farmacologiche (chemioterapia, immunoterapia, supporto complementare) che dietetiche e psicologiche, atte a migliorare lo stato psicofisico e la qualità della vita del paziente e la maggior probabilità di risposte positive. Si definiscono "integrate" perché fanno parte del complesso e definitivo trattamento della neoplasia, e che oggi nel mondo sono considerate necessarie nella gestione del paziente neoplastico.

La terapia integrata è ritenuta da molti una arma in più nella lotta contro i tumori.

Nelle strutture sanitarie che sono all'avanguardia, i medici e oncologi tradizionali e quelli esperti di terapie chiamate: "dolci o integrative", scelgono insieme i trattamenti migliori e a loro disposizione per il tumore e per ogni altra cura che aiutano il paziente in tutte le fasi della malattia, dalla diagnosi in poi. Ecco qui di seguito alcuni dei diversi metodi attuati dall'oncologia integrata ed eseguiti in Italia in alcuni centri di eccellenza.

Tumore al seno

L'operazione al seno viene eseguita con un'anestesia dolce, che combina la classica inalazione, l'agopuntura e l'omeopatia. È successo per la prima volta all'Ospedale Santa Chiara di Pisa ed è solo l'ultimo e più eclatante esempio della nuova frontiera del trattamento dei tumori eseguita con l'oncologia integrata. Questa associa le terapie naturali alle tradizionali cure anticancro per ridurne gli effetti collaterali, potenziarne l'efficacia e migliorare la qualità della vita dei malati. All'estero è già da tempo una realtà. Facciamo il caso del prestigioso "Sloan Kettering Memorial Cancer Center" di New York, dove esiste da anni un servizio di medicina integrata; qui oncologi tradizionali e medici esperti nelle varie medicine complementari lavorano fianco a fianco per curare il malato con tutte le migliori armi a disposizione.

In Toscana è già una realtà

Adesso in Italia stanno nascendo servizi ospedalieri di oncologia integrata. Toscana in testa, dove le medicine complementari sono già state inserite nei LEA (Livelli Essenziali di Assistenza), cioè le prestazioni che vengono pagate dal Servizio Sanitario Nazionale.

Il dottor Elio Rossi, responsabile dell'ambulatorio di omeopatia dell'ospedale Campo di Marte di Lucca e autore, insieme ad altri nove medici, del libro: "Le medicine complementari per il paziente oncologico" (Felici edizioni) ha riferito: «Che queste terapie siano un buon supporto per le cure anticancro lo ha sancito anche una delibera regionale in via di applicazione. Da prove d'efficacia condotte su 273 malati di tumore curati anche con omeopatia, fitoterapia e agopuntura è risultato che il 70% ha ottenuto dei miglioramenti significativi nella riduzione degli effetti collaterali e nella qualità della vita. Le cure dolci sono di grande aiuto in tutte le fasi della malattia, per superare lo choc della diagnosi, prima e durante le terapie, e dopo. Il paziente continua a essere seguito sia per riprendersi dai trattamenti sia per mantenere un equilibrio e prevenire così le ricadute».

Si evitano disturbi in sala operatoria

Grazie all'anestesia integrata, anche l'intervento e il post operatorio sono più soft per il paziente.

«Sostituiamo gli oppiacei con agopuntura e omeopatia» spiega il dottor Filippo Bosco, medico anestesista referente per la medicina complementare al centro senologico dell'ospedale Santa Chiara di Pisa. «La sera prima dell'intervento si fa una seduta di agopuntura e si danno rimedi omeopatici come Arnica e Apis Mellifica. Poco prima di entrare in sala operatoria si ripete il trattamento di agopuntura, che alza la soglia del dolore e stimola la produzione di endorfine, analgesici naturali. Poi si tolgono gli aghi che possono intralciare l'operazione e si fa l'anestesia generale inalatoria».

I vantaggi? «Senza gli oppiacei, durante l'intervento non si verificano episodi di tachicardia, bradicardia o ipotensione che richiederebbero il ricorso ad altri farmaci -dice il dottor Bosco - E al risveglio si è subito presenti, senza quei disturbi tipici dell'anestesia tradizionale, come intontimento, nausea, vomito e prurito».

Si abbassa il rischio di ricaduta

All'ambulatorio di medicina complementare pisano si ottengono grandi risultati anche per i vari problemi legati al tumore o alle terapie anticancro. «Oltre a omeopatia, agopuntura e fitoterapia utilizziamo anche i funghi medicinali - aggiunge il dottor Filippo Bosco, - e tramite questi riusciamo a rendere più sopportabili, se non ad azzerare, i disturbi dovuti alla malattia o alle terapie. Non solo, ma con la Micoterapia (la disciplina scientifica medica rivolta allo studio dei funghi) è possibile addirittura ridurre il rischio di metastasi e di ricadute. Inoltre, grazie anche a integratori a base di principi attivi ad alta concentrazione che modulano il sistema immunitario e agiscono in sinergia con i chemioterapici».

Si curano sanguinamenti e lesioni

A due anni dalla sua nascita, presso l'ambulatorio di omeopatia della "Breast Unit" dell'ospedale Sacco di Milano è tempo di bilanci.

Il primario Fabio Corsi riferisce: «I risultati ottenuti nella prevenzione e nella cura degli effetti secondari delle cure anticancro sono molto positivi, tanto che ora stiamo concludendo uno studio per valutare l'efficacia dell'Arnica per i sanguinamenti dovuti all'intervento».

«Le cure dolci sono d'aiuto anche per gli effetti secondari della radioterapia. Con una soluzione a base di acido citrico e bicarbonato le lesioni guariscono» assicura Alberto Laffranchi, medico dell'Istituto dei tumori di Milano e fondatore del gruppo di studio Meteco (Medicine e Terapie Complementari in Oncologia).

Si usa la chemioterapia soft

«Le terapie integrate vanno naturalmente prescritte da medici esperti», sottolinea la dottoressa Maria Rosa Di Fazio, responsabile del servizio di Oncologia medica del "Centro Health Service" (SH) di San Marino. «L'arma vincente contro il cancro è l'associazione dei trattamenti tradizionali con quelli integrati» afferma la dott.ssa Di Fazio, che applica il metodo dell'oncologo di fama internazionale Philippe Lagarde.

«Solo lo specialista è il direttore d'orchestra che decide come combinare i vari trattamenti. Perché ogni malato è diverso e ogni tumore è differente. Ogni protocollo di cure va adattato al singolo paziente. Questo è quello che facciamo con il metodo Lagarde, che prevede anche una chemioterapia soft - dice l'esperta Di Fazio. - I farmaci vengono dati negli orari in cui questi sono più attivi e meno tossici e dentro l'arco di 4/5 giorni. Il tutto viene integrato da vitamine al 100% naturali, sali minerali e antiossidanti di altissima qualità. Il mix viene somministrato per via endovenosa, in modo che entri direttamente nelle cellule e venga assorbito al meglio. Lo scopo è potenziare l'azione della chemioterapia e ridurne la tossicità. Una volta a casa si continua la cura con gli integratori per via orale. Il risultato? I nostri pazienti non perdono i capelli, gli altri effetti collaterali si riducono del 70% e le terapie sono tollerate bene. Infine, prescriviamo diete personalizzate che tengono sotto controllo la malattia, evitando il rischio di ricadute» conclude l'oncologa.

Qui di seguito alcuni centri di eccellenza:
▪ Ambulatorio di medicine complementari dell'ospedale "Campo di Marte" di Lucca, Tel. 0583 970618 oppure Tel. 0583449459.
▪ Ambulatorio di medicina complementare del Centro senologico (diretto dalla dottoressa Manuela Roncella) dell'ospedale "Santa Chiara" di Pisa, Tel. 050993576.
▪ Ambulatorio di terapie omeopatiche a supporto dei malati oncologici dell'Unità di senologia dell'ospedale "Luigi Sacco" di Milano, Tel. 0239042605.
▪ Servizio di oncologia medica del "Centro SH Health Service" (Stato di San Marino, Tel. 0549909654).
▪ Servizio di medicina complementare dell'ospedale di Merano (BZ). Tel. 0473263333 [22*)]

ALCUNE DIFFERENZE TRA
LA MEDICINA UFFICIALE E QUELLA ALTERNATIVA

La medicina ufficiale e la vera medicina alternativa e complementare, sono due approcci diversi tesi entrambi ad aiutare il corpo a guarirlo dalle varie malattie. Questo articolo mette in evidenza, in modo chiaro, le principali differenze di metodo e di approccio delle due medicine. Inoltre, tratta pure la intricata questione legata agli interessi economici che il più delle volte sembrano nascondersi dietro la medicina ufficiale, quella riconosciuta dal Servizio Sanitario Nazionale.

1) Specifico VS Generale
La vera medicina ufficiale parla delle malattie e dei problemi del corpo in modo specifico, le diverse medicine alternative, invece, affrontano il problema in modo più generale. La prima si concentra "sul pezzo", la seconda sull'interezza dell'organismo. Ad esempio: un problema al tallone viene affrontato dalla medicina ufficiale con lastre, risonanze magnetiche sul punto specifico, con farmaci antinfiammatori, etc. quindi, tutto sul punto esatto in questione. La medicina alternativa invece, affronta il problema andando a ricercarne la fonte del

problema, ad esempio a livello delle anche. Lavorando sulle anche, spesso in modo manuale, viene affrontato il problema al tallone. Possiamo dire che la medicina alternativa ha una visione allargata da una parte, mentre la medicina ufficiale ha una visione specifica dall'altra.

2) Micro VS Macro

La medicina ufficiale esegue uno studio analitico e super-dettagliato di ogni funzione del corpo, con lo scopo di capirne il funzionamento fin nel suo più piccolo componente, per poi poter intervenire in caso di problemi, andando a cercare il cambiamento patologico avvenuto nell'organismo e infine poterlo annullare intervenendo sui processi metabolici che lo hanno generato.

Nella medicina ufficiale vi è quindi qualcosa di davvero immenso. Vengono studiate cose complicatissime e ogni giorno si scopre qualcosa di nuovo. Perché la verità è che c'è ancora molto da scoprire sull'esatto funzionamento del corpo umano da un punto di vista analitico, e la ricerca è sempre in corso, con l'obbiettivo di capire, fin nel minimo dettaglio, ogni più piccolo processo del nostro corpo.

La medicina alternativa invece esegue uno studio molto meno analitico. Alla medicina alternativa non interessa conoscere nel dettaglio perché succede una determinata cosa, l'importante è che succeda. La medicina alternativa non può certo vantare l'ampia conoscenza analitica della medicina ufficiale, la medicina alternativa conosce molte meno cose, in compenso però le riesce a collegare una all'altra in modo molto più efficace, in quanto il suo punto di vista macro le consente di semplificare i processi che avvengono nel corpo e quindi gestirli in modo più intuitivo.

3) Protocolli VS Personalizzazione

La medicina ufficiale segue il processo della standardizzazione, si cerca di produrre farmaci e procedure che possano andare bene per tutti. Il lavoro è continuo per aggiornare le procedure alle nuove scoperte in campo scientifico e alle nuove statistiche. Il paziente in qualche modo viene considerato come un numero, una cartella clinica alla quale applicare un protocollo sanitario ben preciso, una procedura clinica preimpostata che statisticamente ha dato buoni risultati per quel tipo di patologia e sintomo.

La medicina alternativa invece segue il processo opposto, parte dal presupposto che tutti gli individui sono diversi e necessitano quindi di cure diverse, su misura. Quindi, nessuna standardizzazione ma una personalizzazione continua costituita comunque anche da prove, errori da attribuire all'abilità del terapeuta nel saper capire bene la situazione del paziente e consigliarlo al meglio.

4) Risoluzione sintomo VS Ricerca della salute

La medicina ufficiale ha come obbiettivo quello di eliminare il sintomo di una determinata malattia. È sbagliato però affermare che la medicina ufficiale non ricerca le cause del problema. Possiamo dire che la medicina ufficiale tende a portare il paziente in uno stato di salute accettabile nel più breve tempo possibile, andando ad agire in primo luogo sul sintomo per eliminarlo, e contemporaneamente sulla presunta causa per evitare che il sintomo si ripresenti in futuro. La ricerca della causa svolta dalla medicina ufficiale è però spesso limitata dal suo approccio analitico che rende l'analisi del sistema estremamente complessa.

La medicina alternativa in generale ha come obbiettivo la ricerca della salute, non lavora quindi solo sul sintomo e spesso nemmeno solo sulla causa, ma lavora di concerto con tutto il corpo per fornirgli tutti gli strumenti necessari perché possa autoguarirsi e approdare a una salute perfetta e continua. Nella medicina alternativa la ricerca della salute è qualcosa che va a interessare ogni parte del nostro corpo, fino ai pensieri e alle emozioni. È tesa a rimuovere tutte le possibili cause della malattia, non ricerca quindi necessariamente la causa del problema nello specifico, ma è tesa ad eliminare tutto ciò che frena contro la salute del corpo. Questa è la regola di base, poi caso per caso, viene anche ricercata la causa specifica, ma senza mai dimenticare la regola di base e utilizzando un approccio generale.

5) Prevenzione VS Azione

La medicina ufficiale ha uno strano modo di intendere la prevenzione, per prevenzione si intende eseguire tutti gli esami consigliati a scadenze di tempo ben determinate, in modo da diagnosticare il prima possibile la presenza di un problema e poter affrontarlo subito, prima che diventi troppo grande (e complesso).

La medicina alternativa invece vede la prevenzione come azione, azione quotidiana per la ricerca della salute, l'obbiettivo è quello di lavorare per la propria salute senza aspettare l'avvento della malattia, seguendo norme di buona salute con consapevolezza e responsabilità, base di questo tipo di prevenzione è l'alimentazione che soprattutto deve essere priva di veleni, e oggi questo non è per niente scontato.

6) Unicità VS Diversità

La medicina ufficiale è unica e insostituibile, segue le proprie direttive e non ammette nessuna intromissione dall'esterno, condannando tutto ciò che è alternativo senza appello.

La medicina alternativa è costituita da numerosissime idee diverse, approcci diversi, ognuno di questi approcci in genere non disdegna gli altri, anzi li utilizza, li integra al meglio nel suo approccio per fornire "un pacchetto" il più possibile completo ed efficace. La medicina alternativa non è necessariamente contro la medicina ufficiale che in svariati casi può fare la differenza tra la vita e la morte (in caso di incidenti automobilistici per esempio).

7) Successo e Insuccesso

Entrambe le medicine hanno i loro successi e i loro insuccessi, differenza

273

principale sta' in come questi vengono evidenziati. Nel caso della medicina ufficiale vengono sottolineati a gran voce i successi e taciuti per lo più gli insuccessi (specie quelli dovuti a qualche operatore che non ha seguito alla lettera il protocollo prestabilito e prestampato).

La tesi della medicina ufficiale è: Se è stato seguito il protocollo alla lettera, nessuno ha commesso sbagli in questo senso, ma il paziente non ce l'ha fatta, o comunque non ha risolto pienamente il problema, ciò significa che non si può fare niente di più, che non esistono altre possibilità e che nessuno ha colpa, quindi: non a tutto c'è soluzione.

Nel caso della medicina alternativa invece, avviene tutto il contrario: Vengono evidenziati gli insuccessi e taciuti per lo più i successi. La medicina alternativa non segue protocolli specifici per ogni tipo di patologia perché ogni individuo è diverso, e riconosce di non essere infallibile.

8) La scelta del paziente: "A quale tipo di trattamento rivolgersi prima?"

Nel caso che un paziente affetto da un tumore, si rivolga prima presso una struttura ospedaliera e venga sottoposto alla tradizionale medicina ufficiale, e questa non risolve il problema patologico e quindi non raggiunge l'obbiettivo di sanare il paziente o addirittura questo decede, in questo caso si dirà che è stato fatto tutto ciò che si poteva fare, nessuno ha colpa e non a tutto vi è una soluzione.

Diversamente, nel caso che un paziente affetto da un tumore, si rivolga prima presso una struttura qualificata dove si pratica la medicina alternativa, e questa non risolve il problema patologico e quindi non raggiunge l'obbiettivo di sanare il paziente o addirittura questo decede, in questo caso i medici della medicina ufficiale o chi per essi, inclusi i media, non esiteranno a puntare il dito verso coloro che hanno sottoposto il paziente alla cura con quella medicina alternativa. Inoltre, a quel terapeuta gli daranno del criminale e del ciarlatano, denunciandolo alle Autorità competenti, e se è un medico laureato verrà radiato dall'albo dei medici. Questi accusatori affermeranno pure che se quel paziente si fosse rivolto alla medicina ufficiale tutto ciò non sarebbe successo.

Nessuno però fa' tutto questo chiasso scandaloso nei casi che la stessa situazione accade a un paziente che si era rivolto prima alla medicina ufficiale (e sono tanti!).

Nella medicina ufficiale nessun medico viene mai incolpato per un trattamento sanitario fallito. Negli ospedali, ed in particolare nei reparti di oncologia, esistono dei protocolli che se seguiti alla lettera danno la certezza al medico di essere sempre nel giusto, anche nel caso che il paziente vada a finire male.

Oltre a far firmare al paziente una marea di autocertificazioni, deleghe e mandati che autorizzano l'intero staff ospedaliero a sottoporlo a qualsiasi trattamento da loro scelto, il sistema protocollare usato negli ospedali, toglie l'intera responsabilità ai medici dei propri fallimenti, e ciò fa anche sì che questi non hanno più nessun incentivo a fare e a ricercare il meglio per il paziente. Queste procedure, accuratamente studiate al tavolino, fanno sì che per nessuno dei medici esiste il rischio di essere additato come un criminale perché non ha seguito il protocollo (che ricordiamo si basa solo su statistiche).

Contrariamente invece, quest'alibi non esiste nella medicina alternativa, dove il terapeuta si prende ogni volta il rischio sulle proprie spalle e l'intera responsabilità delle sue azioni. Il terapeuta che assiste un paziente con la medicina alternativa è responsabilizzato al massimo, perché è consapevole che un suo errore potrebbe pagarlo a caro prezzo, in quanto non esiste nessun pezzo di carta a difenderlo o a giustificarlo.

D'altronde, è ormai una realtà comprovata e decisamente assoluta e confermata, che se un paziente è affetto da un cancro maligno e aggressivo, con una metastasi avanzata e con l'aggravante che uno o più dei suoi tessuti o organi vitali ne sono stati colpiti e invasi, specie se ha iniziato a fare ricorso di cure in uno stadio alquanto ritardato, nessuno: né la medicina ufficiale e né tantomeno la migliore medicina alternativa, è in grado di sanare il malato da una simile situazione.

9) La medicina ufficiale va a braccetto con quella alternativa

Se la medicina alternativa e supplementare desidera veramente assistere i pazienti in santa pace e senza essere talvolta molestata e incolpata per eventuali fallimenti, ciò è ben possibile. L'unica maniera per non interferire con la medicina ufficiale è quella di cooperare e quindi collaborare insieme per il raggiungimento di un fine comune.

Avete notato? Questo sistema terapeutico coadiuvante di cui scopo è di accrescerne l'azione e ottenere un miglior risultato di guarigione a favore dei pazienti affetti da cancro, è pure scritto, in lettere cubitali, sulla copertina del libro che state leggendo: "Cancro? Guarisce ma solo così, con i nuovi farmaci chemioterapici ospedalieri, con il più potente e micidiale killer di cellule tumorali del mondo, e con la moderna terapia oncologica medica e pisco-fisica integrata".

La partecipazione unificata di questi due diversi approcci terapeutici, però, non deve trasformarsi in una competizione e né gareggiare tra loro, ma devono lavorare in piena armonia e in comune accordo.

A questo punto qualcuno dirà: "Esistono già i corsi di formazione per le terapie oncologiche integrate e negli ospedali vengono già applicate alcune forme di medicina integrativa e supplementare a quella ufficiale e tradizionale".

Ciò è vero, e questo tema è stato anche trattato in tre degli articoli precedenti. Tuttavia, l'attuale sistema denominato: "Medicina Oncologica Integrata" ideato dai medici ospedalieri o chi per essi, anche se i metodi descritti sono stati riconosciuti e approvati dal Servizio Sanitario Nazionale, non bastano affatto, anzi, alcuni sono superflui e tanti altri tra i più importanti, mancano.

10) Le differenze tra un medico laureato e un medico non laureato

La laurea è un titolo di dottore conferito a chi ha compiuto l'intero ciclo di studi universitari previsto per una certa materia. Il corso di laurea in medicina ha la durata di sei anni (denominata: Laurea Specialistica in Medicina e Chirurgia). Le discipline di insegnamento sono distribuite su 5 anni di corso, mentre il 6° anno è destinato essenzialmente al tirocinio professionalizzante. Dopodiché bisogna poi sostenere una prova scritta consistente nella soluzione di 90 quesiti. Adesso, costui, dopo 6 anni, possiede il titolo di Medico & Dottore, e può decidere (scelta opzionale formativa) se specializzarsi in un campo specifico, come pediatria, ginecologia, chirurgia estetica, cardiologia, medicina legale o altro. Questa durata varia dai 2 ai 5 anni a seconda del tipo di corso scelto. Quindi, un medico colui che ha conseguito la laurea in medicina e superato l'esame di abilitazione. E' un medico, colui che è laureato in medicina, mentre è un dottore colui che è fornito del diploma di laurea di una qualsiasi facoltà universitaria.

Un medico non laureato è un professionista della medicina che si occupa della salute umana, prevenendo, diagnosticando e curando le malattie. Il termine è estensivo e comprende professionisti della salute umana, chiamati semplicemente medici.

L'attività del medico può essere in sintesi riassunta nelle seguenti fasi:
▪ Eseguire particolari anamnesi o storia clinica.
▪ Diagnosticare particolari disturbi o malattie.
▪ Proporre ed eventualmente eseguire particolari interventi e cure terapeutiche o palliative.

Tutte le fasi dell'attività medica devono essere sottoposte al consenso informato da parte del paziente, salvo quando questi, per la sua situazione, corra immediato pericolo di vita e non sia in grado di esprimerlo.

Un guaritore è chi opera una guarigione, ed è colui che pretende di avere la capacità di guarire varie malattie valendosi di mezzi non scientificamente riconosciuti.
▪ Certificazione di professionalità da Parte Terza Legge 04/2013.

Per essere un professionista, è indispensabile una qualità: ESSERLO (dal sito www.cepas.it). La professionalità è data da un insieme di elementi accettati e condivisi a livello collettivo, ma non sempre riconoscibili in breve tempo. La certificazione delle professionalità è l'atto mediante il quale si attesta che una persona, valutata secondo regole prestabilite, possiede i requisiti necessari per operare nel campa medico, con competenza e professionalità, in un determinato settore di attività. La valutazione viene effettuata da un Organismo di Certificazione, terza parte indipendente, che opera in conformità alla norma ISO/IEC 17024 "Requisiti generali per gli Organismi che operano nella certificazione del personale". La persona certificata è sottoposta a verifiche periodiche per comprovare il costante svolgimento della sua professione medica, il continuo aggiornamento delle sue conoscenze ed il rispetto del codice deontologico. La certificazione delle professionalità offre quindi una garanzia preventiva e continua e consente di vedere attestate le proprie competenze mediche. Tale sistema costituisce un fattore di efficienza e competitività nei mercati aperti e un ostacolo allo sviluppo di mercati distorti e protetti.
Esempio: In data 26/02/2009 i Naturopati hanno ottenuto l'accreditamento del proprio percorso di professionalità F.A.C. (Federazione delle Associazioni per le

Certificazioni) da parte del SINCERT l'Ente di Accreditamento da poco trasformato in Accredia.

Quest'articolo è stato scritto con l'intento di evidenziare le differenze principali esistenti tra la medicina ufficiale e quella alternativa, ma senza prendere posizione in modo netto e senza dover parlare dell'enorme business commerciale e alquanto lucrativo che sembra celarsi dietro la medicina ufficiale.

Ognuno trarrà le sue proprie conclusioni che presumiamo potrebbero anche essere radicalmente opposte l'una dall'altra, quello che conta però è confrontarsi a mente aperta, non ricercando l'errore nella visione dell'altro ma, grazie ai diversi punti di vista esistenti tra la medicina ufficiale e quella alternativa, ricercare nella propria conoscenza acquisita l'errore e la soluzione migliore per una guarigione più certa.

Purtroppo, spesso il problema si trova all'interno del sistema-ospedale, dove molti medici e perché no, anche tanti oncologi che vi lavorano, hanno espresso il loro parere con la seguente frase: «Presso l'ospedale, ed in particolare il reparto oncologia, ci si dovrebbe andare solo per la diagnostica e non per il trattamento di un tumore». [23*)]

LA PAROLA A UN CHIRURGO: IL DR. GIUSEPPE DE PACE

«LA MEDICINA UFFICIALE NON CURA… MA LENISCE SOLO I SINTOMI GENERANDO NUOVE MALATTIE»

«La medicina "ufficiale" è falsa ed è solo uno strumento di potere delle Multinazionali della Salute. Essa è incapace di curare le malattie, al massimo lenisce i sintomi apparenti spostandoli su altri organi e generando nuove malattie, che portano il paziente a un circolo vizioso di dipendenza dal sistema sanitario».

La denuncia arriva nientemeno che da un chirurgo ortopedico con vent'anni d'esperienza, di cui quindici in ospedale. Lui è il dottor Giuseppe De Pace e la sua voce è uno sfogo nato da situazioni vissute in prima persona, durante l'esercizio della sua professione, e che lo hanno portato a riflettere sulla metodologia della medicina così come oggi noi la viviamo (e la subiamo).

De Pace ha visto morire un bambino di undici anni, affetto da linfoma non-Hodgkin, in seguito a una terapia che prevedeva la chemio. «La letteratura internazionale parla di sopravvivenza dell'80% con i nuovi protocolli chemioterapici. Notizia molto confortante anche per me che vivevo per la prima volta da vicino questa esperienza», racconta il dottore. Che poi aggiunge: «L'equivoco nasce dal fatto che se il paziente muore dopo un mese per insufficienza renale o epatica, superinfezioni, ecc, provocati chiaramente dalla chemio, per la statistica non è morto di linfoma!» Queste sono le parole del dottor De Pace e la sua è una libera manifestazione, pubblicata in una lettera aperta sul web, una conoscenza di situazioni mediche illogiche vissute in prima persona.

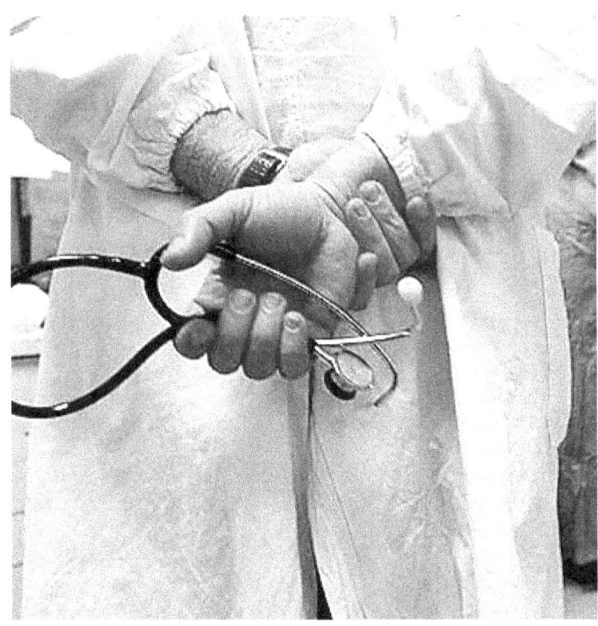

Questo perché la visione della malattia "ufficiale" (che poi è più giovane di quella "alternativa", come l'agopuntura, ad esempio, che ha oltre 5000 anni di storia) tratta il corpo come sistema biochimico, dove a ogni causa segue una conseguenza (il sintomo). Il farmaco serve quindi ad eliminare il sintomo, senza tuttavia risalire alla causa. Come dice il dottor De Pace: «Il concetto di salute non è la non-malattia, come ritiene la medicina ufficiale, ma è un perfetto equilibrio tra mente e corpo».

In sostanza, il corpo rimane malato, ma la malattia si sposta altrove.

Prendiamo il caso della chemio, come esempio. La chemioterapia distrugge il DNA di tutte le cellule che si dividono velocemente. Le cellule cancerogene si dividono rapidamente. Ma anche le cellule del sistema immunitario si dividono rapidamente! La chemio, in sostanza, distrugge anche l'unica cosa che può salvarci la vita!

Altro dato interessante: la chemio non distruggerà mai il 100% delle cellule cancerogene. Al massimo potrà eliminare dal 60% all'80% (nel più ottimistico dei casi!) delle cellule cancerogene. Il "resto" del lavoro sanatorio è svolto dal nostro sistema immunitario.

Il bambino affetto da linfoma non-Hodgkin morì. Egli è una delle tante vittime della medicina "ufficiale". Infatti, secondo il "Journal of the American Medical Association", le malattie iatrogene (le malattie dovute a terapie mediche) sono al terzo posto tra le cause di morte negli Stati Uniti. Più di 120.000 persone muoiono ogni anno a causa dei famosi "effetti collaterali" dei medicinali chemioterapici.

Tutti i farmaci ospedalieri hanno effetti collaterali nocivi

Lo scienziato e ricercatore: Bruce Lipton, spiega ancora meglio cosa siano questi effetti "collaterali": «Ogni sostanza che immettiamo nel nostro corpo interagisce con determinate proteine "funzionali", le quali possono determinare le funzioni di organi o distretti completamente diversi tra loro. Se ad esempio, ingeriamo una pastiglia per il cuore, i suoi principi attivi possono interagire anche con il sistema nervoso centrale.

Se quindi la nostra pastiglia potrà alleviare i "sintomi" cardiaci, ma allo stesso tempo rischierà di inficiare determinate funzioni nervose. Non mai riscontrato un farmaco ospedaliero che non abbia effetti collaterali anche assai più dannosi del sintomo o della stessa patologia che dovrebbero eliminare. Si, tutti i farmaci, specie quelli chimici somministrati ai pazienti affetti da un tumore sono un vero problema».

Questo accade proprio perché la medicina "ufficiale" agisce a livello biochimico e non a livello biofisico. Oggi, grazie alla fisica quantistica sappiamo che tutto, incluso il nostro corpo, è energia e di conseguenza la nostra salute dipende da un corretto equilibrio energetico. Questa è la visione olistica (e non allopatica), che vede l'uomo e ogni essere vivente nella sua totalità.

▪ La medicina olistica è il tipo di medicina alternativa, in cui l'organismo viene considerato nella sua interezza piuttosto che nelle singole parti che lo compongono.

▪ La medicina allopatica è il tipo di medicina ufficiale e ospedaliera, un sistema di cura che sfrutta l'azione dei principi contrari a quelli che hanno provocato la malattia.

Il Metodo RQI (Riequilibrio Quantico Integrato) nasce proprio per offrire alle persone un approccio olistico al proprio stato di benessere. Così come l'acqua può presentarsi allo stato liquido o gassoso (vapore) o solido (ghiaccio), a secondo della quantità di "energia" presente nelle sue molecole, allo stesso modo, l'uomo deve essere visto come un soggetto costituito di materia, energia e spirito.

La medicina "ufficiale" invece, tratta l'uomo solo come qualcosa di materiale, di chimico, tra l'altro con un'attenzione sempre troppo miope: se hai un problema agli occhi, vai dall'oculista; se hai un problema al ginocchio, vai dall'ortopedico, ecc.

Questa è la stessa conclusione a cui è giunto il dottore Giuseppe De Pace, che abbandonando la medicina "ufficiale" e testando su se stesso un approccio olistico, è guarito da alcune patologie croniche semplicemente riequilibrando il proprio sistema energetico:

«Un anno fa sono stato operato di Lobectomia tiroidea per Ipertiroidismo e condannato, come d'altronde è la regola ospedaliera, a prendere l'Eutirox a vita. Nonostante seguissi scrupolosamente le indicazioni datemi dagli specialisti, continuavo a soffrire di dolori muscolari agli arti e di astenia. Ho deciso di cambiare completamente la mia alimentazione (eliminando la carne e gran parte delle proteine animali, immettendo sostanze essenziali e non raffinate, combinando bene gli alimenti). Il risultato? Ho eliminato completamente l'Eutirox e gli altri medicinali, rivolgendomi alle sostanze naturali. Il risultato è stato la scomparsa totale dei dolori muscolari e la normalizzazione dei valori ematici e non solo tiroidei».

Una cosa ci piace sottolinearla sempre: Il corpo è una macchina perfetta, e dentro di sé è già programmato per auto-guarirsi. A noi è sufficiente solo metterlo nelle condizioni di farlo. Intossicarlo con farmaci chimici che rischiano di disequilibrarlo ulteriormente non è affatto l'unica soluzione e nemmeno la più economica o efficace. [24*)]

LE FALSITA' SUL SISTEMA: MEDICINA UFFICIALE E IL CANCRO

OPINIONI DELL'ONCOLOGO: Dr. CESARE GRIDELLI

Le seguenti sono considerazioni, molto personali, a margine dell'auto-etero-acritica presentazione del libro: "In cucina contro il cancro" - 100 ricette anti-cancerogene" dell'onco-chef Cesare Gridelli, primate ospedaliero del "Moscati", di Avellino, dove diverse voci di corridoio riferiscono che egli è il n.1 al mondo per la cura del cancro al polmone, nonostante abbia, come dicono alcuni ironicamente: "Un contrastante 100% di mortalità". Vale così il famoso detto: "Mangio molte mele al giorno per togliere quanti più medici possibile di torno".

1ª Falsità: Le cellule impazziscono, per testamento o per caso!

Non è così. Le cellule dell'individuo non impazziscono affatto. I geni epigeneticamente si adattano e interferiscono con i fattori umani e ambientali. Il cibo assunto giornalmente è determinante, ma non per i geni che sono predisponenti e indisponenti. Il problema si trova non solo nei cattivi alimenti ma anche nelle errate abitudini, apprese e condivise all'interno della propria casa e famiglia, trasmesse e imposte dall'esterno attraverso la disinformazione, la scuola, gli spot televisivi e la maniera sbagliata di fare la spesa e di cuocere gli alimenti.

La causa del tumore e della malattia in generale, già si conosceva ufficialmente nel 1931, anno in cui il "Premio Nobel per la Medicina" fu assegnato al prof. Otto Heinrich Warburg, per avere scoperto che il cancro è causato da un errato stile di vita, da acidosi del sangue e da ipossia (mancanza di ossigeno). Le cellule tumorali, che vivono in un ambiente acido e anaerobico, cioè privo di ossigeno, in una condizione alcalina e ben ossigenata non potrebbero sopravvivere. Solo nel caso di una cellula normale che resta privata del 35% di ossigeno per 48 ore, può trasformarsi in una cellula tumorale.

Il sangue deve essere tenuto costantemente nei margini di pH 7,30-7,50, pena la morte. Il rapporto tra alcali e acidi nel corpo è sempre intorno all'80%-20% e, per mantenere questa proporzione, il Sistema Immunitario mette in atto dei meccanismi di compensazione che permettono all'organismo di stare nei limiti vitali di alcalinità. Sono provvedimenti-tampone, che producono da parte dei reni ammoniaca e la mobilitazione di minerali quali: calcio, sodio, potassio e magnesio dalle ossa e/o da altre parti del corpo. Processi che alla lunga possono portare a insufficienza renale e carenze di questi minerali nell'organismo, dopodiché, sorgono o no dei sintomi che allarmano la presenza di diverse patologie collegate.

Non esistono specifiche malattie genetiche, ereditarie, infettive, lantaniche, autoimmuni o virali e batteriche. Tutte le malattie, dal micidiale tumore al semplice raffreddore, hanno la stessa origine: l'intossicazione dell'intero organismo (tossiemia), con sangue acido e viscoso che non riesce a ossigenare in modo adeguato le cellule e a ripulirle.

La morte è sempre la saturazione di acidi nell'organismo. Non c'è malattia senza digestioni difficili, costipazioni intestinali, disbiosi (sovvertimento della flora batterica) e miasmi putrefattivi in zona colon (esalazioni che risalgono il corpo intossicando organi e tessuti, cervello compreso), mancanza di vitamine A-B-D-E, soprattutto C, poco potassio e troppo sodio con eccesso di acqua nell'organismo (le cellule cancerose hanno il 90% di acqua, quelle sane il 66%) e senza danni al fegato, ai reni e all'intestino.

Tutte le cellule, 75-100 trilioni, si rinnovano continuamente e devono essere costantemente ossigenate e ripulite dalle scorie acide, da semplici detriti cellulari e dai cadaveri di virus e batteri. La cellula cancerosa è una semplice cellula malnutrita e male ossigenata sulla quale vanno a crescere e a sovrapporsi delle cellule normali, quasi a isolarla.

Il tumore è un sintomo come un altro e nel corso dell'esistenza ne vengono prodotti regolarmente dall'organismo, ma regrediscono o scompaiono in modo naturale e asintomatico, come dimostrato dalle autopsie effettuate su cadaveri di persone morte per incidente stradale.

Si, a meno che tu non sia ancora un neonato, tutti abbiamo uno o più tumori in qualche parte del corpo, ciò è normale e si vive in piena salute, basta che non intervenga la diagnostica medica preventiva e iatrogenocida che per debellarlo non ti riempia di farmaci velenosi chemioterapici, si, mi riferisco alla medicina oncologica ufficiale.

2ª Falsità: Le cellule impazzite costruiscono manicomi!

Non è vero. La salute è supervisionata in modo intelligente dal nostro Sistema Immunitario che, quando non riesce più a controllare la tossiemia, costruisce una specie di discarica per il tumore, nella parte del corpo dove ritiene più opportuno e meno pericoloso, solitamente nelle cellule adipose. Le cellule tumorali non costruiscono nessun manicomio, ma è il Sistema Immunitario che crea una discarica eco-bio-etico-logica, che continua comunque a essere irrorata e ossigenata dal sangue che, con l'aiuto della linfa, provvede anche a ripulirla dalle scorie.

Sangue e linfa alcalini sono indispensabili alla vita e la qualità della linfa dipende dalla qualità del sangue, a sua volta la qualità del sangue dalla qualità dell'alimentazione, da digestioni ed eliminazioni facili e veloci e dalla buona funzionalità del fegato.

La differenza tra tumore e cancro non sta nella velocità di riproduzione delle cellule tumorali, o meglio denutrite, ma dal perdurare e peggiorare delle condizioni di acidità e di tossiemia dell'organismo. E' il tumore trascurato o medicalizzato che si trasforma in cancro, ciò avviene dopo un processo pre-canceroso che dura circa 8 anni e attraverso 7 stadi (enervazione o indebolimento, intossicazione, infiammazione, ulcerazione, indurimento, tumorazione e fungazione o metastasi).

Quando sangue e linfa non riescono più a nutrire, ossigenare e ripulire le cellule, i veleni fuoriescono dall'isola ecologica e le cellule cancerose, non più neutralizzate dal Sistema Immunitario, si riversano dapprima nella linfa e successivamente nel sangue, il sangue a sua volta le trasporta in altre parti del corpo, creando metastasi, fino a provocare cachessia e morte.

L'intervento a gamba tesa della Medicina ufficiale chemioterapica oncologica, con l'accanimento e il lucramento terapeutico relativo, distrugge anche organi e tessuti sani e disattiva il Sistema Immunitario, accelerando il processo di metastasi e morte. I veleni chemioterapici devono essere trattati e smaltiti allo stesso modo delle scorie radioattive, sono vere e proprie bombe atomiche all'interno dei nostri corpi.

3ª Falsità: La Medicina combatte la malattia!

Molto prima di Warburg, Ippocrate (460-370 a.C), oggetto dello spergiuro dei medici e della Medicina, e prima di lui Pitagora, oscurato dalla Chiesa, al solito, per meglio illuminare Gesù, espresse i concetti base dell'Igienismo Naturale: "Primus non nocere" e "Vix Medicatrics Naturae". Il corpo, coadiuvato da mente e anima, non va mai contro se stesso ed è naturalmente in grado di prevenire e nel caso risolvere qualsiasi malattia, se è messo nelle giuste condizioni. Le malattie autoimmuni, che mandano in confusione il Sistema Immunitario, sono iatrogeneticamente determinate e continuate.

L'Igienismo Naturale ricorre al cambiamento radicale dello stile di vita, alimentazione genuinamente fruttariana tendenzialmente crudista nel rispetto delle corrette successioni e combinazioni dei cibi e dei cicli circadiani.

Se necessario, per accelerare il processo di disintossicazione ricorre al riposo assoluto e al digiuno ad acqua distillata (con PH neutro 7,00, lo stesso PH della pioggia, della neve e della grandine non inquinate, acqua talmente pura, incolore e inodore che sul Mercato italiano praticamente non esiste!) o comunque leggera che, affamandole, costringe le cellule a mangiare il tumore e le altre incrostazioni corporee per autolisi, mentre l'acqua ripulisce l'organismo dai veleni, con l'aiuto del ritrovato sistema escretore-emuntore-eliminativo (fegato, sistema biliare, intestino, polmoni, reni, pelle).

Questa è scienza esatta e sicura del risultato, che non sbaglia mai, è osservabile e ripetibile sempre, rispetta l'uomo, crede in lui e nel suo potere auto-guarente, come crede in chi l'ha progettato, perfetto nel rispetto di sé, della Natura e di tutti gli esseri viventi. E' la "cura della non cura", il lasciar fare al Sistema Immunitario che, adeguatamente coadiuvato e assecondato, riporta la salute, sempre, anche in situazioni di stato terminale (come dimostrato dai migliori oncologi di fama internazionale: Gerson, Lezaeta, Shelton e altri).

Mentre l'Igienismo e il Sistema Immunitario dichiarano tutto il suo amore all'uomo e lo ricopre di attenzioni e di guarigioni, la Medicina ufficiale è impegnata a lucrare anche sul vecchio sogno di guarigione, diventando realtà "il produrre farmaci per le persone sane". Fidandosi del puro caso e nella genetica, il protocollo prestampato dell'oncologia ospedaliera combatte il sintomo dichiarando guerra all'intero organismo con armi chirurgiche, chemio-chimiche e missioni di pace eterna.

La guerra contro il cancro dichiarata nel 1971 da Nixon, fino ad oggi è stata persa su tutti i fronti, come tutte le menzogne fatte e dette dallo stesso nello stesso anno (fine del Gold Standard con l'abolizione della convertibilità del dollaro in oro e abolizione dei tassi fissi).

Non vi è bisogno che gli U$A vincano le guerre, a loro basta creare il caos (come quello teorizzato dal filosofo politico Leo Strauss) che è ancora peggio in guerra come in Medicina. Nella soluzione oncologica chemioterapica è guerra cieca e permanente, che esclude qualsiasi possibilità di risoluzione pacifica e di guarigione.

Il tumore invece non si combatte e nemmeno si uccide, ma bisogna cercare di capirlo bene, in fondo ci sta salvando la vita. Si presenta nel momento del bisogno, quando all'organismo serve una scossa, è un allarme che dice al corpo che deve disintossicarsi e ripulirsi dalle troppe scorie accumulate, si fa ciò con uno stile di vita dissennato che altrimenti ci porterebbe di sicuro alla tomba. Il cancro è li, in un angolo, per il nostro bene, mettiamolo a suo agio, con i giusti trattamenti se ne andrà così com'è venuto, in amicizia!

La Medicina ufficiale chemioterapica possiede il monopolio mondiale, ma è stupida, come lo è stata la shoah, l'allunaggio americano, l'11 settembre, il riscaldamento globale e la teoria gender che nasconderebbe un progetto predefinito mirante alla distruzione della famiglia e della società; l'aids, la suina e l'ebola; la moneta debito e privata, le crisi cicliche e la scarsità monetaria; la finanza creativa e le banche che sono troppo grandi per fallire; il lavoro, la disoccupazione, la pensione e gli Stati che vivono al di sopra delle proprie possibilità;

La Medicina ufficiale chemioterapica è ridicola e spaventosa come l'ho è il terrorismo, Al Qaeda, II, l'attentato alla sede di Charlie Hebdo e le rivoluzioni colorate; la carestia ineluttabile dell'economista Thomas Malthus che attribuisce solo alla pressione demografica la diffusione della povertà e della fame nel mondo, l'attuale esodo immigratorio che sarebbe necessario e le missioni di pace di eserciti armati; l'evoluzionismo solo teorico e la teoria dell'evoluzione di Charles Darwin, il progresso e la Storia; l'evangel-colon-globalizzazione, il Capitalismo e il Mercato; le privatizzazioni, la corruzione nella politica, dell'economia e nella democrazia...

La Medicina ufficiale chemioterapica è potente ma criminale come l'ho è la NATO, ONU, WTO...; OMS, Codex Alimentarius e FDA; ONG e OG; U$A, FED, dollaro e anglousraeliani; UE, BCE ed euro; FMI e BM; agenzie di rating, banche commerciali, banche d'investimento e fondazioni; Banche Centrali, BIS, WEF e SWIFT; Wall Street, City e paradisi fiscali; CFR, Trilaterale e Bilderberg; Haarp e Muos; multinazionali, lobby e think tank; TTIP e TISA che verranno;

case reali, chiese e massonerie!

4ª Falsità: La malattia è una maledizione!

Al contrario, malattia = benettia. Benvenuta malattia! La malattia è il tentativo ultimo dell'organismo intossicato di ripristinare la salute. Spesso, basta lasciar fare al nostro potentissimo ed efficientissimo Sistema Immunitario, senza interferenze acidificanti e/o, peggio, mediche. E' una richiesta di aiuto, l'SOS dell'organismo intossicato che implora di cambiare il nostro stile di vita acidificante nonché processi di espulsione di tossine da favorire e accrescere, utili a riportare l'organismo in stato di equilibrio, fisico e mentale. La malattia ci indica la strada, sta a noi guidarla alla salute, senza farci distrarre dalle false promesse della Medicina Monatta. E' solo un sintomo, un messaggio, un telegramma d'amore dell'organismo alla nostra mente e al nostro corpo, perché siamo noi gli artefici della nostra salute e "ognuno è medico di se stesso". Molto spesso, la malattia si può sconfiggere anche con frutta e verdura non inquinata, come dimostrato anche dall'esperimento di Cambridge 2000, confermato da Oxford 2008 e secretato da Schotland Yard!

5ª Falsità: Gli specialisti curano meglio!

Visti i principi della Medicina allopatica e sintomatica, molti medici generici sono incapaci di curare qualsiasi malattia, e spesso possono solo aggravarla. Figuriamoci quei tanti specialisti e oncologhi, che pretendono di curare il singolo organo, o meglio il sintomo dello stesso, come se il corpo umano fosse un insieme di pezzi separati l'uno dall'altro. E' vero, il corpo umano è uno come la malattia, ma che è sempre tossiemia dell'intero sistema-organismo, e nella maggiore dei casi è capace di ripristinare da solo le sue funzioni, forte di un Sistema Immunitario quasi onnisciente, spesso onnipotente e ma comunque onnipresente. Fare a pezzi il corpo umano non è qualcosa di speciale, ma è spesso stupido e criminale e verrà il giorno in cui uccidere un uomo con la Medicina allopatica sarà considerato un delitto!

La Medicina allopatica non guarisce ma ce lo fa credere, perché ha Pig Pharma il potere economico, politico, mediatico e monopolistico per farlo. In pieno stile orwelliano ci avvelena con i farmaci, la chirurgia, la chemioterapia, la radioterapia ma, bi-pensando, ci allunga la vita e trasforma dei macellai in medici che, per lo più, si ritengono pure dei specialisti.

E' dimostrato che, chi non si sottopone alla chemio, ad asportazione chirurgica e ai danni collaterali ad essi connessi vive 4 volte più di chi ricorre a (mal) trattamento medico. Del resto, anche se non lo dicono apertamente, più dell'80% degli oncologi, sono a conoscenza di questa realtà. I carissimi e celebratissimi specialisti che pre-scrivono le loro incomprensibili e improbabili ricette e trattamenti, si stanno solo procurando nuovi clienti! Un bancomat che sarà a loro disposizione per molti anni, se il paziente non morrà prima.

6ª Falsità: La prevenzione è la diagnosi precoce e la Ricerca trova!

La prevenzione medica allopatica intesa come diagnosi precoce non previene niente, solo scopre i problemi quando già sono diventati evidenti e conclamati o, nella maggior parte dei casi, se li inventa, per poterli poi lucrare con l'alibi di curarli. Per non parlare dei danni da radiazioni e quelli derivanti dalla paura, acidificazione ed effetto nocivo, che Medicina e medici trasmettono ai pazienti ignari con le loro sentenze di morte e le loro cure inutili e invalidanti. Visite costose e prescrizioni dannose di farmaci bugiardi, screening che mettono a tappeto tutta la popolazione, sorvolando stavolta anche sul sintomo, raggi X con l'incognita cancerogena e analisi che accertano valori che, letteralmente, lasciano il tempo che trovano.

Sconfiggere il cancro è ben possibile, ma impossibile è rinunciare ai profitti astronomici delle case farmaceutiche, degli ospedali, delle università, dei medici, dei farmacisti, dei chirurghi macellai, delle onoranze funebri e ai fondi senza fondo nei sottofondi di una Ricerca che non trova mai niente. I Telethonti sono i pazienti inconsapevoli e senza la conoscenza dell'esistenza di ottimi rimedi! Bisognerebbe dire; Basta ai quei stupidi "Concerti di bene(de)ficenza" e alle "Partite del cuore".

Le industrie alimentari e farmaceutiche fatturano 20 volte più di tutte le industrie del settore petrolifero! Che importa a Pig-Pharma di spendere 30.000 dollari a medico in regalini, convegni e aggiornamenti vari, di sponsorizzare e pagare ricerche e ricercatori, riviste specializzate e pubblicità, politici e lobbisti?

Tanto c'è la chirurgia, la chemio e la radio-terapia che, con un solo malato trattato recupera e decuplica le spese, senza parlare dell'indotto, non ultime che sono le ditte di onoranze funebri.

La vera prevenzione contro il cancro comincia a tavola, alcalinizzando e ossigenando adeguatamente il sangue ed eliminando le costipazioni intestinali che sono la causa di ogni male, alimentandosi con frutta e verdura genuina e con l'acqua biologica e alcalina arricchita con minerali particolari. Inoltre: esercizio fisico, aria pulita, sole e tanta serenità. Quindi, apportando all'organismo le giuste quantità, naturali, di vitamine, minerali, oligoelementi ed enzimi. Tutto ciò provvede a tenere pulito il fegato, i reni e l'intestino che sono il "centro delle emozioni" (il 95% della serotonina, neurotrasmettitore del benessere, è prodotto dall'intestino).

7ª Falsità: L'uomo è onnivoro!

Al contrario, l'uomo è frugivoro per costituzione, è fatto di frutta e verdura e con un PH leggermente alcalino. Non è stato predisposto per mangiare carne. L'intestino umano è lungo circa 8 metri, è villoso e tortuoso e con una superficie di 400 e più metri quadri con, a difesa, 150 stazioni linfonodali, a differenza di quello dei carnivori che è corto, circa 2 metri, e liscio, per una facile eliminazione. L'intestino umano non ha gli acidi sufficienti, tipo acido cloridico, e gli enzimi, tipo enzima uricasi, necessari alla disgregazione delle proteine animali, non ha la bocca e la dentatura adatte a masticare la carne, non ha artigli… In sintesi, l'uomo è attrezzato solo mentalmente a mangiare carne e le migliori bistecche mangiano erba!

Per non parlare del problema etico dell'allevamento intensivo e dell'uccisione quotidiana, preceduta da sevizie continue, di miliardi di poveri animali innocenti, che si vendicano ammalando e uccidendo i loro carnefici-carnivori. Oltre all'inquinamento prodotto e allo spreco di alimenti per l'allevamento, che altrimenti potrebbero essere usati per l'alimentazione umana, a risolvere la comunque innaturale ed eugeneticamente predeterminata fame del pianeta.

All'assunzione di proteine animali, di cibo cotto e di altro cibo acidificante, il corpo reagisce con leucocitosi. In pratica, l'organismo li riconosce come nemici, come non cibi, e si difende sovra-producendo globuli bianchi. La stessa leucocitosi e febbre che avverte il malato di leucemia e che la Medicina bombarda chimicamente, distruggendo ogni postazione difensiva dell'organismo, lasciandolo senza più difese immunitarie e in attesa del trapianto di un midollo quasi mai ben accetto, se trovato.

Le proteine animali sono alcaline in partenza e acide in arrivo, a differenza della frutta che, esempio limite il limone, anche se acida in partenza è alcalina in arrivo, grazie all'interazione con altri elementi in zona duodeno. La frutta e la verdura hanno tempi di assimilazione e di eliminazione brevissimi, mentre la digestione della carne e di tutte le proteine animali può durare anche 2 giorni, provocando acidificazione e congestione intestinale, causa prima di tutte le malattie. Per la sua conformazione, con 5 milioni di villi, nell'intestino umano possono ristagnare chili e chili di rifiuti organici tossici e ammalanti, ricordi putrescenti, oltre che delle Farmacie, di Cremonini, Montana, Simmenthal, Barilla, Mulino Bianco, Coca Cola, McDonald's e dell'Eridania vaticana!

8ª Falsità: La dieta mediterranea è anticancro!

La dieta mediterranea è cancerogena, come la discarica nucleare Mar Mediterraneo e l'Italia delle Basi-Nato. Creano acidosi, e quindi malattia, le carni di tutti i colori, di terra e di mare, anche se non bruciate dallo chef, e tutte le proteine dei derivati animali (latte per bambini e latticini vari, uova, formaggi, salumi…), farine raffinate, zucchero chimicamente trattato e sale raffinato contenente sabbia, vino da uva maltrattata, cioccolato grasso, cole dragata, alcool chimico, tabacco, farmaci sintetici da laboratorio, vitamine e integratori chimici, alimenti industriali trattati e cibi stracotti e devitalizzati che ammazzano il cibo prima e chi lo mangia dopo. Altro che dieta salutare, la dieta mediterranea è solo un poco meglio di quella americana, da 51 stelle!, ma ottiene quasi gli stessi risultati di malattia, disperazione e morte, come conviene alla ristorazione medica globalizzata!

Ma come può essere salutare una dieta altamente acidificante, mischiata, come suggerito dal mastermedico, a un 30% di frutta e verdura? Micidiale! Meglio essere consapevolmente carnivori e sperare nell'effetto placebo che credere nella bontà di un tale intruglio, utile solo a procurare nuovi clienti alla Medicina senza frontiere e senza alcun ritegno e contegno.

Sulla dieta mediterranea, lo "Special-chef" televisivo non dà nessun accenno alla coerenza che dovrebbe esserci sulla corretta assunzione, combinazione e sequenza dei cibi in ordine ai tempi di digestione e assimilazione, piccoli ma importanti accorgimenti come: mangiare la frutta da sola e lontano dai pasti...; non mischiare troppi frutti assieme...; non bere durante i pasti, nemmeno acqua...; non abbuffarsi di acqua senza sete (in una corretta alimentazione vegana tendenzialmente crudista basta quella bevuta direttamente, biologica e organicata, dalla frutta e dalla verdura, l'unica essenziale all'organismo); l'acqua va bene nei digiuni, distillata o leggera, per sciogliere le incrostazioni e lavare via i veleni accumulati... Nessun riferimento ai 3 cicli circadiani di 8 ore ciascuno (alimentazione, assimilazione e disintossicazione) e nessuna menzione al digiuno acceleratore di salute e benessere.

In tutti i Consigli di Amministrazione delle Multinazionali dell'Alimentare e della Medicina ci sono gli stessi criminali agli ordini degli stessi psicopatici, perciò tutte le diete devono guardarsi, oltre che da vaccinazioni, medici, pediatri, psichiatri e farmacisti, anche dall'avvelenamento da conservanti, coloranti, addensanti, emulsionanti, aromatizzanti, dolcificanti chimici (per confonderci adesso l'aspartame lo chiamano sucralosio!); fertilizzanti, insetticidi, pesticidi e erbicidi chimici (specie lo stragista gli fosato della Monsanto); amalgami dentali, mercurio, alluminio, piombo, formaldeide, metanolo, fluoro (per annebbiarci il cervello e atrofizzarci il terzo occhio, la ghiandola pineale); OGM, nucleare, onde elettromagnetiche e scie chimiche.

E non è vero, come dice lo "Special-chef" televisivo, che contro l'inquinamento non possiamo far altro che lamentarci mentre molto si può fare. A cominciare possiamo informare, mettere le carte in tavola, perché la conoscenza è tutto, mentre la Medicina è risultata essere poco e niente. Comunque, è cento volte meglio frutta e verdura non biologiche che proteine animali bio-illogiche!

Senza dimenticare i danni derivanti dalle situazioni di stress e dalla paura, terrore, creati dalle inutili e dannose diagnosi precoci (la correlazione tra malattia e psiche è stata dimostrata dalla NMG del perseguitato medico e scienziato tedesco R. G. Hamer), dalle crisi economiche create a tavolino, dalla politica sguattera dei banchieri, dalla Scuola universitaria e dai Media debunkers. Ciò è un terrorismo mediatico che ha portato l'americana Angelina Jolie a farsi prima asportare entrambi i seni e dopo le ovaie, per diminuire le possibilità di ammalarsi, essendo portatrice di una presunta mutazione genetica predisponente al cancro, col plauso della "decisione sacrosanta" del prof. Umberto Veronesi.

Il controverso, contraddittorio Veronesi, vegetariano ma affatto disintossicato nella parte più alta del corpo, sponsor della chirurgia, della chemio e radioterapia, del nucleare, delle teorie (de)gender e degli OGM (igliorati) che tuttavia, nel suo libro "Verso la svolta vegetariana", afferma che "la carne è cancerogena" e che "dalle Università e dalle riviste scientifiche viene fatta una informazione sviante" e che "le riviste più accreditate nel mondo scientifico medico sono sul libro paga delle multinazionali farmaceutiche"...

Un tempo il cancro era chiamato putredine reale, era cioè una malattia destinata ai soli reali, che potevano permettersi di mangiare la carne. La popolazione rurale all'epoca, senza la democrazia, era sana e longeva perché costretta a mangiare i prodotti della Natura: frutta, verdura e cereali integrali. Oggi i reali e i vip stanno attenti alla loro dieta e se stanno male vanno nelle Cliniche Igieniste, mica negli Ospedali frequentati da noi fans senza soldi e senza cervello!

9ª Falsità: La dieta previene ma non cura!

L'alimentazione umana necessita almeno di un 80% di cibi alcalinizzanti, con una tolleranza di un 20% di cibi acidificanti e trasgressivi. Solo una dieta vegano-crudista a base di frutta e verdura all'80% può prevenire la malattia, non il ridicolo 30% misto a proteine animali di tutti i tipi, a calorie vuote, acidificanti e depauperanti, e al pesciolino azzurro consigliato dallo "Special-chef" televisivo. Se necessario, si ricorre al digiuno con acqua distillata o leggera e riposo assoluto, per ripristinare la salute che ci è connaturata, come fanno gli animali, se non hanno veterinari tra le zampe, e finché la Natura non ha fatto il suo corso.

La dieta alcalinizzante, nel rispetto del detto: "Che il cibo sia la tua medicina e che la medicina sia il tuo cibo" di Ippocrate, è fatta di frutta e verdure crude, di germogli, di semi e frutta secca, cereali integrali, esercizio fisico all'aria aperta e al sole, amore e pensieri positivi. Questa è la stessa dieta di popolazioni ultracentenarie sempre giovani, nel corpo e nello spirito, come gli Hunza e i Pimas messicani (quelli dell'Arizona sono stati fagocitati dagli USA Imperiali.

La frutta e le verdure fresche e naturali hanno frequenze altissime sulla scala della vitalità dei cibi Bovis-Simoneton, da 8.000 a 10.000 Angstrom, a differenza delle vibrazioni bassissime e cancerose (1.800 Angstrom) delle proteine animali, degli integratori da laboratorio e di farmacia, dei farmaci chimici e di tutti i prodotti altamente acidificanti. Invece, l'uomo deve nutrirsi di cielo e terra, oltre che di alimenti!

L'Igienismo Naturale mette l'organismo in grado non solo di prevenire la malattia ma, nel caso, di far tornare la salute, anche in pazienti che la Medicina Ufficiale ha già bollato come terminali. Se nell'organismo c'è un minimo di vitalità e voglia di vivere, all'Igienismo basta! Possiamo e dobbiamo morire in perfetta forma e di sana vecchiaia.

In realtà, non esiste una specifica "Dieta-anti-Cancro" ma bensì una "Dieta composta da alimenti genuini e non contaminati se non solo dalla natura stessa".

10ª Falsità: I vegani non si godono la vita!

Dietro all'Igienismo Naturale c'è una filosofia e uno stile di vita che mancano del tutto alla meccanicista e monetarista medicina, che vive senza idee e senza ideali, alla ricerca continua della fama, del potere e del denaro, a costo della salute dell'umanità intera. Come può chi è in perfetta salute di corpo, mente e animo non godersi la vita? Di certo non può farlo chi è senza vitalità, schiavo del doping della carne, del latte animale, dei dolci, dello zucchero, del troppo caffè, dell'alcool e del fumo.

E' una certezza che i vegani si godono la vita, non solo in termini di tempo vissuto ma anche di qualità della vita. Gli piace mangiare, stare a contatto con la

Natura, con la gente, con gli animali e gioire della vita e magari, qualche volta, trasgredire mangiando altre cose ma senza problemi. Del resto, altro che carenze, erano vegani geni quali: Pitagora, Socrate, Platone, Aristotele, Ippocrate, Galeno, Marco Aurelio, Cicerone, Seneca, Orazio, Virgilio, Buddha, Dante, Leonardo, Michelangelo, Giordano Bruno, Tolstoj, Dostojevsckj, Goethe, Voltaire, Chopenhauer, Van Gogh, Gandhi, Nikola Tesla, Einstein, Francesco d'Assisi e tanti altri.

Tanto per contrastare le presunte carenze di proteine, omega 3 e B12, solo per citarne alcuni, sono vegani atleti del calibro mondiale di Carl Lewis (velocista e saltatore in lungo), Edwin Moses (quattrocentista), Dave Schott (triathleta) e Martina Navratilova (tennista), Leo Messi e Sergio Aguero (calciatori), Alberto Contador (ciclista), Serena e Venus Williams (tenniste), Frank Medrano (superuomo di 61 anni).

I vegani sono persone sensibili e intelligenti, ma non si ha memoria di Papi e Presidenti vegani, eccetto Bill Clinton, che è diventato vegano solo per vivere più a lungo.

Considerazioni finali sui trattamenti ospedalieri e sulla medicina allopatica composta da farmaci chimici industriali

- Quindi, che senso ha una Medicina chimica e artificiale esageratamente costosa, e quella made in Cina che lucra ma non cura?
- Che si fa chiamare scienza ma si basa su teorie di prodotti di laboratorio artefatti?
- Che cura solo il sintomo e considera il corpo umano diviso in parti, ognuna proprietà di uno specialista diverso, e non un tutt'uno di corpo, mente e anima?
- Che non crede nel corpo umano e nel suo potere auto-guarente, ma l'ho costringe a divenire autoimmune riempendolo di farmaci velenosi?
- Che non conosce e non le conviene sapere e considerare le cause originarie della malattia, e pretende di curare tutto con i propri farmaci, con la chirurgia, con la trasfusione, con il trapianto, con la chemio e con la radioattività nucleare?
- Che asporta milze, tonsille, cistifelle, appendiciti, seni e ovaie, come se stessero lì per caso e non servissero a niente?
- Che combatte la benefica febbre, sintomo di vitalità organica, invece di ringraziarla?
- Che teme il digiuno perché butterebbe giù i loro castelli e lauree di sabbia basati su come debellare i sintomi pur avendo affetti collaterali peggio della malattia stessa?
- Che se la prende con degli inermi detriti cellulari (morti): i virus, affibbiandogli ogni (im)possibile colpa. Non considerando che: «Il terreno è tutto, e il microbo è niente» (Claude Bernard) e che considera i batteri, da sempre in simbiosi col nostro organismo, autoctoni e non migranti, dei nemici da combattere?
- Che considera le vitamine sintetiche e gli integratori chimici al pari degli alimenti naturali. E trascura la preziosa vitamina C, valutandola: inservibile?
- Che ci avvelena dalla nascita col latte-vaccino, ben sapendo che l'unico vero latte

umano è quello materno. Non considerando l'errore che l'uomo è l'unico animale a continuare a berlo dopo lo svezzamento, e che la caseina del latte incolla e blocca nei ventenni in su i villi intestinali in una morsa mortale, trascurando che l'alimento più simile al latte materno è la frutta fresca e genuina?

▪ Che acidifica il sangue fino a renderlo inservibile per poi fare inutili trasfusioni, ignorando che il sangue va ripulito prima e non cambiato dopo?

▪ Che distrugge gli organi per poi trapiantarne altri, talmente estranei che saranno sempre rifiutati dal resto del corpo?

▪ Che obbliga le inutili e dannose vaccinazioni di massa per selezionare la specie e creare nuove malattie e nuovi malati da controllare e gestire vita natural durante?

▪ Che porta centinaia di milioni di diabetici a naufragare nell'insulina, quando basterebbe correggere la rotta alimentare per farli tornare a riva sani come un pesce?

▪ Che, per rendere più interessante la loro guerra al colesterolo, ha messo in campo l'LDL: quello cattivo, e l'HDL: quello buono, nell'eterna lotta dei valori, senza dire che il colesterolo è un sano prodotto del fegato ed è utile per disinfiammare le arterie, che interviene nella sintesi e nell'assimilazione della vitamina D, che è un antiossidante e un anti radicali liberi, che gli ormoni steroidei sono composti da colesterolo, che ogni cellula è costituita da colesterolo e si ripara col colesterolo, e che il 25% del cervello è fatto di colesterolo che è essenziale nella formazione delle sinapsi (apprendimento e memoria)?

▪ Che demonizza anche un poco di sole e perciò la vita, proteggendoci con dannose creme e insalubri occhiali per non far arrivare i suoi raggi alla ghiandola pineale?

▪ Che vende organi, commercia sangue, affitta uteri, manipola geni, cambia sessi, s'inventa epidemie e plagia cervelli?

▪ Che ha creato la Psichiatria per inventarsi gli psichiatri e la pazzia e altre stupidaggini regolarmente riportate e imposte nella loro bibbia medica, il pedante DSM (Disturbi Sindromi Mentali), senza consigliare che pure i pazzi mangiano male?

Quella ospedaliera è spesso una Medicina rappresentata da terapeutici e chirurghi che, per chi ancora non lo sapesse, molti d'essi non si lavavano nemmeno le mani prima di operare un paziente. Vi sono anche diversi psichiatri che praticavano la lobotomia (la recisione delle fibre nervose di un lobo cerebrale) e che ancora oggi usano l'elettroshock.

Quel tipo di Medicina allopatica che è armata di farmaci chimici che hanno effetti collaterali spesso micidiali, di siringhe e di bisturi, è un menefreghismo opportunistico di ignoranza in materia medica, ma anche una negligenza da parte di quei pazienti-vittime che sono naturalmente ignari della pericolosità che includono i trattamenti di cui saranno sottoposti.

In realtà, la medicina ufficiale, sta' attuando lo sterminio eugenetico dell'umanità ordinatole dal "Vero Potere", in vista dell'ufficializzazione del NWO dei Rothschild, dei Rockefeller, degli IrReali d'Inghilterra e delle altre poche ma ricche e potenti famiglie monopoliste che dall'Alto della Piramide dominano il mondo con i maggiordomi eletti, ognuno secondo turno, a capo del propria nazione.

L'Igienismo Naturale è stata l'unica vera Medicina di riferimento per molti secoli, da Pitagora alla Scuola Salernitana, ancor prima che venissero i barbari laureati e specializzati, i medici con l'alibi di avere il titolo universitario di vero dottore, diplomati con licenza di uccidere ma con elementari nozioni di morale.

Oggi, dovremmo fare come fece la Roma Imperiale che, dall'inizio del suo massimo splendore (27 a.C. - 476 d.C.), restò in perfetta salute mettendo fuorilegge Medicina e medici per 500 anni, nutrendo una gran parte della popolazione con molta frutta, verdure e cereali integrali. Altro che limitare le prestazioni sanitarie di costosi farmaci avvelenanti, facendo così si porrebbero eliminare del tutto, insieme a quelle restrizioni economiche che servono solo a facilitare il lavoro dei cosiddetti politici.

Non sarebbe quindi male far chiudere le inutili Facoltà di Medicina che sfornano solo killer umani legali e con tanto di laurea che li autorizza a torturare e ad uccidere i loro malcapitati pazienti. Con essi anche quelle Farmacie pushers e gli Ospedali divenuti ormai allevamenti intensivi di malati e centri commerciali di malattie.

Invece, qualche buon medico riconvertito all'Igienismo potrebbe servire quale generico di prima necessità al Pronto Soccorso e in situazioni eccezionali. Tutti gli altri dottori, pediatri, psichiatri e specialisti compresi, che desidererebbero far ingoiare farmaci chimici e velenosi ai pazienti, dovrebbero imparare un altro mestiere.

Non basta affatto una laurea in Medicina allopatica per essere dei buoni medici! Tra i tanti, un ottimo Medico è invece il Prof. Dr. Valdo Vaccaro, Igienista Naturale che, oltre ad avere una grandissima sensibilità sul riconoscere e curare diverse malattie, possiede un'intelligenza farmacologica alquanto geniale. Egli è in possesso di diverse lauree universitarie e accademiche, ma non ha voluto, fortunatamente e naturalmente, quella in Medicina allopatica.
25*)

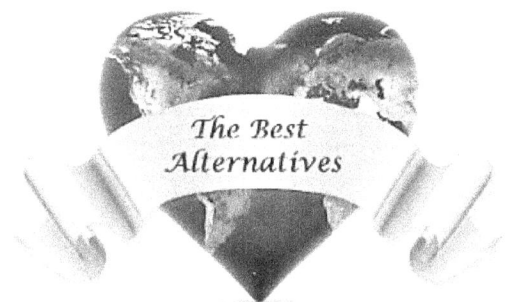

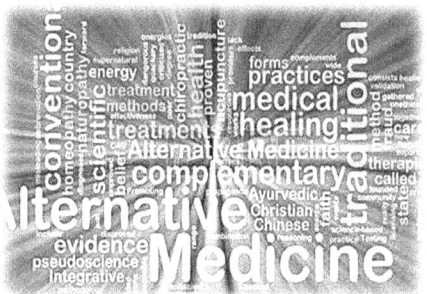

LA MEDICINA FAI-DA-TE:
NOZIONI PER NON AGGRAVARE LA PROPRIA SALUTE

Nei prossimi articoli saranno trattati diverse interessanti sostanze, farmaci, preparati e integratori. Alcuni di questi prodotti farmaceutici sono proposti come un'alternativa o un supplemento integrativo e complementare alla medicina generale e oncologica e al trattamento e cura allopatica ospedaliera. Al riguardo, è necessario dare ai lettori i seguenti ragguagli informativi.

L'automedicazione va sempre più di moda. Il termine che gli esperti hanno dato a questa popolare ma ambigua "medicina fai-da-te", indica l'abitudine di affrontare autonomamente i propri piccoli o grandi problemi di salute. Si tratta di un comportamento già diffuso all'estero e in crescita costante anche in Italia, dove negli ultimi anni il mercato delle specialità di automedicazione (vale a dire i farmaci che si possono acquistare con o senza obbligo di ricetta) è cresciuto del 13%.

La salute "tira" anche nel mondo dei mass media, dove i lettori del settore sono passati in tre anni dal 27,8% al 43,5%, dando vita ad un piccolo boom editoriale, ed aumenta anche l'interesse verso gli articoli di salute pubblicati su libri, quotidiani e riviste non specializzati. Gli esperti parlano di un processo di "autonomizzazione", salutato con favore da chi si occupa di politica sanitaria perché alleggerisce la spesa pubblica, permettendo ai medici di concentrarsi sulle patologie più serie e tende a liberare i cittadini dai lacci della medico-dipendenza.

Tuttavia, l'autogestione della salute non è né facile né priva di rischi e non può trasformarsi in un'automedicazione selvaggia, magari influenzata anche dalle campagne pubblicitarie. Per scegliere da solo cure e rimedi farmaceutici allopatici, supplementari o integrali, il paziente-consumatore deve dover fare un salto di qualità certa, garantita e cosciente e non può, ad esempio, pensare di cavarsela estorcendo una qualsiasi medicina, con obbligo di prescrizione, ai farmacisti, ai medici di base o a terapisti più o meno privi di scrupoli.

Deve imparare a distinguere la vera e la falsa professionalità medica di chi gli ha prescritto o suggerito quel particolare farmaco e le modalità, tempi e dosi da assumere per quel tipo di patologia e a leggere con attenzione i foglietti illustrativi che per Legge devono accompagnare tutti i farmaci, anche quelli da banco e quelli acquistati via internet, e deve ricordarsi che il pericolo di una overdose si annida anche in sostanze normalmente innocue, come i comunissimi integratori vitaminici.

E deve anche rivedere il concetto stesso di salute, un concetto che si fa ogni giorno più ampio, meno legato alla semplice assenza della malattia, ed include non solo la prevenzione, ma addirittura il benessere individuale, come sostiene la stessa Organizzazione Mondiale della Sanità. E' per questo che si inizia a parlare di "automedicazione responsabile" e per saperne di più l'Assosalute (che riunisce le aziende di Federchimica produttrici di farmaci da banco) ha creato un Osservatorio sull'Automedicazione Responsabile, con l'obiettivo di stendere un rapporto completo sul settore, in modo da "informare chi informa".

La giusta informazione sembra, infatti, il nodo centrale della questione: per curarsi da sé senza correre rischi esistono regole ben precise che paradossalmente rilanciano il ruolo del medico di base e del farmacista come figure essenziali e importanti nel processo di educazione del futuro "paziente autogestito". I vantaggi e le potenzialità dell'automedicazione sono molti, ricorda Gadi Schoenheit, presidente di Intermatrix, la Società che cura le analisi socio-culturali dell'Osservatorio di Assosalute.

Ma bisogna poter contare su precisi e ufficiali punti di riferimento, specialmente per quel che riguarda la scelta e l'assunzione di farmaci, di integratori e di ogni altro tipo di prodotti e preparati che pretendono di essere ritenuti farmaceutici e sanatrici, anche se sono derivati naturali.

L'approvazione certa e sicura di un qualsiasi tipo di farmaco deve avvenire, insomma, attraverso un incontro tra due conoscenze, entrambe insostituibili: quella del paziente, che conosce se stesso meglio di chiunque altro ed ha il diritto di sapere come e cosa fare per mantenersi sano, e le competenze specifiche degli operatori sanitari, legalmente riconosciuti come tali dal Servizio Sanitario Nazionale Italiano e mondiale.

Per non far male a se stessi e per non aggravare ulteriormente il proprio stato patologico o quello di altri, è quindi consigliabile evitare l'automedicazione farmacologica del fai-da-te. Evitando di affrontare autonomamente i propri problemi di salute, il risultato, se tutto si fonde a perfezione, potrebbe essere solo una guarigione più certa, più veloce e una salute migliore, senza correre in inutili pericoli e aggravami patologici e dover subire effetti collaterali sconosciuti. Risparmiandosi ed evitandosi così inutili costi fisici e psicologici.

Queste esortazioni, avvertimenti e moniti valgono pure per quanto descritto negli articoli qui di seguito esposti. [26*)]

COSA SIGNIFICA: MEDICINA ALTERNATIVA?

Spesso, molti pazienti e pure diversi medici si domandano: "Perché la maggior parte dei medici non conosce o non vuole saperne delle scoperte su medicine supplementari, alternative, integrative e complementari?"
La risposta è semplice ed è la seguente: per la maggioranza dei medici, la principale fonte d'informazioni è la grande industria farmaceutica e i dispositivi medici messi a loro disposizione. Questi strumenti, approvati dal Servizio Sanitario Nazionale Italiano, non hanno alcun incentivo a pubblicizzare sostanze non brevettabili, poco costose, rimedi naturali o cure alternative.

I medici vengono letteralmente bombardati ogni giorno con i rapporti delle compagnie farmaceutiche, i comunicati stampa e i campioni gratuiti. Nel frattempo, in televisione e in quasi tutti i giornali si fa pubblicità a raffica di possibili nuove cure o nuovi costosi farmaci: un po' come si fa per far camminare l'asino mettendogli davanti la carota.

La medicina ufficiale e tradizionale afferma: "Con il termine medicina alternativa si fa riferimento a un variegato e non omogeneo sistema di pratiche contro varie patologie per le quali non esiste prova di efficacia o, se sono state sottoposte a verifica sperimentale, è stata ravvisata l'inefficacia e per talune di esse anche la pericolosità. Per tali motivi non vengono ricomprese nell'alveo della medicina scientifica che le relega pertanto nell'ambito delle pseudoscienze.

Nella cultura occidentale il controverso termine medicina alternativa indica qualsiasi pratica che non ricade nell'alveo della medicina scientifica convenzionale o la cui efficacia non è stata dimostrata. Il termine si contrappone alla medicina basata su prove di efficacia e include una variegata serie di pratiche, tanto che non è possibile parlare di medicina alternativa *tout court*, ma di una serie di pratiche diverse e non omogenee".

Convinti della non omogeneità di tali pratiche, il termine è stato criticato anche da quegli scettici che ritengono le pratiche di medicina alternativa ingannevoli, tra questi, Richard Dawkins ha affermato: «Non esiste la medicina alternativa, esiste solo una medicina che funziona e una che non funziona».

Il National Center for Complementary and Alternative Medicine (NCCAM) statunitense cita alcuni esempi di medicina alternativa: Naturopatia, Chiropratica, Ayurveda, Yoga, Ipnosi, Agopuntura, Omeopatia, Medicina tradizionale cinese, Fiori di Bach e altre. Le medicine alternative hanno diversa genesi: incorporano la medicina tradizionale, rimedi aneddotici, credenze spirituali o si fondano su nuovi approcci che si presumono terapeutici.

Queste pratiche sono spesso raggruppate sotto il termine di medicina complementare, e si parla perciò di medicine alternative e complementari (CAM).

Alcuni ricercatori nell'ambito della medicina alternativa rifiutano questa categorizzazione, preferendo enfatizzare i differenti approcci delle diverse pratiche, sebbene il termine "CAM" sia diventato ormai lo standard.

Il termine "Medicina complementare" è perlopiù usato per descrivere quelle pratiche che sono usate in congiunzione o come complemento di terapie tradizionali. Analogamente si parla di "Medicina integrativa" per quella medicina che usa sia pratiche tradizionale che alternative.

Le affermazioni di efficacia dei sostenitori delle medicine alternative sono generalmente non accettate dalla comunità scientifica per la mancanza di prove a sostegno circa l'efficacia e la non pericolosità dei trattamenti. Nel momento in cui le ricerche scientifiche consentono di misurare l'efficacia del trattamento alternativo, questo esce dall'alveo della medicina alternativa per confluire nell'alveo della medicina scientifica.

Il Danish Knowledge and Research Center for Alternative Medicine (ViFAB) utilizza il termine "medicina alternativa" per indicare sia i trattamenti effettuati da terapisti che non hanno una qualifica professionale medica, sia quelli effettuati da terapisti con una qualifica professionale medica, ma fondati su pratiche estranee al sistema terapeutico convenzionale.

Il Cochrane Collaboration ritiene che ciò che in un paese è considerato medicina complementare, in altro paese possa essere ritenuto medicina convenzionale. Da qui la definizione che essi danno è che "la medicina alternativa include tutte quelle pratiche e idee che si pongono al di fuori del mainstream medico in molti paesi.

Le medicine alternative in Italia

In Italia, secondo le linee guida emanate dal Consiglio Nazionale della Federazione Nazionale degli Ordini dei Medici Chirurghi e degli Odontoiatri (FNOMCeO) nel 2002, tra le medicine e le pratiche non convenzionali solo nove discipline sono ritenute rilevanti da un punto di vista sociale, sia in base alle indicazioni del Parlamento Europeo e del Consiglio d'Europa, sia in base alla maggiore frequenza di ricorso ad alcune di esse da parte dei cittadini, oltre che degli indirizzi medici affermatisi:

1) Agopuntura.
2) Fitoterapia.
3) Medicina antroposofica.
4) Medicina Ayurvedica.
5) Medicina Omeopatica.
6) Medicina tradizionale cinese.
7) Omotossicologia.
8) Osteopatia.
9) Chiropratica.
10) Posturologia.

Altre forme di medicine alternative quali: Medicina Cellulare, Naturopatia e altre, sono in fase di studio di approvazione.

L'esercizio di queste medicine e pratiche non convenzionali è un atto medico di esclusiva competenza e responsabilità professionale del medico, dell'odontoiatra, del veterinario e del farmacista, ciascuno per le rispettive competenze. Chi le pratica senza questo requisito commette un atto illegale, punibile penalmente, come da sentenza della Corte di Cassazione del 1982. Esse sono considerate sistemi di diagnosi, di cura e prevenzione che affiancano la medicina ufficiale. Questa posizione si fonda sul principio che qualunque intervento terapeutico debba essere preceduto da una diagnosi corretta.

Anche se approvate dalla FNOMCeO, nessuna di queste forme di medicina hanno efficacia sulla guarigione e né tantomeno sulla prevenzione del cancro.

Ecco alcuni trattamenti alternativi che da soli non sono d'aiuto nel contrastare il cancro e il suo decorso perchè sono insufficienti e/o incompleti, e talvolta anche pericolosi perché fanno perdere tempo prezioso al paziente:

▪ Mantenere il PH alcalino
▪ Protocel (chiamato anche Cancell, Cantron, Formula Sheridan).
▪ Sauna a infrarossi.
▪ Digiuno.
▪ Terapia al cesio.

- Zeolite liquida (la zeolite in polvere va bene per la disintossicazione, ma non aiuta per il cancro).
- Essiac Tea.
- Coral Calcium.
- Qualsiasi trattamento che specifica di non prendere la vitamina C.

LE 5 FORMULE
PER DEBELLARE QUALSIASI TIPO DI CANCRO

Un cancro o un tumore sono una malattia seria, terminale e quindi mortale. Debellarlo completamente e alla radice, significa rimanere in vita e vivere sani per il resto di tutta la vita.

Considerando tutte le varie complicazioni che hanno portato un individuo ad essere affetto di un tumore, specie se vi è in corso una metastasi, non è sempre consigliabile affidarsi solo alla chemioterapia o ad altri approcci ospedalieri, visto la loro bassa percentuale di pazienti che ne sono veramente guariti e dell'alta percentuale dei non sopravvissuti. No, la chemioterapia spesso non basta, molte volte non serve e nella maggiore dei casi sarebbe meglio evitarla.

Nelle seguenti pagine saranno menzionate, in sintesi, 5 formule mediche e para-mediche necessarie per "debellare definitivamente" un qualsiasi tipo di cancro. Le due parole appena scritte: "debellare definitivamente" danno l'idea di poter sconfiggere il cancro in modo decisivo, ma non è del tutto così, tuttavia, affermare ciò non è neppure del tutto errato e non è neppure un gioco di parole.

Nelle 5 formule mediche e para-mediche necessarie per debellare un qualsiasi tipo di cancro vi è incluso un 20% che ha a che fare con la giusta alimentazione e con il giusto stato d'animo che il paziente dovrà seguire.

In realtà quindi, ciò che giustamente potrebbe apparire un'utopica concezione immaginaria in pratica irrealizzabile è un programma di guarigione qualitativo che ha solide fondamenta, molto dipende dal paziente stesso e come egli insiste nel mettere in pratica i consigli dati.

D'altronde, nel caso che un paziente sia affetto da un cancro maligno e aggressivo, con un tumore in fase di metastasi avanzata, con uno o più organi vitali già invasi, e che abbia iniziato le cure in ritardo, non può sperare e aspettarsi che qualcuna delle15 formule qui di seguito esposte possa servirgli da rimedio prodigioso sicuro al 100% per favorirgli la guarigione.

Le 5 formule della medicina integrativa da applicare insieme per fermare il cancro (con o senza chemioterapia)

E' ormai ampiamente noto che la chemioterapia, oltre alle cellule cancerose e quelle sane, distrugge anche il sistema immunitario del paziente e amplia enormemente le possibilità di nuove mutazioni cellulari, in altre parole, può favorire la formazione di metastasi e di nuovi tumori anche molto aggressivi.

Molti sono gli studi medico-scientifici che hanno dimostrato come la chemioterapia distrugga una serie di vitamine vitali al corpo mettendo KO proprio quelle specifiche difese che combattono i tumori. Questo è il paradosso dei farmaci chimici che si ripete ogni giorno nei reparti di oncologia di tutti gli ospedali.

Pur se odiate e disapprovate da molti medici e oncologi, al grande pubblico non sono molto conosciute, eppure esistono terapie semplici e naturali, trattamenti privi di rilevanti effetti collaterali utilizzati con successo per fermare il cancro.

Questo insieme di terapie hanno dimostrato di invertire il cancro, di arrestarne la diffusione bloccando le metastasi e di migliorare la salute del paziente. Tuttavia le 5 formule qui di seguito elencate potrebbero avere delle limitazioni se si è già intrapresa la chemioterapia. Difatti, non si può pretendere di aiutare il corpo a combattere una grave malattia terminale se con una mano lo nutriamo e con l'altra distruggiamo le sue stesse difese.

Si tratta di sistemi terapeutici completi, se applicati bene e assunti secondo prescrizione non sono tossici ma sicuri. Sono nati dalla ricerca scientifica di autorevoli Accademie oncologiche nella medicina alternativa di tutto il mondo. In diverse nazioni molte cliniche utilizzano da tempo simili approcci sostitutivi alla tradizionale terapia oncologica ospedaliera.

Premessa dell'Autore

Oltre alla guarigione definitiva e al benessere di ogni paziente affetto da questa patologia mortale, l'Autore di questo libro non ha nessun interesse economico o vantaggi di genere commerciale per quanto riguarda i prodotti qui di seguito trattati.

Oltre che attraverso adeguati studi sulla materia: "Guarire definitivamente dal cancro", i testi scritti sono basati anche sulla propria conoscenza medica e sulla personale esperienza avuta dai risultati positivi verificatesi tramite gli esiti ed effetti sanatori provocati dalla somministrazione, per diversi anni, di ciò che è chiamato: MMS (Mineral Master Supplement); Maltesia Mineral Solution (DMSO); Lisina e Vitamina C; Bicarbonato di Potassio; Ioduro di Potassio; Bicarbonato di Sodio e quant'altro menzionato.

Qui di seguito, sono citate solo alcune caratteristiche delle 5 formule mediche e para-mediche, ma senza menzionarne nello specifico le dosi, le modalità d'uso e altre informazioni.

Ulteriori dettagli e particolari sono stati inseriti nel seguente libro dello stesso autore:

CANCRO?

LE 5 FORMULE PER ANNIENTARLO

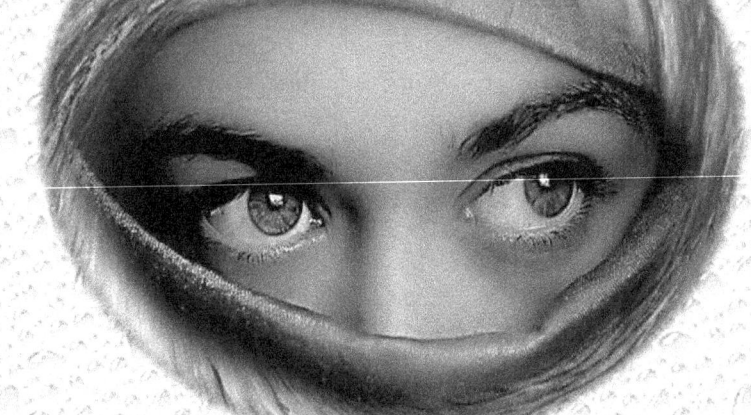

LA CHEMIO NON BASTA... ...E SPESSO NON SERVE PER ELIMINARE IL TUMORE

LE ULTIME NEWS DA AUTOREVOLI FONTI MEDICHE E SCIENTIFICHE

1 IL TANTO DISCUSSO MMS (Clorito di Sodio)

L'ormai famoso protocollo MMS (Mineral Master Supplement) che è alquanto discusso in tutto il mondo occidentale, incluso l'Italia, è un semplice ma efficace e potente disinfettante antiparassitario in grado di eliminate virus, batteri e ogni tipo di micro-organismi che hanno il potere di provocare gravi patologie all'essere umano. L'MMS è semplicemente lo stesso identico Clorito di sodio (NaClo2) che si trova pure nell'acqua potabile che esce dai rubinetti di tutte le abitazioni.

A differenza della Cina, in alcuni paesi europei l'MMS non è stato ancora riconosciuto dal "Food and Drug Administration" (FDA) come farmaco; tuttavia, sono in corso ricerche e programmi per inserirlo come farmaco o comunque come integratore alimentare.

Anche se ingerito da una qualsiasi persona in piccolissime quantità, alcune gocce di questo sale di Sodio dell'Acido Cloroso ha dimostrato di non essere affatto pericoloso. Che il Clorito di sodio non sia pericoloso per l'essere umano è dimostrano da due fattori:

1) Nonostante non sia stato ancora ufficialmente riconosciuto come "Farmaco", il Clorito di sodio viene ormai assunto da milioni di persone come trattamento terapeutico per debellare infinite forme di patologie, tra cui il cancro e l'AIDS.

2) In molte nazioni, tra cui anche l'Italia, viene sempre aggiunto al trattamento di tutte le acque idriche comunali per disinfettarle e per rendere l'acqua ben bevibile senza pregiudizio per la salute.

Quest'ultima operazione avviene con il consenso e l'autorizzazione: dell'"Organizzazione Mondiale della Sanità" (OMS), del "Servizio Sanitario Nazionale Italiano" (SSN), dal FDA e da altre Enti Governative che salvaguardano la salute dell'essere umano:

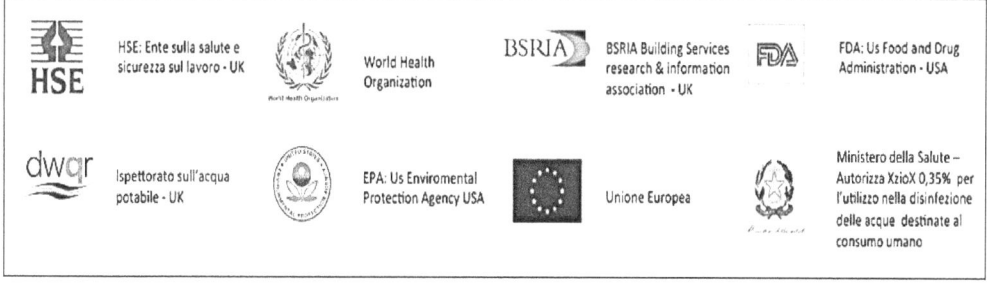

Il Biossido o Diossido proveniente dal Clorito di sodio (NaClo2) è quindi un gas di colore giallo-verde pallido con formula chimica ClO_2. Come molti altri ossidi, è un potente ossidante impiegato in molti utilizzi ma in particolare nel trattamento delle acque per la disinfezione.

Fu nel 1956 a Bruxelles che il Cloro fu sostituito con il Biossido nel trattamento delle acque e ancor oggi viene usato come ossidante finale nella potabilizzazione. Rispetto al più economico ipoclorito, il Biossido non produce trialometani per reazione con i fenoli derivanti dalla decomposizione degli acidi umici; viene inoltre diminuita la formazione di Bromati. In acque a pH neutro il Biossido ha un'azione disinfettante assai migliore del Cloro, e riesce a controllare meglio i batteri della legionella e diversi virus, ed è anche meno corrosivo.

Il Biossido è anche utilizzato nella disinfezione dell'aria; fu ad esempio l'agente chimico principale impiegato nelle minacce di contaminazione con antrace del 2001 negli Stati Uniti. Recentemente, dopo l'uragano Katrina a New Orleans, questo Biossido è stato usato per disinfettare la pericolosa melma batterica e fungicida che inondò le case. In laboratorio, questo ossido è preparato dall'ossidazione del clorito di sodio: NaClo2.

Applicazioni - Agrifood

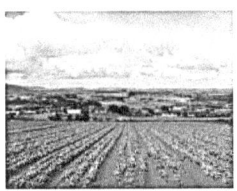

Agricoltura
- Lavaggio di frutta e verdura – tagliata (e non) e pelata (e non)
- Funghicida in post raccolta
- Irrigazione

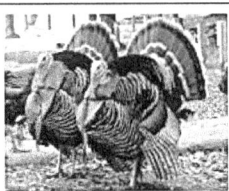

Allevamento animale
- Air scrubbers
- Disinfezione acque di abbeveraggio
- Lavaggio mammelle mucche
- Biosicurezza negli incubatoi

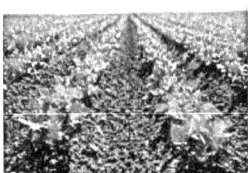

Ortocolture
- Eliminazione biofilm dalle linee di irrigazione e tank di stoccaggio
- Eliminazione dell'intasamento nei sistemi a gocciolamento
- Controllo alghe
- Trattamento acqua di irrigazione
- Trattmento dell'acqua depurata destinata al riutilizzo

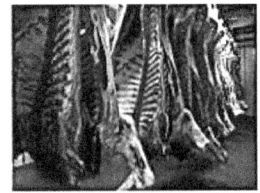

Industria di macellazione
- Disinfezione acqua di processo e acqua di refrigerazione
- CIP agente sanificante
- Air scrubbers e torri di raffreddamento

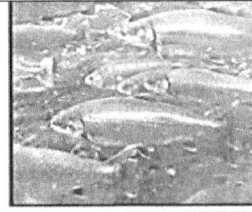

Industria del pesce
- Disinfezione acqua di processo e acqua per produzione ghiaccio
- CIP agent
- Air scrubbers e torri di raffreddamento

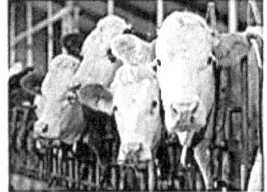

Industria lattiero casearia
- Sanificante per macchinari
- Disinfezione acqua di processo e acqua di refrigerazione
- CIP agente sanificante

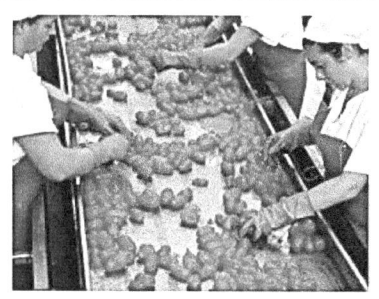

Industria Alimentare
• Controllo microbico dell'acqua di processo, come ad esempio l'acqua di fiume, acqua di riutilizzo, sistemi di acqua fredda, refrigeratori.
• CIP agente sanificante
• Sanitizzante per contatto con alimenti per tutti gli equipaggiamenti di processo superfici, linee di trasferimento, tanks, trasportatori, miscelatori, ecc.
• Sanitizzante per contatto non alimentare per trattare acqua di ricircolo per imballaggi, raffreddamento, pastorizzatori, muri, pavimenti, ecc.
• Pulizia e disinfezione delle membrane

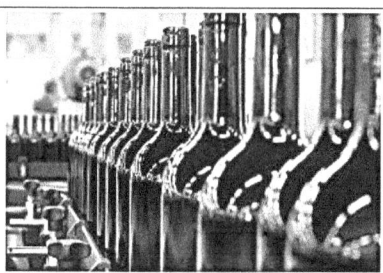

Bevarage: Birrerie, Cantine e Industrie
• Trattamento acqua potabile
• Risciacquo bottiglie
• Disinfezione osmosi inversa e addolcimento
• CIP agente sanificante
• Pastorizzatori, imbottigliamento a caldo e a freddo
• Riempitrici

Applicazioni - istutizionali

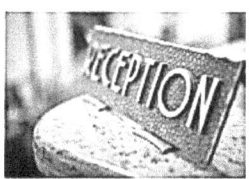

Ospedali
• Controllo Legionella nei sistemi di distribuzione acqua calda e fredda
• Disinfezione superfici

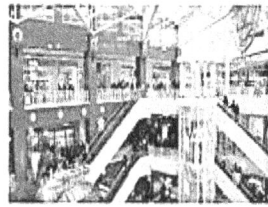

Centri Commerciali
• Disinfezione acqua potabile
• Sistema di condizionamento dell'aria
• Air scrubbers

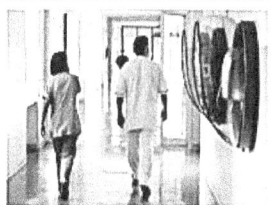

Hotel
• Controllo Legionella nei sistemi di distribuzione acqua calda e fredda
• Torri di raffreddamento e air scrubbers
• Disinfezione filtri delle piscine

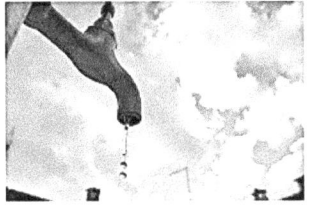

Trattamento acqua potabile
• Disinfezione
• Controllo odore e sapore (esempio ossidazione dei solfuri)
• Controllo trialometani e by-products
• Ossidazione ferro e manganese
• Disinfezione filtri a sabbia
• Controllo nitrificazione

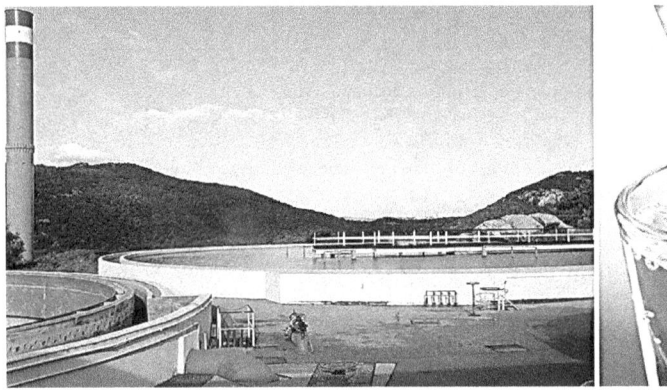
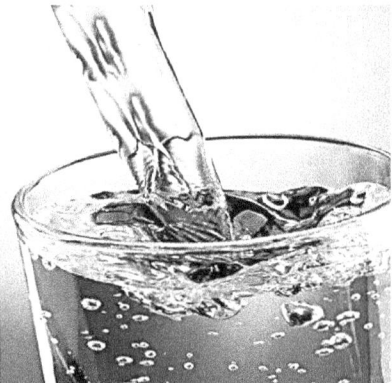

Vedi video: https://youtu.be/a7BuOUNVq2Q
Che cos'è l'MMS?Con Andreas Kalcker - https://youtu.be/mq_zQhZETdg
Intervista ad Andreas Kalcker nel processo penale sull'MMS -

CHE COSA E' E COSA NON E' L'MMS?
FACCIAMO UN PO' DI CHIAREZZA

Quando il Clorito di sodio (NaClo2) diluito al 28% in acqua demineralizzata viene miscelato con Acido citrico o con succo di limone allungato con acqua al 50%, genera un gas alimentare che si chiama: Biossido di cloro (vale a dire: ClO_2 – pure chiamato: "Ossigeno stabilizzato". Questo a sua volta è la base del semplice, economico e vero ritrovato denominato: MMS (Mineral Master Supplement).

Molte persone che non hanno studiato i fenomeni comuni della chimica e della fisica e che quindi non conoscono le proprietà, la composizione, la preparazione, la capacità e il modo di reagire delle sostanze naturali e artificiali del regno inorganico e organico, quando sentono o leggono la parola: "Cloro" pensano che l'MMS sia semplice Cloro oppure Varichina, Candeggina o addirittura Ammoniaca. Ma non è affatto così. Anche il "Cloruro di sodio", ad esempio, include la parola: "Cloro", eppure, questo è semplicemente il composto chimico della formula NaCl, cioè il comune Sale da cucina che si aggiunge giornalmente in tutte le pietanze delle cucine del mondo.

Nonostante l'esistenza affermativa di migliaia di persone che testimoniano di aver ottenuto con l'MMS efficaci risultati curativi a più svariate patologie, incluse malattie terminali, il Clorito di sodio (NaClo2) non è ancora stato riconosciuto dal Ministero della Sanità come un farmaco e neppure come un integratore alimentare.

Se pensiamo alle pericolose terapie consentite dal Ministero della Sanità, e applicate nei reparti ospedalieri di oncologia, ai veleni mortali chemioterapici che vengono iniettati nei pazienti affetti da un tumore e al loro cosiddetto principio sanatore che ha un dubbioso e temporaneo risultato curativo che è spesso inferiore al 20%, per non parlare dei suoi micidiali effetti collaterali, la disconoscenza del Ministero della Sanità nei confronti dell'MMS è da attribuire a due dei seguenti fattori:

1) Siccome esiste un grande business pilotato dalle multinazionali farmaceutiche di tutto il mondo e da altri potenti personaggi della finanza, la libera vendita e la messa in commercio dell'MMS, ad un prezzo troppo economico, con i suoi più che efficaci e comprovati risultati sanatrici, provocherebbe un disastro economico senza pari. Un simile crac economico, a danno delle multinazionali petrolifere, accadrebbe pure se si emettessero sul mercato i veicoli, già esistenti, con un motore che va ad acqua, un dispositivo a idrogeno che, montato su una macchina permette sia di consumare che di inquinare di meno; Vedi: http://www.hydromoving.com).

2) Tra la popolazione di massa, in internet, nei Social, nei blog, nei giornali, riviste e rotocalchi di ogni genere, programmi televisivi e radio, si è sparsa la voce, o meglio dire: la diceria, che l'MMS altro non sarebbe che semplice Cloro, Candeggina, Varechina e/o Ammoniaca.

▪ Il **Cloro**, (Cl2) è il composto chimico gassoso di colore giallo-verde, con simbolo Cl e numero atomico 17; appartiene al gruppo 17 (o VIIA) della tavola periodica. Il cloro puro è molto tossico e persino una piccola quantità può essere mortale.

▪ La **Candeggina** o **Varechina**, sono il composto chimico usato per indicare la soluzione acquosa di **ipoclorito di sodio** della formula (NaClO), stabilizzato con aggiunta di solfato o carbonato sodico.

▪ L'**Ammoniaca**, è un composto chimico di formula NH_3, incolore, di odore pungente e altamente solubile in acqua.

Oltre alle troppe e ripetute critiche del tutto infondate, alcuni utenti sono stati così convincenti della pericolosità di questo prodotto, che hanno indotto la "Food and Drug Administration" ad emanare pubblicamente il seguente messaggio:

"Il 30 luglio 2010 e il 1° ottobre 2010, la "Food and Drug Administration" ha messo in guardia contro l'uso del prodotto "Mineral Master Supplement" o "MMS" - che, se preparato secondo le istruzioni produce Biossido di cloro. MMS è stato commercializzato come un trattamento terapeutico per una varietà di condizioni patologiche. L'avvertimento della FDA - analisiacqua.altervista.org/www.fda.gov - è che questo prodotto industriale può causare ai consumatori gravi complicazioni, tra cui una grave disidratazione, nausea e diarrea. Non ci sono stati casi di morte a uso di MMS. Tuttavia la FDA ha ricevuto numerose segnalazioni di nausea, vomito grave e pericoloso per la vita e bassa pressione arteriosa causata da disidratazione".

Il potere persuasivo dei mass media

Persone assennate e giudiziose sono al corrente che anche i giornali, i canali radio-televisivi e tutti i rotocalchi, inclusi quelli più seri, non pubblicherebbero mai un articolo negativo contro Enti e Autorità superiori o contro i loro migliori clienti. Conformemente, su ordine di costoro, questi mass media sono sempre disposti a scrivere qualsiasi articolo anche se non è veritiero. Il risultato di simili propagande false è che il 99,9% dell'opinione pubblica ci crederà e quindi ne sarà convinta.

Ciò è quello che è pure accaduto e sta' ancora accadendo con la vera identità e con l'efficacia terapeutica del prodotto: MMS. Tutti coloro che hanno un pregiudizio negativo su ciò che è l'MMS e che ancora credono sugli effetti negativi di questo prodotto sono persone che hanno poca o nessuna conoscenza della moderna chimica, e non hanno mai approfondito su cosa è in effetti la composizione del Clorito di sodio (NaClo2) e come questo diventa "Ossigeno stabilizzato" con efficaci risultati curativi a più svariate patologie, incluse quelle malattie terminali.

Questi non ne conoscono gli effetti risanatrici per 4 motivi:
1) Non lo conoscono e forse non desiderano neppure conoscerlo.
2) L'ho hanno provato ma avevano acquistato il prodotto sbagliato.
3) Hanno provato quello giusto ma non l'hanno preparato e né assunto secondo la giusta prescrizione.
4) Hanno assunto quello giusto e secondo l'esatta prescrizione ma poi si sono fermati al primo sintomo di nausea.

Nonostante le critiche, emanazioni di divieti, provvedimenti legali, multe, perquisizioni e sequestri di prodotti MMS, oggi, è ufficialmente noto che il Clorito di sodio è il più potente killer di cellule tumorali e disintossicatore del corpo umano al mondo. Per chissà quale Legge e motivo sia illegale o no, l'MMS è ormai divenuto un prodotto molto ricercato da milioni di pazienti, ma non solo, anche molti medici laureati ne fanno uso in privato e in famiglia ed in segreto lo consigliano pure ai loro pazienti. Il suo effetto sanatorio a favore della salute dell'uomo è di liberare un organo o l'intero organismo umano da tutte le sostanze tossiche, facilitandone l'eliminazione e debellando una marea di patologie che la medicina ufficiale non riesce ad sanare con i suoi farmaci pur se approvati dalla FDA, dal Servizio Sanitario Nazionale Italiano e da altre autorevoli Enti e Università scientifiche oncologiche.

Lo scopritore dell'MMS

La formula sanatrice dell'MMS è stata scoperta e sviluppata tanti anni fa dallo stesso scopritore americano Jim Humble, un metallurgico e ricercatore minerario, specializzato nella ricerca dell'oro. La scoperta sanifica di questo minerale avvenne per caso durante una spedizione nelle giungle dell'America Centrale, come risposta al suo tentativo di aiutare un membro della sua spedizione che si ammalò di malaria e lontani due giorni dalla prossima miniera. Durante le sue innumerevoli esplorazioni e i molti anni di esperienza, ricerche e di studi metallurgici, Mr Humble portava sempre con sé dell'ossigeno stabilizzato per potabilizzare l'acqua locale. Di fronte alla concreta possibilità di perdere la persona colpita da malaria, Mr Humble, per diversi giorni gli diede da bere dell'ossigeno stabilizzato. Tra lo stupore generale l'ammalato si riprese in brevissimo tempo. Quello sì che sembrò un miracolo! Ma lo scopritore voleva capire meglio quello che era successo, così, dal quel momento in poi il mestiere di Mr Humble, pur sempre con professionalità, prese un'altra direzione.

Il Biossido di cloro è approvato dalla FDA

Ma che cosa era quell'ossigeno stabilizzato che Jim Humble fece assumere al paziente che fu colpito dalla malaria? Non era altro che un particolare e assai noto tipo di sale, tecnicamente denominato con la formula: Clorito di sodio $NaClO2$.

Pur se non lo dicono pubblicamente, molti medici laureati che fanno servizio negli ospedali, inclusi oncologi, affermano: «Oggi più che mai, il Clorito di sodio è divenuto un prodotto "farmaceutico" che ha implicazioni per ciascuno di noi ed in particolare per coloro che sono affetti da malattie e nello specifico: malattie terminali».

Si tratta di un solvente chimico, il "Biossido (o Diossido) di cloro". Per chi non conosce il Biossido di cloro ed i suoi effetti e per colui che teme che sia dannoso per la salute dell'uomo, è invitato a leggere attentamente l'articolo nel seguente sito web: (Come funziona la disinfezione delle acque e degli alimenti [carne, pesce, verdure, frutta, terreni agricoli, ecc.] tramite diossido di cloro?) www.biossidodicloro.com

In sintesi, quest'articolo approvato dalla "Food and Drug Administration" (FDA) è basato sulla purificazione delle acque pubbliche per renderle non pericolose ma potabili per l'essere umano.

IL PROFESSOR UMBERTO VERONESI RISPONDE A 2 DOMANDE
FAVORENDO L'USO DEL BIOSSIDO DI CLORO:
Com'è cambiato il modo di curare i tumori negli ultimi anni?
E quali sono le prospettive per l'immediato futuro?

«Posso rassicurarvi che in genere nel nostro Paese la percentuale di acque potabili trattate con cloro è bassa. A Milano, per esempio, l'80% delle acque non è trattata se non occasionalmente. È vero che l'uso di ipoclorito di sodio per depurare le acque dai batteri dà origine ai trialometani (composti alogenati del metano, che si formano quando il cloro reagisce con acidi provenienti da materiale vegetale) che possono essere tossici e favorire i tumori della vescica e del colon, ma solo a dosi elevate. Non ci sono infatti evidenze scientifiche che basse dosi di cloro siano pericolose. In Italia peraltro si usa talvolta il diossido di cloro, che dà origine a percentuali di trialometani ancora inferiori. D'altra parte non dimentichiamo che il cloro, utilizzato per depurare l'acqua, è un importantissimo strumento di prevenzione del tumore dello stomaco, perché elimina l'Helicobacter pilori, un batterio che favorisce l'insorgenza di questa malattia. Per quanto riguarda poi le diossine, la quantità prodotta dal cloro è molto esigua e non rilevante». (19 Giugno 2009). [27*)]

CHE COSA E' IL DMSO?

Il DMSO è DiMetilSolfOssido, ed ha come formula: $(CH_3)_2SO$. Viene assunto insieme al MMS cioè al Clorito di sodio (NaClo2). E' anche denominato: "Maltesia Mineral Solution" (DMSO), ed è un solvente organico, incolore e inodore, per diversi usi in laboratorio e per le analisi tecniche. L'elevata purezza: 99.8%, corrisponde ai requisiti della Farmacopea Europea. A seconda dell'applicazione, è leggermente miscibile con acqua in qualsiasi rapporto. Ha un numero impressionante di proprietà ottime ed è estremamente versatile. Va usato insieme all'MMS - Clorito di sodio (NaClo2).

Il dimetilsolfossido, noto anche come metilsolfossido o sulfinilbis (da non confondere con il metano, l'infiammabile idrocarburo gassoso che ha la formula CH_4 che si forma nella putrefazione di sostanze organiche, associato con il petrolio e usato come combustibile), è un composto organico appartenente alla categoria dei solfossidi. A temperatura ambiente si presenta come un liquido incolore e inodore particolarmente igroscopico. Sebbene nella sua forma pura sia effettivamente privo di odore, campioni impuri di dimetilsolfossido odorano fortemente di dimetilsolfuro. Il DMSO è un solvente aprotico, miscibile con una vasta gamma di solventi, fra cui alcoli, eteri, chetoni, clorurati e aromatici. È inoltre miscibile in tutte le proporzioni con l'acqua.

Il dimetilsolfossido è un sotto-prodotto della lavorazione della carta, frequentemente usato come solvente in chimica organica. In particolare, il dimetilsofossido è un solvente particolarmente indicato per alchilazioni S_N2. Per esempio, è possibile alchilare l'indolo o i fenoli con alte rese utilizzando idrossido di potassio (KOH) come base.

Gli atomi di idrogeno metilici del DMSO presentano un debole carattere acido (pKa= 35) a causa dell'effetto stabilizzante degli anioni del gruppo solfossido.

Il DMSO possiede enormi effetti curativi che collaborano nel debellare molte forme di cancro. Può comportarsi da blando ossidante ma in linea generale, e in modo particolare, in presenza di ossidanti più potenti agisce come antiossidante.

Per il motivo che il DMSO si rilevato essere il più potente antiossidante esistente, dai medici esperti in medicina complementare a quella oncologica ufficiale è stato designato con il soprannome: "Il Re Antiossidante. Non è proprio possibile combinare il più potente ossidante al mondo con un potente antiossidante (l'MMS) e aspettarsi che non comunichino e non migliorino il loro effetto guaritore.

Il DMSO ha una proprietà antiossidante così potente che è considerato uno "Scavenger di radicali liberi", il che significa che ha la capacità di penetrare le pareti cellulari di qualsiasi organismo patogeno o tumorale, e come un alluvione inondare le sue vittime con il suo mortale ossigeno stabilizzato. Senza intaccare le cellule sane, gli organi e neppure la flora intestinale, L'ampia azione alluvionale del DMSO crea un ambiente ostile e mortale per le cellule cancerose, per i virus, batteri, germi e quant'altro di nocivo al paziente. Seguendo il preciso protocollo sanitario proposto, oltre all'eliminazione di tutti i radicali liberi e cellule cancerose, la condizione topica dell'intero organismo del malato e quello di poter beneficiare anche dell'aumento della sana ossigenazione, della ripresa dell'energia e quindi della salute.

Il ricorso in campo medico al DMSO risale almeno al 1963 quando una squadra di ricercatori della "Scuola di Medicina dell'Università dell'Oregon" diretta da Stanley Jacob scoprì che tale sostanza era in grado di penetrare in profondità sotto la pelle ed altre membrane senza danneggiarle, trasportando altre molecole all'interno del sistema biologico. Oggi il dimetilsolfossido viene quindi utilizzato per l'applicazione topica di prodotti farmaceutici, accanto ad i suoi usi come analgesico locale, anti-infiammatorio ed antiossidante. Non è di facile reperibilità.

 # FERMARE IL CANCRO CON LISINA E VITAMINA C
(la tecnica oncologica del Dr Matthias Rath)

Fu l'anno 1991 che si scoprì l'effetto anticancro dell'aminoacido lisina. Quando questo alimento viene combinato con la vitamina C, inibisce la proteasi (Un enzima che catalizza il distacco di amminoacidi dalle proteine). Successivamente, nella primavera del 2002, un team di ricerca annunciò un'ulteriore scoperta: l'aggiunta dell'aminoacido prolina e dell'EGCG (l'estratto di un particolare tè verde) alla Lisina e alla vitamina C aveva fermato la proteasi, ovvero la distruzione del tessuto connettivo. Quando sono associati, questi tre elementi: 1) la Lisina, 2) la vitamina C 3) l'EGCG, diventano un'arma micidiale nel distruggere ogni cellula cancerogena che si trova nel corpo umano. Questo processo è sconosciuto a molti medici, altri lo sottovalutano ed altri ancora lo tengono segreto.

Le funzioni della Lisina nell'organismo
La Lisina è un amminoacido essenziale dotato di un radicale con gruppo amminico, che le conferisce un comportamento basico. Nella sua forma idrossilata, grazie all'intervento della vitamina C, la Lisina rientra nella composizione del collagene. Insieme alla Metionina rappresenta l'amminoacido precursore della Carnitina. La Lisina favorisce la formazione di anticorpi, ormoni

(come quello della crescita) ed enzimi; ed è inoltre necessaria allo sviluppo e alla fissazione del calcio nella ossa.

La Lisina è importante anche come precursore di un'importante vitamina, chiamata Niacina, vitamina B3 o PP. La carenza di Niacina, frequente nel periodo postbellico a causa di un'alimentazione quasi esclusivamente incentrata sul consumo di polenta, è conosciuta come Pellagra.

I capelli umani sono costituiti prevalentemente da proteine ed in particolare da due aminoacidi, la Lisina e la Cisteina (entrambi contenuti nella Cheratina). Per questo motivo la Lisina è presente in numerosi integratori per capelli ed in prodotti dedicati al trattamento dell'alopecia androgenetica.

L'utilizzo della Lisina è stato anche proposto per prevenire la riattivazione dell'Herpes Simplex, il virus responsabile degli episodi ricorrenti di Herpes Labiale.

Per decarbossilazione (generalmente operata dai batteri, come quelli intestinali o vaginali), la Lisina si trasforma in Cadaverina, una molecola putrefattiva il cui nome è tutto un programma. Oltre ad un odore particolarmente sgradevole è dotata di proprietà tossiche; si forma nel colon in caso di dieta iperproteica e povera di fibre, nonché per modificazioni della flora batterica intestinale.

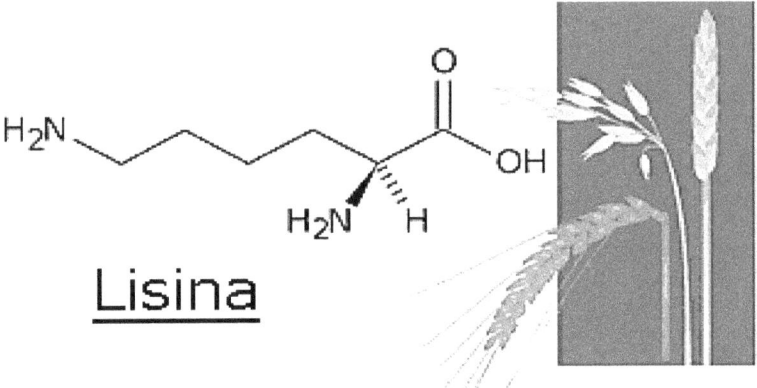

Lisina

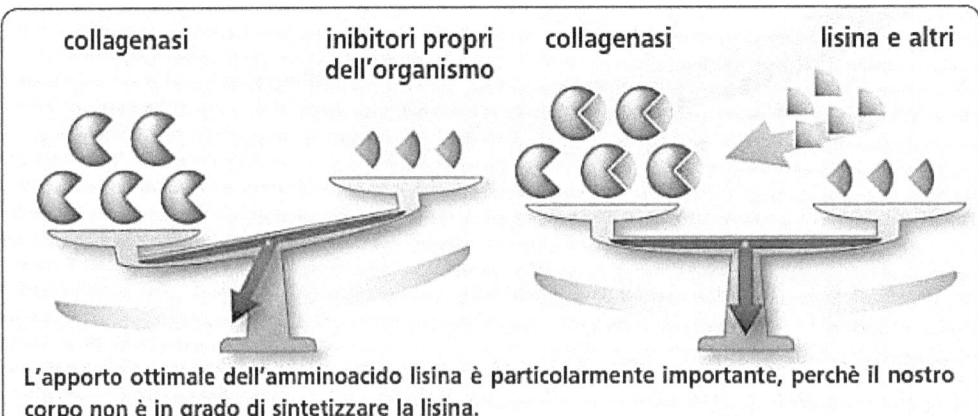

L'apporto ottimale dell'amminoacido lisina è particolarmente importante, perchè il nostro corpo non è in grado di sintetizzare la lisina.

Vedi video: (dott Rath e vitamina c) - https://youtu.be/HFJkAJ8u6Mk

Lisina negli alimenti

I cereali sono poveri di Lisina. La sintesi proteica può avvenire solo se sono presenti tutti gli amminoacidi, mentre se ne manca anche solo uno si blocca. Per questo motivo tanto più la composizione aminoacidica di una proteina si avvicina a quella del corpo umano, tanto più questa può essere utilizzata (si dice che ha un elevato valore biologico). Al contrario, quando una proteina è carente di un determinato aminoacido, possiede un basso valore biologico (perché viene utilizzata poco efficacemente nella sintesi proteica).

In un dato alimento, l'amminoacido essenziale presente in concentrazioni più basse viene definito Amminoacido limitante, proprio perché limita la sintesi proteica. La Lisina è quindi l'Amminoacido limitante dei cereali. Per contro esistono alimenti, come i legumi ed i latticini, particolarmente ricchi di Lisina. Ecco allora che l'associazione cereali e legumi (pasta e fagioli, magari con una spolveratina di formaggio), permette di utilizzare al meglio le proteine di entrambi (le carenze vengono reciprocamente colmate, per questo si parla di "Mutua integrazione").

L'avena e l'amaranto hanno un contenuto in Lisina nettamente superiore agli altri cereali.

Infine, vale la pena ricordare che nell'organismo umano esiste un piccolo pool di amminoacidi liberi che, anche se non va inteso come una vera e propria riserva di sostanze azotate, è in grado di colmare temporanee carenze amminoacidiche. Deficit di Lisina si manifestano pertanto in caso di dieta cronicamente povera dell'amminoacido, mentre non si rischiano carenze importanti se di tanto in tanto si consumano i cereali da soli, senza combinarli con i latticini od i formaggi. Al contrario, le persone vegane, che seguono quindi una dieta priva di alimenti di origine animale, dovrebbero porre particolare attenzione al rispetto di queste particolari associazioni alimentari.

IL FATTORE CHIAVE NEL CONTROLLO DELLE METASTASI

Oltre il 90% dei decessi per cancro sono dovuti alla vasta diffusione delle cellule cancerose (metastasi). In altre parole le cellule tumorali migrano rompendo la barriera di tessuto connettivo che le circonda.

Normalmente, quando si parla di "tessuto connettivo" si fa riferimento alla pelle o ai disturbi articolari. Questo perchè molte persone ne ignorano l'importanza nelle malattie croniche, in quelle cardiache e nel cancro.

La resistenza e la stabilità del tessuto connettivo dipende da una produzione ottimale delle fibre di collagene e dalla prevenzione della distruzione tissutale incontrollata. Un abbondante disponibilità di diversi micronutrienti è essenziale per questa funzione, in particolare di vitamina C e di aminoacidi Lisina e Prolina. Diversamente dalla maggior parte degli animali, il corpo degli esseri umani non è capace di produrre al loro interno la vitamina C.

Inoltre, gli esseri umani condividono con la maggior parte delle specie animali l'incapacità di produrre l'aminoacido Lisina. Tuttavia, la maggior parte della ricerca sul cancro è condotta su modelli murini (cavie) che producono vitamina C.

Per superare questa barriera, l'Istituto di ricerca del dr Rath ha utilizzato un particolare tipo di topi che imitano il metabolismo umano in relazione alla carenza di produzione interna di vitamina C. I ricercatori, hanno cercato di capire se la presenza o l'assenza di vitamina C nella dieta di questi topi può influenzare la crescita e la diffusione del cancro.

Il fattore chiave nel controllo delle metastasi: la Vitamina C

I risultati hanno mostrato che la sola somministrazione di vitamina C potrebbe compromettere in modo significativo la crescita dei tumori, che si sono rivelati del 64% più piccoli di quelli dei topi che non hanno ricevuto vitamina C. Cosa ancora più importante, i tumori presenti negli animali riceventi la vitamina C erano circondati da una forte barriera di fibre di collagene. Questo rende più difficile per le cellule tumorali eccedere e diffondersi (vedi immagine).

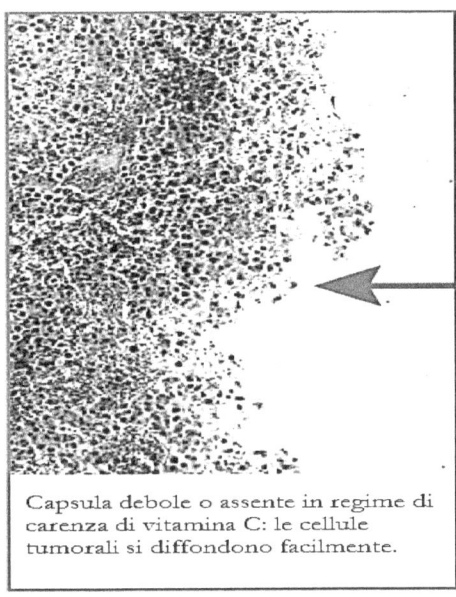

Capsula debole o assente in regime di carenza di vitamina C: le cellule tumorali si diffondono facilmente.

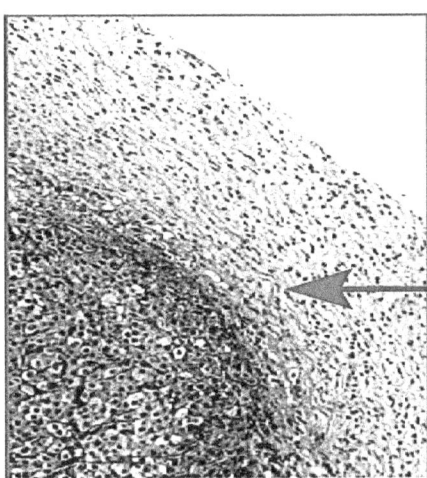

Capsula di collagene intatta, circonda il tumore in regime di abbondanza di vitamina C: la diffusione delle cellule tumorali viene impedita.

Al contrario, la barriera di collagene era assente nei tumori originari dei topi carenti di vitamina C; di conseguenza ciò ha permesso alle cellule tumorali di muoversi liberamente e diffondersi in altri organi. Questo risultato impressionante elimina ogni dubbio circa il ruolo critico della vitamina C nel cancro.

Micronutrienti in sinergia sono ancora più efficaci rispetto all'uso di singoli micronutrienti

Combinando la vitamina C con altri micronutrienti di supporto alla formazione di collagene, tra questi: la Lisina, la Prolina e altri, verrebbero fermate circa un terzo delle metastasi del cancro ai polmoni, al fegato e ai reni.

Oltre all'effetto diretto della vitamina C sulla crescita del tumore, è stato osservato che i topi a cui è stata destinata questa sostanza avevano una riduzione di circa il 90% dei marcatori di infiammazione. Questo effetto della vitamina C è molto importante perché i pazienti affetti da cancro sono molto spesso interessati da un basso grado di infiammazione, questa è una delle cause di perdita di peso e di cattiva salute.

Sono più di 50 anni che i ricercatori di tutto il mondo hanno dichiarato "guerra al cancro", eppure resta la seconda causa di morte, senza prospettive di una definitiva soluzione farmaceutica all'orizzonte. Con queste premesse, la ricerca dell'Istituto Dr Rath di Sant Clara (USA) porta una migliore comprensione del valore dei micronutrienti nella difesa e contro il cancro, e dà una speranza maggiore a milioni di malati. [28*)]

3 BICARBONATO DI POTASSIO (K)
+ Acido Ascorbico (Vitamina C) produce l'Ascorbato di Potassio

Il Bicarbonato di Potassio non è brevettabile, è quindi, il Ministero della Salute lo ha inquadrato come "Integratore alimentare", acquistabile liberamente e senza ricetta presso una qualsiasi farmacia. L'Acido Ascorbico, detto anche Acido organico, è semplicemente la Vitamina C. Questa si trova nei succhi della frutta, degli agrumi e nelle verdure; E' spesso usato nella cura dello scorbuto (malattia dovuta a carenza di Vitamina C, caratterizzata da grave deperimento ed emorragie), delle astenie, degli stati emorragici.

Il Bicarbonato di Potassio + Acido Ascorbico (Vitamina C) produce l'Ascorbato di Potassio. Il Ribosio è uno zucchero a 5 atomi di carbonio contenuto nell'acido ribonucleico. Ascorbato di Potassio + più Ribosio potenzia l'efficacia dell'Ascorbato di potassio, così come l'associazione con la vitamina B12.

A cosa serve?

L'Ascorbato di potassio è un antidoto importante contro i mali peggiori. Quando si parla di Acido Ascorbico ci riferiamo ad un composto organico che è presente in natura e che spicca per le sue proprietà antiossidanti, mentre il Bicarbonato di Potassio è un sale di potassio dell'acido carbonico che solo raramente si trova in natura.

Detto e definito anche come Idrogenocarbonato di potassio, il Bicarbonato di potassio a temperatura ambiente si presenta come un solido inodore di colore bianco e risulta essere a livello chimico il prodotto della reazione tra il Carbonato di potassio, il Biossido di Carbonio e l'acqua.

Ma detto questo, l'acido ascorbico ed il Bicarbonato di potassio a cosa servono?

L'ascorbato di potassio serve nella cura e nella prevenzione delle malattie degenerative, quali: Cancro, AIDS, sclerosi a placche ed altro ancora. L'autore ha sperimentato che la somministrazione di ascorbato di potassio ha la funzione, in dosi ovviamente diversificate, di prevenire diverse malattie nelle persone sane, di curare le persone malate, di coadiuvare la terapia chirurgica nei malati gravi, di alleviare il dolore e allungare la vita nei malati terminali.

Dall'unione dell'acido ascorbico e del bicarbonato di potassio si ottiene un sale derivato dalla vitamina C che prende il nome di ascorbato di potassio: Acido ascorbico e bicarbonato di potassio = ascorbato di potassio.

In particolare, per ottenere l'ascorbato di potassio occorre prendere l'acido ascorbico puro in soluzione acquosa da unire al bicarbonato di potassio.

Il rapporto in termini di peso deve essere tale che per ogni acido ascorbico, ad esempio: 1 kg occorre unire una quantità doppia di bicarbonato di potassio a fronte di un pH che tende in pochissimo tempo alla neutralità.

L'assunzione di ascorbato di potassio permette non solo di arrestare, ma anche di riequilibrare nel corpo umano l'insorgere di processi degenerativi con un conseguente rafforzamento della risposta immunitaria all'aggressione di agenti esterni.

Inoltre, al netto dell'intolleranza del paziente alla vitamina C, l'assunzione di ascorbato di potassio è esente da tossicità come da effetti collaterali, ragion per cui in teoria, il composto può essere assunto dal paziente a tempo indeterminato.

Nel proteggere le cellule dai rischi di degenerazione, l'ascorbato di potassio risulta essere in assoluto il composto con il maggior potere antiossidante.

Ascorbato di potassio assunzione

L'assunzione dell'ascorbato di potassio non deve essere in ogni caso basata su dosaggi fai da te, ma sempre e solo sotto controllo e consulenza da parte del proprio medico di base. E questo perché il dosaggio è di norma correlato sia alla storia sanitaria della persona, sia a specifici parametri clinici.

Inoltre, i protocolli con ascorbato di potassio, in presenza di patologie degenerative, possono essere utilizzati anche in preparazione agli interventi chirurgici.
29*)

4 IODURO DI POTASSIO
CONTRO LE RADIAZIONI IONIZZANTI E IL CANCRO

Le radiazioni ionizzanti possono danneggiare il DNA delle cellule e alterare l'ambiente che le circonda. Da queste trasformazioni può prendere il via il processo che porta allo sviluppo del tumore.

Le radiazioni ionizzanti sono un fattore di rischio riconosciuto per l'insorgenza del cancro. Sono in grado di indurre lo sviluppo di quasi ogni forma di tumore anche se possono trascorrere molti anni tra l'esposizione alle radiazioni e la sua insorgenza.

La sensibilità alle radiazioni varia da organo a organo: il midollo osseo e la tiroide sono quelli maggiormente soggetti alla trasformazione indotta dalle radiazioni, per questo alcune forme di leucemia e il cancro della tiroide sono le neoplasie che si verificano più frequentemente e più precocemente nelle persone esposte a radiazioni ionizzanti.

Molto di quel che oggi sappiamo sul rapporto tra ionizzanti e cancro deriva da studi condotti su persone sopravvissute alle bombe atomiche di Hiroshima e Nagasaki. Poiché si trattò di condizioni di esposizione molto particolari, per lungo tempo è stato difficile comprendere se quelle conclusioni potessero essere applicate anche a livelli di esposizione più comuni. Negli anni recenti diversi studi hanno confermato che anche bassi livelli di esposizione possono dare origine alle trasformazioni a carico delle cellule che portano allo sviluppo del cancro. La quantificazione di questo rischio, tuttavia, è molto complessa: dipende infatti da diversi fattori come la dose a cui si è esposti e la durata dell'esposizione, il tipo di radiazione, le aree del corpo irradiate, l'età a cui si è entrati in contatto con le radiazioni.

In generale oggi è noto che:

▪ Il rischio di cancro aumenta al crescere della dose a cui si è esposti. Tuttavia anche basse dosi possono comportare un aumento del rischio e non è possibile determinare una dose al di sotto della quale il rischio di sviluppare un tumore si azzeri.

▪ Per la maggior parte dei tumori indotti da radiazioni ionizzanti, le probabilità di ammalarsi sono maggiori se si è esposti da bambini e diminuiscono al crescere dell'età. Anche l'esposizione nella vita fetale comporta un rischio più alto rispetto agli adulti.

▪ I tumori associati all'esposizione a radiazioni impiegano anni per svilupparsi. Il periodo è più breve per le leucemie (anche pochi anni) e più lungo per i tumori solidi (diversi decenni).

▪ Il rischio di sviluppare una neoplasia come conseguenza dell'esposizione a radiazioni ionizzanti è diverso per le leucemie e gli altri tumori linfopoietici, da un lato, e per quelli solidi, dall'altro. In particolare:

▪ I tumori del sangue sono più frequenti: la leucemia mieloide acuta è quella che ha maggiori probabilità di svilupparsi, mentre sembrano meno sensibili agli effetti delle radiazioni la leucemia lifoblastica cronica, i linfomi non Hodgkin e il mieloma multiplo.

▪ Se si esclude il tumore della tiroide, in particolare con carenza di iodio, il rischio di sviluppare tumori solidi dopo esposizione alle radiazioni è più basso rispetto a quelli del sangue. L'entità del rischio è però strettamente connessa alla tipologia di esposizione, all'area irradiata, alla dose.

Dall'esposizione al cancro

Così come avviene per la materia inanimata, le radiazioni ionizzanti possono interagire anche con gli atomi e le molecole costitutive degli esseri viventi. Il DNA, in particolare, è molto sensibile agli effetti esercitati dalle radiazioni.

Il DNA contiene le istruzioni per il corretto funzionamento dell'organismo. È inoltre decisivo che l'informazione in esso contenuta venga trasferita inalterata da cellula madre a cellula figlia. È per questo che l'integrità della sua struttura è fondamentale ed è salvaguardata da sofisticati meccanismi di riparazione.

Le radiazioni ionizzanti possono rompere i filamenti di DNA o indurne cambiamenti nella struttura, modificando l'informazione in esso contenuta. Inoltre possono alterare l'ambiente cellulare (per esempio l'acqua contenuta dentro o fuori le cellule) dando vita a radicali liberi, composti altamente reattivi che possono dare origine a molecole dannose per le cellule.

Come conseguenza di ciò, a seconda dell'entità di questi danni, la cellula:
- Può andare incontro a morte.
- Può riparare efficacemente se stessa.
- Può subire alterazioni che non vengono riparate correttamente (mutazioni): la cellula sopravvive, ma ha un comportamento anomalo.

Il cancro può essere la conseguenza di quest'ultima tipologia di danni.
Lo Iodio è la prima minaccia, ma anche la prima difesa per eliminare le scorie radioattive. Lo Iodio è un elemento chimico molto reattivo, di simbolo I e numero atomico 53; appartiene al gruppo VIIA (o 17) della tavola periodica.

Ma non tutto lo iodio è uguale, il corpo usa varie forme di iodio. In caso di esposizione certa alle radiazioni lo Ioduro di Potassio, è la forma da prendere per proteggere la tiroide avendo con tale organo una forte affinità come agente bloccante, in quanto si lega allo iodio radioattivo che viene rimosso in 24-72 ore, ed è prodotto per tale scopo, se le radiazioni non sono presenti l'assunzione di ioduro di potassio è inefficace.

Sarebbe buona norma non aspettare l'arrivo delle radiazioni prima di agire ed assumere ioduro di potassio a scopo preventivo in modo di averlo in circolo nel corpo all'arrivo delle radiazioni impedendo di conseguenza allo iodio radioattivo di legarsi all'interno della tiroide.

L'esposizione a materiale radioattivo pone molti problemi di salute che vanno dalle mutazioni genetiche a livello del DNA cellulare alla distruzione di specifici tessuti del corpo umano. Esistono metodi naturali per aiutare il corpo a reagire ed eliminare le scorie radioattive che tutti dovrebbero conoscere.
30*)

5 BICARBONATO DI SODIO

Pur essendo uno dei composti più criticati nella guarigione del cancro, secondo alcune ricerche, in molti casi, il Bicarbonato di sodio ($NaHCO_3$ o baking soda) ha contribuito a ridurre la crescita e la diffusione del cancro.

I medici competenti che nella terapia contro il cancro usano il bicarbonato di sodio al 5%, affermano che durante il trattamento intramuscolare diretto nel luogo affetto dal tumore, il bicarbonato dovrebbe essere impostato subito a grosse dosi, in maniera continua, a cicli e senza pause, in un'opera di distruzione che dovrebbe procedere dall'inizio alla fine senza interruzioni per almeno per 7-8 giorni per un primo ciclo, tenendo presente che una massa di 2-3-4 centimetri di cellule cancerose comincia a regredire consistentemente dal 3° al 4° giorno, e crolla completamente durante il 4° al 5° giorno. In genere il limite massimo della dose che può essere raggiunto in una seduta si aggira intorno ai 500 cc di bicarbonato di sodio al 5%, con la possibilità di aumentare o diminuire la dose fino al 20% ma solo in funzione della corposità dell'individuo da trattare.

Il dottor Mark Sircus, autore del saggio medico: "Vincere la guerra al cancro", affronta la questione del bicarbonato di sodio e degli impressionanti successi nel 99% dei casi di cancro al seno. Egli afferma: «Il cancro della vescica può essere curato in breve tempo, completamente e senza chirurgia, chemio o radioterapia. Il bicarbonato di sodio applicato ai tumori li fa scomparire rapidamente».

Attualmente è un dato di fatto che se durante i trattamenti chemioterapici si include bicarbonato di sodio questo aiuta a proteggere i reni, il cuore e il sistema nervoso del paziente. Molto oncologi hanno stabilito che la somministrazione di chemioterapia senza bicarbonato può uccidere il paziente.

Oggi, negli ospedali, la lotta al cancro che si porta avanti si basa solo su 4 uniche procedure molto rischiose e altamente invasive: la chirurgia, la chemioterapia, l'immunoterapia e la radioterapia. Gli ospedali non hanno altro a disposizione. Secondo recenti e sorprendenti ricerche farmaceutiche il semplice ed economico composto di bicarbonato di sodio, non solo può curare alcune forme di cancro ma aiuta anche a prevenirle. Il bicarbonato allevia molto significativamente anche gli effetti secondari negativi della chemioterapia.

Il Bicarbonato di sodio contro il Cancro provocato da Candida Albicans

Il dott. Robert Gallo, dirigente dell'Institute of Human Virology di Baltimora (USA) e fondatore della University of Maryland School of Medicine, colui che ha scoperto il vaccino contro l'HIV, nel quale si utilizzò le colture di cellule HeLa (tratte da tessuti di pazienti cancerosi, per la moltiplicazione di colture destinate a varie ricerche ed esperimenti), ha confermato che, quando queste colture non venivano poste in ambiente sterile, in esse si ritrovava, sulla superficie della coltura, il fungo "Candida Albicans" che è un saprofita, cioè un commensale anche umano con base intestinale; ciò significa che essa, la Candida, era già presente nel tessuto del canceroso iniziale, anche con le proprie IFE, ma che invece, quando la coltura era posta in ambiente sterile, non si evidenziavano, ma se messe o lasciate in ambiente non-sterile, si "scatenavano, proliferavano e si moltiplicavano" apparendo chiaramente sulla superficie della coltura di quelle cellule-tessuti cancerosi, manifestando un'eccessiva presenza fungina di Candida.

La Disbiosi microbica cronica è associata con il cancro al seno umano. La candida (un fungo con 7-8 coppie di cromosomi) che vive normalmente nel nostro intestino come fungo residente, si insedia molto facilmente anche nei tessuti (specie nelle mucose) degli organi indeboliti (intossicati e/o in acidosi) o "feriti", per aiutare il processo di disintossicazione ed il processo di riparazione del tessuto o dell'organo investito, ciò avviene assieme ad altri tipi di flora microbica autoctona, ma se non incontra (nei luoghi ove "emigra") i suoi antagonisti (microbi che se la "mangiano", quando prolifera a dismisura) essa inizia a produrre IFE (simili a radici, per proliferare e riprodursi) e crea massa con tessuti nei quali è insediata, succhiando risorse all'organismo. Il tessuto e/o l'organo interessato si difende producendo del tessuto in eccesso ("carne" con 23 coppie di cromosomi). Ecco come si forma la massa del tumore secondo il dott. Robert Gallo.

A questo punto l'utilizzo dell'acqua basica al 5% di bicarbonato di sodio non è per nulla una tecnica "stupida" o una follia, ma la conseguenza obbligata di un ragionamento logico e molto preciso: "Se è vero che l'aggressione è causata da un fungo, è altrettanto vero ed è anche ben noto che, in natura, i sali carbonati siano i peggiori nemici di questi funghi patogeni". Ecco quindi che l'acqua basica al 5% di bicarbonato di sodio diventa una soluzione più che logica e molto efficace per combattere la Candida nelle sedi ove essa prolifera a dismisura, cioè nelle zone ove il Tumore-Cancro si manifesta (organi bersaglio).

Bicarbonato e limone: Una delle ricette per avere salute e longevità

Al mattino a stomaco vuoto: quasi mezzo litro di acqua non troppo fredda, mezzo limone e un cucchiaino raso di bicarbonato di sodio. Mescolare per 15 secondi e poi bere.

Secondo i risultati del Dott. Sergio Stagnaro, fondatore della "Semeiotica Biofisica Quantistica", l'acqua col bicarbonato e con l'aggiunta del succo di limone agiscono in modo uguale sui mitocondri aumentando l'energia libera endocellulare di ben 3 volte.

E' ormai noto che il bicarbonato di sodio fa aumentare il pH delle cellule acide tumorali uccidendole, ma senza alterarne l'equilibrio del pH nelle cellule sane, dei tessuti sani e del sangue. Quando si dispone di uno squilibrio del pH, gli organismi patogeni sono in grado di svilupparsi e danneggiare i tessuti e gli organi, compromettendo anche il sistema immunitario. Il consumo regolare di bicarbonato di sodio può essere usato come un prezioso mezzo di supporto nutrizionale e immunitario per le persone già affette da un tumore.

Controindicazioni e avvertenze di Bicarbonato di sodio

Il bicarbonato di sodio diluito in acqua e spalmato sulla pelle dell'intero corpo diventa un toccasana sicuro e non tossico. Il consumo di bicarbonato di sodio per via orale è anche sicuro, ma non bisogna superare la dose raccomandata. Troppo bicarbonato di sodio può sconvolgere l'equilibrio acido-base del corpo; può anche causare nausea e diarrea quando è utilizzato in eccesso; può anche causare crampi allo stomaco e un aumento della sete.

Poiché il bicarbonato di sodio ha un alto contenuto di Sodio, ingerirne dosi troppo alte potrebbero danneggiare l'organismo. Non dimentichiamo che il Sodio, anche se è presente in natura nei suoi sali, è sempre un elemento chimico, un metallo alcalino bianco argenteo, ottenuto in generale per elettrolisi del cloruro sodico fuso. Dosi che superano un cucchiaino al giorno possono far aumentare la pressione sanguigna e causare gonfiore. Nei casi più gravi, si può sovraccaricare la circolazione e portare ad insufficienza cardiaca. Dopo aver consumato troppo bicarbonato di sodio, alcune persone hanno riferito di aver avuto sviluppi di squilibri ematochimici e malfunzionamento del cuore (pompaggio inefficace). Ed è perciò che il Bicarbonato di sodio è controindicato nei pazienti ipertesi (provoca l'aumento della pressione sanguigna al di sopra dei valori normali), e anche in presenza di malattie cardiache e renali. [31*)]

L'EFFICACIA DI PARTICOLARI SPEZIE CONTRO IL CANCRO

Riconfermiamo che le informazioni contenute in questo libro, non devono sostituire i consigli di un medico professionista. Molte persone hanno riconquistato la salute grazie ad alcune delle Terapie qui di seguito esposte, ma sono numerosi i fattori che determinano se un individuo riuscirà a guarire la propria patologia. Ogni terapia ha i suoi limiti, e quindi è impossibile garantire a priori il successo per ogni singolo paziente; le cure vanno perciò considerate caso per caso.

Ormai il tumore è una grave malattia molto comune, mortale e difficilissima da curare, soprattutto con i mezzi tradizionali consueti e limitati che si trovano negli ospedali. Quando si entra in un reparto ospedaliero di oncologia, si rimane impressionati dai macchinari computerizzati e iper-moderni che vi sono a disposizione. La sensazione suscitata aumenta quando si vedono tutti quei medici e infermieri in camice bianco intenti ad assistere i loro malati.

Si rimane ancor più sbalorditi nel vedere una moltitudine di pazienti sdraiati su poltrone o coricati a letto, con le loro braccia attaccate a numerosi fleboclisi guidati da elaboratori elettronici che introducono attraverso le loro vene, e quindi nel loro organismo, medicamenti e potenti liquidi velenosi chemioterapici. Ebbene, in realtà, ancor oggi, nel terzo decennio del terzo millennio, le statistiche ufficiali riferiscono che solo uno su dieci di quei pazienti guarirà e rimarrà in vita, tre su 10 rimarranno in vita durante i prossimi 5 anni, mentre gli altri 7 pazienti rimarranno invita per brevissimo tempo.

Di fianco però vi sono i metodi di guarigione alternativi e sono tanti. Attenzione però, molti di questi metodi sono fasulli, ridicoli e molto pericolosi perchè danno al paziente solo una speranza di guarigione che non avverrà mai, ed inoltre provocano una perdita di tempo prezioso in cui il tumore può solo aggravare la patologia già in corso. Tuttavia, esistono altre cure che sono il vero rimedio per una guarigione praticamente garantita, veloce e senza effetti collaterali. Questi metodi efficaci sono spesso ignorati, criticati o addirittura contrastati dalle multinazionali farmaceutiche che usano i mass media con tutti i mezzi a loro disposizione, anche illeciti. Naturalmente, tutte queste propagande negative persuadono l'opinione pubblica a credere che una qualsiasi cura oncologica che non sia o che non è abbinata ai sistemi ospedalieri e ai farmaci chemioterapici, sia solo una grande bufala, da considerare illegale e alquanto pericolosa.

Le giuste metodiche come la terapia Gerson, il metodo Kousmine e tante altre strategie mediche e disciplinari terapeutici per debellare il cancro sono ormai convalidate da numerose guarigioni, eppure si continua ad ignorarle. Le erbe, in questo frangente, rappresentano una via di salvezza e di speranza come l'ho sono appunto le tisane, gli elisir, i nettari vegetali e altri infusi alimentari che favoriscono la disintossicazione del corpo da pericolosi microbici parassiti patologici, favorendo così al paziente una guarigione più certa dal micidiale cancro.

Tra le formule sanatorie descritte nei successivi 8 articoli vi sono tra l'altro, ciò che l'Autore ha voluto chiamare: "l'Elisir Anticancro: Beatrix", "l'Elisir Anticancro: Igea" e "il Nettare Anticancro Fellitis". Queste tre formule sono in realtà un aggiornamento alle versioni originali denominate, rispettivamente: "La Tisana Essiac" (di Renè Caisse), "La Formula Hoxsey" (di Harry Hoxsey) e "La Terapia Gerson" (del dr Max Gerson). Aggiungiamo inoltre che i seguenti preparati, da soli, non sono sufficienti per debellare il cancro, ma vanno affiancati a ciò che deve essere il programma protocollare dell'intero arsenale dei medicamenti veri e propri.

Nel vostro massimo interesse, cominciate comunque una o più delle seguenti terapie solo se siete realmente intenzionati a mantenerle fino al raggiungimento della salute vera e totale. In tutto il mondo ci sono persone che hanno fatto esattamente questo e sono passate da malattie potenzialmente mortali ad uno stato di salute radiosa e una vita più prospera. Se volete unirvi a loro, siete più che benvenuti.

L'ELISIR ANTICANCRO BEATRIX

Nonostante esistano varie miscele preparate con diverse erbe antitumorali, dato il successo riscontrato da moltissimi pazienti affetti da questa grave patologia terminale, la versione della terapia antitumorale con quattro erbe biologiche rimane la tisana terapeutica per eccellenza. L'Elisir Anticancro Beatrix è una di quelle che ha dimostrato più efficacia.

Gli unici e autentici ingredienti originali sono:
Radice di Bardana (Arctium Lappa).
Radice di Rabarbaro indiano (Rheum Officinale).
Radice di Olmo rosso (Ulmus Fulva).
Foglie di Acetosella (Rumex Acetosella). [32*)]

L'ELISIR ANTICANCRO IGEA

La formula Igea contiene piante con chiare attività antitumorali. La sua formulazione è molto attiva ed efficace. Questa versione di terapia antitumorale contiene un'ottima percentuale di alcaloidi molto potenti. Per la sua valida attività antitumorale, questa soluzione, composta di sostanze medicamentose di natura vegetale, ha ricevuto molta attenzione da medici e oncologi di fama mondiale. Sono una combinazione di piante biologiche fortemente alterative, ovvero depurative ed attive sugli organi emuntori ed in particolare sul fegato. Inoltre è un forte attivante che favorisce la circolazione sanguigna e nutrizionale nei vasi vegetali e linfatici.

Gli unici e autentici ingredienti originali sono:
1) Trifoglio.
2) Bardana.
3) Styllingia selvatica.
4) Berberis vulgaris.
5) Liquirizia.
6) Phytolacca.
7) Rhamnus pursiana.
8) Ioduro di potassio.
9) Zanthoxylum.
10) Pepsina.

Una versione più attuale dell'Elisir Anticancro Igea è chiamata: Asclepio.
Gli ingredienti originali sono:
1) Liquirizia.
2) Trifoglio.
3) Bardana.
4) Stillingia.
5) Mahonia aquifolia.
6) Phytolacca americana.
7) Zanthoxylum.
8) Frangula.
33*)

IL NETTARE ANTICANCRO FELLITIS

La terapia che tratta il Nettare Anticancro Fellitis, rappresenta un metodo nutrizionale complesso in grado di curare la maggior parte delle malattie degenerative. Si basa su premesse biochimiche e fisiopatologiche scientificamente valide e ha lo scopo di riequilibrare la pompa cellulare sodio-potassio, operare una disintossicazione profonda dell'organismo, stimolare il metabolismo energetico, fornire un nutrimento cellulare elevato e riequilibrare il sistema immunitario. Di fianco al Nettare di particolari ortaggi, la terapia prevede pure trattamenti con i Clisteri di caffè, l'Ozonoterapia e una dieta vegetariana.

Questo intero metodo è in grado di stimolare i processi di guarigione del corpo invertendo l'evoluzione di malattie, anche serie, quali: la maggior parte delle malattie tumorali, le malattie degenerative non oncologiche (sclerosi multipla, artrite reumatoide, lupus, ecc.) e le molte malattie oggi comuni quali l'asma, il diabete, le allergie anche gravi, l'emicrania, le malattie cardiovascolari e cerebrovascolari, l'immunodeficienza e molte altre ancora.

Gli unici e autentici ingredienti per il succo verde originale sono:
- Lattuga (non iceberg).
- Barbabietole.
- Indivia.
- Scarola (è una varietà di indivia, ma meno amara).
- Romana (lattuga romana).
- Crescione.
- Erbette (giovani foglie interne).
- Cavolo rosso.
- Peperone verde.

Integrazione di Potassio nel succo verde
La soluzione di sali di Potassio si prepara mescolando una quantità ben precisa di:
- Acetato di potassio.
- Monofosfato di potassio.
- Gluconato di potassio.
- Tutti questi vengono diluiti in 1 litro di acqua distillata.
- L'intera soluzione di Potassio sarà aggiunta al succo verde.
- Va bevuto secondo le esatte prescrizioni.
- L'assunzione va eseguita giornalmente fino a che la patologia cancerosa non sia stata definitivamente eliminata.
- L'assunzione di una tazzina al giorno (60ml), è anche indicata come prevenzione.

Quali attrezzature sono necessarie per preparare il Nettare Verde Anticancro Fellitis?
Il metodo migliore per l'estrazione del succo è una pressa meccanica ad alta pressione. Si tratta di un'attrezzatura costosa e abbastanza ingombrante, non alla portata di tutti. Se non la possedete, optate per un estrattore di succhi a freddo, preferibile anche alla classica centrifuga ad alta velocità. [34*)]

Oltre alle formule appena descritte da attuare per debellare il cancro, è indispensabile che il paziente metta pure in atto, nello stesso tempo, ciò che riguarda la totale disintossicazione e il riordino alimentare e idrico del proprio corpo. Questo significa che il paziente potrà dissetarsi con diversi tipi di Acqua alcalina e mangiare solo cibi sani e genuini, evitando ciò che è nocivo alla salute. Ma iniziamo con l'eliminare tutti i vermi parassitari che si trovano nel proprio corpo.

Molti persone, sia onnivori, sia vegetariani che vegani, non realizzano che il corpo umano rappresenta un terreno fertile per vari parassiti che possono variare da virus microscopici, batteri, funghi e protozoi, fino a vermi lunghi diversi metri (per esempio: la Tenia). Nell'ambito di quest'articolo, con: "parassiti dell'uomo" intendiamo i vari tipi di vermi che si insediano nel corpo umano.

Sulla base degli ultimi studi epidemiologici possiamo ritenere che i vermi umani, oltre ai giovani, colpiscono l'80% della popolazione adulta. Questa scoperta è stata una sorpresa persino per i ricercatori stessi. Non esistono differenze tra uomini e donne né diversità dovute a limitazioni industriali/economiche o geografiche. Nel nostro corpo vivono più di una decina di tipi di vermi, ma in particolare, vi sono due gruppi principali che possono causare varie malattie anche gravi. In base alla loro forma essi sono suddivisi in:

• **Nematodi (verme rotondo):** in cui la sezione trasversale del corpo è rotonda, per esempio: l'Ossiuro (Enterobius Vermicularis) o il Gigante Verme Intestinale Rotondo (Ascaris lumbricoides). Questi causano una malattia dal nome nematodosi.

• **Cestodi (tenia):** che hanno una sezione piatta del corpo.
Alcuni di questi sono:

• **La Tenia Taenia Saginata**: che può essere lunga dai 3 ai 10 metri.

• **Il Minuto Cestode**: spesso ricorrente nei bambini. Questi portano ad una malattia chiamata Teniasis.

• **Hymenolepis Nana**: raggiunge solo i 7-80 mm di lunghezza.

• **L'Ossiuro (Enterobius vermicularis)**: è un verme bianco lungo circa 1 cm.

• **L'Ascaris lumbricoides e tanti altri.**

Questi parassiti infestano milioni di persone. Ciò significa che anche voi potreste esserne vittime, senza realizzare o sospettare la loro presenza nel vostro corpo.

Certamente non stiamo parlando solo di parassiti intestinali. Essi possono essere presenti e vivere anche in qualsiasi altra parte del corpo: nei polmoni, fegato, stomaco, nel duodeno, esofago, cervello, sangue, pelle e anche negli occhi! Inoltre possono essere anche presenti contemporaneamente diverse specie di parassiti.

Infatti, spesso i parassiti migrano all'interno del corpo e sono capaci di stabilirsi nelle articolazioni e nei muscoli. Questo viene percepito come dolore, spesso erroneamente considerato un segno, per esempio: di infiammazione articolare (artrite).

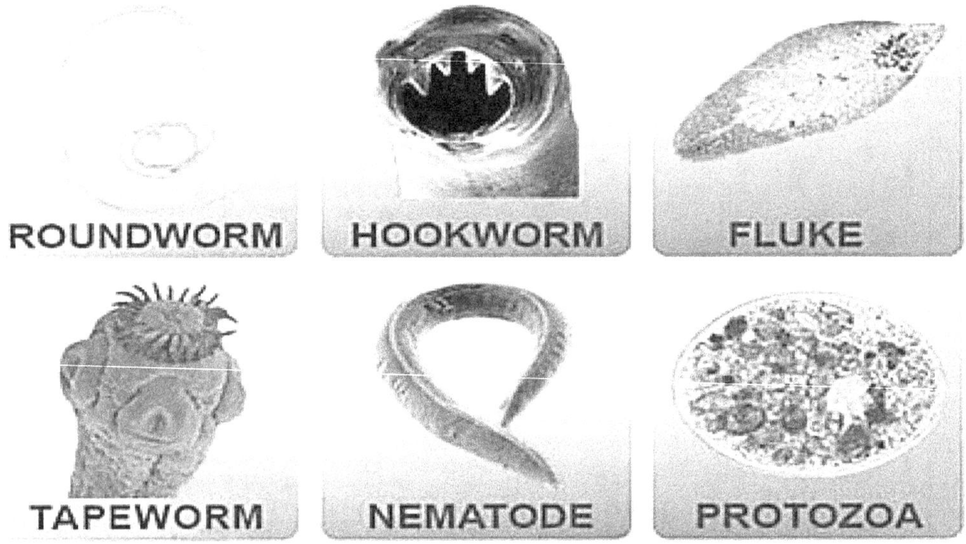

ROUNDWORM   HOOKWORM   FLUKE

TAPEWORM   NEMATODE   PROTOZOA

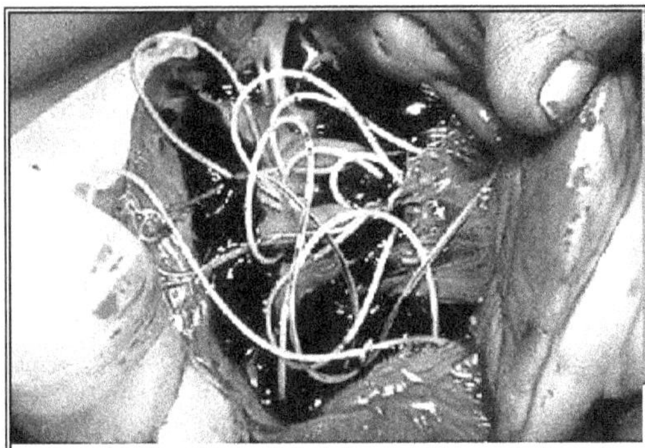

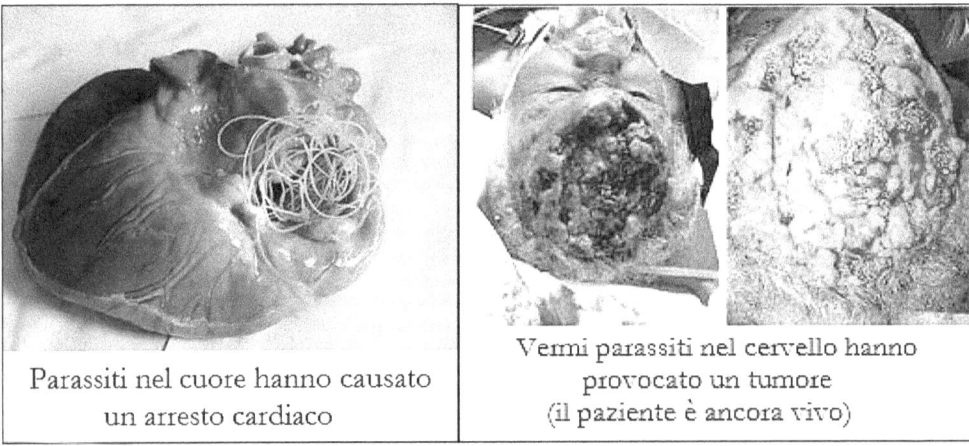

Vermi parassiti nei calcoli biliari

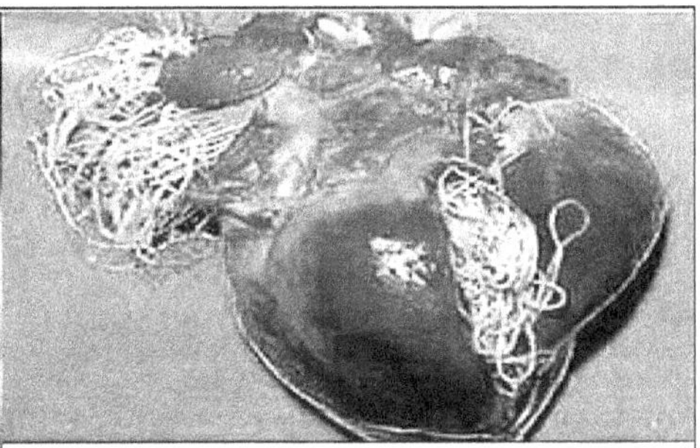

Fegato infestato da Schistosomi

Parassiti nel cuore hanno causato un arresto cardiaco

Vermi parassiti nel cervello hanno provocato un tumore (il paziente è ancora vivo)

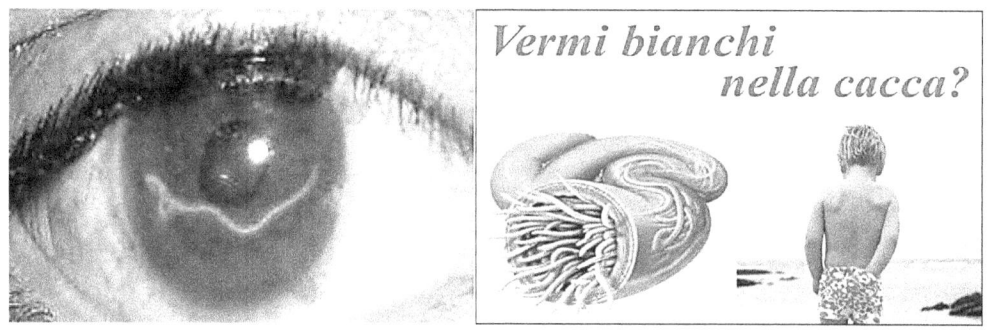

Cosa sono i vermi parassiti?

I parassiti sono caratterizzati dalla loro abilità nel vivere nel corpo di un altro organismo. Ognuno di noi può essere l'ospite in cui abitano e che sfruttano. Per essere capaci di vivere e moltiplicarsi essi si cibano di sostanze nutrienti ed energia.

Nell'anno 2000 nella rivista Discover venne pubblicato un articolo molto interessante su questo argomento, che afferma: "Ogni organismo vivente ha in esso almeno un parassita, ma in realtà le persone ne hanno molti di più... Gli scienziati stanno adesso cominciando a capire di cosa siano capaci questi parassiti così diffusi.

Le ricerche mostrano un importante dato: I parassiti potrebbero governare il mondo. E' abbastanza sconcertante scoprire che essi sono così potenti".

Qual è la causa di tutto questo? E' molto semplice. Dobbiamo capire che siamo fatti di circa 70 miliardi di cellule, tra le quali esiste una continua collaborazione. E' fondamentale per la salute che le cellule lavorino come un team ben unito e che questo processo sia regolato da vari impulsi chimici.

"Se un dato organismo- per esempio: un parassita- è capace di controllare l'impulso, è capace di controllare anche noi. E questo, precisamente, è la grande minaccia che i parassiti rappresentano. In realtà i parassiti uccidono più persone di tutte le guerre nella nostra storia -questo è un appello lanciato dal National Geographic in uno dei documentari vincitore di premi dal titolo: *I cacciatori del corpo*".

La World Health Organization (WHO) classifica i parassiti come una delle sei cause più pericolose di malattie. Essi sono responsabili di molte malattie gastrointestinali e di altro tipo. I danni patologici che potrebbero creare i parassiti nel corpo umano superano anche quelli causati dal cancro, nonostante questo sia considerato globalmente la malattia mortale più grave che esiste.

Se siete dubbiosi del fatto che i parassiti vivano in voi e in altre migliaia di persone, dovete assolutamente leggere le molte testimonianze reali. Realizzerete subito che è un problema molto più serio di quello che si immagini.

Parassiti intestinali

Il maggior numero di vermi si trovano in un colon intasato. In effetti nelle scorie possono essere presenti parassiti di varie misure. Se il colon non è pulito dagli scarti in cui vivono, le tossine che gradualmente si formano inquinano il corpo. Scarti parassitici creano anche tossine che irritano il sistema nervoso centrale e causano nervosismo e irritabilità. Inoltre, dato che i vermi assorbono molte delle sostanze nutrienti presenti nel sistema digerente, ricavano ciò che di meglio il cibo offre, mentre il vostro corpo riceve solo gli avanzi.

Anche il peso in eccesso può essere causato da parassiti intestinali che sottraggono i nutrienti vitali lasciando a disposizione solo le calorie. Di conseguenza il corpo richiede sempre più calorie nello sforzo di sostituire e integrare la mancanza di nutrienti e vitamine. Alcuni vermi si trovano principalmente nella parte superiore dell'intestino tenue e causano lì un'infiammazione. Come risultato dell'infiammazione si formano gas e gonfiore. Questo viene soprattutto associato ad un maggior consumo di alcune verdure.

Per prevenire dall'infezione l'intero corpo è necessario rimuovere gli accumuli e i parassiti dal colon. Altrimenti, invece di assorbire i nutrienti, verranno assorbite solo tossine provenienti dagli accumuli del colon e dalla massa fecale tossica. Se questo succede, nel corpo niente funziona più come dovrebbe. Ciò spiega come mai quasi il 90% delle malattie hanno la loro origine nel colon. La causa sono le tossine e la deficienza di nutrienti già a livello cellulare.

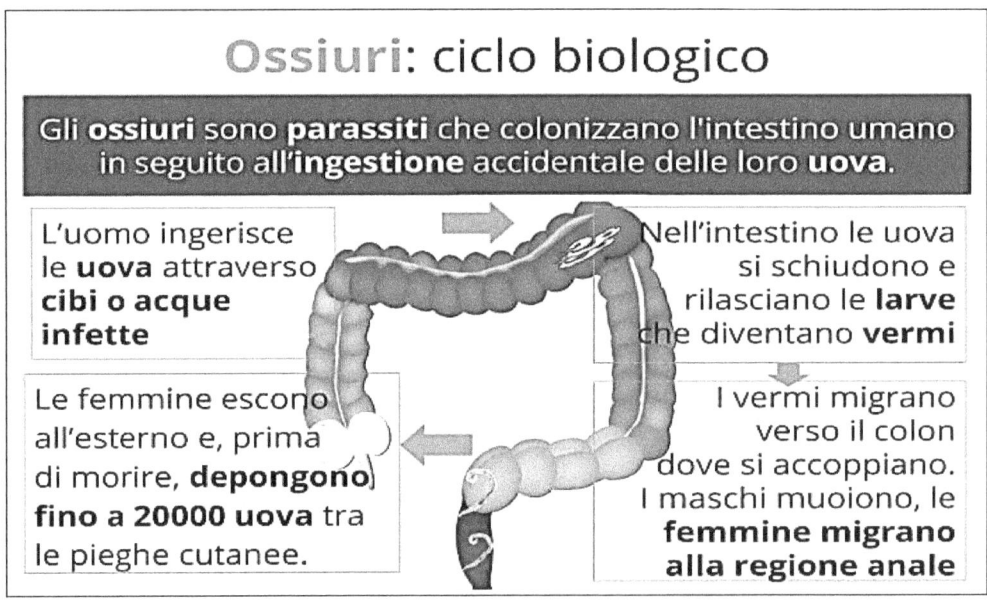

Ossiuri: ciclo biologico

Gli **ossiuri** sono **parassiti** che colonizzano l'intestino umano in seguito all'**ingestione** accidentale delle loro **uova.**

L'uomo ingerisce le **uova** attraverso **cibi o acque infette**

Nell'intestino le uova si schiudono e rilasciano le **larve** che diventano **vermi**

Le femmine escono all'esterno e, prima di morire, **depongono** fino a **20000 uova** tra le pieghe cutanee.

I vermi migrano verso il colon dove si accoppiano. I maschi muoiono, le **femmine migrano alla regione anale**

I vermi sono furbi e intelligenti

Essi ci minacciano grazie alla loro unica abilità di adattare il loro ciclo vitale in modo tale da assicurare la sopravvivenza della loro specie all'interno di un corpo insospettabile: il vostro corpo. Si nascondono. Camuffano il loro lavoro imitando sintomi di comuni malattie. E' incredibile quanto i vermi, persino i più larghi, entrino nel corpo inosservati e ci vivano dentro. Sono astuti, e a modo loro anche sensibili.

Ecco perchè se un tradizionale trattamento di comuni malattie non porta nessun miglioramento, lo specialista suggerisce di cominciare e trattare i parassiti.

Ma noi siamo davvero così impotenti contro questi esseri? Se non prestate sufficiente attenzione al vostro corpo e considerate una mancanza di energia come uno stato normale, o una malattia come un'azione conseguente e naturale, questi vermi certamente rimarranno nascosti in qualche parte del vostro corpo.

Se invece siete capaci di ascoltare e capire certi segnali che il corpo vi manda, dovrebbe essere facile investigare la presenza dei parassiti. Nel suo libro " Indovina chi viene a cena", l'autore Ann Louise Gittleman, uno specialista della nutrizione, parla dei sintomi principali.

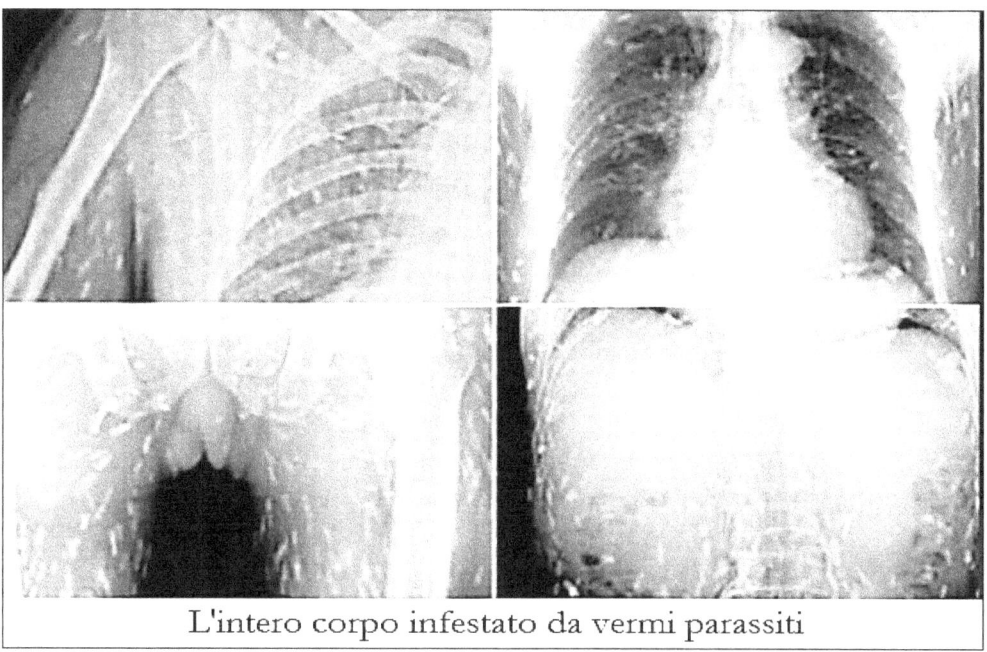

L'intero corpo infestato da vermi parassiti

Come scoprire se il proprio organismo è affetto da vermi

Il metodo più comune per scoprire i vermi è analizzare le feci. Questo metodo, però, non è affidabile al 100%. Infatti i vermi nelle feci sono visibili solo quando sono presenti le loro uova, che si possono vedere al microscopio quando le feci vengono analizzate. I vermi adulti sono fermamente allacciati alla mucosa nelle varie parti del tratto digestivo, e pertanto la loro presenza nel corpo può essere verificata solo nel momento preciso in cui depositano le uova. Altrimenti non è possibile verificare la loro presenza. Per questo motivo i professionisti della salute consigliano di prelevare le feci gradualmente in tre intervalli diversi di tempo. I parassiti intestinali adulti possono essere osservati dai fisici direttamente con una colonoscopia.

A volte una persona infetta non mostra alcun sintomo. Ma ci sono diversi segnali che, se osservati, possono aiutare a rilevare se il vostro corpo è diventato dimora di vermi. Per esempio tipici segnali sono gas frequenti e crampi allo stomaco. Questi sono causati da alcuni parassiti che si trovano soprattutto nella parte superiore dell'intestino tenue dove provocano un'infiammazione. Questo porta a gas e gonfiore. Qui di seguito elencherò i sintomi secondo Ann Louise

Gittleman. Essi sono davvero molto vari e possono aiutare nel riconoscere la situazione specifica. Questi sintomi sono, per esempio:

▪ Allergie a diversi tipi di alimenti.
▪ Anemia (basso numero di globuli rossi).
▪ Gonfiore, pesantezza addominale.
▪ Sangue nelle feci.
▪ Diarrea frequente, o al contrario, stitichezza.
▪ Sintomi influenzali come tosse, sibilo e febbre.
▪ Feci dall'odore putrido con graduale peggioramento nel pomeriggio e alla sera.
▪ Gas e crampi.
▪ Prurito intorno all'ano, soprattutto la notte.
▪ Nausea.
▪ Vomito.
▪ Perdita di peso associata ad appetito vorace.
▪ Dolore articolare e muscolare.
▪ Irregolarità del sonno.
▪ Stanchezza cronica.
▪ Sindrome dell'intestino irritabile (IBS).
▪ Squilibrio del sistema immunitario.

Altri sintomi di infezioni parassitiche potrebbero essere i seguenti: sapore amaro in bocca, polso accelerato, dolore nell'area anale, vista annebbiata, prurito al naso o orecchio, salivazione durante il sonno, e malattie come l' asma, diabete, epilessia, vari tipi di eczema, emicrania, malattie del cuore e cancro.

Come ottenere un effetto antiparassitario?

Per rimuovere i parassiti nell'uomo prima di tutto è necessario ripulire tutto il sistema digerente. Un colon pulito e idratato con muscoli tonici è un posto inospitale per i parassiti intestinali; questa condizione li scoraggia ad insediarsi. La risposta alla domanda "Come ottenere un effetto antiparassitario?" Potrebbe essere proprio la seguente. I parassiti sono eliminati meglio se usiamo un approccio a diversi livelli:

1) Pulizia delle erbe intorno alla propria abitazione: E' necessaria perchè molte delle sorgenti di acqua sono situate vicino alle case, è quindi probabile che siano contaminate da parassiti.
2) Aumentare l'uso di fibre. Essa permette un miglioramento del transito intestinale dei resti del cibo indigesto, e ciò ne previene l'accumulo. Un sovraccarico di questi resti rappresenta una condizione favorevole all'infestazione parassitaria.
3) Ripristinare la carenza di vitamine. Assumendo una quantità sufficiente di vitamine (specie vitamina C), minerali e nutrienti il vostro corpo è capace di combattere la carenza che si è creata come risultato dell'infestazione di parassiti.
4) Riconoscere tutte le fonti di infezione e prevenire la reinfestazione.
▪ Se siete soggetti alle infestazioni, eliminate il contatto con fonti comuni di infezione per esempio: feci di roditori e gatti, inappropriati contatti con cani.

- State attenti nel bere acqua o nuotare in acque con le quali non siete familiari.
- Indossate abiti che proteggano se siete esposti a insetti che succhiano il sangue.
- Lavate sempre tutta la frutta e verdura con acqua pulita prima di mangiarla per prevenire le infezioni.
- Non usare acqua da serbatoi infetti o altre fonti potenzialmente contaminate per irrigazione o innaffiamento di verdura.

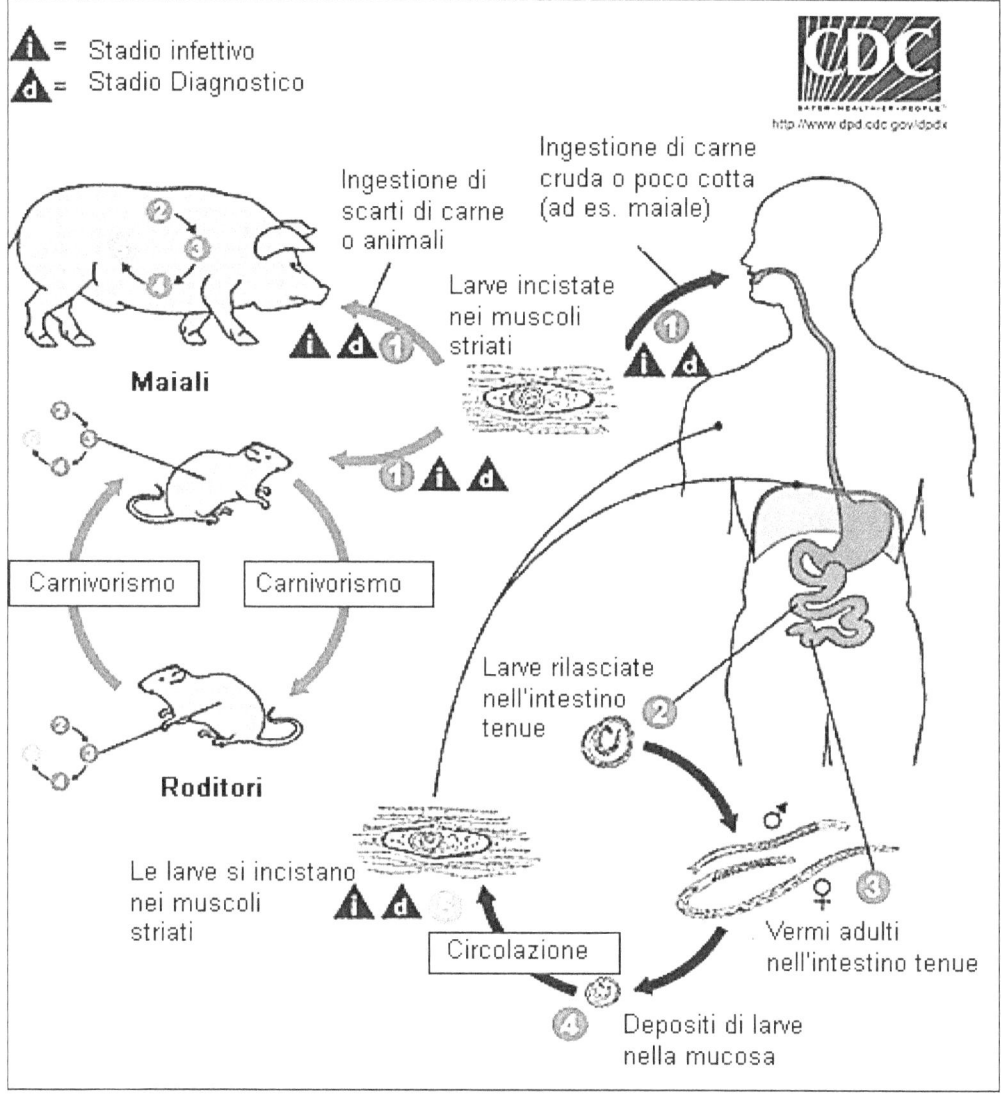

I bambini sono particolarmente sensibili ai parassiti ed è abbastanza comune che siano soggetti a vermi in grande quantità.

Come utilizzare l'antiparassitario? Insegnate ai bambini un'igiene appropriata come lavarsi le mani (incluso uno spazzolino per le unghie) dopo essere stati in bagno, dopo aver giocato fuori o prima di mangiare.

Come scegliere un antiparassitario e allo stesso tempo rimuovere il dolore e le malattie? Oltre a chiedere consiglio presso il proprio medico, per fare ciò è necessario introdurre nell'igiene quotidiana personale un integratore alimentare antiparassitario come ad esempio il Parasic, che è molto efficace nel rimuovere i parassiti umani. Il Parasic rappresenta uno dei componenti del Programma Clean Inside per la pulizia interna. Contiene una speciale miscela di 18 piante medicinali che sono state usate da migliaia di anni con successo per debellare e rimuovere i parassiti dannosi, le loro uova e attaccare le larve in varie parti del corpo.

I migliori antiparassitari hanno ingredienti speciali adatti anche ai bisogni dei bambini ed è efficace nell'aiutare a rimuovere i parassiti dal loro corpo. Quindi, oltre che a chiedere al proprio medico i farmaci più adatti, consigliabili sono pure:
▪ Detoxic - Capsule contro i vermi.
▪ Tè Antiparassitario contro i vermi dell'intero corpo FITO BALT®. [35*)]

L'ACQUA ALCALINA E IL VALORE CORPOREO DEL pH

E' uno scandalo che medici e oncologi riempiono i loro pazienti di farmaci mentre il loro corpo mantiene un pH sballato e fuori della norma. E' ancor più pietoso che nessun terapeuta informi il paziente di questa necessità. E' maggiormente strano che diversi specialisti in medicina oncologica non credano che un pH errato possa essere fatale per un paziente affetto da un tumore.

In primo luogo, la verità è che tutti abbiamo bisogno di trattare l'acidità e la tossicità del proprio corpo. Per essere sano un corpo deve essere ricco di ossigeno, e questo è il motivo principale per cui è fondamentale consumare verdure, vale a dire la clorofilla, cosicché il corpo sia ricco di ossigeno e abbia abbastanza calcio. Inoltre, un'alimentazione corretta con l'integrazione di supplementi alimentari che contengono microelementi può aiutare ad alcalinizzare il corpo. Non appena il corpo si alcalinizza, l'avanzamento del cancro si arresta.

Il corpo umano deve raggiungere un livello pH di guarigione. Il livello di pH varia da 0 a 14. Il settimo livello è il neutro, e il corpo deve diventare alcalino fino a raggiungere quel livello. 7.36 è un buon livello, ma durante il trattamento, il corpo dovrebbe raggiungere un pH di 7.5 e ancora più alto.

Vorrei sottolineare che, insieme al consumo di cibo crudo, si dovrebbero bere ogni giorno dai 2 a 4 litri di acqua (tranne nei casi in cui il paziente soffre di malattie renali rare), con ½ cucchiaino di sale marino – il sale è necessario per tutte le funzioni del corpo, compresi gli impulsi elettrici, e questo avviene solo con una quantità sufficiente di sale nel corpo. Una carenza di sale crea problemi nel sistema sanguigno. Alcuni dicono che non si deve consumare molto sale in caso di alta pressione sanguigna, ma è esattamente il contrario.

Il problema non sta' nel sale ma nel tipo di sale sbagliato che si ingerisce. Troppo spesso il comune sale da tavola è composto da un terzo di vetro, un terzo di sabbia e solo di un terzo di sale. Il vetro e la sabbia irritano le arterie causando un sanguinamento. Pertanto, il colesterolo si accumula sulle arterie al fine di fermare l'emorragia, in modo che il corpo non muoia per emorragia interna.

Questo è il motivo per cui si dice che il colesterolo provoca la pressione alta ed è anche il motivo per cui si verifica un restringimento delle arterie. Si tratta di un processo assurdo, dato che non possiamo morire per un lieve eccesso di colesterolo, ma da una carenza di colesterolo. Alcune persone hanno 60 di colesterolo, tuttavia sono completamente sane e non hanno mai avuto una malattia nella loro vita.

Molti medici sanno che esiste il colesterolo cattivo e il colesterolo buono – "HDL" e "LDL", e che le proteine sono le portatrici di colesterolo, comunque, dovrebbero pure sapere, che solo il colesterolo può produrre nuove cellule sane e molto velocemente. Difatti, circa l'87% delle cellule del nostro corpo sono costruite dal colesterolo; nel caso in cui il livello del colesterolo sia basso, il nostro corpo non può produrre nuove cellule.

L'acqua buona, veramente potabile, salutare e non inquinata sta lentamente diventando la risorsa più preziosa al mondo. Come molti di voi sapranno già, l'organismo umano è composto per oltre il 75% da acqua, per questo motivo è di fondamentale importanza assumere la giusta quantità giornaliera di acqua per assicurare il corretto funzionamento di organi e tessuti.

Oltre alla quantità, però, è giusto informarsi sulla qualità dell'acqua che beviamo. Infatti le acque non sono tutte uguali, ognuna ha le proprie caratteristiche che la rendono più o meno adatta alle varie condizioni fisiologiche di un organismo.

L'acqua alcalina differisce dalle acque che siamo abituati ad acquistare in bottiglia e dall'acqua corrente che arriva nelle nostre case, questo grazie ad un procedimento di alcalinizzazione.

Se vuoi rimanere in buona salute e rendere energicamente brio il tuo corpo devi alimentarlo in modo corretto così che sia in grado di prevenire e combattere diverse malattie. Tuttavia, molti fattori esterni possono avere un forte impatto sull'organismo e renderlo più acido. Gli alimenti trasformati, i dolcificanti artificiali, i prodotti chimici, lo stress, i fattori ambientali e molti altri, sono tutti fattori che possono creare questo squilibrio.

Perché non si deve bere acqua impura?

L'acqua in bottiglia non è vulnerabile solo ai contaminanti presenti nel sistema di depurazione dell'acqua, porta anche il pericolo rappresentato dalle bottiglie stesse. Le bottiglie di plastica PET, infatti, possono rilasciare metalli pesanti e sostanze chimiche che danneggiano l'equilibrio ormonale del corpo.

L'acqua del rubinetto ha le sue complicanze, soprattutto perché la maggior parte dei sistemi idrici pubblici non hanno la capacità di controllare tutti i composti che entrano nella rete idrica (prodotti farmaceutici compresi).

Quindi, bere acqua può causare una serie di complicazioni, che vanno ad ostacolare l'importante lavoro del sistema immunitario e a sconvolgere l'equilibrio acido e alcalino del nostro corpo.

Ma perché il pH è così importante?

Il problema è piuttosto grave perché bere acqua contaminata può portare ad un aumento dei problemi di salute: problemi digestivi, affaticamento, stanchezza, aumento di peso e persino il cancro. Pertanto, se con il trascorrere del tempo non si bilanciano i livelli di acidità all'interno del nostro corpo, questo può influenzare le cellule sane e renderle "tossiche". Con il tempo, queste cellule "tossiche" possono mutare e convertirsi in cellule cancerose.

In questo libro non ci stancheremo mai di ripetere ciò che quasi tutti i medici e oncologi non diranno mai ai loro pazienti: La scala del pH del corpo umano va da 0 (acido) a 14 (alcalino), e che 7 è neutro. Il nostro corpo è stato creato per poter vivere e prosperare in un ambiente leggermente alcalino di 7,45. Ma questa scala di valori non è la stessa per tutti gli organi e tessuti.

Ad esempio, il pH del tratto digestivo varia da 1 a 4, che può essere influenzato da diversi fattori, ma principalmente dal cibo che mangiamo.

Il pH della saliva è più basso, al fine di aiutare la digestione del cibo, il suo pH variava da 6,5 a 7. D'altra parte, il pH della pelle è di circa 5, ma secondo un recente studio pubblicato in "International Journal of Cosmetic Science", gli scienziati hanno trovato che il valore del pH della pelle è passato da 5 a 4,5.

Eventuali valori pH diversi da quelli indicati provocano un tragico scombussolamento nel nostro corpo, negli organi, nel sangue, nei canali linfatici, ecc. In altre parole, è proprio questo caos di errata acidità che rende possibile la nascita, il proliferare e il diffondersi del cancro.

Sui valori del pH influiscono pesantemente l'alimentazione, lo smog, lo stress e i naturali processi cellulari che tendono ad acidificare, cioè ad abbassare il pH del nostro organismo, ecco perché è così importante assumere cibo e acqua in grado di contrastare questi meccanismi.

Tutto questo porta le persone ad una sempre maggiore consapevolezza che il cibo che consumiamo e l'acqua che beviamo è in grado di determinare in modo significativo i nostri livelli complessivi di pH, e quindi la nostra condizione di salute. L'acqua alcalina serve per regolare il valore pH del corpo umano. Perché l'acqua possa essere considerata acqua alcalina, i suoi livelli di pH devono essere più alti di 7,3. Più è alto il valore del pH, più alcalina sarà l'acqua.

Oggi, i migliori oncologi, ricercatori e scienziati medici del mondo, sono del tutto d'accordo con la scoperta che fece il Dr. Otto Warburg, colui che trovò la verità che gli fece ottenere il premio "Nobel per la Medicina". Egli, con le prove in mano, affermò: «Circa il 90-95% di tutti i tipi di cancro si sviluppano in un ambiente acido all'interno del corpo umano. Inoltre, le cellule tumorali non possono prosperare in un ambiente alcalino».

Si, questo non è solo il collegamento tra l'acidosi e la formazione del cancro e con la sua successiva crescita e metastasi ma è pure un ulteriore collegamento con quasi ogni tipo di malattia cronica, malattie cardiache, osteoporosi, diabete, ecc.
36*)

ed evitare e guarire molte malattie

Avviso:

- Se ad esempio si dispone di un edema, malattie epatiche, malattie renali o pressione alta, si dovrebbe evitare di assumere le acque alcaline qui di seguito indicate. Dovrete anche astenervi dal consumo in caso di gravidanza o l'allattamento. Non permettere mai ai bambini di età inferiore ai dieci anni di consumarle.

- Se prendete dei farmaci, consultare il proprio medico prima di consumare le acque alcaline qui di seguito indicate, e assicuratevi di parlare con il vostro medico specialmente se fate una dieta povera di sodio. Sospendete immediatamente l'assunzione e rivolgetevi a un medico in caso di gonfiore ai piedi, debolezza, respirazione lenta, o nausea.

- Alcuni prodotti farmaceutici possono interagire con i sali delle acque alcaline, questi includono: l'aspirina e altri salicilati, barbiturici, integratori di calcio, corticosteroidi, farmaci con uno speciale rivestimento per proteggere lo stomaco, litio, chinidina, diuretici e altri.

Preparate voi stessi l'acqua alcalina per regolare il pH, per prevenire e curare il cancro e altre malattie e migliorare la propria salute. Per chi non è allergico al sale e agli altri ingredienti qui di seguito preposti, ecco 5 diverse ricette per preparare un'efficace acqua alcalina. Sono tutti dei potentissimi antiossidanti, ed inoltre faranno aumentare il vostro pH da 7,2 a 7,9. Naturalmente, a scopo precauzionale, prima di iniziare la somministrazione dei preparati, è consigliato rivolgetevi al proprio medico e comunque, di far verificare l'idoneità dei propri parametri clinici e biochimici. Salvo diversa prescrizione medica, l'assunzione delle acque alcaline non deve superare i 3 mesi, poi, se lo desiderate o lo ritenete necessario, dopo 15 giorni di pausa potrete ricominciare un prossimo ciclo di 3 mesi o meno.

1) L'acqua alcalina con il Bicarbonato di sodio:

Il Bicarbonato di sodio va assunto con moderazione e in piccole quantità, ma è stato dimostrato che un suo consumo frequente aiuta il benessere generale del corpo; questo perché regola il pH naturale del sangue e riduce il livello della pericolosa acidità. Sciolto in acqua, rappresenta uno dei rimedi naturali più antichi e consumati al mondo, una formula capace di proteggere l'organismo da varie malattie.

È controindicato nei pazienti ipertesi (Aumento della pressione sanguigna al di sopra dei valori normali), con malattie cardiache e renali. Se si dispone di un edema, malattie epatiche o pressione alta, si dovrebbe evitare di prendere il bicarbonato internamente. Dovrete anche astenervi dal consumo di bicarbonato di sodio in caso di gravidanza o l'allattamento. Non permettere ai bambini di età inferiore ai cinque anni di consumare il bicarbonato di sodio. Se prendete dei farmaci, consultare il proprio medico prima di consumare il bicarbonato di sodio, e assicuratevi di parlare con il medico se potete bere bicarbonato di sodio, specialmente se fate una dieta povera di sodio. Sospendete l'assunzione e rivolgetevi a un medico in caso di gonfiore ai piedi, debolezza, respirazione lenta, o nausea.

Alcuni prodotti che possono interagire con bicarbonato di sodio includono l'aspirina e altri salicilati, barbiturici, integratori di calcio, corticosteroidi, farmaci con uno speciale rivestimento per proteggere lo stomaco, litio, chinidina, e diuretici.

Preparazione:

- Aggiungere un cucchiaino di bicarbonato di sodio a un bicchiere d'acqua fresca o tiepida (250 cl circa).
- Potete anche aggiungervi il succo di un quarto di limone.

Non berne più di un bicchiere al giorno e non oltre 3 a 4 bicchieri alla settimana.

- Per non alcalinizzare troppo il corpo, condizione che sarebbe controproducente, l'ideale è prendere, due volte al giorno, mezzo cucchiaino di bicarbonato di sodio sciolto in un bicchiere d'acqua, dopo ogni pasto principale.

Indicazioni e contro indicazioni

- Diluito in acqua, è adoperato comunemente per trattare diversi disturbi, come ad esempio l'acidità di stomaco, l'eccesso di acido urico (che può portare alla gotta) e contro i calcoli renali, ma anche per evitare e curare raffreddori e infezioni del tratto urinario.
- Se consumato in quantità moderate, può aiutare a ristabilire l'equilibrio sano dell'intero organismo.
- E' spesso adoperato come antiacido, per migliorare, nell'immediato, i sintomi del reflusso gastroesofageo.
- Le sue proprietà leggermente antisettiche uccidono alcuni tipi di parassiti, funghi e muffe.
- Può essere adoperato, di tanto in tanto, per la pulizia del cavo orale, praticando dei gargarismi e in caso di tosse e mal di gola.
- Un corpo con un pH alcalino è più sano, visto che molte malattie trovano terreno fertile in un ambiente acido, come ad esempio: l'artrite e varie altre malattie infiammatorie.
- Meglio iniziare a consumarlo dal mattino, e durante la giornata sempre a stomaco vuoto.
- E' assai salato e quindi non è molto gustoso.
- Dovreste prestare attenzione anche alla vostra dieta, diminuendo la quantità di sale
- Il bicarbonato di sodio ha un alto contenuto di sodio: non è sicuro in dosi elevate e non deve essere assunto per lunghi periodi di tempo, quindi non abusarne.
- Chi soffre di pressione alta non dovrebbe usarlo, o quantomeno dovrebbe farlo sotto la supervisione di uno specialista.
- Non va assunto durante gravidanza e allattamento.
- Possibili effetti indesiderati includono crampi allo stomaco e aumento della sete.

- Sospendete l'assunzione e rivolgetevi a un medico in caso di gonfiore ai piedi, debolezza, respirazione lenta, o nausea.
- Evitate di berlo se state seguendo una dieta povera di sodio per necessità di salute.
- Prestate attenzione all'interazione con i farmaci che prendete.
- Non datelo ai bambini.
- Oltre a questi consigli generali, ovviamente, prestate attenzione a eventuali controindicazioni legate al vostro personale stato di salute.
[37*)]

2) L'acqua alcalina con l'MMS (Clorito di sodio):

L'MMS è un sale di sodio dell'acido cloroso e come quasi tutti i sali del cloro è un potente ossidante. A differenza della Cina, in alcuni paesi europei l'MMS non è stato ancora riconosciuto dal "Food and Drug Administration" (FDA) come farmaco; tuttavia, sono in corso ricerche e programmi per inserirlo come farmaco o comunque come integratore alimentare.

Preparazione:
- Prendere un bicchiere di vetro pulito (120 cl circa).
- Aggiungere 7 gocce di MMS ($NaClO_2$).
- Aggiungere 7 gocce di Activator (Acido citrico), oppure il succo di mezzo limone.
- Mescolare per 30 secondi.
- Aggiungere in questo bicchiere acqua e mescolare il tutto per bene (è consigliabile l'acqua Fiuggi).
- Prendere una bottiglia di vetro da 1 litro, vuota e pulita all'interno.
- Versare nella bottiglia il contenuto del bicchiere già preparato con MMS + Activator + acqua.
Riempire la bottiglia d'acqua naturale.
- Mescolare il tutto e berlo durante tutta la giornata.
- Per togliere il gusto cloroso è possibile aggiungervi una piccola quantità di concentrato di frutta che non abbia vitamina C. I concentrati di frutta si possono acquistare in erboristeria in gocce o in polvere.

Indicazioni e contro indicazioni
- L'uso di questa sostanza va ponderato seriamente.
- L'MMS non cura nulla, ma riduce il carico tossico aiutando il nostro corpo ad autoguarire.
- L'MMS fornisce al sangue e al sistema immunitario un'arma per ossidare istantaneamente batteri, virus, bacilli, muffe, funghi (fra cui la Candida) metalli pesanti, tossine varie ed è anche in grado di contrastare veleni, morsi di rettili, sepenti e insetti. Svolge la funzione di sovralimentare il sistema immunitario, sino al punto di sconfiggere numerose patologie, spesso in meno di 24 ore.
- L'MMS, può essere utilizzato per alleviare e combattere con successo immediato e definitivo condizioni patologiche, come l'AIDS, l'epatite A, B e C, la maggior

parte dei tumori, herpes, foodpoisoning (avvelenamento da cibo), degenerazione maculare, disturbi infiammatori intestinali, il tifo, la malaria, diabete, polmonite, tubercolosi, asma, raffreddore, psoriasi, acne, influenza e malattie da raffreddamento, allergie, lupus, disturbi infiammatori intestinali, tutti i problemi di bocca e gengive, piorrea e la fibromialgia.

- Il colesterolo viene velocemente debellato.
- Il diabete non è nella lista perchè non è dovuto ad un agente patogeno.
- La flora batterica non viene intaccata.
- L'American Society of anaytical Chemists ha dichiarato che il biossido di cloro è il più potente Killer di agenti patogeni fin oggi noto.
- Dal momento che l'MMS provoca una rapida diminuzione di colesterolo questa circostanza può esporre i vasi e il cuore a qualche rischio.
- Bisogna sempre prendere in considerazione il fatto di aumentare notevolmente l'uso di vitamina C due ore prima o due ore dopo l'uso del MMS.
- L'effetto del MMS viene neutralizzato dalla vitamina C se assunta entro le due ore prima o dopo dell'MMS.
- Eventualmente presenza di nausea, vomito o diarrea possono essere provocati dalla rapida disintossicazione dell'organismo e dall'abnorme produzione di tossine da espellere; in questo caso la dose giornaliera va diminuita di una o due gocce, per riprendere poi l'escalation.
- Alcune persone potrebbero essere allergiche al succo di limone che potrebbe essere la causa di nausea, vomito o diarrea. in questo caso possono sostituire l'Activator (Acido citrico) con un altro acido come: succo di lime o aceto di vino bianco non filtrato o pastorizzato.

3) L'acqua alcalina con la vera Vitamina C naturale:

La maggior parte delle fonti equiparano la vitamina C all'acido ascorbico, come se fossero la stessa cosa. Non lo sono affatto. L'acido ascorbico è un componente isolato, una frazione, un distillato appartenente alla vitamina C naturale. Oltre all'acido ascorbico, per essere vera vitamina C deve includere i seguenti co-fattori: Rutina, Bioflavonoidi, Fattore K, Fattore J, Fattore P, Tirosinasi, Ascorbinogeno e altri componenti. Inoltre, questi co-fattori minerali della vitamina C devono essere disponibili in quantità adeguata.

Se una qualsiasi di queste parti è mancante, non c'è alcuna vitamina C e nessuna attività vitaminica. Quando solo alcune di queste parti sono presenti, il corpo prenderà gli elementi mancanti dalle sue riserve per compensare le differenze, in modo da completare la vitamina. Solo allora l'attività vitaminica avrà luogo, a condizione che tutte le altre condizioni e co-fattori siano presenti. L'acido ascorbico è descritto semplicemente come "involucro antiossidante" – porzione di vitamina C; l'acido ascorbico protegge le parti funzionali della vitamina da ossidazione rapida o decadimento. Un'ottima fonte di vera Vitamina C è l'Acerola (100% naturale), questa si può acquistare anche in polvere.

Preparazione:

- Versa un litro d'acqua naturale (di sorgente o acqua Fiuggi) nella brocca di vetro.
- Aggiungere 3 grammi di vera vitamina C naturale in polvere.
- Mescolare il tutto e berlo durante l'intera giornata.
- L'efficacia aumenta con l'aggiunta di 3 grammi di MSM in polvere.

Indicazioni e contro indicazioni

- La forma pura può essere poco gradita al palato a causa del sapore amarognolo.
- Per la sua acidità, inoltre, può essere mal tollerata a livello gastrico, specie da soggetti affetti da gastrite ed acidità di stomaco.
- Chi assume megadosi di vitamina C (> 2 g/al dì) dovrebbe evitare l'ascorbato di sodio in caso di ipertensione e dieta iposodica.
- Non causa problemi alle persone sane, ma può rivelarsi particolarmente pericoloso per gli individui portatori di malattie renali o in terapia con diuretici risparmiatori di potassio.
- In soggetti sensibili, l'effetto collaterale più importante è la comparsa di stitichezza, disturbi gastrici e diarrea.

4) L'acqua alcalina con l'Ascorbato di Potassio:

Siccome l'Ascorbato di Potassio non è brevettabile come "Farmaco", il Ministero della Salute l'ha "inquadrato" come "Integratore alimentare". Con l'aggiunta di Ribosio diventa una potente difesa contro le malattie degenerative. Ascorbato + più D-Ribosio potenzia l'efficacia dell'ascorbato di potassio. Il ribosio è uno zucchero a cinque atomi di carbonio contenuto nell'acido ribonucleico.

Si può acquistare anche in bustine già pronte e disponibili in farmacia e in alcune erboristerie.

Preparazione:

- Aggiungere 4 bustine di Acido L-Acorbico e D-Ribosio (da 15,3 grammi cadauna).
- Aggiungere 4 bustine di Bicarbonato di Potassio (da 30 grammi cadauna).
- Aggiungere il succo di 1 limone.
- Agitare per bene e berlo tutto durante la giornata.

Indicazioni e contro indicazioni

- Dagli studi e in letteratura scientifica è stato evidenziato che si possono verificare effetti collaterali per dosi superiori ai 10 g giornalieri.
- Se vi sono problemi di pressione arteriosa è bene controllarla frequentemente nel primo periodo di assunzione.
- L'ascorbato di potassio nel tempo tende a regolarizzare la pressione.
- Agendo come equilibratore anche a livello ormonale, l'ascorbato di potassio aumenta le caratteristiche di fertilità nella donna.

5) L'acqua alcalina con MSM (Metilsulfonilmetano)

L'MSM, conosciuto anche come dimetilsolfossido ossidato (DMSO2) è un composto chimico organosolforico contenuto naturalmente in molte piante, ed anche in alcuni alimenti come frutta e ortaggi e bevande come il latte fresco. Ingerito per uso alimentare è una sostanza non tossica è un prodotto organico, composto contenente zolfo naturale, senza alcuna tossicità. Studi recenti hanno dimostrato che è capace di inibire la crescita del cancro al seno. Ciò include la soppressione del temuto triplo negativo cancro al seno. Gli scienziati hanno dimostrato che l'MSM ha sostanzialmente ridotto la vitalità delle cellule umane di cancro al seno in modo dose-dipendente. Più alto è il dosaggio, più elevate sono le prestazioni. Lo studio ha mostrato una ridotta espressione di cancro al seno in soli 30 giorni.

Preparazione:
- Versa un litro d'acqua naturale (di sorgente o acqua Fiuggi) nella brocca di vetro.
- Aggiungere 7 grammi di MSM in polvere.
- Mescolare il tutto e berlo durante l'intera giornata.
- L'efficacia aumenta con l'aggiunta di 2 g di vera vitamina C naturale in polvere.

Indicazioni e contro indicazioni
- Studi clinici hanno escluso qualsiasi tipo di effetto collaterale o tossicità.
- Seppur raramente ai dosaggi consigliati, l'uso di MSM potrebbe determinare l'insorgenza di nausea, diarrea ed emicrania.
- Data l'assenza di studi a riguardo, l'uso di MSM dovrebbe essere evitato durante la gravidanza e l'allattamento al seno.
- Non sono note al momento interazioni farmacologiche degne di nota tra MSM, alimenti o principi attivi.

LA DIETA ALCALINA

Uno stile di vita sano non può essere raggiunto senza una corretta alimentazione. Quando ad una persona viene diagnosticata una grave patologia, istintivamente sa che deve apportare delle modifiche alla propria dieta. Tantissimi studi hanno trovato un collegamento diretto tra gli alimenti altamente trasformati e inquinati e le patologie come il diabete e l'artrite, e i sopravvissuti al cancro non fanno eccezione a questa regola.

Come fa una dieta alcalina a combattere il cancro?
Seguire una dieta alcalina significa escludere i cibi acidi dalla propria alimentazione, aumentando la quantità di alimenti alcalini. Alcune persone suggeriscono la totale eliminazione degli alimenti acidi dalla propria dieta, sostenendo che le cellule tumorali prosperano in ambienti acidi, e l'introduzione di cibi alcalini crea un luogo ostile per il cancro. I cibi acidi tendono ad innescare il processo di infiammazione e l'infiammazione è una delle principali cause di cancro.

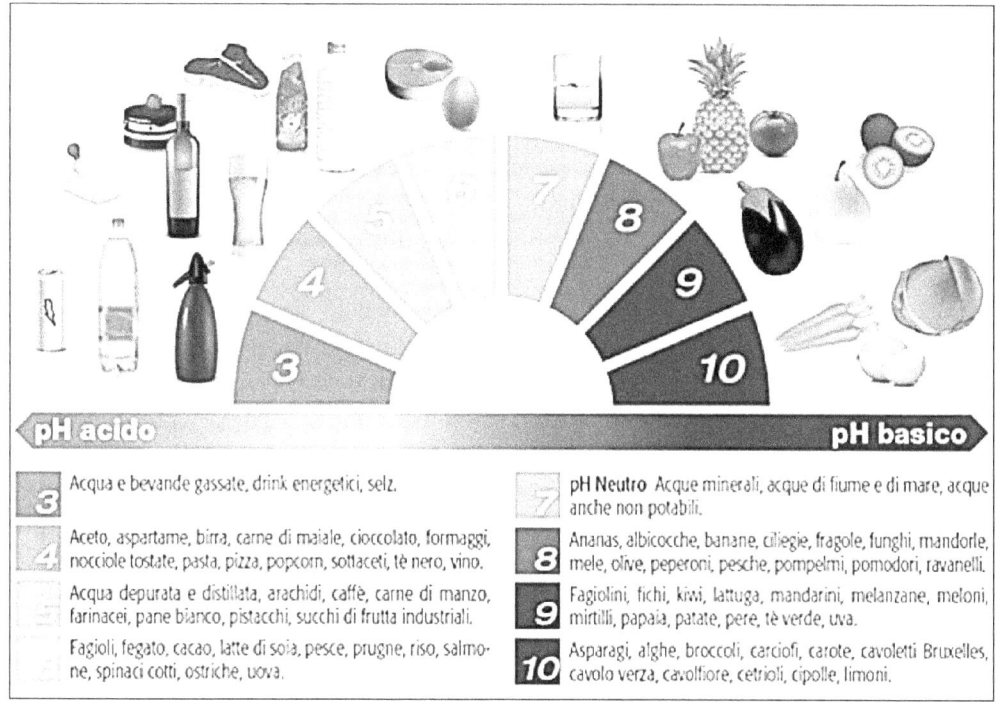

pH acido   pH basico

3 — Acqua e bevande gassate, drink energetici, selz.

4 — Aceto, aspartame, birra, carne di maiale, cioccolato, formaggi, nocciole tostate, pasta, pizza, popcorn, sottaceti, tè nero, vino.

5 — Acqua depurata e distillata, arachidi, caffè, carne di manzo, farinacei, pane bianco, pistacchi, succhi di frutta industriali.

6 — Fagioli, fegato, cacao, latte di soia, pesce, prugne, riso, salmone, spinaci cotti, ostriche, uova.

7 — pH Neutro Acque minerali, acque di fiume e di mare, acque anche non potabili.

8 — Ananas, albicocche, banane, ciliegie, fragole, funghi, mandorle, mele, olive, peperoni, pesche, pompelmi, pomodori, ravanelli.

9 — Fagiolini, fichi, kiwi, lattuga, mandarini, melanzane, meloni, mirtilli, papaia, patate, pere, tè verde, uva.

10 — Asparagi, alghe, broccoli, carciofi, carote, cavoletti Bruxelles, cavolo verza, cavolfiore, cetrioli, cipolle, limoni.

La battaglia contro l'infiammazione

Il processo di infiammazione inizia dopo che le sostanze chimiche vengono rilasciate dal tessuto danneggiato. I globuli bianchi rispondono con la produzione di sostanze che causano la divisione delle cellule incitandole a crescere per ricostruire il tessuto e guarirne la ferita.

L'infiammazione cessa nel momento in cui la ferita è guarita completamente. L'infiammazione cronica si verifica anche se non c'è un danno, e non si conclude quando dovrebbe. Essa può essere causata da infezioni che non terminano, sono anomale reazioni immunitarie ai tessuti normali o condizioni come l'obesità. Con il tempo, l'infiammazione cronica può anche portare al cancro.

I passi che aiutano a creare un ambiente alcalino nel proprio corpo, sono:

1) Mangia molte verdure

Una dieta acida rende il pH intracellulare ancora più acido. Si tratta di una condizione nota come acidosi, creando un luogo ideale per la proliferazione del cancro. Una dieta alcalina regola l'equilibrio del pH e ferma la diffusione della malattia. Per alcalinizzare il proprio corpo necessita alimentarsi con più cibo crudo, broccoli, cavoli e rape su base quotidiana. Anche la frutta ha straordinarie proprietà alcalinizzanti, 2-3 frutti al giorno aiutano a mantenere bassa l'acidità.

2) Varia il tipo di proteine

Quando la carne, come manzo, maiale, pesce e pollame è cotta ad alte temperature, rilascia ammine eterocicliche (HCA) e idrocarburi policiclici aromatici (IPA), questi sono i prodotti chimici mutageni che possono causare cambiamenti al nostro DNA e aumentare il rischio di cancro. La IARC (Agenzia Internazionale per la Ricerca sul Cancro) avverte che la carne aumenta significativamente il rischio di cancro, specie nel colon-retto.

Per proteggersi da questa malattia mortale, bisogna ridurre la carne nella propria dieta e mangiare più cibi freschi e preferibilmente biologici. E' quindi necessario diminuire piano piano l'assunzione di carne e aumentare l'assunzione di proteine vegetali, quali: lenticchie, fagioli, piselli, noci e semi.

3) Elimina gli zuccheri

Lo zucchero è altamente nocivo per il nostro corpo, in quanto crea un ambiente acido al suo interno. Le cellule tumorali utilizzano il glucosio più di ogni altra cellula per crescere e diffondersi in tutto il corpo. Le diete ad alto contenuto di zuccheri mettono sotto pressione il pancreas per la produzione dell'insulina. Questo porta ad una insulino-resistenza, una condizione che è strettamente connessa alla proliferazione del cancro. Il popolare sciroppo di mais ad alto contenuto di fruttosio contiene mercurio cancerogeno.

L'eliminazione di tutte le forme di zucchero sintetico, raffinato e fruttosio dalla dieta è ciò che dovrebbe fare subito ogni malato di cancro. Ciò impedirà anche una carenza di magnesio, poiché questo minerale viene spesso impoverito durante il processo di metabolizzazione di un eccesso di zucchero.

4) Elimina il glutine

Il glutine presente nel grano come il frumento, farro e la segale sono spesso responsabili di varie infiammazioni, e contengono anche pesticidi, che sono pro-infiammatori. Pasta, cereali, pane, muffin, torte, crackers, biscotti e prodotti preparati in generale con farina raffinata da forno, dovrebbero essere evitati se state seguendo una dieta alcalina.

Mangiare cibi gluten-free (senza glutine) potrebbe essere di aiuto per la vostra salute, ma spesso quelli in commercio sono pieni di zuccheri aggiunti e oli malsani che sopprimono i loro benefici. Sostituiscili con quinoa, riso integrale, grano saraceno, miglio e amaranto.

5) Smetti di mangiare prodotti lattiero-caseari

T. Colin Campbell, Ph. D., è professore presso la Cornell University, egli sostiene che i prodotti lattiero-caseari sono uno degli alimenti più nocivi e che alimentano il cancro. La caseina e la proteina presente nel latte, aggiunto in yogurt e formaggio in polvere, causano l'infiammazione, il deterioramento delle ossa e nutre il cancro allo stesso modo dello zucchero raffinato. Sostituisci i prodotti lattiero-caseari con latte di mandorle o latte di cocco. Cibati di formaggio vegetale.

6) Scegli solo tipi di olio sani per il cuore

Elimina dalla tua alimentazione l'olio di soia, di mais, di cartamo, di girasole e tutti gli olio idrogenati e la margarina. Il grasso è cruciale per la comunicazione dei neuroni, agendo come un ponte attraverso cui viaggiano gli impulsi elettrici. Difatti, i grassi idrogenati non possono eseguire questa operazione. Quando vengono assorbiti dalle cellule, compromettono la loro capacità, e le cellule deteriorate agiscono come una sezione rotta del ponte, creando punti elettrici morti nel cervello. In questo modo, il corpo perde importanti messaggi inviati dal cervello.

Ciò contribuisce allo sviluppo del cancro, una condizione in cui le cellule non rispondono più di messaggistica intracellulare e proliferano senza scopo, andando a impattare anche altre cellule.

Sostituisci questi oli con: olio extravergine di oliva, olio di cocco e olio di avocado, questi sono anti-infiammatori di natura ed eseguono una corretta messaggistica elettrica in tutto il sistema.

7) Cambia le abitudini con le bevande

Smetti di bere una lattina di birra o bevande analcoliche zuccherate ogni volta che hai sete, e scegli invece un bicchiere d'acqua buona. Le bevande zuccherate e i succhi di frutta già pronti contengono coloranti e aromi artificiali, nonché elevate quantità di zuccheri e conservanti che causano danni al corpo. Prova a fare in casa dei succhi con frutta fresca, magari aggiungendovi piccole quantità di verdure, bevi del buon tè a base di erbe. Se ami così tanto il caffè e non ne puoi proprio fare a meno, bevi solo un caffè al giorno, in quanto è altamente acido.

Conclusioni

Cambiare stile di vita non è sempre facile, soprattutto all'inizio, ma diventerà presto un'abitudine nel giro di qualche settimana. Quando fai la spesa, non acquistare i prodotti che non dovresti assumere. Questi non dovrebbero essere presenti tra le tue provviste alimentari, nei in dispensa e neppure in qualche cassetto della tua cucina. Se mangi spesso fuori casa, cerca di evitare i tuoi ristoranti preferiti, in quanto sono pieni di tentazioni. Mangia in ristoranti che hanno anche piatti biologici, vegani e/o vegetariani, che offrono nel loro menù cibi senza glutine, privi di latte e suoi derivati. Questi cibi risponderanno meglio alle tue esigenze alcaline.

LA DISINTOSSICAZIONE PREVENTIVA

In quest'articolo sono menzionati gli alimenti da non tenere in casa e quindi da eliminare dalla propria dieta per avere un corpo in perfetta salute.

Il corpo è progettato per raccogliere e rimuovere costantemente le tossine dalle cellule. Ma nel nostro mondo altamente tossico, i livelli senza precedenti di tossine sono presenti nell'aria che respiriamo, nel cibo che mangiamo, nell'acqua che beviamo, nei cosmetici, in lozioni per il corpo e nei prodotti per la cura della pelle, che usiamo ogni giorno. La disintossicazione fisica deve essere concepita come un modo di vivere quotidiano, non come una delle solite diete di "pulizia occasionale".

Il primo passo per mantenere un corpo ben pulito è quello di minimizzare l'esposizione e l'assunzione di tossine chimiche. Diminuendo lo stress del sovraccarico chimico, il corpo ritorna naturalmente ad uno stato di equilibrio e alla sua naturale disintossicazione.

È importante sottolineare che vi sono alcuni alimenti, effettivamente, aumentano la ritenzione dei composti tossici all'interno del corpo. Semplicemente riducendo la propria esposizione a questi alimenti nel lungo termine, darai al tuo corpo la possibilità di liberarsi di queste tossine attraverso i suoi processi di eliminazione naturale.

ALIMENTI DA EVITARE E DA ASSUMERE
PER AVERE UN CORPO SANO E PURIFICATO

Zucchero

Non smetteremo mai di ripeterlo: Evita lo zucchero e i dolcificanti artificiali. Il consumo di zucchero in eccesso è stato collegato ai gravi problemi di salute, in primo luogo al cancro, difatti le cellule cancerose si nutrono di zucchero non solo per alimentarsi ma anche per respirare e quindi per vivere e riprocrearsi. Altre patologie che derivano dall'assunzione di zucchero raffinato sono: l'ipoglicemia, alta pressione del sangue, acne, diabete e depressione. Lo zucchero come pure il fruttosio, ad esempio, nutre anche la pericolosa fungina Candida che è altamente cancerosa. Lo zucchero alimenta anche il desiderio di assumere più cibo di quanto sia necessario, questo è un sintomo di alto livello che provoca una maggiore tossicità nel corpo e un rallentamento del metabolismo. Sostituisci quindi lo zucchero con dolcificanti naturali come miele e stevia.

Nota: Il Comitato di esperti congiunti FAO/OMS per gli additivi alimentari (JEFCA) ha rivisto la sicurezza dei glicosidi steviolici nel 2000, nel 2005, nel 2006, nel 2007 e nel 2009 e ha stabilito che lo zucchero prodotto dalla pianta *Stevia reubadiana* non è cancerogena neppure per bambini in fase di crescita; pertanto è ammissibile una dose giornaliera (DGA) pari a 4 mg/kg peso corporeo/die. Inoltre, i dati ne hanno indicato effetti immunostimolanti e attività disinfiammante. [38*)]

Lo zucchero è l'alimento principale delle cellule cancerose

Chi è affetto da un tumore non dovrebbe bere succhi di frutta elaborati e con l'aggiunta di zucchero raffinato o fruttosio e bibite zuccherate, e neppure consumare cibi zuccherati e dolcificati artificiali o sintetici. Evitate quindi gli zuccheri raffinati (da tavola), sciroppo di fruttosio, sciroppo di mais, l'aspartame e tutti gli zuccheri geneticamente modificati.

Evitate gli zuccheri nascosti quali:

il fruttosio, lattosio, saccarosio, maltosio, glucosio e destrosio, questi sono tutte forme di zucchero che si possono trovare sulle etichette dei cibi acquistati.

Utilizzare dolcificanti naturali e altri zuccheri, ma sempre bio-naturali, quali:

ottima qualità di miele biologico, stevia, melassa, nettare di agave e sciroppo d'acero; solo questi contengono antiossidanti in grado di proteggere il corpo dal cancro. Ma comunque bisogna sempre consumarli con moderazione, in quanto contengono la stessa quantità di calorie come qualsiasi altro tipo di dolcificante. Consumate la dose giornaliera raccomandata di frutta e verdura fresca, e ricordate: "Lo zucchero è l'alimento principale del cancro, senza questo nutriente le cellule cancerose sono destinate a morire".

Acqua, Sale e Cancro

Insieme all'indicazione riguardo al consumo alimentare di cui: molto meno carne (è vietata la carne rossa, carne cruda, grassi animali, insaccati e carne di maiale) e più cibo crudo (frutta e verdura fresca), si dovrebbero bere ogni giorno circa da 2 a 4 litri di acqua (tranne nei casi in cui il paziente soffre di malattie renali), con ½ cucchiaino di sale marino o sale rosa dell'Himalaya, è vietato il sale da cucina.

Il giusto sale è necessario per tutte le funzioni del corpo, compresi gli impulsi elettrici, e questo avviene solo con una quantità sufficiente di sale nel corpo. Una carenza di sale crea problemi nel sistema sanguigno. Alcuni medici dicono che non si deve consumare molto sale in caso di alta pressione sanguigna, mentre altri medici affermano che ciò è esattamente il contrario. Certo, i sali trattengono i liquidi in alcune parti del corpo e quindi, se si soffre di alcune patologie necessita non esagerare con il sale.

Frequentemente, il problema non è il sale in se stesso, ma è il tipo di sale. Molto spesso, il comune sale da tavola è composto da un terzo di vetro, un terzo di sabbia e un terzo di sale. Il vetro e la sabbia irritano le arterie causando un sanguinamento. Pertanto, una forma di colesterolo si accumula automaticamente sulle arterie al fine di fermare l'emorragia, in modo che il corpo non dissangui e l'individuo non muoia per emorragia interna.

Questo è il motivo per cui si dice che il colesterolo provoca la pressione alta ed è il motivo per cui si verifica un restringimento delle arterie. Certo, con ciò non escludiamo che la quantità di colesterolo cattivo va tenuto bene sotto controllo, specie se è provocato da cibi troppo grassi.

Molti medici sanno, o almeno dovrebbero sapere, che solo il colesterolo può produrre nuove cellule sane molto velocemente; circa l'87% delle cellule del nostro corpo sono costruite dal colesterolo; nel caso in cui il livello del colesterolo sia troppo basso, il nostro corpo non può produrre nuove cellule.

Glutine/grano

Evita il frumento e i cereali che contengono glutine. Il glutine riduce l'assorbimento dei nutrienti nel tratto digestivo e limita l'accumulo di sostanze tossiche evitandone l'eliminazione. Gli studi hanno dimostrato che il grano, il riso, il mais e altri alimenti, specie quelli Geneticamente Modificati (OGM), sono in grado di sconvolgere il sistema endocrino del corpo e sono stati anche collegati al diabete, all'obesità, alla depressione e alla schizofrenia. Il glutine si trova in alimenti come la pasta, il pane, i cracker, i cereali e altri prodotti a base di cereali come frumento, avena, segale, farro, kamut, cous cous e orzo. Puoi facilmente sostituire gli alimenti che contengono glutine con cereali integrali come il riso integrale, il riso selvatico, il miglio, la quinoa, l'amaranto e il grano saraceno.

Latticini

I prodotti a base di latte vaccino contribuiscono alla formazione di muco e limitano l'accumulo di sostanze tossiche evitandone l'eliminazione. Mentre i neonati hanno tipicamente alte concentrazioni di lattasi, negli adulti la chimica necessaria per l'assorbimento intestinale di lattosio, non avviene. Al giorno d'oggi, la maggioranza dei latticini contengono anche ormoni, pesticidi e diserbanti. I latticini comprendono tutti i tipi di latte di origine animale, formaggi e derivati, gli yogurt, i dolci e i gelati. Nella tua alimentazione quotidiana puoi facilmente sostituire i latticini con delle bevande vegetali e yogurt di soia, riso, etc. Ovviamente all'inizio dovrai abituare il tuo palato ai nuovi sapori, ma la tua salute sicuramente ti ringrazierà.

Alcool, bevande gassate e caffeina

Le bevande alcoliche, la teina e la caffeina sono sostante tossiche per il corpo e tra questa categoria rientrano il caffè, il tè e le bibite gassate. L'alcool e la caffeina, oltre agli zuccheri che generalmente le costituiscono, si legano alle tossine e facilitano il loro assorbimento in profondità nel corpo evitandone l'eliminazione.

Cibi fritti

Anche se appetibili, necessita evitare tutti i cibi fritti in qualsiasi tipo di olio e specie in oli idrogenati, incluso cibi che se sono fritti con la margarina, con il burro o con oli vegetali o grassi animali. La quantità giornaliera raccomandata è di zero grammi. Il punto di fusione dei grassi idrogenati è di circa 42°C, mentre la temperatura del corpo si aggira sui 37,5°C. Ciò significa che questo tipo di grassi possono essere eliminati solo mettendo sotto sforzo eccessivo il corpo e provocando una stato di febbre. Questi grassi non digeriti bloccano successivamente le arterie e le tossine si accumulano nel corpo.

Se proprio non ne vuoi fare a meno, potresti sostituire questi grassi con olio di cocco e olio di avocado, questi oli possono essere cotti ad alte temperature senza l'irrancidimento e contengono sostanze nutrienti per il cervello. Tuttavia, tutti i tipi di oli animali e vegetali riscaldati per friggere, aumentano il rischio di cancro, tra questi vi è incluso pure l'olio di oliva, anche se questo rilascia meno sostanze tossiche. L'olio d'oliva è salutare se solo se consumato freddo.

Alimenti geneticamente trasformati

Evita gli alimenti trasformati, confezionati e geneticamente modificati. Troppo spesso nascondono ingredienti chimici, sale iodato, grassi e zuccheri malsani – e, nel caso degli OGM, pericolose tossine BT.

Secondo l'Organic Consumers Association, 40 per cento di tutte le colture di US sono OGM e 80 per cento degli alimenti trasformati contengono OGM. Colture OGM sono anche utilizzati come mangimi economici e ingrasso per gli animali da allevamento in fabbrica, che spesso vengono iniettati con ormoni geneticamente.

In realtà molti degli alimenti che consumiamo ogni giorno fanno parte di questa categoria, ovvero sono Organismi Geneticamente Modificati.

Alcuni dei più comuni alimenti geneticamente modificati, sono: Grano. Soia. Zucchine verdi e gialle. Erba medica. Colza (olio industriale). Barbabietola da Zucchero. Latte. Olio di oliva. Cereali.

Additivi chimici pericolosi che vengono aggiunti a molti alimenti, sono:

Eritrosina (E127): colorante molto usato nell'industria dolciaria per dare all'alimento un colorito rossastro. Vietata in alcuni Paesi, sembra interferire con l'attività tiroidea

Acido benzoico e derivati (da E210 a E219): contenuti nella frutta conservata e nelle bevande alcoliche; a causa del loro potenziale effetto tossico sono proibiti in alcuni Paesi

Derivati dell'anidride solforosa (E220 a E228): usati soprattutto nelle bevande, in particolare in quelle alcoliche, ad alte dosi o nei soggetti ipersensibili hanno effetto tossico, sono irritanti e possono causare forti mal di testa

Esametilentetramina (E239): utilizzata in alcuni formaggi, provoca problemi gastrointestinali

E249 E250 o Nitriti: contenuti soprattutto nei salumi e nelle carni conservate (ma non solo) hanno un potenziale effetto cancerogeno

Derivati dell'acido fosforico (da E338 a E343): vengono impiegati come correttori di acidità ma sottraggono calcio all'organismo e possono favorire la comparsa dell'osteoporosi

Polifosfati (E452): contenuti nelle carni e nei formaggi, sottraggono calcio all'organismo e possono favorire la comparsa dell'osteoporosi

Glutammato di sodio (E621): Contenuto in molti insaccati, condimenti e dadi per brodo (è un esaltatore di sapidità). Il glutammato monosodico contiene circa un terzo del sodio presente nel sale da tavola e viene utilizzato in quantità minori. In ogni caso chi segue una dieta iposodica dovrebbe ridurre il consumo di alimenti trasformati che lo contengono. Le ipotesi sulla sua tossicità sorte in passato non sono mai state confermate.

In Italia, gli alimenti a più alto rischio di additivi chimici sono: formaggi, carni conservate, dolciumi, bevande zuccherate e alcolici.

Coldiretti – la blacklist dei cibi contaminati contenenti residui chimici, micotossine, additivi e coloranti al di fuori dalle norme di Legge (analisi 2015 condotte dall'Agenzia Europea per la Sicurezza Alimentare - EFSA):
▪ Pomodori e Broccoli dalla Cina.

- Peperoncino della Thailandia.
- Piselli del Kenia.
- Prezzemolo del Vietnam.
- Basilico dall'India.
- Melagrane, fragole e arance dall'Egitto.
- Meloni e cocomeri dalla Repubblica Dominicana.
- Frutta varia dal Sudamerica.
- Menta, arance, clementine, fragole, cetrioli, zucchine, aglio, olio di oliva e pomodori del Marocco.

E' quindi di vitale importanza cercare di mangiare il più possibile cibi biologici, genuini e freschi. Necessita dunque cucinare da zero i propri alimenti, in modo da sapere quello che stai mangiando.

La disintossicazione preventiva è uno stile di vita

Un ottimo modo di iniziare, è quello di sostenere il tuo corpo con una dieta equilibrata e purificante, priva di alimenti che creano tossicità al tuo corpo, al fine di evitare un accumulo di tossine. Ma ricordati – proprio come non c'è un modo infallibile per ridurre il tuo corpo all'esposizione di sostanze chimiche tossiche, non esiste neanche "il miracolo della dieta disintossicante". La disintossicazione preventiva è un modo di vivere! Anche se all'inizio potresti incontrare delle difficoltà ad eliminare tutti gli alimenti sopraccitati, fai dei piccoli cambiamenti positivi in situazioni che puoi controllare, come bere molta acqua, fare esercizio fisico, prenderti cura della tua pelle e mangiare in modo sano; questi sono fattori importanti per mantenere il tuo corpo in perfetta salute.
39*)

I DIRITTI DEL MALATO, IN SINTESI

Le necessità di cura e assistenza del malato di cancro non si esauriscono con i trattamenti terapeutici di vitale importanza. La condizione di fragilità determinata dalla malattia comporta particolari esigenze di tipo sociale ed economico, ed è per questo che l'ordinamento prevede tutele giuridiche e benefici economici che consentono al malato e alla sua famiglia di continuare a vivere dignitosamente, nonostante la malattia e le terapie.

Essere consapevoli dei propri diritti

Il malato ha il diritto di ricevere informazioni esatte, chiare e comprensibili sul proprio stato di salute, il tipo di malattia diagnosticata, gli accertamenti ed esami richiesti; le opzioni terapeutiche con relativi pro e contro; gli effetti collaterali della malattia e dei trattamenti e indicazioni sul modo in cui affrontarli.

È importante che il malato ed i suoi familiari ricevano indicazioni ben precise su: come ottenere un sostegno socio-assistenziale, se necessario, psicologico; sulla possibilità di scegliere terapie non convenzionali; sugli strumenti di tutela del proprio posto di lavoro secolare e di conciliazione dei tempi di cura con le giornate in cui poter lavorare; sulla preservazione della fertilità.

In ospedale

Se durante il ricovero si ritiene opportuno un consulto medico esterno alla struttura, il malato ha il diritto di ottenere una relazione medica dettagliata sulla sua situazione clinica, diagnostica e terapeutica. La cartella clinica può essere visionata dal malato e anche dal suo medico di famiglia durante il ricovero. Se il malato o la persona da lui delegata ne richiedono la copia integrale, questa deve essere consegnata entro 30 giorni dalla richiesta, ovvero immediatamente in caso d'urgenza documentata.

Esenzione dal ticket

Il malato di cancro ha diritto all'esenzione dal pagamento del ticket per farmaci, visite ed esami appropriati per la cura del tumore da cui è affetto e delle eventuali complicanze, per la riabilitazione e per la prevenzione degli ulteriori aggravamenti. Il riconoscimento di un'invalidità civile del 100% dà diritto all'esenzione totale dal pagamento dei ticket per farmaci e visite per qualsiasi patologia.

Prescrizione gratuita di protesi

Il Servizio Sanitario Nazionale fornisce gratuitamente ausili, ortesi e protesi alle persone con invalidità superiore al 33%, alle donne mastectomizzate, agli amputati d'arto, agli stomizzati, ai laringectomizzati, anche se in attesa del riconoscimento di invalidità.

Il sistema assistenziale

I malati di cancro, a seconda del tipo di invalidità riconosciuta, hanno diritto alle seguenti prestazioni:
▪ Pensione di inabilità.
▪ Assegno di invalidità.
▪ Indennità di accompagnamento.
▪ Indennità di frequenza.
La domanda per l'ottenimento di qualunque beneficio assistenziale deve essere presentata all'INPS esclusivamente per via telematica.
Per farlo è necessario munirsi di un codice PIN che si richiede:
▪ Attraverso il sito INPS seguendo le istruzioni per la registrazione.
▪ Attraverso il numero verde INPS 803164.
Oppure essere in possesso di una Carta Nazionale dei Servizi (CNS).
La procedura per la presentazione della domanda per L'accertamento dello stato di Invalidità e di Handicap si articola in due fasi:
1) Certificato medico digitale rilasciato da un medico certificatore accreditato, in possesso di apposito PIN, il quale compila online sul sito INPS la certificazione

medica richiesta.

2) Compilazione della domanda.

Pensione di inabilità e assegno di invalidità civile

Lo Stato assiste i malati oncologici che si trovino in determinate condizioni economiche e di gravità della malattia attraverso il riconoscimento dell'invalidità civile, nelle seguenti percentuali:

▪ 11%, 70% e 100%. Se il grado di invalidità civile è compreso tra il 74% ed il 99% ovvero è pari al 100% il malato ha diritto a determinati benefici socio-economici (assegno di invalidità o pensione di inabilità).

Indennità di accompagnamento

Se a causa della malattia è stata riconosciuta un'invalidità totale e permanente del 100%, e il malato ha problemi di deambulazione o non è autonomo nello svolgimento delle normali attività della vita quotidiana, è possibile richiedere anche il riconoscimento dell'indennità di accompagnamento. L'indennità di accompagnamento è compatibile con lo svolgimento di un'attività lavorativa.

Indennità di frequenza

L'indennità di frequenza è riconosciuta ai minori affetti da patologie tumorali che siano iscritti o frequentino scuole di ogni ordine e grado (compresi gli asili nido), centri terapeutici, di riabilitazione, di formazione o di addestramento professionale; questa non è compatibile con l'indennità di accompagnamento o con qualunque forma di ricovero. In pratica, possono richiederne il riconoscimento i minori le cui condizioni siano meno gravi di quelle che danno diritto all'indennità di accompagnamento.

Lavoro e diritti - Collocamento obbligatorio per persone disabili

Se la persona che ha ricevuto la diagnosi di tumore non ha ancora un lavoro, l'accertamento della disabilità da parte della Commissione Medica della ASL è utile ai fini di una futura assunzione. Vige, infatti, l'obbligo per le imprese e gli enti pubblici di assumere un determinato numero (proporzionale alle dimensioni dell'impresa o ente) di persone con invalidità superiore al 46% e fino al 100% iscritte nelle liste speciali del collocamento obbligatorio.

Scelta della sede di lavoro e trasferimento

Il lavoratore del settore pubblico o privato cui sia stato riconosciuto lo stato di handicap "grave" ha diritto di essere trasferito alla sede di lavoro più vicina possibile al proprio domicilio e non può essere trasferito senza il suo consenso. Analogo diritto è riconosciuto al familiare che lo assiste.

Contributi per l'acquisto di parrucche

Alcune Regioni d'Italia, assegnano alle aziende sanitarie (ospedali) contributi per l'acquisto di parrucche a favore delle persone colpite da alopecia in seguito a interventi sanitari e chemioterapici correlati e conseguenti anche a specifiche patologie oncologiche. La contribuzione per ogni singolo paziente che ne fa richiesta è fino ad un massimo di 300 euro.

"Le parrucche – si legge nel provvedimento regionale - rivestono un ruolo molto significativo per le persone colpite da determinate patologie e sono ausili importantissimi nelle fasi di recupero, per consentire un miglioramento della qualità della vita.

Infatti, le donne colpite da tumore e sottoposte a chemioterapia, tra i tanti disagi ne subiscono anche uno di natura psicologica dettato dalla perdita di capelli. E quasi tutte ricorrono ad una parrucca in attesa della fine delle cure e della ricrescita della capigliatura".

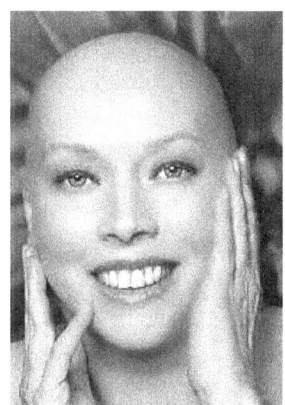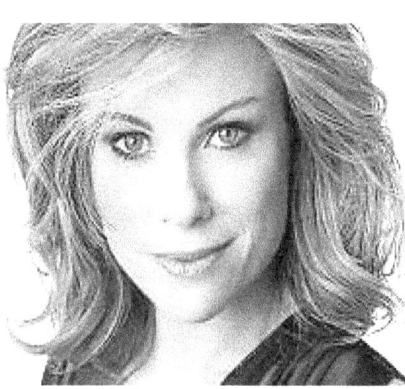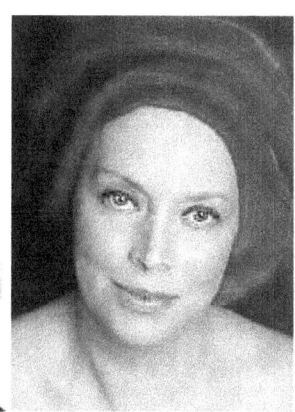

Diverse Regioni hanno riconosciuto questo passaggio come un aspetto necessario alla cura stessa della malattia, comprendendo chiaramente che l'effetto psicologico è una componente essenziale della terapia. Per accedere al contributo previsto le persone interessate devono presentare, alla sede del distretto di appartenenza, la seguente documentazione:
• Domanda da compilare su un modulo reperibile presso la direzione del distretto oppure scaricabile da internet (scarica il modulo:
http://www.usl8.toscana.it/images/stories/modulistica/0138.pdf)
• Documentazione della spesa sostenuta per l'acquisto della parrucca (fattura od altro documento contabile).
• Certificazione rilasciata dalla struttura pubblica o privata ospedaliera convenzionata, presso la quale è stato effettuato o è in corso il trattamento chemioterapico, che attesti l'insorgenza di alopecia.

Attualmente solo 8 regioni stanziano fondi a parziale o totale contributo per l'acquisto della parrucca: Toscana, Piemonte, Lombardia, Liguria, Basilicata, Marche. Trentino Alto-Adige e Lazio.

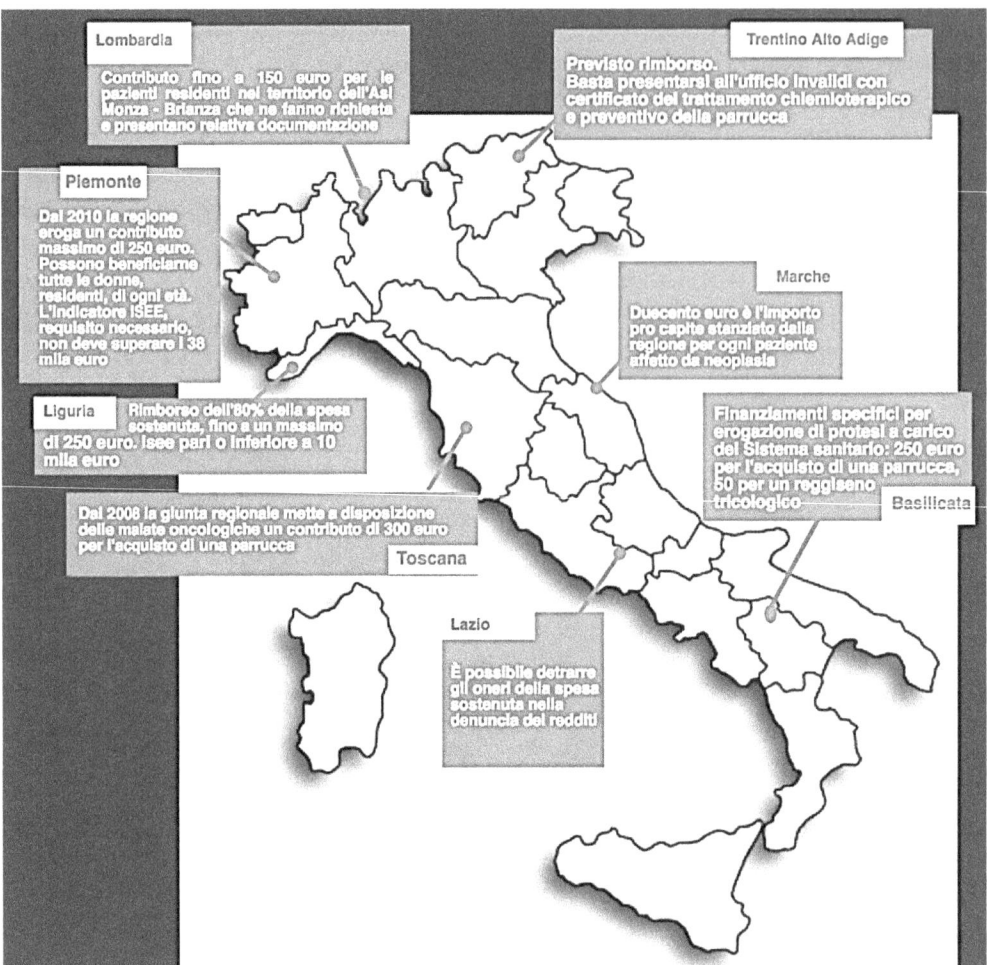

Lombardia
Contributo fino a 150 euro per le pazienti residenti nel territorio dell'Asl Monza - Brianza che ne fanno richiesta e presentano relativa documentazione

Trentino Alto Adige
Previsto rimborso.
Basta presentarsi all'ufficio invalidi con certificato del trattamento chiemioterapico e preventivo della parrucca

Piemonte
Dal 2010 la regione eroga un contributo massimo di 250 euro. Possono beneficiarne tutte le donne, residenti, di ogni età. L'indicatore ISEE, requisito necessario, non deve superare i 38 mila euro

Marche
Duecento euro è l'importo pro capite stanziato dalla regione per ogni paziente affetto da neoplasia

Liguria Rimborso dell'80% della spesa sostenuta, fino a un massimo di 250 euro. Isee pari o inferiore a 10 mila euro

Finanziamenti specifici per erogazione di protesi a carico del Sistema sanitario: 250 euro per l'acquisto di una parrucca, 50 per un reggiseno tricologico
Basilicata

Dal 2008 la giunta regionale mette a disposizione delle malate oncologiche un contributo di 300 euro per l'acquisto di una parrucca
Toscana

Lazio
È possibile detrarre gli oneri della spesa sostenuta nella denuncia dei redditi

Inoltre, il Consiglio Direttivo della Associazione AVO (Associazione Volontari Ospedalieri), volendo sostenere i malati del Reparto di Oncologia dell'Ospedale San Donato di Arezzo, ha avviato il progetto di un "Fondo di Solidarietà".

Il fondo è destinato all'acquisto di beni e servizi per il confort dei pazienti durante le sedute di chemioterapia, nonché per dare un contributo, sino ad un massimo di euro 100,00 per ciascuna richiesta, ad integrazione della quota a carico della struttura pubblica per l'acquisto di parrucche.

Mansioni lavorative

Il lavoratore disabile ha il diritto di essere assegnato a mansioni adeguate alla sua capacità lavorativa. Se le sue condizioni di salute si aggravano con conseguente riduzione o modifica della capacità di lavoro, egli/ella ha il diritto di essere assegnato a mansioni equivalenti o anche inferiori, purché compatibili con le sue condizioni, mantenendo in ogni caso il trattamento corrispondente alle mansioni di provenienza.

Lavoro notturno

Il lavoratore malato di cancro può chiedere di non essere assegnato a turni di notte presentando al datore di lavoro un certificato attestante la sua inidoneità a tali mansioni. Il lavoratore già addetto a un turno notturno che diventi inidoneo a tali mansioni per il peggioramento delle sue condizioni di salute ha il diritto di chiedere, e ottenere, di essere assegnato a mansioni equivalenti in orario diurno, purché esistenti e disponibili.

Rapporto di lavoro a tempo parziale

Il malato di cancro che desideri continuare a lavorare dopo la diagnosi e durante i trattamenti può usufruire di forme di flessibilità per conciliare i tempi di cura con il lavoro come ad esempio il tempo parziale. Analogo diritto è riconosciuto, in forma attenuata, ai familiari lavoratori.

Telelavoro

Se il lavoratore malato di cancro desidera continuare a lavorare durante le terapie, ma senza recarsi in ufficio, può chiedere di lavorare da casa. La richiesta di telelavoro, se accolta dal datore, deve essere formalizzato in un accordo scritto nel quale devono essere riportati le attività da espletare e le modalità di svolgimento, le mansioni, gli strumenti di telelavoro, i rientri periodici in ufficio e le riunioni cui presenziare, l'eventuale termine della modalità di telelavoro e la relativa reversibilità con il rientro in ufficio su richiesta del datore di lavoro o del dipendente.

Indennità di malattia

Il lavoratore che non sia in grado di espletare le sue mansioni a causa della malattia e delle sue conseguenze ha diritto di assentarsi per il periodo necessario per le cure e terapie fino alla guarigione, di conservare il posto di lavoro (per un periodo di tempo) e di percepire un'indennità commisurata alla retribuzione.

Fasce di reperibilità

Poiché lo stato di malattia giustifica l'assenza dal lavoro e il diritto a percepire l'indennità di malattia, il lavoratore ammalato ha l'obbligo di rendersi reperibile al domicilio comunicato nel caso in cui il datore di lavoro o l'INPS richiedano eventuali visite fiscali da parte dei medici dell'INPS o dell'ASL. Le fasce di reperibilità per la visita fiscale sono le seguenti:
▪ Dipendenti pubblici: dalle 9.00 alle 13.00 e dalle 15.00 alle 18.00 di tutti i giorni, inclusi domenica e festivi.
▪ Dipendenti privati: dalle 10.00 alle 12.00 e dalle 17.00 alle 19.00 di tutti i giorni, inclusi domenica e festivi.

E' bene sapere che i lavoratori dipendenti sia pubblici che privati sono espressamente esclusi dall'obbligo di reperibilità qualora l'assenza sia riconducibile a patologie gravi che richiedono terapie salvavita o a stati patologici sottesi o connessi alla situazione di invalidità riconosciuta (superiore o pari al 67%).

Periodo di comporto

Oltre alla retribuzione o all'indennità di malattia, il lavoratore malato ha diritto a conservare il posto per un determinato periodo stabilito dalla Legge, dagli usi e dal contratto collettivo o individuale, nel caso siano più favorevoli. Il lasso di tempo durante il quale vige il divieto di licenziamento è detto periodo di comporto e ha durata variabile in relazione alla qualifica e all'anzianità di servizio.

Aspettativa non retribuita

I Contratti Collettivi Nazionali di Lavoro spesso prevedono la possibilità di conservare il posto anche nei casi in cui l'assenza per malattia determini il superamento del periodo di comporto. Ciò consente al lavoratore di usufruire di un periodo di aspettativa non retribuita per motivi di salute e di cura.

Assenza per terapia salvavita

Alcuni CCNL del pubblico impiego e, in misura minore, del settore privato prevedono per le patologie oncologiche e per quelle gravi che richiedono terapie salvavita che i giorni di ricovero ospedaliero o di trattamento in day hospital, come anche i giorni di assenza per sottoporsi alle cure siano esclusi dal computo dei giorni di assenza per malattia normalmente previsti e siano retribuiti interamente.

Permessi e congedi lavorativi

I permessi e i congedi dal lavoro di cui possono usufruire i lavoratori riconosciuti invalidi o con handicap grave e i familiari che li assistono sono regolamentati da norme specifiche. In particolare sono previsti:
- Permessi lavorativi.
- Permessi lavorativi per eventi e cause particolari.
- Congedo per cure agli invalidi.
- Congedo straordinario biennale retribuito.
- Congedo biennale non retribuito per gravi motivi familiari.

Lavoratori autonomi e liberi professionisti

I lavoratori autonomi iscritti alla gestione separata INPS ed i liberi professionisti iscritti alle rispettive casse previdenziali, se costretti a sospendere anche solo temporaneamente l'attività lavorativa a causa della patologia e delle terapie oncologiche, hanno diritto a forme diverse di assistenza economica.

Pensionamento anticipato

Il malato con invalidità civile riconosciuta superiore al 74% ha diritto al beneficio di 2 mesi di contribuzione figurativa, utile ai fini pensionistici, per ogni anno di servizio effettivamente prestato come invalido.

Il sistema previdenziale

A seconda del tipo di infermità invalidante riconosciuta, il malato di cancro assicurato presso l'INPS ha diritto alle seguenti prestazioni:
▪ Assegno ordinario di invalidità.
▪ Pensione di inabilità.
▪ Assegno mensile per l'assistenza personale e continuativa ai pensionati per inabilità.

Ulteriori benefici e tutele: amministratore di sostegno e procura notarile

Se il malato non è in grado, anche solo temporaneamente, di curare i propri interessi (gestione del conto corrente bancario o postale, vendita o acquisto di immobili, ecc.), può avvalersi di appositi strumenti giuridici, tra cui la procura notarile e la nomina di un amministratore di sostegno.

Contrassegno di libera circolazione e di sosta

Il Comune di residenza riconosce al malato di cancro in terapia il diritto ad ottenere il contrassegno di libera circolazione e sosta. Il contrassegno di libera circolazione e sosta è nominativo e può essere utilizzato solo quando l'auto è al servizio del malato intestatario del permesso.

Le agevolazioni fiscali

La legge riconosce al malato di cancro specifiche agevolazioni fiscali, oltre alla detrazione delle spese mediche in misura del 19% e alla deduzione dei contributi previdenziali versati per colf/badanti (con un tetto massimo annuale) accessibili a tutti i contribuenti. Nella maggior parte dei casi, può usufruire delle agevolazioni fiscali non solo il malato, ma, in alternativa, anche il familiare cui sia fiscalmente a carico.

AIMaC ha pubblicato un libretto dal titolo I diritti del malato di cancro, che spiega come orientarsi ed avviare le pratiche necessarie per il riconoscimento dei propri diritti. Il libretto può essere scaricato in PDF:
https://www.aimac.it/scarica-libretto.php?id=11&file=11_Diritti
o consultato online: https://www.aimac.it/libretti-tumore/diritti-malato-cancro, oppure può essere richiesto in formato cartaceo alla segreteria AIMaC (numero verde 840 503579).
40*)

Negli articoli iniziali di questo libro è stato scritto molto sulle cause che provocano il cancro e delle tecniche esistenti nell'intento di debellarlo tramite i protocolli medici sanitari e chemioterapici che sono attuati giornalmente nei reparti di oncologia degli ospedali. Nella parte finale di quest'opera letteraria, l'Autore ha proposto una direzione diversa ma parallattica per quanto riguarda i vari metodi di trattamento oncologico integrativo e supplementare usati dal mondo medico in generale.

Forse, alcuni medici e molti pazienti non sanno o non sapevano che esistono efficaci metodi di cure oncologiche oltre a quella allopatica, cioè, al di fuori di quel sistema di cura ospedaliera che sfrutta l'azione dei principi contrari a quelli che hanno provocato la malattia. Questa ulteriore metodica si chiama: "Medicina oncologica integrata, alternativa o supplementare".

In altre parole, quando si ha un tumore, di qualsiasi tipo e di qualsiasi entità o gravità esso sia, non significa automaticamente che il paziente, non avendo altre scelte, possa e debba per forza rivolgersi solo presso una struttura oncologica specializzata e preferirla solo perché questa è stata totalmente riconosciuta dal Servizio Sanitario Nazionale Italiano (SSN) o dall'Organizzazione Mondiale della Sanità (OMS).

Con ciò si intende dire che, un efficace metodo di cura può avere risultati anche maggiori, più veloci, più efficienti e più garantiti se entrambi i 2 trattamenti esistenti:
1) Quello ospedaliero che usa le varie e migliori forme di sistemi di cura allopatica e ablativa, quali: chemioterapia, radioterapia, ecc, si associ con
2) la Medicina oncologica integrata, alternativa o supplementare, che ha dimostrato d'essere tra le più efficaci forme di sistemi di cura oncologica complementare.

Con questa alleanza terapeutica, si aggiungono al protocollo sanitario ufficiale quei supplenti para-farmacopei che non sono del tutto brevettabili come farmaci, ma, considerato la loro rilevante efficacia, sono stati inquadrati ufficiosamente come integratori alimentari.

Tra questi vi sono alcuni composti terapeutici che vengono severamente criticati da diversi medici del mondo oncologico e definiti parzialmente vietati dall'SSN, ma in parte favoriti dall'OMS. Tuttavia, queste due forme di cura (ospedaliera e complementare) dovrebbero e potrebbero benissimo, in maniera equidistanti, cooperare in armonia come due binari paralleli a favore del paziente. Difatti, molti medici già ne fanno ben uso, pur se ciò avviene in completa segretezza nell'operato della professione medica specialistica.

Il concetto strategico di questa alleante cooperazione ha un altro interessante vantaggio: Non eliminando dagli ospedali le cure con i protocolli sanitari chemioterapici, non crollerebbero alle ditte farmaceutiche inter-nazionali, alle strutture oncologiche, alle ricerche e alle farmacie quegli introiti miliardari che ottengono attualmente mantenendo il monopolio sui metodi resi obbligatori per

Legge, mentre aumenterebbero le guarigioni di tutti quei pazienti affetti dal cancro, e ciò non è una cosa di poco conto.

Come i pazienti possono approfittare dei medici e delle strutture ospedaliere

Certo è che, solo a scopo diagnostico, per verificare tramite accurati controlli al fine di conoscere l'entità, lo stadio del tumore, le anamnesi che includono tutti i dati riguardanti i fattori fisiologici e patologici personali del paziente, può essere una comodità usufruire delle apparecchiature mediche all'avanguardia e degli esperti sanitari in tecniche e metodi di diagnosi che sono presenti in questi centri ospedalieri.

Con questo intendiamo dire che un paziente affetto da cancro, può tranquillamente approfittare di queste moderne agevolazioni che definiscono un giudizio medico alquanto esatto su ciò che consiste la malattia, ma senza dover obbligatoriamente sottostare alle cure proposte dai medici e oncologi, che in linea di massima fanno solo e fin troppo spesso riferimento ad una serie di pesantissime chemioterapie che sono già sistematicamente predisposte, in base al tipo di cancro, in protocolli sanitari.

Naturalmente, nessuno vuole contrastare il fatto che la terapia chemioterapica ha lo scopo di migliorare le condizioni cliniche del paziente, cercando di allungarne la speranza di vita e di ridurre i sintomi causati dal tumore. Tuttavia, anche per i migliori ospedali oncologici del pianeta, la scomparsa completa della malattia è un obiettivo non sempre facile da raggiungere, soprattutto negli adulti e per quelli che hanno già un'avanzata metastasi in corso.

Se si pensa che statisticamente la percentuale di guarigione non supera il 50% e che tra questa percentuale vi è il 30% che riguarda la guarigione attraverso la chirurgia, non resta che concludere che un ristabilimento di salute avvenuto tramite il trattamento con la chemioterapia è rimasto ancor oggi, come alcuni decenni fa, ad un misero 20% o meno. Per di più, in questi 20% sono inclusi quei pazienti che, di fianco alla chemioterapia sono stati assistiti da medici non ospedalieri, che gli hanno somministrato farmaci alternativi e supplementari, come ad esempio: omeopatici, olistici e altri.

Francamente, i media mondiali o chi per essi, hanno sempre cercato di banalizzare o nascondere quella informazione statistica e veritiera, che molti oncologi ben conoscono, e che afferma: "Ancora oggi, alla fine del secondo decennio del terzo millennio, più del 50% dei malati di cancro muore dopo aver avuto, anche nei migliori ospedali di oncologia, il trattamento con chemioterapici". Ciò significa che negli ospedali, oltre la metà dei pazienti effetti da cancro, non muore per colpa del tumore, ma per causa provocata dai potenti farmaci chimici e velenosi di cui è composta la chemio e in essi iniettati.

La medicina alternativa non è contro la medicina ospedaliera

Non si discute sul fatto che la medicina tradizionale ufficiale metta in evidenza l'importanza dei fattori patogeni (batteri, virus, funghi, agenti ambientali, alimentazione, fattori ereditari, ecc) come causa di malattia (eziologia). Ma non bisognerebbe neppure dubitare sul fatto che anche la medicina alternativa e supplementare sostiene che l'insorgenza di un tumore e la diminuita resistenza dell'organismo nel debellarlo è causata dalle cattive abitudini, dagli alimenti contaminati e dallo stress (paura, tensioni emotive, ecc.) sia fisico che psichico, e che ciò predispone il soggetto alla malattia.

Contrariamente alla medicina ospedaliera, i medici che trattano i loro pazienti con la medicina alternativa, la malattia, oltre ad un fattore in parte ereditario, è vista da un lato come: "uno squilibrio tra fattori sociali, personali e a volte anche economici", e dall'altro lato: "per cause biologiche". Insieme ai fattori-causa del logorio psicofisico, si annoverano gli agenti tossici, chimici, radioattivi e velenosi presenti nell'aria, nel cibo e nell'acqua inquinata, i residui di farmaci chimici e sintetici, l'eccesso di alcolici, di grassi alimentari, la carenza di esercizio fisico e di mancati sufficienti periodi di riposo.

Come metodo di prevenzione dalle patologie, essendo l'organismo stesso ciò che mangia e beve, la medicina alternativa e supplementare sostiene la necessità di stabilire e mantenere un sano equilibrio tra l'individuo e l'ambiente di cui si nutre e respira. Queste sono solo alcune delle informazioni di vitale importanza per il paziente, ma che negli ambienti ospedalieri sono esenti e non sono riferiti ai malati, tantomeno a quelli di cui prognosi clinica è ormai terminale.

Ma che cos'è la chemio e quanto è pericolosa per il paziente?

In medicina, la chemioterapia è il termine che indica genericamente il trattamento delle malattie mediante la somministrazione di composti chimici, presenti in natura o sintetizzati in laboratorio tramite processi industriali. Possiamo affermare comunque, che la cosiddetta: "chemio presente in natura" in realtà non ha veramente nulla a vedere con la bio-natura. In verità, l'intera sostanza è un elemento del tutto chimico e sintetico che viene creato e composto artificialmente e totalmente in laboratorio. Comunemente, il termine viene utilizzato con particolare riferimento alla terapia farmacologica del cancro; in tal senso, si contrappone alla radioterapia.

I farmaci chemioterapici sono formati da diversi gruppi, eccone alcuni:
- Composti alchilanti.
- Antimetaboliti.
- Analoghi della purina.
- Analoghi della pirimidina.
- Comprendenti la 6-mercaptopurina, la 2-amino-6-mercaptopurina e il 5-fluoruracile.
- Antibiotici citotossici come la Mitomicina.

Iniettati in un paziente affetto da una qualsiasi tumore, simili farmaci possono fare uno delle seguenti tre cose: sanare il malato, provocarne un peggioramento della patologia con il sorgere e/o progredire di una metastasi, oppure, nei casi estremi, uccidere il paziente. Per evitare ciò, necessita quindi integrare nel protocollo sanitario ospedaliero i giusti rimedi naturali.

Certo, le terapie complementari non dovrebbero mai e per nessun motivo sostituire le terapie mediche convenzionali e non dovrebbero mai diventare una scusa per rinviare o per annullare l'appuntamento con un medico o oncologo.

Si è vero, molti risultati hanno confermato che alcuni farmaci naturali, trattamenti supplementari, complementari e integratori alimentari hanno interferito al meglio con le terapie chemioterapiche antitumorali.

Attenzione però, se questi elementi biodinamici e biocompatibili che sono soggiunti e aggregati alla chemioterapia non vengono assunti secondo le giuste predisposizioni, potrebbe rendersi inefficaci e pure controproducenti agli effetti propri desiderati, ma anche ai farmaci chemioterapici. Ad esempio: Una dose errata (troppo alta o troppo bassa) produrrebbe un effetto nullo, contrario a quello voluto o perfino dannoso se si sbaglia la preparazione o l'assunzione, questo vale pure per una o più delle particolari acque alcaline adatte a regolare l'esatto valore pH del corpo, a disintossicarlo interamente dai veleni tossici che si trovano nelle parti più remoti degli organi e tessuti, e affinché fungano da potentissimo killer di cellule tumorali.

Anche altri determinati farmaci antitumorali come dosi massicce di vitamine (ad esempio di vitamina C), possono diminuire l'efficacia e potrebbero interferire sia con la chemioterapia e sia con la radioterapia.

Ecco ciò che accade spesso nei reparti di oncologia degli ospedali

Un oncologo, primario dell'ospedale Eudokia di Rotterdam (Olanda), mentre stava iniettando una dose di chemioterapici ad una giovane paziente 37enne, affetta da un tumore alla mammella, disse ad alta voce: «A questa paziente le abbiamo diagnosticato un tumore in stato iniziale. Le abbiamo somministrato subito una serie di composti chemioterapici, ma non è servito a nulla. Nonostante il suo esagerato indebolimento fisico le abbiamo asportato anche un seno. Subito dopo è comparsa un'incalcolabile metastasi lungo il vicino sistema linfatico. Tra una lunga serie di radioterapie, immunoterapia e quant'altro, da un po' di tempo le stiamo nuovamente iniettando un'infinita quantità di sostanze chimiche chemioterapiche, ma senza sapere se avranno un effetto positivo, purtroppo, senz'altro le distruggeranno quel poco che le è rimasto del sistema immunitario che la mantiene ancora in vita. E' un bel po' che ha perso tutti i capelli, ha perso l'appetito, non va più do corpo e chissà quanto ha dovuto vomitare e soffrire per divenire così spaventosamente magra. La riproduzione del processo tumorale delle sue cellule cancerose, a distanza dal luogo di insorgenza, è ancora presente. Adesso respira solo con l'aiuto di una bombola d'ossigeno. Nelle sue vene le stiamo ulteriormente inserendo un liquido ancor più tossico, così micidialmente velenoso che è paragonabile al carburante usato nei pesanti serbatoi dei carri armati militari… No, noi medici e oncologi, oltre a questa esorbitante sostanza chimica ed eccessivamente tossica che nello stesso tempo è pure cancerosa, non abbiamo altro a disposizione, gli ospedali non hanno altri tipi di farmaci per tentare di debellare il cancro».

Questa paziente morì 2 anni e mezzo dopo che le fu constatato il tumore.

Ciò che è appena stato raccontato è veramente accaduto, ed è solo uno dei tanti e troppi tristi avvenimenti che succedono giornalmente negli ospedali di tutto il mondo. Questo fa capire che a tutt'oggi, l'oncologia medica tradizionale non può dare nessuna certezza di guarigione perché ha poco e nulla a disposizione contro questa patologia mortale. E' una realtà che nella medicina oncologica ospedaliera vale il detto: "Se il sistema immunitario del paziente non è abbastanza forte e resistente contro i veleni chemioterapici, allora è destinato a morire".

Ancor oggi, l'oncologia tradizionale vive solo di esperimenti e di speranza. Le cavie di questi esperimenti sono spesso in pazienti stessi, sottoposti pure a loro insaputa. Attualmente i ricercatori medico-scientifici sperano nella Terapia Genica (un metodo che consiste nell'introdurre nelle vene del paziente uno o più geni in cellule somatiche (cellule del corpo non riproduttive), ma nel frattempo anche questi esperimenti hanno dato zero risultati e stanno provocando innumerevoli vittime umane. I pericoli mortali insiti in questa ennesima nuova tecnica sperimentale, hanno reso necessario una cauta valutazione dei soggetti da trattare e una precisa regolamentazione giuridica e bioetica della materia.

Il cancro si può combatte solo con un esercito di farmaci, armato fino ai denti

L'obiettivo di questo libro è di unire tutte le forze ed energie medico-intellettuali oggi esistenti in una cooperazione simultanea per guarire definitivamente chi è affetto da un tumore. Questo sarebbe ben possibile solo se si escluderebbero i complessi politici commerciali monopolistici che sono collegati agli interessi di introiti finanziari pretesi dalle multinazionali farmaceutiche che sono collegati alla salute pubblica.

L'eliminazione definitiva di un qualsiasi tipo di tumore si può ottenere solo se il paziente viene curato con un trattamento a 360 gradi con i seguenti farmaci, preparati terapeutici, rimedi psico-fisici e abitudini alimentari.

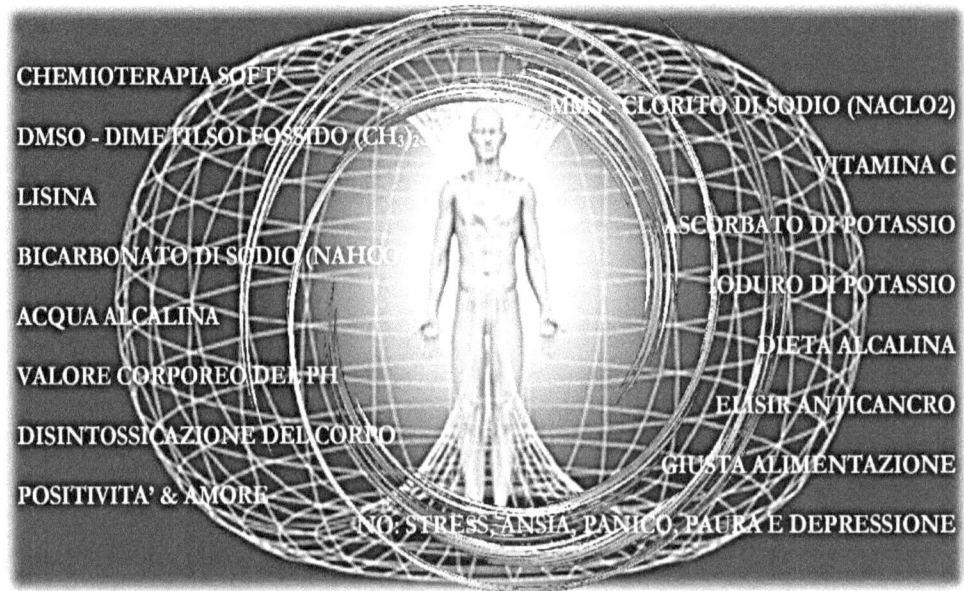

RINGRAZIAMENTI

L'Autore ringrazia vivamente la disponibilità ottenuta da Autori, Editori, Storici, Politici, Economi, Parlamentari, e altri nella ricerca, supporto e gentile concessione della delibera ricevuta sui diritti letterari e iconografici conseguiti a libero uso attraverso basilari edizioni, pubblicazioni, articoli di studio, stampe, opuscoli, cataloghi d'informazione e materiale didattico specialistico riguardanti il delicato filo conduttore quale linea ideale che costituisce l'elemento di coerenza del particolare ragionamento racchiuso nella presente opera dal tema: "CANCRO? GUARISCE MA SOLO COSI'".

Questa cooperazione di supporto razionale ha portato a sublimare l'obiettivo dell'Autore, pervenendo a risultati di notevole efficacia a favore del comune interesse pubblico riguardo alla professione del mondo alberghiero. Si ringrazia in particolare la gentile disponibilità per la realizzazione, progettazione, grafica ottenuta dalla società editrice e l'Editore che ha curato con responsabilità il settore dell'attività narrativa, i punti di vista e la saggistica del contenuto in questa pubblicazione. L'Autore si dichiara pienamente disponibile e in particolare verso gli aventi diritto, a qualsiasi titolo, per gli articoli e le opere letterarie descritte e riportate, ma non potuti in precedenza e in nessun modo possibile e ripetutamente trovarne e reperirne gli Editori, Autori e chi in possesso dei diritti riservati.

Augurandoci di non aver commesso errori di attribuzione e di non aver omesso, contro la nostra volontà, qualche indicazione di fonte, l'Autore ha elencato nei paragrafi e qui di seguito tutti coloro che, direttamente e indirettamente, hanno contribuito o concesso la propria collaborazione, e a buon rendere li ringrazia nuovamente.

NOTA INFORMATIVA & COPYRIGHT

n. 633/41.

Legge n. 2/08 Art. 2 concetto del "fair use" finalità educative senza fini di lucro: l'Art. 10 della Convenzione di Berna, dispone la libertà d'uso equo di testi nei limiti giustificati per le seguenti finalità: diritto di citazione, di riassunto e riproduzione di brani o di parti d'opera per scopi di critica, di informazione, di recensione, di discussione, di insegnamento, di studio, di antologia e di ricerca. Il D. L. n. 68 del 9/4/2003 ha introdotto l'espressione di comunicazione al pubblico, per cui il diritto è esercitabile su ogni mezzo di comunicazione di massa, incluso il web.

Parte della composizione del libro è stata redatta attraverso le molteplici informazioni esposte dagli "Organismi giornalistici" e dalle "Agenzie Nazionali di stampa" oltre a diverse fonti, cataloghi, bibliografie generali, repertori, reti telematiche, riferimenti letterari selettivi, collezioni bibliotecarie, svariati volumi, edizioni, quotidiani e varie opere televisive, acquisiti per diritto di stampa o per gentile concessione e comunque nel rispetto della Copyright e articoli legislativi.

Ai sensi delle Leggi sul Diritto d'Autore: Titolo IX del libro V del c., artt. 2575-2594 c.c., nonché L. n. 633/1941 e successive modifiche come dal DLGS. n. 169/1999 e/o del Codice con Dlgs. 10/2/2005 n. 30 - DL n. 68/2003 (*fair use*) e direttiva 2001/29/CE (Ipred2 emendamento 16) è possibile chiedere preventiva autorizzazione all'autore, qual unico proprietario intellettuale dell'opera, per l'utilizzo di una parte equa dei suoi articoli.

In relazione al "Diritto di Cronaca", il comma II dell'articolo 65 della Legge prevede che "la riproduzione o comunicazione al pubblico di opere o materiali protetti, se utilizzati in occasione di avvenimenti di attualità è consentita ai fini dell'esercizio del diritto di cronaca e nei limiti a scopo informativo, sempre che si indichi, salvo caso di impossibilità, la fonte, incluso il nome dell'autore, se riportato".

La Legge rende quindi possibile l'utilizzo di contenuti già pubblicati e protetti da copyright previa citazione della fonte.

L'Unione Europea ha emanato la direttiva 2001/29/CE del 22 maggio 2001 che i singoli Paesi hanno applicato alla propria legislazione. Il parlamento europeo nell'approvare la direttiva Ipred2, in tema di armonizzazione delle norme penali in tema di diritto d'autore, ha approvato anche l'emendamento 16, secondo il quale "Gli Stati membri provvedono a che l'uso equo di un'opera protetta, inclusa la riproduzione in copie o su supporto audio o con qualsiasi altro mezzo, a fini di critica, recensione, informazione, insegnamento (compresa la produzione di copie multiple per l'uso in classe), studio o ricerca, non sia qualificato come reato".

Nel vincolare gli stati membri ad escludere la responsabilità penale, l'emendamento si accompagnava alla seguente motivazione: "La libertà di stampa deve essere protetta da misure penali. Professionisti quali i giornalisti, gli scienziati e gli insegnanti non sono criminali, così come i giornali, gli istituti di ricerca e le scuole non sono organizzazioni criminali. Questa misura non pregiudica tuttavia la protezione dei diritti, poiché è possibile il risarcimento per danni civili". [41*]

Quest'opera non rappresenta una testata giornalistica in quanto potrebbe

VIDEO ATTINENTI AL TEMA:
CANCRO? GUARISCE MA SOLO COSÌ

▪ **Cancro le cure proibite a cura di Massimo Mazzucco**
https://youtu.be/1RUrIO3Emws
▪ **Sale rosa dell Himalaya: benefici e quanto utilizzarne al giorno?**
https://youtu.be/NYFzS9ZXFX0
▪ **Medicina cellulare - Il Cancro**
https://youtu.be/QClzHSese1g
▪ **Dott Rath e vitamina C**
https://youtu.be/HFJkAJ8u6Mk
▪ **Documentario sulle cure proibite del cancro - Guarire dal tumore è possibile.**
https://youtu.be/H4S5JCBkVaY
▪ **La linfa - il meccanismo più fine del corpo**
https://youtu.be/OX6XPzGbI20
▪ **Sistema linfatico - Superquark**
https://youtu.be/iimMFrSAkww
▪ **Superquark - Come siamo fatti Dentro 3 - Il Sistema Circolatorio**
https://youtu.be/F0Ao8HK8mLw
▪ **Disarmare i tumori: una nuova stagione nella cura del cancro è già iniziata**
https://youtu.be/Pe-16Ur9u5c

FONTI DI RIFERIMENTO E CITAZIONI
(alcune riproduzioni testuali di frasi altrui sono state adattate al tema del libro)

1*) https://www.dionidream.com/tumori-regrediscono-metodo-pantellini/
2*) http://compressamente.blogspot.it/2014/06/mms-lintegratore-miracoloso.html
Vedi video: Che cos'è l'MMS?Con Andreas Kalcker -
https://youtu.be/mq_zQhZETdg
3*) di Vera Martinella
http://www.corriere.it/salute/sportello_cancro/15_dicembre_29/veronesi-sua-

vita-contro-tumori-sconfiggeremo-cancro-non-vedro-quel-giorno-ma-troveremo-modo-338261d6-ae40-11e5-a515-a44ff66ae502.shtml

4*) Cristian Tomasetti e Bert Vogelstein.

Variation in cancer risk among tissues can be explained by the number of stem cell divisions - www.sciencemag.org/content/347/6217/78.abstract

Science 347, 78 (2015), l'ottima analisi del sempre affidabile NHS, Are most cancers down to 'bad luck'? - www.nhs.uk/news/2015/01January/Pages/Are-most-cancers-down-to-bad-luck.aspx

Considerazioni di P.Z. Myers, On the importance of luck - http://freethoughtblogs.com/pharyngula/2015/01/05/on-the-importance-of-luck/

Articolo sul sito del Guardian, di Bob O'Hara e GrrlScientist, Bad Luck, bad journalism and cancer rates - www.theguardian.com/science/grrlscientist/2015/jan/02/bad-luck-bad-journalism-and-cancer-rates

5*) http://www.airc.it/

6*) Dr.ssa Michela Donini – Psicologa e psicoterapeuta - http://www.fraparentesi.org/flw-amore-dopo-il-tumore/

7*) https://www.aimac.it/

8*) di Tiziano Terzani - http://2.bp.blogspot.com/-adKuiFfpdfQ/VGdgqjsaxkI/AAAAAAAAEUY/9XlgpwOxlpQ/s1600/fear.jpg

9*) Roberta Liguori- Trainer e mental coach - http://www.fraparentesi.org/trp-atteggiamento/

10*) Dott.ssa Concetta Stornante – Medico Psichiatra e Psicoterapeuta - http://www.fraparentesi.org/professionisti-concetta-stornante/

11*) Dr.ssa Annmaria Nappo – Medico psicoterapeuta, Master in psiconcologia e Sessuologia - http://www.fraparentesi.org/professionisti-annamaria-carla-nappo/

12*) Dr.ssa Raffaella Balestrieri – Sessuologa e psicologa - http://www.fraparentesi.org/professionisti-raffaella-balestrieri/

13*) http://www.ilsole24ore.com

14*) https://www.ieo.it/

15*) http://www.farmacoecura.it

16*) Fonte: The Guardian - www.fondazioneserono.org/newsletter/

17*) Patrizia Pasanisi - Epidemiologia Eziologica e Prevenzione, Fondazione IRCCS "Istituto Nazionale dei Tumori" - www.fondazioneserono.org - www.tumori.net/it3/dietaesalute

18*) di Giusto Franco - http://sulatestagiannilannes.blogspot.it/2014/05/colpire-le-cause-delle-malattie.html#more

19*) Dottor Walter Last per Effervescienza

20*) Fonte originale in lingua inglese: preventdisease.com Traduzione a cura di: Helius - www.articolienews.com

21*) Eleonora Lorusso - www.panorama.it/autore/eleonora-lorusso/

22*) di Annaleni Pozzoli.

23*) Naturaliter – Accademia di Scienze mediche e naturopatiche
http://www.naturaliter.org/qualita/
http://www.miglioriamoci.net/medicina-ufficiale-vs-medicina-alternativa/
24*) http://www.stampalibera.com/?p=69563
25*) Enzo Raffaele
http://www.stampalibera.com/index.php?a=30430
26*) Di Claudia Di Giorgio.
27*) http://forum.corriere.it/loggi_e_il_domani_della_ricerca/19-06-2009/acqua_trattata_con_cloro-1266276.html
28*) J. Cha, et al., Experimental Oncology 2011, 33(4):1-5
J. Cha, et al., Proceedings of the 104th Annual Meeting of the AACR, Vol 54, Abstract #2822, page 691
29*) Di Roberta Zuccherin.
30*) www.airc.it/cancro/cos-e/radiazioni-ionizzanti-e-cancro/
31*) Vedi video: Ecco come il tumore può essere curato con il bicarbonato di sodio - https://youtu.be/XG1kCtAO4ck
32*) Vedi video: "La Tisana di Renè Caisse" - https://youtu.be/tGbYat-61GM
Preparazione Caisse formula - https://youtu.be/zSZSVQ8diTs
33*) Vedi video: Il ciarlatano che curava il cancro - https://youtu.be/nFuD8zHu6zA
34*) Vedi video:
▪ Come il Dott. Gerson guariva il Cancro - https://youtu.be/WcATVdzsT3M
▪ Come fare il Clistere al Caffè a casa PARTE 1 - I consigli di Simona Vignali Naturopata - https://youtu.be/QD558W-haQ0
▪ Come fare il Clistere al Caffè a casa PARTE 2: perché funziona | By Simona Vignali - https://youtu.be/qW6OYV1yYmw
35*) Vedi video: Vermi horror e larve raccapriccianti - https://youtu.be/aSv1F2kda4c
www.disintossicazione-puliziaintestinale.com/parassiti-e-vermi/
36*) Vedi video: Come si può curare il tumore con il controllo del PH
https://youtu.be/9Fp5mBHpZv8
https://youtu.be/pC25C5PYaG8
PH alcalino e Dieta Alcalina - Dr. Cocca - https://youtu.be/7OSoQfnP1qI
37*) Vedi video: I vantaggi di bere tutti i giorni acqua e bicarbonato
https://youtu.be/M3IT5kPjvNY
38*) Vedi: www.sicurezzaalimentare.it/sicurezza-alimentare/Pagine/GlicosidisteviolicioopinionescientificadiEFSAsullasicurezza.aspx
39*) Vedi video:
▪ Come pulire l'intestino - https://youtu.be/ItmWD8xbNWc
▪ Come farsi un clistere (enteroclisma) a casa per depurare l'intestino. By Simona Vignali Naturopata - https://youtu.be/gbN8cVK2jnQ
▪ Disintossicazione e salute - Dr. Cocca - https://youtu.be/A2_60rVKa2M
40*) www.aimac.it/

41*) wikipedia.org/wiki/Diritto_di_citazione
- Organizzazione mondiale della sanità (OMS) World Health Organization.
- Fondo Mondiale per la Ricerca sul Cancro (WCRF).
- Agenzia internazionale per la ricerca sul cancro (IARC).
- Istituto Europeo Oncologico (IEO) fondato da Umberto Veronesi.
- Memorial Sloan Kettering Cancer Center (New York) – USA.
- Cancer Center del Beth Israel Deaconess Medical Center (Bidmc), Harvard University - Boston – USA.
- Dana-Farber Cancer Institute Boston – USA.
- FIRC - Istituto di Oncologia Molecolare Milano – Italia.
- AIRC - Associazione Italiana per la Ricerca sul Cancro – Milano – Italia. www.airc.it/tumori/cosa-e-il-cancro.asp
- www.aimac.it/
- http://ant.it/
- www.legatumori.it/
- www.attive.org/
- http://dimensionemedica.com/associazione-peter-pan-a-roma-contro-il-cancro-infantile/
- www.meteoweb.eu/2014/03/tumori-il-nostro-sistema-di-cure-e-tra-i-migliori-al-mondo/271608/
- www.fondazioneveronesi.it/donazioni/dona-ora?gclid=CjwKEAjwqZ7GBRC1srKSv9TV_iwSJADKTjaD6sH4YN1Yj07APM MiOnaF7E9sVuq3MCO5VIEOu9FwWhoCu73w_wcB
- http://www.controcancroconamore.it/index.asp
- www.istitutotumori.mi.it/modules.php?name=Content&pa=showpage&pid=42
- Virgilio Sacchini (oncologo e chirurgo).
- Cesare Gridelli (medico oncologo).
- Frances Shepherd (oncologo) Margareth hospital - Toronto - Canada.
- Mark Socinsky (oncologo) Università di Pittsburgh - USA.
- Dottor Filippo Ongaro - Medico e divulgatore scientifico.

www.ingramcontent.com/pod-product-compliance
Lightning Source LLC
Chambersburg PA
CBHW081431170526
45166CB00008B/2161